国家卫生健康委员会"十四五"规划教材
全国中医药高职高专教育教材

供中医学、针灸推拿、护理等专业用

# 人体解剖学

## 第 5 版

主　编　陈晓杰　孟繁伟
副主编　何世洪　胡俊义　李新鸥

编　委　（按姓氏笔画排序）
马丹霞（湖北中医药高等专科学校）
王　灿（安徽中医药高等专科学校）
付广权（黑龙江护理高等专科学校）
李新鸥（保山中医药高等专科学校）
何世洪（四川中医药高等专科学校）
陈　壮（湖南中医药高等专科学校）
陈丹丹（山东中医药高等专科学校）
陈晓杰（安徽中医药高等专科学校）
孟繁伟（山东中医药高等专科学校）
胡　霞（安徽中医药高等专科学校）
胡俊义（江西中医药高等专科学校）
黄海兵（重庆三峡医药高等专科学校）
管永福（赣南卫生健康职业学院）

人民卫生出版社
·北　京·

**图书在版编目（CIP）数据**

人体解剖学 / 陈晓杰，孟繁伟主编 . —5 版 . —北京：人民卫生出版社，2023.8（2025.4重印）
ISBN 978-7-117-34926-0

Ⅰ.①人… Ⅱ.①陈…②孟… Ⅲ.①人体解剖学 – 医学院校 – 教材 Ⅳ.①R322

中国国家版本馆 CIP 数据核字 (2023) 第 155410 号

| | | |
|---|---|---|
| 人卫智网 | www.ipmph.com | 医学教育、学术、考试、健康，购书智慧智能综合服务平台 |
| 人卫官网 | www.pmph.com | 人卫官方资讯发布平台 |

人体解剖学
Renti Jiepouxue
第 5 版

主　　编：陈晓杰　孟繁伟
出版发行：人民卫生出版社（中继线 010-59780011）
地　　址：北京市朝阳区潘家园南里 19 号
邮　　编：100021
E - mail：pmph @ pmph.com
购书热线：010-59787592　010-59787584　010-65264830
印　　刷：天津市光明印务有限公司
经　　销：新华书店
开　　本：889 × 1194　1/16　印张：19.5
字　　数：550 千字
版　　次：2005 年 6 月第 1 版　　2023 年 8 月第 5 版
印　　次：2025 年 4 月第 3 次印刷
标准书号：ISBN 978-7-117-34926-0
定　　价：89.00 元
打击盗版举报电话：010-59787491　E-mail：WQ @ pmph.com
质量问题联系电话：010-59787234　E-mail：zhiliang @ pmph.com
数字融合服务电话：4001118166　E-mail：zengzhi @ pmph.com

# 《人体解剖学》
# 数字增值服务编委会

**主　编**　陈晓杰　孟繁伟

**副主编**　何世洪　胡俊义　李新鹃　王　灿　胡　霞

**编　委**（按姓氏笔画排序）

马丹霞（湖北中医药高等专科学校）

王　灿（安徽中医药高等专科学校）

付广权（黑龙江护理高等专科学校）

李新鹃（保山中医药高等专科学校）

何世洪（四川中医药高等专科学校）

陈　壮（湖南中医药高等专科学校）

陈丹丹（山东中医药高等专科学校）

陈晓杰（安徽中医药高等专科学校）

孟繁伟（山东中医药高等专科学校）

胡　霞（安徽中医药高等专科学校）

胡俊义（江西中医药高等专科学校）

黄海兵（重庆三峡医药高等专科学校）

管永福（赣南卫生健康职业学院）

# 修订说明

　　为了做好新一轮中医药职业教育教材建设工作,贯彻落实党的二十大精神和《中医药发展战略规划纲要(2016—2030年)》《教育部 国家卫生健康委 国家中医药管理局关于深化医教协同进一步推动中医药教育改革与高质量发展的实施意见》《教育部等八部门关于加快构建高校思想政治工作体系的意见》《职业教育提质培优行动计划(2020—2023年)》《职业院校教材管理办法》的要求,适应当前我国中医药职业教育教学改革发展的形势与中医药健康服务技术技能人才培养的需要,人民卫生出版社在教育部、国家卫生健康委员会、国家中医药管理局的领导下,组织和规划了第五轮全国中医药高职高专教育教材、国家卫生健康委员会"十四五"规划教材的编写和修订工作。

　　为做好第五轮教材的出版工作,我们成立了第五届全国中医药高职高专教育教材建设指导委员会和各专业教材评审委员会,以指导和组织教材的编写与评审工作;按照公开、公平、公正的原则,在全国1 800余位专家和学者申报的基础上,经中医药高职高专教育教材建设指导委员会审定批准,聘任了教材主编、副主编和编委;确立了本轮教材的指导思想和编写要求,全面修订全国中医药高职高专教育第四轮规划教材,即中医学、中药学、针灸推拿、护理、医疗美容技术、康复治疗技术6个专业共89种教材。

　　党的二十大报告指出,统筹职业教育、高等教育、继续教育协同创新,推进职普融通、产教融合、科教融汇,优化职业教育类型定位,再次明确了职业教育的发展方向。在二十大精神指引下,我们明确了教材修订编写的指导思想和基本原则,并及时推出了本轮教材。

　　**第五轮全国中医药高职高专教育教材具有以下特色:**

　　**1. 立德树人,课程思政**　教材以习近平新时代中国特色社会主义思想为引领,坚守"为党育人、为国育才"的初心和使命,培根铸魂、启智增慧,深化"三全育人"综合改革,落实"五育并举"的要求,充分发挥思想政治理论课立德树人的关键作用。根据不同专业人才培养特点和专业能力素质要求,科学合理地设计思政教育内容。教材中有机融入中医药文化元素和思想政治教育元素,形成专业课教学与思政理论教育、课程思政与专业思政紧密结合的教材建设格局。

　　**2. 传承创新,突出特色**　教材建设遵循中医药发展规律,传承精华,守正创新。本套教材是在中西医结合、中西药并用抗击新型冠状病毒感染疫情取得决定性胜利的时候,党的二十大报告指出促进中医药传承创新发展要求的背景下启动编写的,所以本套教材充分体现了中医药特色,将中医药领域成熟的新理论、新知识、新技术、新成果根据需要吸收到教材中来,在传承的基础上发展,在守正的基础上创新。

　　**3. 目标明确,注重三基**　教材的深度和广度符合各专业培养目标的要求和特定学制、特定对象、特定层次的培养目标,力求体现"专科特色、技能特点、时代特征",强调各教材编写大纲一定要符合高职高专相关专业的培养目标与要求,注重基本理论、基本知识和基本技能的培养和全面素质的提高。

**4．能力为先,需求为本**　教材编写以学生为中心,一方面提高学生的岗位适应能力,培养发展型、复合型、创新型技术技能人才;另一方面,培养支撑学生发展、适应时代需求的认知能力、合作能力、创新能力和职业能力,使学生得到全面、可持续发展。同时,以职业技能的培养为根本,满足岗位需要、学教需要、社会需要。

**5．规划科学,详略得当**　全套教材严格界定职业教育教材与本科教育教材、毕业后教育教材的知识范畴,严格把握教材内容的深度、广度和侧重点,既体现职业性,又体现其高等教育性,突出应用型、技能型教育内容。基础课教材内容服务于专业课教材,以"必需、够用"为原则,强调基本技能的培养;专业课教材紧密围绕专业培养目标的需要进行选材。

**6．强调实用,避免脱节**　教材贯彻现代职业教育理念,体现"以就业为导向,以能力为本位,以职业素养为核心"的职业教育理念。突出技能培养,提倡"做中学、学中做"的"理实一体化"思想,突出应用型、技能型教育内容。避免理论与实际脱节、教育与实践脱节、人才培养与社会需求脱节的倾向。

**7．针对岗位,学考结合**　本套教材编写按照职业教育培养目标,将国家职业技能的相关标准和要求融入教材中,充分考虑学生考取相关职业资格证书、岗位证书的需要。与职业岗位证书相关的教材,其内容和实训项目的选取涵盖相关的考试内容,做到学考结合、教考融合,体现了职业教育的特点。

**8．纸数融合,坚持创新**　新版教材进一步丰富了纸质教材和数字增值服务融合的教材服务体系。书中设有自主学习二维码,通过扫码,学生可对本套教材的数字增值服务内容进行自主学习,实现与教学要求匹配、与岗位需求对接、与执业考试接轨,打造优质、生动、立体的学习内容。教材编写充分体现与时代融合、与现代科技融合、与西医学融合的特色和理念,适度增加新进展、新技术、新方法,充分培养学生的探索精神、创新精神、人文素养;同时,将移动互联、网络增值、慕课、翻转课堂等新的教学理念、教学技术和学习方式融入教材建设之中,开发多媒体教材、数字教材等新媒体形式教材。

人民卫生出版社成立70年来,构建了中国特色的教材建设机制和模式,其规范的出版流程,成熟的出版经验和优良传统在本轮修订中得到了很好的传承。我们在中医药高职高专教育教材建设指导委员会和各专业教材评审委员会指导下,通过召开调研会议、论证会议、主编人会议、编写会议、审定稿会议等,确保了教材的科学性、先进性和适用性。参编本套教材的1 000余位专家来自全国50余所院校,希望在大家的共同努力下,本套教材能够担当全面推进中医药高职高专教育教材建设,切实服务于提升中医药教育质量、服务于中医药卫生人才培养的使命。谨此,向有关单位和个人表示衷心的感谢!为了保持教材内容的先进性,在本版教材使用过程中,我们力争做到教材纸质版内容不断勘误,数字内容与时俱进,实时更新。希望各院校在教材使用中及时提出宝贵意见或建议,以便不断修订和完善,为下一轮教材的修订工作奠定坚实的基础。

人民卫生出版社有限公司

2023 年 4 月

# 前　言

为了更好地贯彻落实《国家中长期教育改革和发展规划纲要》《"十四五"卫生健康人才发展规划》和《"十四五"中医药人才发展规划》，推动中医药高职高专教育进一步发展，培养中医药类高级技能型人才，在总结汲取前四版教材成功经验的基础上，在全国中医药高职高专教育教材建设指导委员会的组织规划下，按照全国中医药高职高专院校各专业的培养目标，确立本课程的教学内容并编写了本教材。

本教材前四版受到了广大师生的肯定和好评。2022年，人民卫生出版社成立了第五届高职高专教育教材建设指导委员会和各专业教材评审委员会，启动了新一轮的教材建设工作。并先后召开了全体主编人会议、各课程全体编写人员会议和主编、副主编参加的定稿会议。明确了新一轮中医药高职高专教育教材修订的目的、任务、时间及质量要求。本教材正是按上述会议精神进行修订的。

本版教材修订以第4版教材为基础，总结和汲取教材的编写经验和成果，以习近平新时代中国特色社会主义思想为指导，紧紧围绕立德树人的根本任务，坚持正确政治方向，加强社会主义核心价值观和思想品德教育。新增"思政元素"模块，强化教材意识形态建设，筑牢思想根基。更加注重遵循专业培养目标，以职业技能的培养为抓手，"能力为先，需求为本"，严格把握教材内容的深度、广度和侧重点，突出应用型、技能型教育内容，尽可能满足岗位需要、学教需要和社会需要。以学生对本课程知识的必需和够用为度，突出简明扼要特色，将上一版"学习要点"改为"学习目标"，删繁就简，删除部分内容，各章节内容均有不同程度的变动，使本版教材尽量符合学生的认知结构。"深度融合，立体构建"，进一步完善纸数融合，发挥数字化教学的优势和特点，力争不断改进和提高教材质量，打造精品。

本版教材内容主要包括大体解剖学、组织学和胚胎学。其中大体解剖学以系统解剖学为主，适当介绍某些部位的局部解剖学内容；组织学主要介绍基本组织、主要器官的微细结构；胚胎学只介绍人体胚胎学概要。

本版教材中的专业名词、数据和单位名称，是按国家规定标准或参考高等医药院校的有关教材编写的。教材中的插图大多引用高等医药院校的有关教材。

本教材可供三年制高职高专中医学、针灸推拿、护理等专业用。

　　本教材编写人员都是来自教学一线的专业教师,编写过程中参阅了国内外大量最新教材与资料,在此表示感谢。

　　在教材编写中,尽管我们已经反复审阅校对,但书中难免有不妥之处,诚恳期待广大师生在使用教材过程中将发现的问题及时反馈,以便再版修订时不断优化和完善。

《人体解剖学》编委会

2023 年 2 月

# 目　录

# 绪　　论

## 学习目标

掌握人体解剖学、组织学、胚胎学、系统解剖学和局部解剖学的定义。
熟悉细胞、组织、器官、系统和内脏的概念，人体的分部。
了解组织切片的常用染色法。

## 一、人体解剖学的定义及其在医学中的地位

人体解剖学是研究正常人体形态结构及其发生发展规律的科学。

人体解剖学主要包括大体解剖学、组织学和胚胎学三部分。

大体解剖学，是用刀剖割和肉眼观察的方法，研究正常人体形态结构的科学。根据研究内容和叙述方法的不同，大体解剖学通常分为系统解剖学、局部解剖学等。系统解剖学是按照人体的器官系统（如消化系统、呼吸系统等）描述其形态结构的科学。一般所说的解剖学就是指系统解剖学。局部解剖学是按照人体的部位（如头部、颈部、胸部、腹部、四肢），由浅入深描述各部结构的形态及毗邻关系的科学。

组织学是借助于显微镜观察的方法，研究正常人体微细结构的科学。

胚胎学是研究人体在出生前发生发育过程中形态结构变化规律的科学。

基于研究的角度、手段和方法的不同，人体解剖学又分出若干门类，例如：从外科应用角度研究人体结构的外科解剖学（应用解剖学）；用 X 线技术研究人体器官形态结构的 X 线解剖学；用 B 超、计算机断层扫描（CT）和磁共振成像（MRI）技术研究人体各局部或器官断面形态结构的断层解剖学；研究人体表面的形态结构、人体器官的体表投影的表面解剖学等。

人体解剖学是一门重要的医学基础课。恩格斯说过："没有解剖学就没有医学。"医学专业学生在学习过程中，只有在充分认识正常人体的形态结构的基础上，才能正确理解人体的生理功能、病理现象以及疾病发生和发展的规律。据统计，医学中 1/3 以上的名词、术语来源于人体解剖学。所以人体解剖学是学习中医和西医的必修课。学习人体解剖学的目的，就是要理解和掌握正常人体形态结构的基础理论、基本知识和基本技能，为学习其他医学基础课程和临床课程奠定基础。

## 二、学习人体解剖学的观点和方法

学习人体解剖学必须掌握以下观点和方法，才能正确理解人体的形态结构及其发生发展规律。

### （一）进化发展的观点

人类是由低等动物进化而来的，人体的形态结构至今仍保留着许多与动物，尤其是与哺乳类动物类似的特征。在进化发展的漫长过程中，人类形成了与其功能相适应的、不同于其他动物的形态结构特征，使人类与动物相比已有了质的区别，例如人的双手已成为劳动器官。人类的形态

结构形成后，仍然在不断发展和变化，人体的细胞、组织和器官一直处于新陈代谢、分化和发育的动态之中。不同的自然因素、社会生活和劳动条件等，也影响着人体形态结构的发展和变化。因此，只有用进化发展的观点来学习人体解剖学，才能正确、全面地认识人体。

### （二）形态和功能相互联系的观点

人体的形态结构与功能是密切相关的，一定的形态结构决定一定的功能，而功能的改变也可影响形态结构的发展和变化。例如，人类由于直立和劳动，上、下肢有了分工，其形态结构也发生了相应的变化：上肢的形态结构与劳动功能相适应，下肢的形态结构则与直立和行走功能相适应。所以，生物体的形态结构与其功能是相互依赖、相互影响的。理解这种辩证关系，对更好地认识和掌握人体的形态结构和发生发展规律是十分有益的。

### （三）局部和整体统一的观点

人体各部之间、局部与整体之间，在神经体液的调节之下，相互影响，彼此协调，形成一个有机的统一整体；各个局部或任何一个器官是整体不可分割的一部分，不能离开整体而独立存在。我们学习人体解剖学虽从个别器官系统或局部入手，但必须注意各局部、各系统相互间的联系，明确各局部、各系统在整体中的作用，学会从整体的观点来理解局部、由局部更深入地来把握整体。树立和掌握局部和整体统一的观点，对于系统理解和掌握人体的形态结构和生理功能的关系是非常重要的。

### （四）理论联系实际的观点

解剖学是一门形态科学，名词多、描述多是其特点。在学习过程中必须依据课程目标，做到理论联系实际，即文字和插图相联系、学习理论与观察实物相联系、学习理论与临床应用相联系，做到学用结合。因此，学习人体解剖学必须十分重视实践，要充分观察标本、组织切片、模型、图表，要利用电化教具和活体对照等实践手段，以加深印象、增进理解、巩固记忆。只有这样，才能理解和认识人体的形态结构，学好人体解剖学这门课程。

## 三、人体的组成和分部

### （一）人体的组成

人体结构和功能的基本单位是细胞，细胞之间存在一些不具细胞形态的物质，称细胞间质。

许多形态相似、功能相近的细胞与细胞间质结合在一起，构成组织。人体的组织有上皮组织、结缔组织、肌组织和神经组织四类。

几种不同的组织有机结合，构成具有一定形态和功能的结构，称为器官，如心、肝、肺、胃、小肠、大肠、甲状腺、眼、脑等。

许多共同完成某一方面功能的器官联合在一起组成系统。人体有运动系统、消化系统、呼吸系统、泌尿系统、生殖系统、脉管系统、感觉器、内分泌系统和神经系统。其中消化系统、呼吸系统、泌尿系统和生殖系统的大部分器官都位于胸腔、腹腔和盆腔内，并借一定的孔道直接或间接与外界相通，总称为内脏。

人体各系统在神经体液的调节下相互联系，共同构成了一个完整统一的人体。

### （二）人体的分部

根据人体的外形，人体可分为头、颈、躯干和四肢四部分。头的前部称为面，颈的后部称为项。躯干的前面分为胸部、腹部、盆部和会阴，躯干的后面分为背部和腰部。四肢分为上肢和下肢，上肢分为肩、上臂、前臂和手四部分；下肢分为臀、大腿（股部）、小腿和足四部分。

## 四、人体解剖学常用术语

为了描述人体各部结构的位置关系，人体解剖学统一规定了解剖学姿势、方位、轴和切面等术语。

#### （一）解剖学姿势

身体直立,两眼向前平视,上肢下垂于躯干两侧,手掌向前,下肢并拢,足尖向前,这样的姿势称解剖学姿势。解剖学姿势也称标准姿势。在描述人体各部结构的位置及其相互关系时,不论标本或模型以何种位置放置,都应以解剖学姿势为标准。

#### （二）解剖学方位术语

有关方位的术语,是以解剖学姿势为准,用以描述人体结构的相互位置关系的。常用的方位术语如下(图绪 -1):

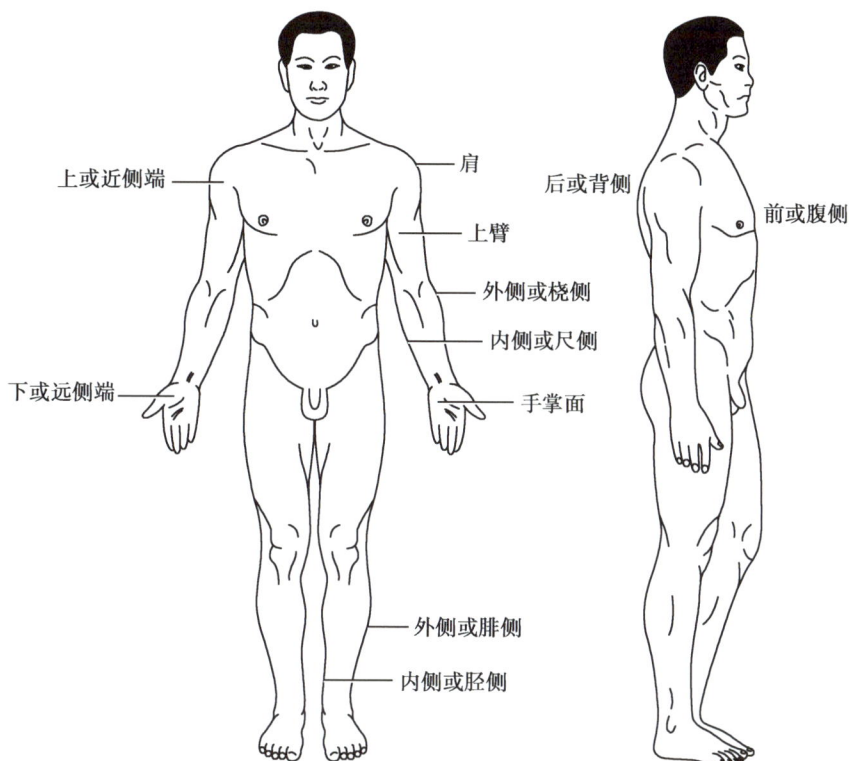

图绪 -1　常用方位术语

1. **上和下**　近头者为上,近足者为下。上和下也可分别称为头侧和尾侧。
2. **前和后**　近腹者为前,近背者为后。前和后也可分别称为腹侧和背侧。
3. **内侧和外侧**　以正中矢状面为准,近正中矢状面者为内侧,远离正中矢状面者为外侧。在前臂,其内侧又称为尺侧,其外侧又称为桡侧。在小腿,其内侧又称为胫侧,其外侧又称为腓侧。
4. **内和外**　凡有空腔的器官,以内腔为准,近内腔者为内,远离内腔者为外。
5. **浅和深**　以体表为准,在身体内部,近体表者为浅,远离体表者为深。
6. **近侧和远侧**　多用于四肢,距肢体根部较近者为近侧,距肢体根部较远者为远侧。

#### （三）轴

轴是通过人体某部或某结构的假想线。根据解剖学姿势,可设置三种互相垂直的轴(图绪 -2)。

1. **矢状轴**　为前后方向的水平轴,是与人体的长轴和冠状轴都互相垂直的水平线。
2. **冠状轴**　为左右方向的水平轴,是与人体的长轴和矢状轴都互相垂直的水平线。
3. **垂直轴**　为上下方向的轴,是与人体的长轴平行,与水平线垂直的线。

## （四）切面术语

常用的有以下3种切面（图绪-2）：

**1. 矢状面**　是将人体切为左、右两部分的切面。如将人体纵切为左、右完全均等的两部分，则称为正中矢状面。

**2. 冠状面**　也称额状面，是将人体切为前、后两部分的切面。

**3. 水平面**　也称横切面，是将人体分为上、下两部分的切面。

在描述器官的切面时，则以器官的长轴为准，与器官的长轴平行的切面称为纵切面，与器官长轴垂直的切面称为横切面。

## 五、组织切片的常用染色法

组织学所观察的标本，一般是将器官或组织切成薄片粘贴在载玻片上，然后再经过染色处理，才能做成组织切片标本在显微镜下观察。染色的目的，是使组织内的不同结构呈现不同颜色而便于观察。最常用的染色法是苏木精和伊红染色，简称 HE 染色。苏木精是碱性染料，可将细胞内某些成分染成蓝色；伊红是酸性染料，可将细胞内某些成分染成红色。对碱性染料亲和力强，着蓝色的物质称为嗜碱性物质；对酸性染料亲和力强，着红色的物质称为嗜酸性物质；对碱性染料和酸性染料的亲和力都不强的物质，称为中性物质。

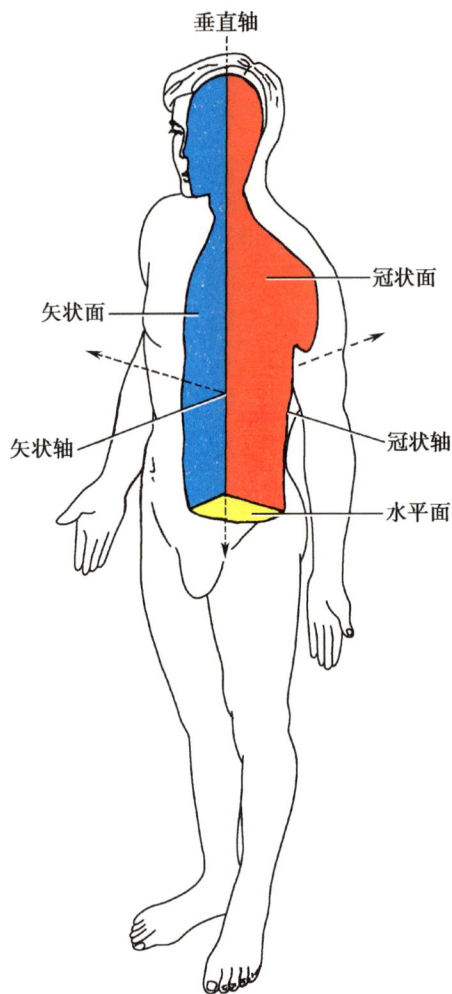

图绪-2　人体的轴和面

（陈晓杰）

**? 复习思考题**

1. 何谓人体解剖学、大体解剖学、系统解剖学、局部解剖学、组织学、胚胎学？
2. 试说出人体各系统的名称。内脏是指哪几个系统的器官？
3. 何谓解剖学姿势？

# 第一章　细　　胞

PPT 课件

知识导览

**学习目标**

掌握细胞的结构。

熟悉细胞器的组成及各部分的功能。

了解有丝分裂各期的特点。

细胞是人体形态结构、生理功能和生长发育的基本单位。细胞具有以新陈代谢为基础的生长、繁殖、分化、感应、衰老及凋亡等生命活动的特征。因此,学习细胞的结构和功能,能深入地理解人体的形态结构和生理功能。

## 第一节　细胞的形态

构成人体的细胞,形态多种多样。细胞的形态有圆形、扁平形、多边形、立方形、长方形、长梭形、锥体形和不规则形等(图 1-1)。

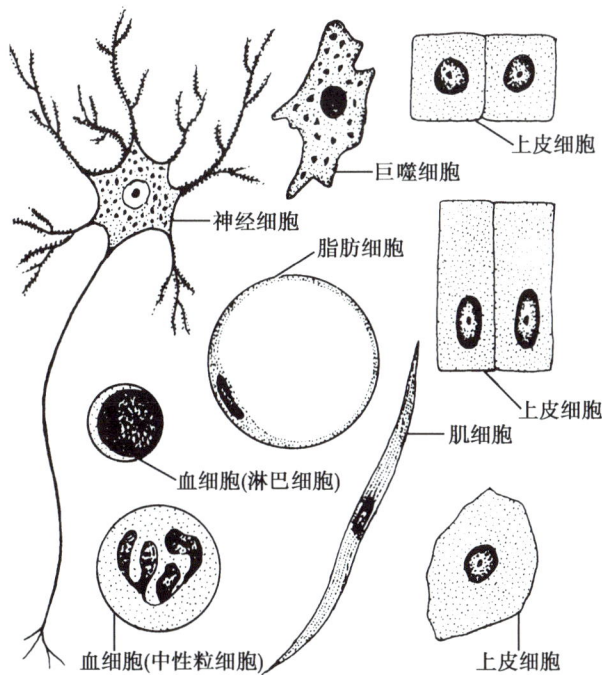

图1-1　各种形态的细胞模式图

细胞的形态因细胞的功能及其所处环境的不同而异。如输送氧气的红细胞为双面凹陷的圆盘状;紧密排列的上皮细胞多呈扁平形、立方形或多边形;具有收缩功能的平滑肌细胞为长梭形；具有接受刺激和传导冲动的神经细胞，则具有长短不等的突起等。

　　构成人体的细胞，大小不一。多数细胞的直径为 6～30μm（1μm =1/1 000mm），肉眼不可见，必须借助于光学显微镜（以下简称光镜）才能看到。最大的是人的卵细胞直径约 200μm，骨骼肌细胞可长达 40mm，神经细胞的突起最长可达 1m 以上。

# 第二节　细胞的结构

　　细胞的形态和大小虽然有较大差异，但它们的结构却大致相同，都由细胞膜、细胞质和细胞核三部分构成（图1-2）。

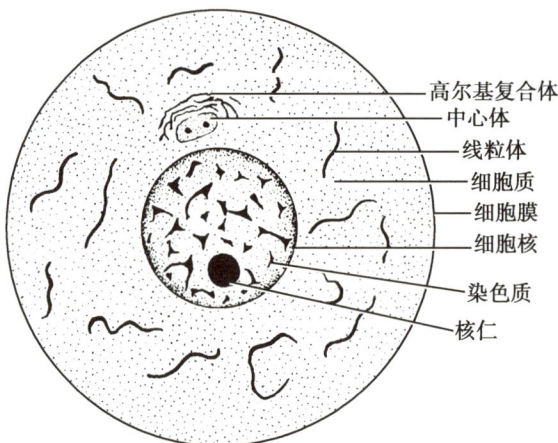

图 1-2　细胞的一般结构模式图

## 一、细　胞　膜

### （一）细胞膜的化学成分和结构

　　细胞膜是包围细胞质的一层界膜，也叫质膜。

　　细胞膜主要由类脂、蛋白质和少量糖类等物质组成。

　　细胞膜的结构在光镜下一般很难分辨。在电子显微镜下（以下简称电镜），细胞膜可分为三层：内层和外层电子密度高，呈深暗色；中间层电子密度低，呈浅色。通常将这种两暗夹一明的3 层结构的膜称为单位膜（图1-3）。

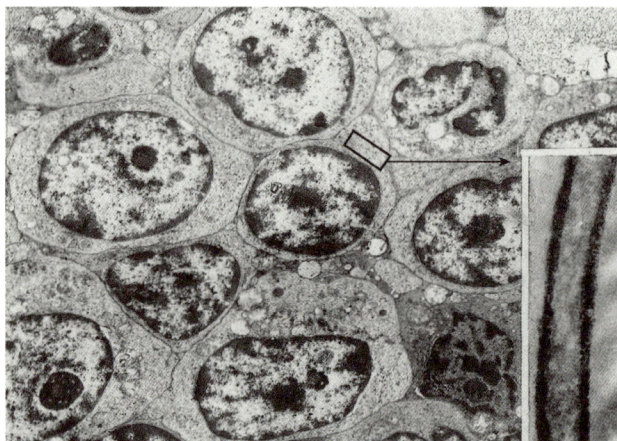

图 1-3　细胞膜

细胞膜的分子结构,目前广泛采用 Singer 和 Nicholson 提出的"液态镶嵌模型"学说(图 1-4)。液态镶嵌模型学说认为:构成细胞膜的类脂分子排列成为内、外两层,呈液态,并能移动;蛋白质分子有的镶嵌在类脂分子之间,称为嵌入蛋白质,有的附着在类脂分子的内表面,称为附着蛋白质;少量的多糖位于细胞膜的外表面,它们可以与膜上的类脂分子结合形成糖脂,也可以与膜上的蛋白质结合形成糖蛋白。

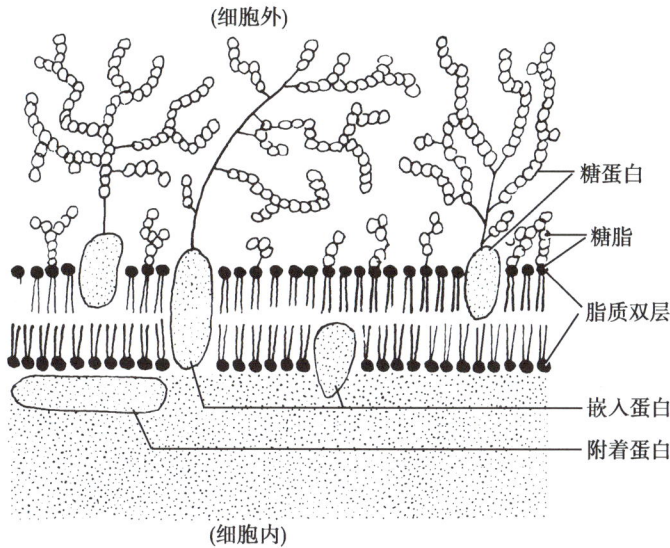

图 1-4　细胞膜的分子结构模型

## (二)细胞膜的功能

细胞膜的功能主要有以下三种:

**1. 保护功能**　细胞膜把细胞内容物与细胞的外界环境分隔开来,保持细胞的化学成分相对恒定,对细胞起保护作用。

**2. 物质交换功能**　细胞不断进行新陈代谢,它从周围环境中摄入营养物质和氧,又排出其代谢产物。细胞内、外物质的交换,必须通过细胞膜。细胞膜是一层半透膜,它能有选择地摄取或排出某些物质,从而保持细胞内外物质的交换和新陈代谢的正常进行。

**3. 受体作用**　细胞膜上的某些嵌入蛋白质,能和一定的化学物质(激素、神经递质和某些药物等)发生特异性结合,引发细胞特定的生理效应,这种细胞的特殊部分称为该化学物质的受体,与受体结合的化学物质叫这种受体的配体。受体能识别配体,并与之结合。受体一旦与配体结合,可引起细胞内一系列的代谢反应和生理效应。

## 二、细 胞 质

细胞质是细胞膜和细胞核之间的部分。细胞质由基质、细胞器和包含物等构成。

### (一)基质

基质是细胞内无定形的透明胶状物质,为细胞质的基本成分,主要由水、可溶性的酶、糖、无机盐等构成。

### (二)细胞器

细胞器是细胞质中具有一定形态与功能的结构。细胞器包括线粒体、核糖体、内质网、高尔基复合体、中心体、溶酶体、微管和微丝等(图 1-5)。

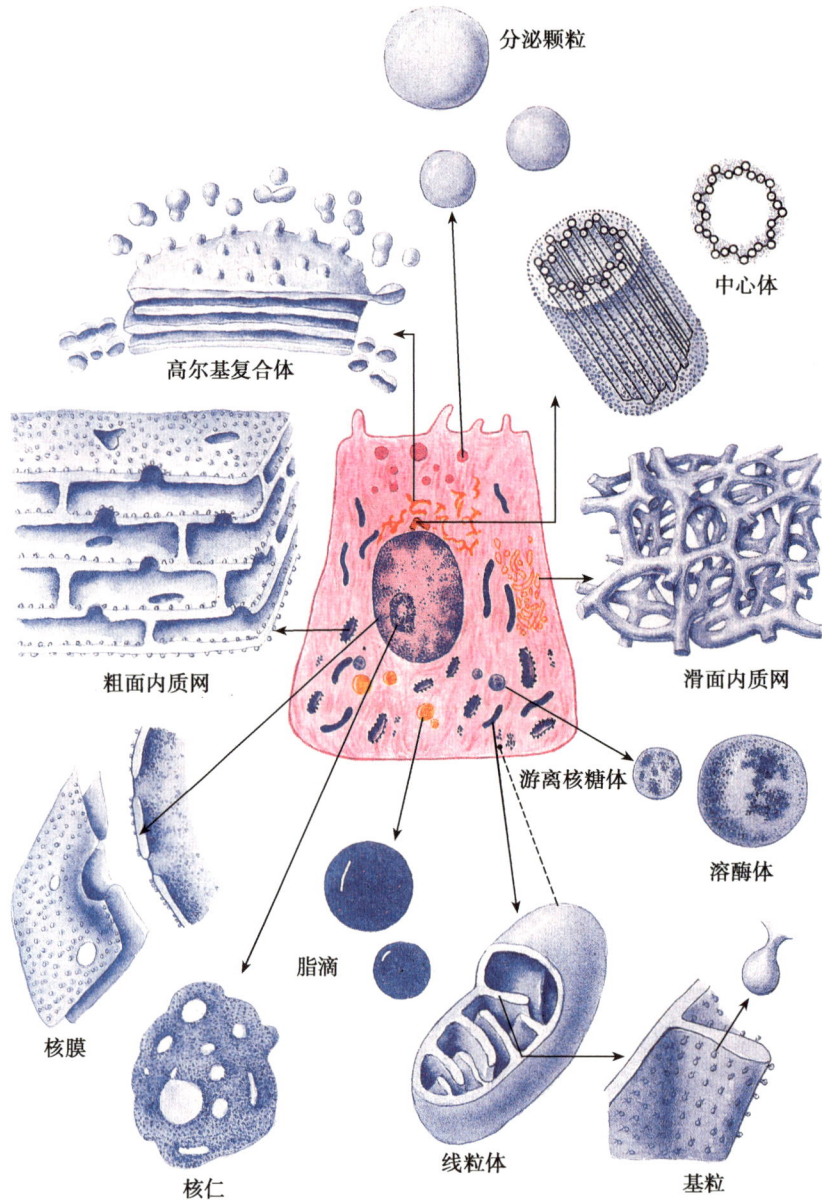

图1-5  细胞超微结构模式图

**1. 线粒体**  光镜下观察,线粒体呈线状或粒状。电镜下观察,线粒体是由两层单位膜围成的椭圆形小体,外膜平滑,内膜向内折叠成许多嵴,嵴上具有基粒,内含多种氧化酶。线粒体是细胞进行有氧呼吸的主要场所,能对细胞摄入的糖类、脂类及蛋白质进行最终的氧化分解,释放出能量,合成ATP供给细胞各种活动的需要。故线粒体有细胞"供能站"之称。

**2. 核糖体**  核糖体又称核蛋白体。存在于基质中、核膜上、内质网外表面。电镜下观察,核糖体是椭圆形小体。核糖体主要由核糖核酸(RNA)和蛋白质构成。核糖体是细胞内合成蛋白质的场所。核糖体附着在内质网的表面或游离于细胞质内,因此可分为附着核糖体和游离核糖体两种。游离核糖体合成细胞本身代谢、生长和增殖使用的"内销性"结构蛋白;附着核糖体合成细胞外所需的"外销性"分泌蛋白。

**3. 内质网**  电镜下观察,内质网是由一层单位膜围成的管状、泡状或扁平囊状的结构,并相互吻合成网状。内质网根据其表面有无核糖体附着而分为粗面内质网和滑面内质网。粗面内质网表面有核糖体附着,其主要功能是与蛋白质的合成有关;滑面内质网表面没有核糖体附着,其主要功能是参与脂类、糖原和激素的合成及分泌。

**4. 高尔基复合体(内网器)** 光镜下观察,高尔基复合体位于细胞核的周围或一侧,呈块状或网状。电镜下观察,高尔基复合体是由一层单位膜围成的一些扁囊和大小不等的泡状复合体。高尔基复合体的主要功能是将内质网合成的蛋白质进行加工、浓缩和包装,然后分类运输或分泌到细胞外。

**5. 溶酶体** 电镜下观察,溶酶体是由一层单位膜围成的囊状小体。溶酶体内含多种水解酶,能消化分解细胞吞噬的异物(如细菌等)以及细胞本身的一些衰老或损伤的结构(如线粒体和内质网等)。故溶酶体有细胞内"消化器"之称。

**6. 中心体** 位于细胞核的附近。光镜下中心体由一团浓稠的胞质包绕着1～2个中心粒组成。电镜下观察,中心粒为两个短筒状小体,互相垂直。在细胞分裂时,染色体的移动以中心体为方向,当中心体遭到破坏时,细胞即失去分裂能力。所以,中心体与细胞的有丝分裂有关。

**7. 微管和微丝** 电镜下观察,微管是微细的管状结构,除红细胞外,真核细胞都有微管;微丝是实心的细丝状结构。微管和微丝对细胞有支持作用,还与细胞的收缩、变形运动等有关。

### (三)包含物

包含物(inclusion)是指积聚在细胞质中有一定形态表现的各种代谢产物的总称,如糖原、脂肪、蛋白质、分泌颗粒和色素颗粒等。

**知识链接**

#### 细胞的发现及意义

细胞的发现是一个漫长的过程。在1665年,Robert Hooke研制了第一台显微镜,并在镜下观察到软木薄片是由蜂窝状的小室构成的,将这些小室称为细胞。1674年Antonie van Leeuwenhoek用自制显微镜观察了活细胞。1831年,R. Brown在植物表皮细胞发现细胞核。1835年,E. Dujardin在多孔虫和根足虫的细胞中观察到黏稠物质,将其称为肉样质。1864年,von Mohl观察到植物细胞内含有原生质。1861年Max Schultze提出了原生质理论,认为肉样质与原生质具有相同的功能意义。

德国植物学家Matthias Schleiden和动物学家Theodor Schwann根据前期研究工作,先后提出了细胞学说,认为一切植物和动物均由细胞构成,细胞是生物体形态结构和功能活动的基本单位。1955年,德国病理学家Rudolf Virchow提出所有细胞皆来源于细胞,并且认为机体的病理变化是由细胞损伤引起的,这些观点均丰富了细胞学说。

细胞的发现和细胞学说的创立为细胞学、人体解剖与组织胚胎学及相关学科发展起了重要的推动作用。恩格斯曾将细胞的发现及细胞学说的创立看作是19世纪三大发现之一。

## 三、细 胞 核

细胞核是遗传物质贮存的中心,也是新陈代谢的控制中心,人体内的细胞除成熟的红细胞外,都有细胞核。一个细胞通常只有一个细胞核,有的细胞有两个细胞核,如肝细胞,也有的细胞有几十个甚至几百个细胞核,如骨骼肌细胞。细胞核的位置多数位于细胞的中央,有的偏于一侧。

细胞核的形状多与细胞的形状有关,大多数球形、立方形的细胞,细胞核呈球形;柱状、梭形的细胞,细胞核呈椭圆形;少数细胞核为不规则形,如马蹄形、分叶核形等。

细胞核的基本结构包括核膜、核仁、染色质和核基质四部分(图1-6)。

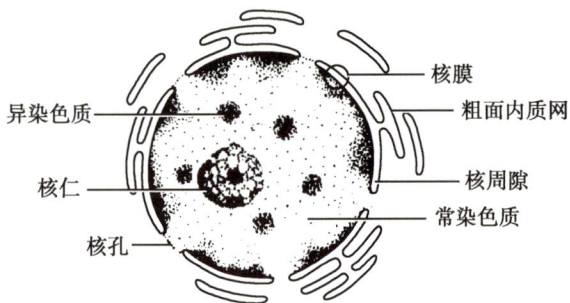

图1-6　细胞核电镜结构

### (一)核膜

核膜为细胞核表面的一层薄膜。电镜下观察,核膜由内、外两层单位膜构成,两层膜之间有间隙,称核周隙。核膜上有许多小孔,称核孔,它是细胞核和细胞质之间进行物质交换的孔道,如运输 DNA、mRNA、核糖体等。核膜的主要作用是包围核内容物,对核内容物起保护作用,也控制细胞核内外物质的交换。

### (二)核仁

核仁呈圆形,一般细胞有 1~2 个核仁。电镜下观察,核仁无膜包裹,呈一团海绵状。核仁的主要成分是核糖核酸(RNA)和蛋白质。核仁是合成核糖体的场所。

### (三)染色质和染色体

染色质和染色体是同一物质在细胞的不同时期的两种表现形式,是遗传物质的载体。在细胞分裂间期,光镜下观察,染色质易被碱性染料染成深蓝色,呈粒状或块状;当细胞进入分裂期时,染色质丝明显地变短、变粗,形成短棒状的染色体(图1-7)。

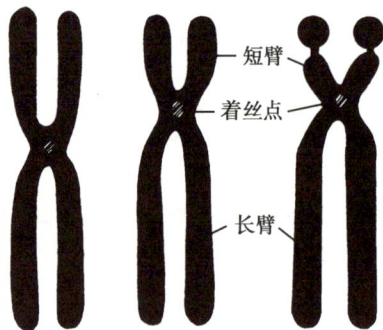

图1-7　染色体模式图

染色质可以分为常染色质和异染色质。在 HE 染色的切片上,分裂间期细胞核内,折叠压缩程度低,处于伸展状态,着色较浅的那部分染色质纤维,称为常染色质,是核中进行 RNA 转录的部位;而折叠压缩程度高,处于聚缩状态,着色较深的那部分染色质纤维,称异染色质,是功能静止的部分。根据细胞核的染色状态可推测其功能活跃程度。

染色体主要由脱氧核糖核酸(DNA)和蛋白质构成。

染色体的数目是恒定的。人类体细胞有 46 条染色体,组成 23 对,称双倍体,其中 22 对为常染色体,1 对为性染色体。性染色体与性别有关,男性为 XY,女性为 XX。人体成熟的生殖细胞有 23 条染色体,称单倍体,其中 22 条为常染色体,1 条为性染色体,男性精子的性染色体为 X 或 Y,女性卵子的性染色体为 X。

每条染色体由两条纵向排列的染色单体构成。两条染色单体连接处有纺锤丝附着,故称着丝点。

染色体中的 DNA 是遗传的物质基础,所以染色体是遗传物质的载体。

分裂中期的染色体,按其形态特征顺序地排列成图案,称染色体组型,男性为 46,XY,女性为 46,XX。如果染色体的数目或结构发生改变,将导致遗传性疾病。例如,先天性睾丸发育不全的患者,染色体组型为 47,XXY,先天性卵巢发育不全的患者,染色体组型为 45,X0。临床上检查早期胎儿细胞(如羊水细胞)的染色体组型,可对某些遗传性疾病予以早期诊断并给予及时处理。婚前检查也可以发现表型正常的异常染色体携带者,如染色体平衡易位、倒位。染色体的平衡易位和倒位由于基因不丢失而表型正常,但极易引起流产、畸胎、死胎,盲目保胎会引起畸形儿的出生率增加。婚前检查还可以发现表型基本正常,但性染色体异常者,这些患者可表现为性功能障碍、无生育能力等。因此,婚前检查对优生优育有着重要的意义。

### (四)核基质

核基质是细胞核内透明的液态胶状物质,由水、蛋白质、各种酶和无机盐等组成。

# 第三节　细　胞　增　殖

细胞增殖是机体不断增殖分化产生新细胞,以代替衰老、死亡和创伤所损失的细胞基础,是通过细胞分裂的方式实现的。细胞分裂分无丝分裂、有丝分裂和成熟分裂三种。无丝分裂在人体少见,故不叙述;有丝分裂是人体细胞的主要分裂方式;成熟分裂见于生殖细胞。

## 一、有　丝　分　裂

在细胞分裂过程中,染色体向两个子细胞分离移动过程中有纺锤丝牵引,故称有丝分裂。

细胞从上一次有丝分裂结束开始,到下一次有丝分裂结束所经历的全过程,称为细胞增殖周期,简称细胞周期。细胞周期分为分裂间期和分裂期(图1-8)。

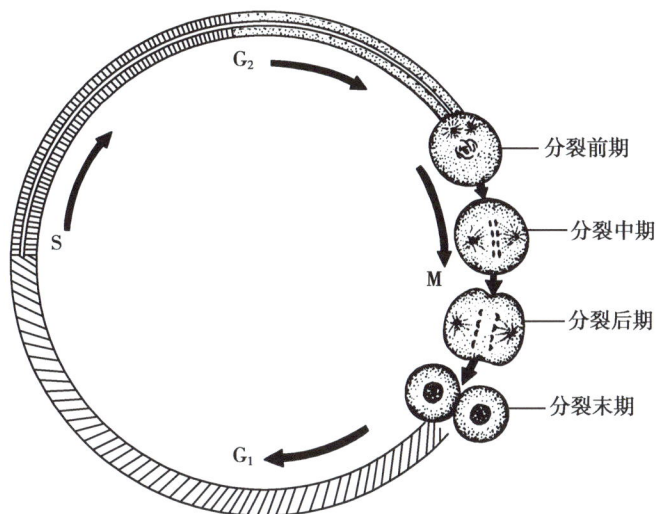

图1-8　细胞周期示意图

### (一)分裂间期

细胞从上一次分裂结束后到下一次分裂开始的一段时间称为分裂间期。此期是细胞的生长阶段,主要进行 DNA 复制。分裂间期可分为以下 3 个阶段:

**1. DNA 合成前期($G_1$ 期)** 此期是从上一次细胞周期完成后开始的。此期的主要功能是两个刚形成的子细胞迅速合成 RNA 和蛋白质,为下阶段 S 期的 DNA 复制做好物质和能量的准备。此期持续时间依据细胞类型不同,历时长短不一,有数小时、数天以至数月不等。进入 $G_1$ 期的细胞,可有三种情况:①不再继续增殖,永远停留在 $G_1$ 期直至死亡。如神经细胞、红细胞等;②暂时不增殖。如肝、肾细胞,如肝受到损伤,细胞大量死亡需要补充时,它们又进入增殖周期的过程。③继续进行增殖。例如造血细胞、胃肠道黏膜细胞等。

**2. DNA 合成期(S 期)** 此期主要是进行 DNA 复制,使 DNA 含量增加一倍,以保证将来分裂时两个子细胞的 DNA 含量不变。从 $G_1$ 期到 S 期是细胞周期的关键时刻,只要 DNA 的复制一开始,细胞增殖活动就会进行下去,直到形成两个子细胞为止。在 S 期,如果受到某些因素干扰,影响到 DNA 的复制,就能抑制细胞的分裂。

**3. DNA 合成后期($G_2$ 期)** 此期主要为细胞进入分裂期做准备。这一时期 DNA 合成终止,但 RNA 和蛋白质合成旺盛,主要是组蛋白、微管蛋白、膜蛋白等的合成,为纺锤体和新细胞膜等的形成准备原料。若阻断这些合成,细胞便不能进入有丝分裂。

### (二)分裂期

分裂期又称 M 期。这一期的特点是复制的遗传物质平均分给两个子细胞。细胞的分裂期是从间期结束时开始到细胞分裂结束阶段,是一个连续的动态变化过程,以染色体的形态变化过程为主要依据,可将分裂期分为前期、中期、后期和末期四期(图1-9)。

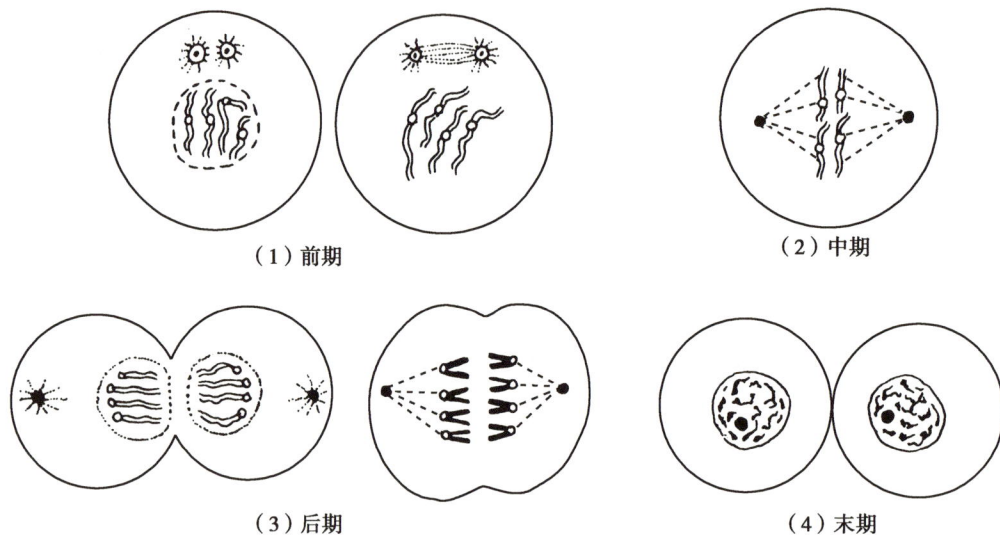

（1）前期          （2）中期

（3）后期          （4）末期

图1-9　细胞的有丝分裂示意图

**1. 前期**　中心粒分裂为二,向细胞两极移动,中间以纺锤丝相连。染色质形成具有一定形态和数量的染色体。在染色体形成的同时,核膜、核仁逐渐消失。

**2. 中期**　每条染色体纵裂成两条染色单体,两条染色单体中间在着丝点处相连。在纺锤丝的作用下,染色体逐渐移向细胞中央,排列在细胞中央的赤道面上。

**3. 后期**　两条染色单体在着丝点处完全分离,在纺锤丝的牵引下分别向细胞的两极移动,形成了数目完全相等的两组染色体。与此同时,细胞向两极伸长,中部缩窄呈哑铃状。

**4. 末期**　染色体到达细胞两极后即逐渐恢复成为染色质,新的核膜和核仁出现,形成新的细胞核。母细胞中部继续缩窄变细,最后断离,形成两个子细胞,即完成有丝分裂。

在细胞周期中,分裂间期的生理意义是合成 DNA,复制两套遗传物质。分裂期的生理意义是通过染色体的形成、纵裂和移动,把两套遗传物质准确地平均分配到两个子细胞内,使子细胞具有与母细胞相同的染色体,从而使遗传特性一代一代传下去,保持遗传的稳定性。如细胞周期的某个阶段受到外界的干扰时,导致细胞的增殖发生障碍。例如,用放射线治疗某些肿瘤,就是利用放射线破坏癌细胞 DNA 的结构与合成,从而抑制癌细胞的增殖过程,达到治疗效果。因此,有关细胞增殖的理论和知识,对医药临床实践具有指导意义。

## 二、成熟分裂

成熟分裂又称减数分裂。成熟分裂是人体生殖细胞在成熟过程中所发生的一种特殊的细胞分裂方式。它的特点是:整个分裂过程包括两次连续的分裂,而 DNA 只复制 1 次,结果子细胞中染色体的数目比原来母细胞中的染色体数目减少了一半,故又称减数分裂。减数分裂形成单倍体的精子和卵子,通过受精作用又恢复二倍体(或多倍体)。

成熟分裂包括两次连续的分裂。第一次成熟分裂产生的两个子细胞,染色体的数目减少了一半,成为 23 条。在第一次成熟分裂后,生殖细胞即进行第二次成熟分裂,第二次成熟分裂的方式与一般的有丝分裂相同。所以,第二次成熟分裂产生的两个子细胞,染色体的数目仍然是23条。减数分裂可以分为两个阶段,中间期和分裂期,其中间期分为 $G_1$ 期、S 期和 $G_2$ 期。分裂期又分为减数第一次分裂期(减一),减数第二次分裂期(减二)。

　　成熟的两性生殖细胞染色体的数目为 23 条(单倍体),为体细胞染色体数目的一半,它们在结合成受精卵后,染色体的数目恢复为 23 对(双倍体)。成熟分裂的意义在于产生单倍体的生殖细胞。经过受精,受精卵的染色体数目恢复为 23 对(双倍体),子代才能保持具有和亲代相同数目的染色体,使遗传物质世世代代保持稳定,遗传特性一代一代地传下去。

(孟繁伟)

**？ 复习思考题**

　　1. 细胞的基本结构有哪些?
　　2. 试述有丝分裂与成熟分裂的区别。

ER-1-3

扫一扫,测一测

# 第二章 基本组织

掌握上皮组织的分类和结构特点,内皮、间皮的概念,各类被覆上皮的结构,疏松结缔组织的结构和功能;掌握血浆和血清的概念,血细胞的分类、正常值和功能,骨骼肌、平滑肌和心肌的分布、微细结构,神经元的形态和分类。

熟悉结缔组织的分类,血液的组成,神经纤维的概念、结构和分类。

了解神经末梢,神经胶质细胞的分类。

人体的组织分为四类,即上皮组织、结缔组织、肌组织和神经组织。这四类组织是构成人体器官的基本成分,故又称基本组织。

## 第一节 上皮组织

上皮组织简称上皮。上皮组织的结构特点是:细胞多,排列紧密,细胞间质少;上皮组织的细胞朝向体表和有腔器官腔面的一面,称游离面,朝向结缔组织的一面,称基底面,基底面借一层很薄的基膜与结缔组织相连;上皮组织内一般无血管,其所需的营养物质靠深层结缔组织内的血管供应;上皮组织内有丰富的神经末梢,可感受各种刺激。

上皮组织具有保护、吸收、分泌、排泄和感觉等功能。可分为被覆上皮、腺上皮和感觉上皮等。

### 一、被覆上皮

#### (一)被覆上皮的类型和结构

被覆上皮的细胞排列成膜状,广泛被覆于人体的表面和衬在体内各种管、腔、囊的内面。被覆上皮根据细胞层数和细胞形态的不同,可分类如下:

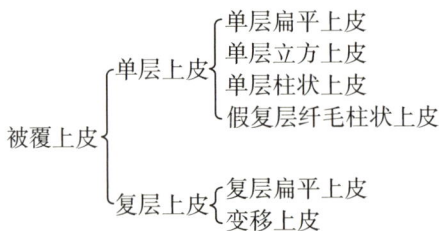

$$
被覆上皮
\begin{cases}
单层上皮
\begin{cases}
单层扁平上皮 \\
单层立方上皮 \\
单层柱状上皮 \\
假复层纤毛柱状上皮
\end{cases} \\
\\
复层上皮
\begin{cases}
复层扁平上皮 \\
变移上皮
\end{cases}
\end{cases}
$$

**1.单层扁平上皮** 由一层扁平细胞组成。从上皮垂直切面看,细胞呈扁平形,细胞核扁圆,位于细胞中央。从上皮表面看,细胞为不规则的多边形,细胞边缘呈锯齿状,互相嵌合

（图2-1）。分布于心、血管和淋巴管内表面的单层扁平上皮，称内皮，内皮很薄，且很光滑，有利于血液和淋巴液的流动和毛细血管内外的物质交换；分布于胸膜、腹膜、心包膜等处的单层扁平上皮，称间皮，间皮表面湿润、光滑，可减少器官之间的摩擦，有利于器官的活动。

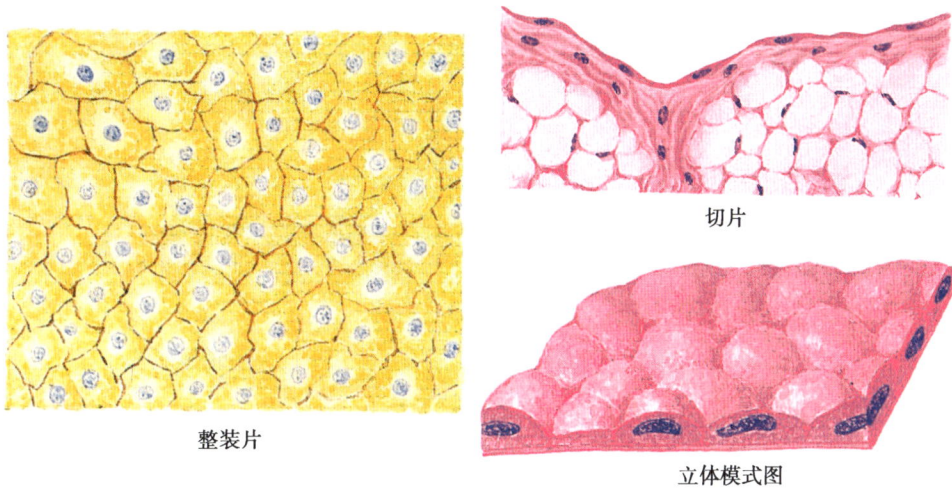

整装片　　切片　　立体模式图

图2-1 单层扁平上皮

**2. 单层立方上皮** 由一层立方形细胞组成。从上皮垂直切面看，细胞呈立方形，细胞核为圆形，位于细胞中央；从上皮表面看，细胞呈多边形。主要分布于肾小管、甲状腺滤泡等处，具有分泌和吸收的功能（图2-2）。

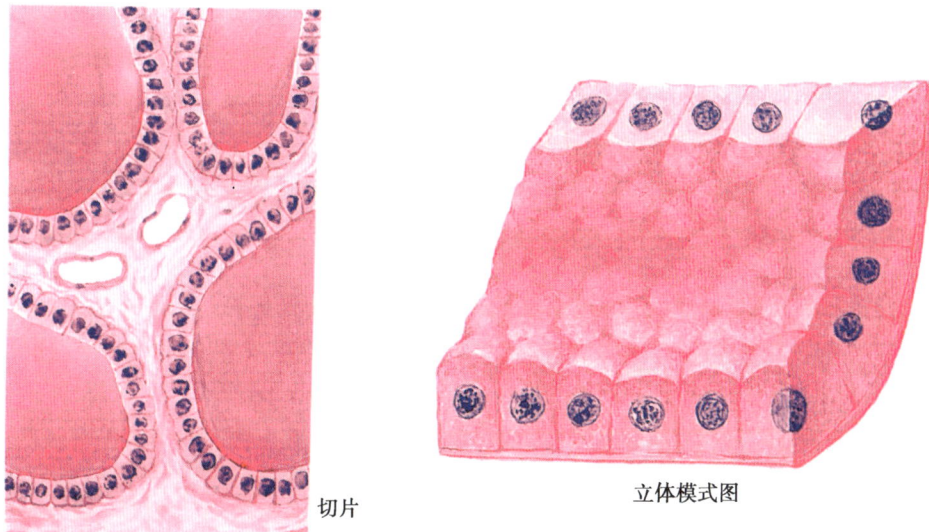

切片　　立体模式图

图2-2 单层立方上皮

**3. 单层柱状上皮** 由一层棱柱状细胞组成。从上皮垂直切面看，细胞呈柱状，细胞核椭圆形，靠近细胞的基底部；从上皮表面看，细胞呈多边形。主要分布在胃、肠、胆囊、子宫等器官的腔面，具有分泌和吸收的功能（图2-3）。

**4. 假复层纤毛柱状上皮** 由一层高矮不等的柱状细胞、杯形细胞、梭形细胞和锥形细胞等组成（图2-4）。各种细胞的高矮不同，但所有细胞的基底部都附着在基膜上。从上皮垂直切面看，各细胞核并不排列在同一水平上，看起来形似多层细胞，实际上只有一层细胞。其中柱状细胞可达上皮的游离面，且其游离面有纤毛，故称为假复层纤毛柱状上皮。该上皮主要分布

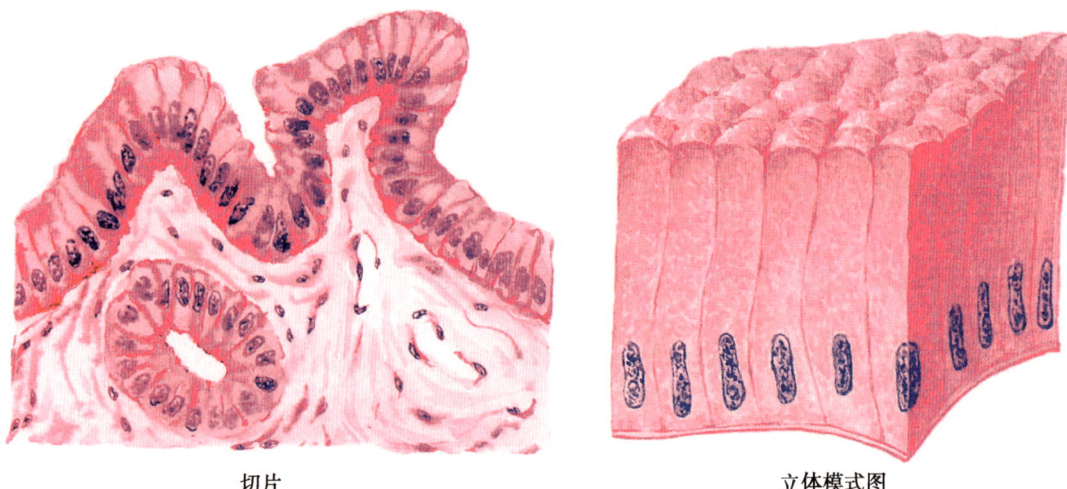

切片                                        立体模式图

图 2-3    单层柱状上皮

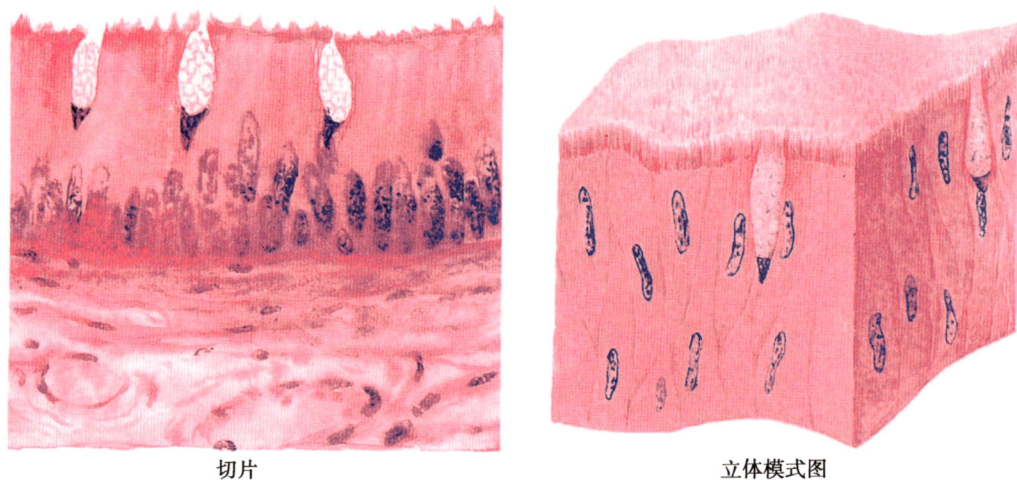

切片                                        立体模式图

图 2-4    假复层纤毛柱状上皮

在呼吸道的腔面，其中杯形细胞的形状像高脚酒杯，细胞基底部较尖细，细胞顶部膨大，细胞质内充满了分泌颗粒，该细胞是一种腺细胞，分泌的黏液可黏附吸入的灰尘和细菌等异物，通过纤毛的节律性摆动，将含有灰尘和细菌的黏液推向咽部而排出体外，具有清洁和保护呼吸道的作用。

**5. 复层扁平上皮**    由多层细胞组成，因表层细胞呈扁平鳞片状，又称复层鳞状上皮。由多层细胞组成，表层细胞为数层扁平形细胞，中间数层细胞为梭形或多边形细胞，基底细胞是一层矮柱状或立方形细胞，此层细胞有旺盛的分裂增生能力（图 2-5），新生的细胞不断向表层推移，以补充表层衰老、脱落的细胞。

位于皮肤表皮的复层扁平上皮，浅层细胞的核消失，胞质中充满角蛋白，称角化的复层扁平上皮。衬贴在口腔、食管、肛门、阴道等腔面的复层扁平上皮，浅层细胞有核，含角蛋白少，称非角化的复层扁平上皮。复层扁平上皮具有很强的机械性保护功能，如耐摩擦和阻止异物侵入，受损伤后有较强的修复再生能力。

**6. 变移上皮**    又称移行上皮。由多层细胞组成，细胞的层数及形态随所在器官的容积变化而发生相应的改变。当器官收缩时，上皮细胞的体积增大，细胞层数增多，表层细胞呈立方形，中层细胞呈多边形，基层细胞为矮柱状或立方形；当器官扩张时，上皮变薄，细胞层数减少，表层细胞呈扁平状（图 2-6）。主要分布于肾盏、肾盂、输尿管和膀胱等器官的腔面，具有保护功能。

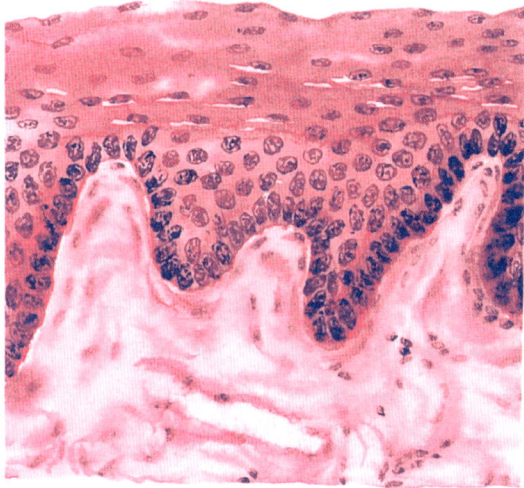
切片

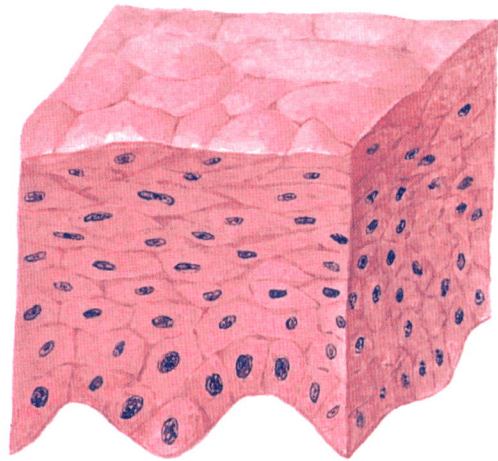
立体模式图

图 2-5　复层扁平上皮

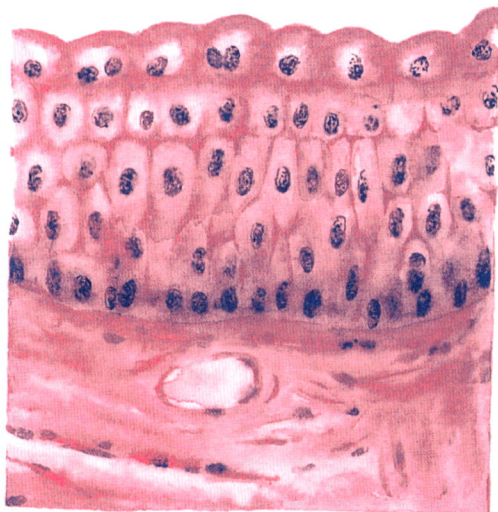
切片

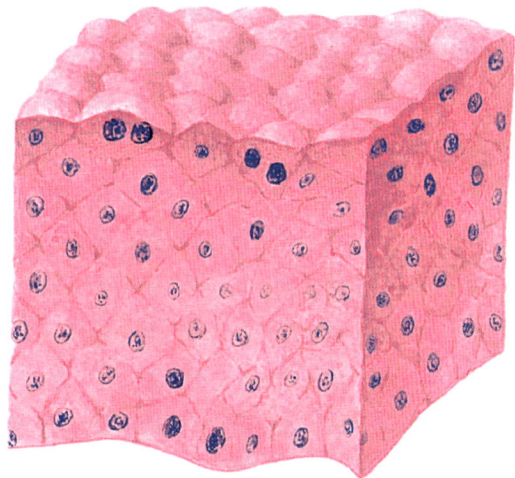
立体模式图

图 2-6　变移上皮

### （二）上皮组织的特殊结构

上皮细胞与其功能相适应，在其游离面、基底面和侧面常形成一些特殊结构。上皮细胞依靠这些结构，能更充分地发挥其生理功能。

**1. 上皮细胞的游离面**

（1）微绒毛：是上皮细胞游离面细胞膜和细胞质共同伸出的微细指状突起，在电镜下才能看到（图 2-7）。光镜下所见到的小肠柱状上皮细胞的纹状缘和肾小管的刷状缘，即是由密集整齐的微绒毛排列而成。微绒毛的主要功能是扩大细胞的表面积，有利于细胞的吸收。

（2）纤毛：是上皮细胞游离面细胞膜和细胞质共同伸出的能摆动的细长突起，比微绒毛粗而长，在光镜下能看到。电镜下可见纤毛表面为细胞膜，细胞质中有纵行排列的微管。纤毛具有向一定方向节律性摆动的能力，使黏附于细胞表面的分泌物或异物等定向推送排出。

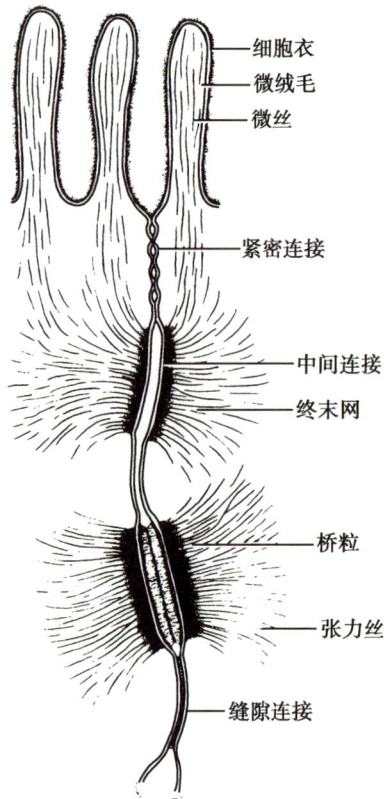

图 2-7　单层柱状上皮细胞连接超微结构模式图

**2．上皮细胞的基底面**

（1）基膜：是位于上皮细胞基底面与深面结缔组织之间的一层薄膜（图 2-8）。基膜的主要成分是糖蛋白。基膜对上皮细胞起连接和支持作用，并有利于上皮细胞与结缔组织之间进行物质交换。

（2）质膜内褶：是上皮细胞基底面的细胞膜向胞质内凹陷，形成质膜内褶。质膜内褶扩大了细胞基底面的表面积，增强了细胞对水和电解质的运转（图 2-8）。

**3．上皮细胞的侧面**在上皮细胞的侧面，细胞间隙很窄，上皮细胞的相邻面存在有特殊构造的细胞连接。常见的有紧密连接、中间连接、桥粒和缝隙连接等（图 2-7）。细胞连接具有增强细胞间的紧密结合，防止大分子物质进入细胞间隙的功能，并在相邻细胞进行物质交换和信息传递等方面具有重要作用。

## 二、腺上皮和腺

腺上皮是指机体内以分泌功能为主的上皮。以腺上皮为主要成分构成的器官称为腺或腺体。

根据排出分泌物的方式，腺可分为外分泌腺和内分泌腺两类。

外分泌腺又称有管腺，具有导管，分泌物经导管排到器官的腔面或身体的表面，如汗腺、唾液腺、胰腺等。

内分泌腺又称无管腺，没有导管，分泌物（即激素）直接渗入毛细血管或淋巴管，经血液或淋巴运送到身体各部，作用于特定的部位，如甲状腺、肾上腺、垂体等。内分泌腺的分泌物称激素。

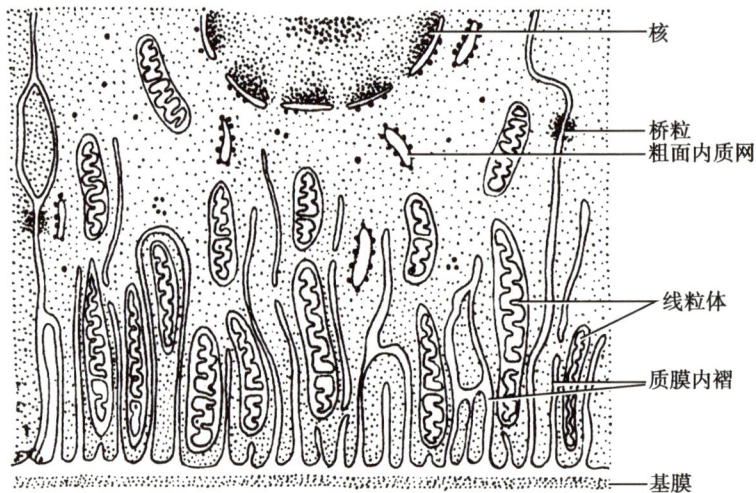

图 2-8　基膜和质膜内褶超微结构模式图

# 第二节　结 缔 组 织

结缔组织由少量的细胞和大量的细胞间质构成。结缔组织的结构特点是：细胞间质多，包括基质和纤维；细胞种类较多，数量少，分散在细胞间质中。结缔组织的形态多样，有松软的固有结缔组织、固态的软骨组织和骨组织、液态的血液和淋巴等。结缔组织有丰富的血管和神经末梢。结缔组织在体内分布广泛，具有连接、支持、保护、防御、修复和营养等功能。

## 一、固有结缔组织

固有结缔组织根据结构和功能的不同，可分为疏松结缔组织、致密结缔组织、脂肪组织和网状组织。

### （一）疏松结缔组织

疏松结缔组织又称蜂窝组织，其特点是细胞种类较多，纤维数量较少，排列疏松，基质丰富（图2-9）。广泛分布于器官、组织之间，有连接、营养、防御、保护和修复等功能。

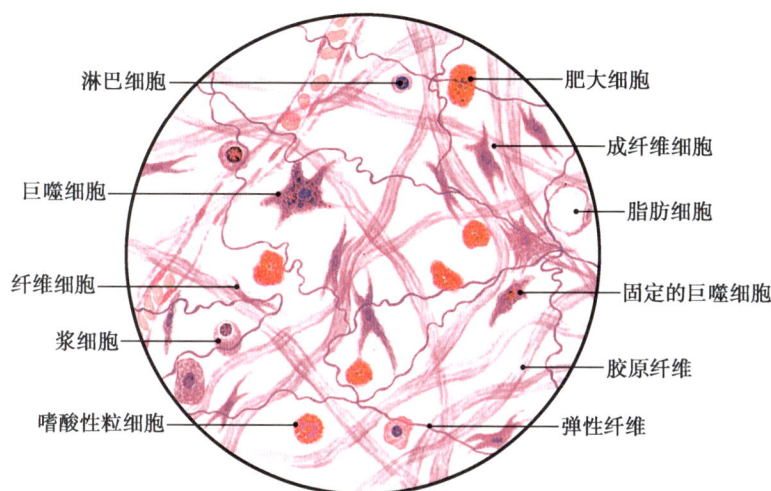

图 2-9 疏松结缔组织模式图

**1.细胞** 疏松结缔组织的细胞包括成纤维细胞、巨噬细胞、浆细胞、肥大细胞、脂肪细胞、未分化的间充质细胞等。

（1）成纤维细胞：是疏松结缔组织中的主要细胞。细胞扁平有突起，侧面呈梭形，细胞核卵圆形、染色淡，细胞质呈弱嗜碱性，内有较多的粗面内质网和核糖体。成纤维细胞具有合成纤维和基质的功能，在组织损伤时，它有修复伤口的作用。

（2）巨噬细胞：是体内广泛存在的具有强大吞噬功能的细胞。细胞呈圆形、卵圆形或有突起的不规则形，细胞核较小，卵圆形，染色较深，细胞质呈嗜酸性，内有许多溶酶体、吞噬体、吞饮小泡等。巨噬细胞的主要功能是吞噬进入人体内的细菌、异物以及衰老、死亡的细胞，并参与免疫反应。

（3）浆细胞：呈卵圆形或圆形。细胞核较小，呈圆形，常偏居细胞的一侧，染色质粗大，呈辐射状排列于细胞核的周边部，故核形似车轮状；细胞质嗜碱性，内有大量密集的粗面内质网和发达的高尔基复合体。

浆细胞来源于B淋巴细胞，在抗原的刺激下，B淋巴细胞激活、增殖，转变为浆细胞。浆细胞能合成和分泌免疫球蛋白，即抗体，参与体液免疫。

（4）肥大细胞：呈圆形或卵圆形，细胞核小，圆形或卵圆形，位于细胞中央，细胞质内充满了大量的特殊粗大颗粒，颗粒内含有肝素、组胺和慢反应物质等。

肥大细胞释放的肝素具有抗凝血作用；释放的组胺和慢反应物质与过敏反应有关。

（5）脂肪细胞：呈卵圆形或圆形，细胞质内充满脂滴，故细胞核常被挤到细胞的周缘部。在制作切片时，脂滴被溶解，细胞呈空泡状。

脂肪细胞具有合成和贮存脂肪、参与脂质代谢的功能。

（6）未分化的间充质细胞：是保留在结缔组织内的一些较原始的细胞，其形态结构与成纤维细胞相似。

间充质细胞具有多向分化的潜能,在创伤修复等情况下,可增殖分化成成纤维细胞、脂肪细胞、平滑肌细胞以及血管内皮细胞等。

**2.细胞间质**

（1）纤维：是细胞间质中的有形成分,埋于基质中,根据纤维的形态结构和化学特性的不同可分胶原纤维、弹性纤维和网状纤维3种。

1）胶原纤维：是结缔组织中的主要纤维,数量多,新鲜时呈白色,故又称白纤维。HE染色切片中呈嗜酸性,浅红色。胶原纤维呈波纹条束状排列,纤维束有分支,互相交织成网。胶原纤维的韧性大,抗拉力强。

2）弹性纤维：数量少,新鲜时呈黄色,故又称黄纤维。HE染色着淡红色。弹性纤维比胶原纤维细,排列散乱,有较强的折光性。弹性纤维具有弹性。

胶原纤维与弹性纤维交织在一起,使疏松结缔组织既有韧性又有弹性,有利于器官和组织保持形态和位置的相对恒定,又具有一定的可变性。

3）网状纤维：纤维较细、分支多,并彼此交织成网。网状纤维HE染色不着色,用银染法可将其染成棕黑色,故又称嗜银纤维。网状纤维在疏松结缔组织中的含量很少,主要分布于结缔组织和其他组织交界处和造血器官等处。

（2）基质：为无定形的胶状物质,有一定黏稠性。基质的主要化学成分是蛋白多糖和糖蛋白。蛋白多糖为基质的主要成分,是由蛋白质与多糖分子结合成的大分子复合物。多糖成分总称糖胺多糖,其中包括透明质酸,使基质具有一定的黏稠性,可限制病菌蔓延和毒素扩散,使基质成为限制细菌等有害物质扩散的防御屏障。溶血性链球菌、肿瘤细胞和蛇毒液中含有透明质酸酶,可破坏基质的防御屏障,因而可以浸润扩散。

基质中含有少量的液体,称组织液。当血液流经毛细血管动脉端时,部分血浆成分透过毛细血管壁,渗入基质内,成为组织液。在毛细血管静脉端,大部分组织液透过毛细血管壁回到血液中,小部分组织液进入毛细淋巴管成为淋巴液。组织液不断地进行循环,从而使组织细胞不断获得营养物质和氧气,并不断地排出代谢产物和二氧化碳,故组织液是细胞和血液之间进行物质交换的媒介。当组织液的产生和回收失去平衡时,或机体电解质和蛋白质代谢发生障碍时,基质中的组织液含量增多或减少,导致组织水肿或脱水。

**（二）致密结缔组织**

致密结缔组织的组成成分和疏松结缔组织基本相同,是一种以纤维为主要成分的结缔组织。致密结缔组织的主要特点是细胞种类少,主要有成纤维细胞；细胞间质中的基质很少；纤维成分主要是胶原纤维和弹性纤维(图2-10)。

致密结缔组织主要分布于皮肤的真皮、器官的被膜、肌腱、韧带、骨膜等处,具有连接、支持

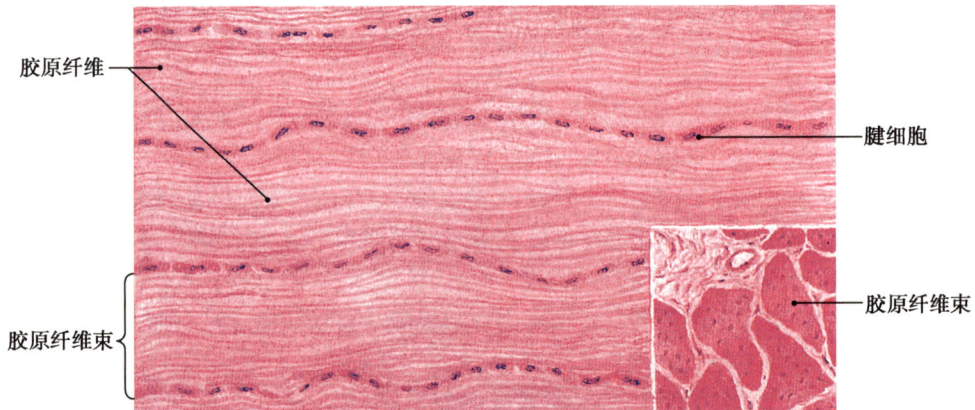

图2-10　致密结缔组织

和保护功能。

### （三）脂肪组织

脂肪组织主要由大量的脂肪细胞构成，并被少量疏松结缔组织分隔成许多脂肪小叶（图2-11）。

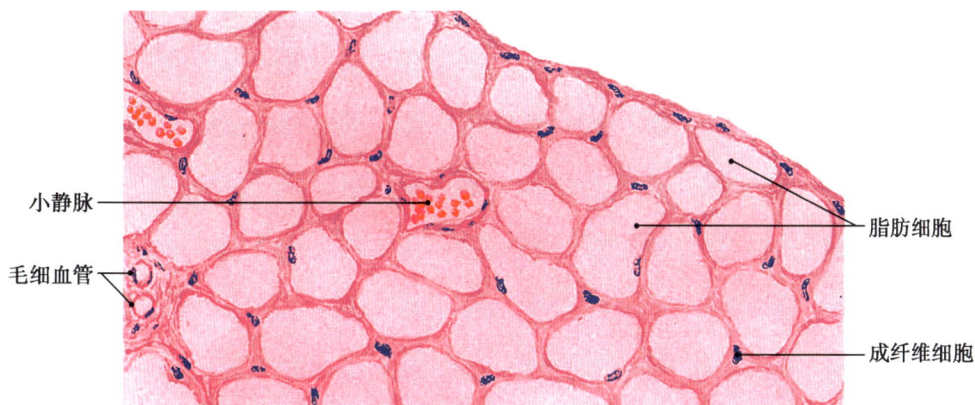

图2-11 脂肪组织

脂肪组织主要分布于皮下、肾周围、网膜、肠系膜和黄骨髓等处。具有贮存脂肪、缓冲机械性压力、维持体温和参与脂肪代谢等功能。

### （四）网状组织

网状组织主要由网状细胞和网状纤维构成（图2-12）。网状细胞为星状多突起的细胞，细胞质弱嗜碱性，细胞核大而圆，染色较淡，核仁清楚，相邻网状细胞的突起彼此连接成网。网状纤维沿网状细胞分布。

网状组织主要分布于骨髓、淋巴结、脾和淋巴组织等处，参与构成这些器官的支架。

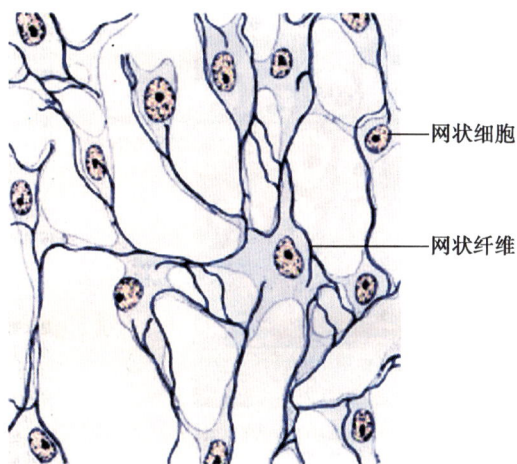

图2-12 网状组织

## 二、软骨组织和软骨

### （一）软骨组织的一般结构

软骨组织由软骨细胞和细胞间质构成。

**1. 软骨细胞** 包埋在软骨基质内，细胞形态不一，与其发育的程度有关，靠近软骨表面的软骨细胞扁而小，较幼稚，单个分布，深层的软骨细胞圆而大，趋于成熟，成群分布。软骨细胞的细胞质呈弱嗜碱性，胞质内含有丰富的粗面内质网和发达的高尔基复合体。细胞核圆或卵圆形，染色浅淡，有1个或几个核仁。软骨细胞可合成软骨组织的基质和纤维。

**2. 细胞间质** 包括基质和纤维。软骨基质呈凝胶状，具有韧性，主要由水和软骨黏蛋白构成。纤维包埋在基质中，主要有胶原纤维和弹性纤维。

软骨组织内没有血管、淋巴管和神经，其营养物质可通过软骨膜渗透提供。

### （二）软骨的分类及各类软骨的结构特点

软骨组织和软骨膜共同构成软骨。软骨膜由致密结缔组织构成，被覆在软骨的表面，富有细胞和血管,其细胞可转化为软骨细胞,血管可供应软骨营养,故软骨膜对软骨有保护、营养和生长的作用。软骨较硬,并略有弹性,能承受压力,并耐摩擦。

根据软骨基质中所含纤维的不同,软骨可分为透明软骨、弹性软骨和纤维软骨三种。

**1. 透明软骨**  新鲜时呈半透明状。基质内含有少量胶原纤维(图 2-13),由于纤维很细,折光率与基质相似,故在 HE 染色切片上不易分辨。透明软骨主要分布于鼻、喉、气管、支气管、肋软骨和关节软骨等处。

**2. 弹性软骨**  基质内含有大量弹性纤维,并互相交织成网(图 2-14)。弹性软骨具有较强的弹性,主要分布于耳郭、外耳道和会厌等处。

**3. 纤维软骨**  基质内含有大量的胶原纤维束,呈平行或交错排列(图 2-15)。软骨细胞小而少,常成行排列在纤维束之间。纤维软骨主要分布于椎间盘、耻骨联合和关节盘等处。

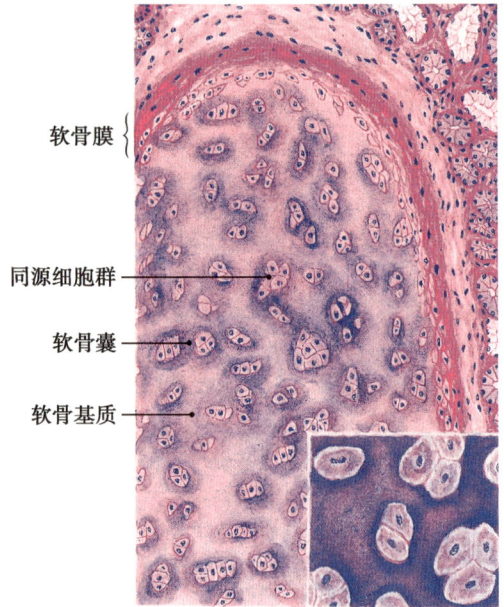

图 2-13    透明软骨

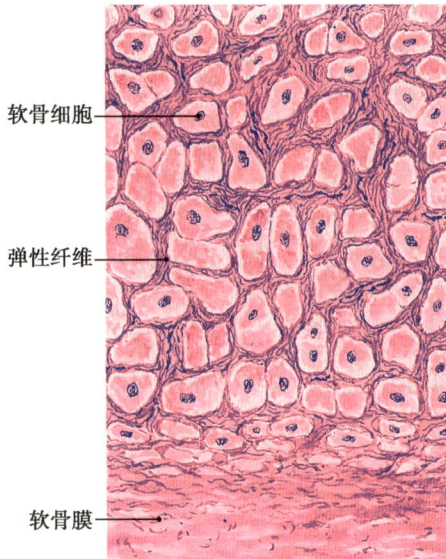

图 2-14    弹性软骨

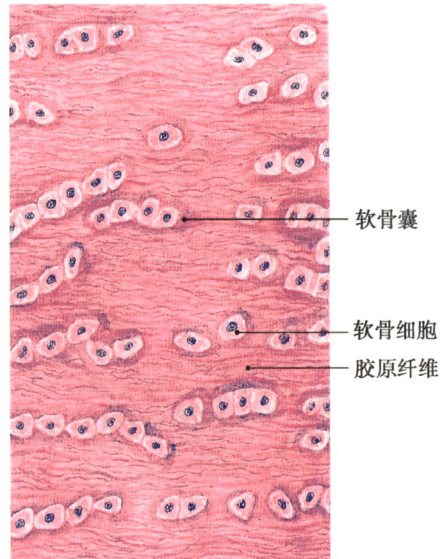

图 2-15    纤维软骨

# 三、骨 组 织

骨组织是骨的主要成分。

## (一)骨组织的一般结构

骨组织由骨细胞和细胞间质构成。

**1. 骨细胞**  骨组织的细胞有骨原细胞(骨祖细胞)、成骨细胞、骨细胞和破骨细胞,它们与骨的生长和改造有密切关系。其中骨细胞最多,位于骨基质内,其他 3 种细胞位于骨组织的边缘。

骨细胞是一种扁椭圆形的星形细胞,有许多突起,细胞之间借突起相连,细胞核为圆形或卵圆形,细胞质少,弱嗜碱性。骨细胞的细胞体在细胞间质内占据的腔隙称骨陷窝,骨细胞的突起所占的管状腔隙为骨小管。相邻的骨陷窝借骨小管彼此相通。骨细胞对骨基质的更新和维持有重要作用。

**2. 细胞间质**　钙化的细胞间质称为骨基质,由有机质和无机质组成。有机质包括大量的胶原纤维和少量无定形的基质,基质呈凝胶状,主要化学成分是糖胺多糖,有黏合胶原纤维的作用。无机质主要是大量的钙盐,主要为羟磷灰石结晶。

### (二)骨组织的结构特点

骨组织的细胞间质成层排列,形成骨板,是骨质的基本结构形式,根据骨板的排列方式,可将骨组织分为骨密质和骨松质两种。

**1. 骨密质**　结构致密,分布于骨的表层。长骨骨密质的骨板分3种类型(图2-16)。

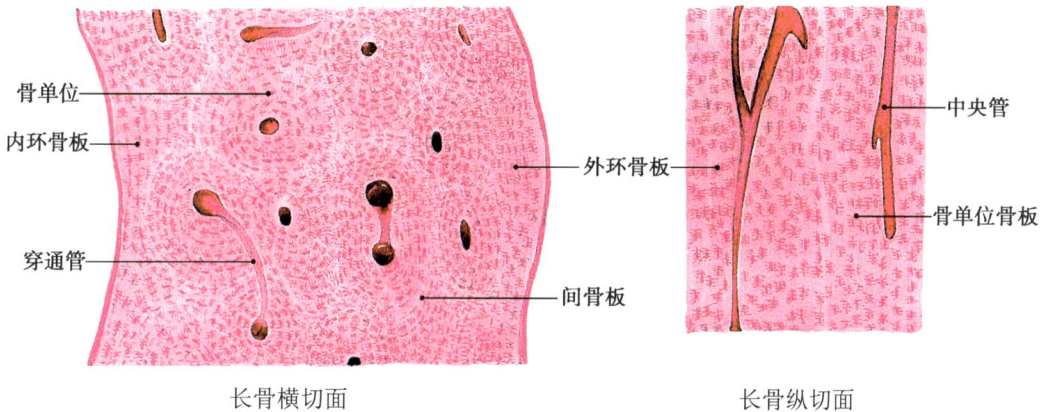

长骨横切面　　　　　　　　长骨纵切面

图 2-16　长骨(HE 磨片)

(1)环骨板:略呈环形,分布于长骨干的外侧面和近骨髓腔的内侧面,构成骨密质的外层和内层,分别称为外环骨板和内环骨板。

(2)骨单位:又称哈弗系统,位于长骨密质的中层,分布于外环骨板和内环骨板之间,是由骨板围成的圆柱状结构。骨单位的中央有与骨的长轴平行的中央管,又称哈弗管,周围为4~20层同心圆排列的骨单位骨板,又称哈弗骨板。骨单位是骨密质的主要结构单位。

(3)间骨板:为外形不规则的骨板,位于骨单位之间。

**2. 骨松质**　结构疏松,分布于长骨的骨骺和其他骨的内部。由大量针状或片状的骨小梁连接而成。骨小梁由平行排列的骨板构成,其间有肉眼可见的腔隙,腔隙内充满了红骨髓。

## 四、血液和淋巴

### (一)血液

血液是循环流动在心血管系统内的红色液态组织,成人血液总量约为5L,占体重的7%~8%。

血液由血浆和血细胞组成。在采集的血液中加入抗凝剂(肝素或柠檬酸钠),静置或离心沉淀后可分为三层:上层淡黄色的液体是血浆,下层红色的是红细胞,中间薄层灰白色的是白细胞和血小板(图2-17)。

正常情况下,血细胞有相对稳定的形态结构、数量和比例,血浆保持相对恒定的物理特性和化学成分。当机体发生某些疾病时,它们可发生明显变化,所以血液检查是临床诊断疾病和判断疾病预后最基本最常用的方法。

**1. 血浆**　为淡黄色的液体,相当于结缔组织的细胞间质,占血

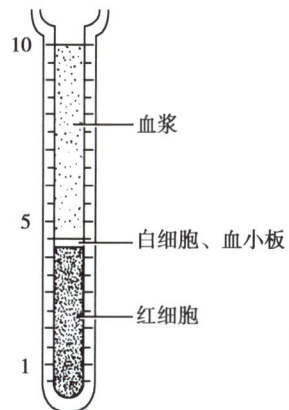

图 2-17　血浆、血细胞(红细胞、白细胞和血小板)比积

液容积的 55%。血浆中 90% 是水，其余是血浆蛋白（白蛋白、球蛋白、纤维蛋白原等）、酶、激素、糖、脂类、维生素、无机盐及代谢产物等。

血液流出血管后，溶解状态的纤维蛋白原转变为不溶解状态的纤维蛋白，于是，液体状态的血液就会凝固成血块。血块静置后即析出淡黄色清明的液体，称血清。血清与血浆的区别在于：血清中不含有参与凝血过程中被消耗的一些凝血因子（主要是纤维蛋白原）。

**2. 血细胞**　血细胞悬浮于血浆中，占血液容积的 45%，可分为红细胞、白细胞和血小板（图 2-18）。

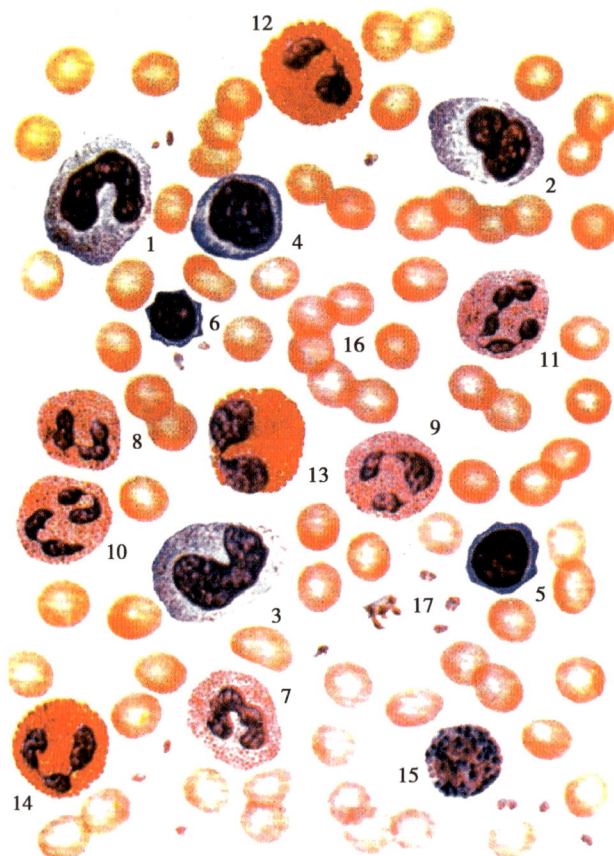

1～3. 单核细胞；4～6. 淋巴细胞；7～12. 中性粒细胞；13～14. 嗜酸性粒细胞；15. 嗜碱性粒细胞；16. 红细胞；17. 血小板

图 2-18　各种血细胞模式图

在光镜下观察血细胞，通常采用瑞特染色或吉姆萨染色的血液涂片标本。在循环血液中，血细胞的种类和正常值如下：

$$
血细胞
\begin{cases}
红细胞
\begin{cases}
男性(4.0～5.5)\times10^{12}/L(400万～550万/mm^3) \\
女性(3.5～5.0)\times10^{12}/L(350万～500万/mm^3)
\end{cases} \\
白细胞(4～10)\times10^9/L \\
(4\,000～10\,000/mm^3)
\begin{cases}
有粒 \\
细胞
\begin{cases}
中性粒细胞(50\%～70\%) \\
嗜酸性粒细胞(0.5\%～3\%) \\
嗜碱性粒细胞(0～1\%)
\end{cases} \\
无粒 \\
细胞
\begin{cases}
淋巴细胞(25\%～30\%) \\
单核细胞(3\%～8\%)
\end{cases}
\end{cases} \\
血小板(100～300)\times10^9/L(10万～30万/mm^3)
\end{cases}
$$

（1）红细胞（RBC）：成熟的红细胞呈双面微凹的圆盘状，直径约 7.5μm，无细胞核及细胞器，细胞质内充满血红蛋白（图 2-19）。

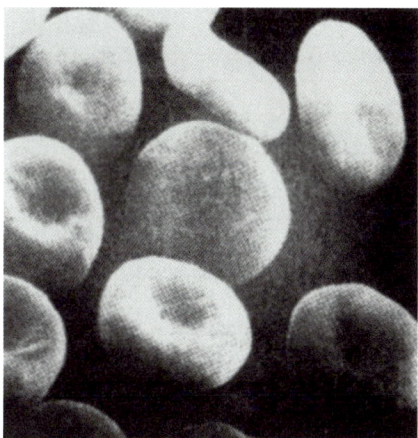

图 2-19　人红细胞扫描电镜像

血红蛋白是红细胞实现生理功能的物质基础。血红蛋白具有运输 $O_2$ 及 $CO_2$ 的功能。当血液流经肺时，由于肺内 $O_2$ 分压高，$CO_2$ 分压低，血红蛋白与 $O_2$ 结合，释放原来结合的 $CO_2$；当血液流经其他组织器官时，$CO_2$ 分压高，$O_2$ 分压低，血红蛋白与 $CO_2$ 结合，释放从肺带来的 $O_2$。所以红细胞具有供给全身细胞所需的 $O_2$，并带走细胞代谢所产生的 $CO_2$ 的功能。

血红蛋白的正常含量：男性为 120～150g/L（12～15g/100ml），女性为 110～140g/L（11～14g/100ml）。

红细胞的数量及血红蛋白的含量，可随生理及病理因素而改变。红细胞形态和数量的改变，以及血红蛋白质与量的改变超出正常范围，则为病理现象。一般情况下，红细胞少于 $3.0 \times 10^{12}$/L（300 万 /mm³），或血红蛋白低于 100g/L（10g/100ml），则为贫血。此时，常伴有红细胞直径和形态的改变。

在正常人的血液中，存在着刚从骨髓进入血流尚未完全成熟的红细胞，称网织红细胞。网织红细胞占红细胞总数的 0.5%～1.5%，在新生儿可达 3%～6%。网织红细胞离开骨髓后 24 小时，即完全成熟。网织红细胞计数是骨髓生成红细胞能力的一种指标，对血液病的诊断、疗效判断和预后有重要意义。

红细胞的寿命约 120 天，衰老的红细胞被肝、脾、骨髓等处的巨噬细胞所吞噬。

（2）白细胞（WBC）：为无色有核的球形细胞，它能以变形运动穿过毛细血管壁，进入结缔组织。白细胞具有很强的防御和免疫功能。在某些疾病状态下，白细胞总数及各种白细胞的百分比值皆可发生改变。

根据白细胞胞质内有无特殊颗粒，可将白细胞分为有粒细胞和无粒细胞两大类。有粒细胞又按其特殊颗粒的嗜色性，分为中性粒细胞、嗜酸性粒细胞和嗜碱性粒细胞三种。无粒细胞分为淋巴细胞和单核细胞两种。

1）中性粒细胞：细胞呈球形，直径 10～12μm。细胞核呈杆状或分叶状，多数分为 2～5 叶，核叶间有细丝相连。细胞质中充满细小、分布均匀的中性颗粒，染成淡紫红色，颗粒内含有碱性磷酸酶和溶菌酶等。

中性粒细胞具有活跃的变形运动和吞噬异物的能力，在人体内起重要的防御作用。当机体受到某些细菌感染发生炎症时，除白细胞总数增加外，中性粒细胞的比例也会显著增高。

2）嗜酸性粒细胞：细胞呈球形，直径 10～15μm。细胞核呈分叶状，多数分为两叶。细胞质内含有嗜酸性颗粒，颗粒较大，大小均匀，染成鲜红色，颗粒中含有组胺酶和多种水解酶等。

嗜酸性粒细胞能吞噬抗原抗体复合物，灭活组胺或抑制其释放，从而减轻过敏反应；还可借助抗体与某些寄生虫表面结合，释放颗粒内物质，杀死虫体或虫卵。患过敏性疾病或某些寄生虫病时，嗜酸性粒细胞数量会增多。

3）嗜碱性粒细胞：细胞呈球形，直径 10～12μm。细胞核呈 S 形或不规则形，染色较淡。细胞质内含有嗜碱性颗粒，颗粒大小不一，分布不均，常遮盖细胞核，染成紫蓝色。颗粒中含有肝素、组胺和慢反应物质等。

嗜碱性粒细胞的功能与结缔组织中的肥大细胞相似，参与过敏反应。

4）淋巴细胞：细胞呈球形，大小不一，直径 6～16μm。细胞核呈圆形或椭圆形，相对较大，占据细胞大部分，核染色质致密，染成深蓝色。细胞质很少，嗜碱性，染成天蓝色。

淋巴细胞根据发生部位、表面特性和免疫功能的不同，主要可分为胸腺依赖淋巴细胞（简称 T 淋巴细胞）和骨髓依赖淋巴细胞（简称 B 淋巴细胞）等。T 淋巴细胞产生于胸腺，约占血液中淋巴细胞的75%，能识别、攻击和杀灭异体细胞、肿瘤细胞、感染病毒的细胞等，参与细胞免疫；B淋巴细胞产生于骨髓，占血液中淋巴细胞的10%～15%，受抗原刺激后增殖分化为浆细胞，产生抗体，参与体液免疫。

5）单核细胞：是血液中体积最大的细胞，呈球形，直径14～20μm。细胞核形态多样，呈肾形、马蹄形或卵圆形，染色浅淡。细胞质丰富，呈弱嗜碱性，染成淡灰蓝色，细胞质内含有嗜天青颗粒，颗粒内有过氧化物酶等。

单核细胞具有活跃的变形运动和一定的吞噬能力，在血液中停留1～2天后，穿过毛细血管壁进入结缔组织，转化为巨噬细胞。

（3）血小板：血小板由骨髓内的巨核细胞形成。血小板呈双凸圆盘状，大小不一，直径2～4μm。血小板无细胞核，表面有完整的细胞膜。在血液涂片标本中，血小板多成群分布在血细胞之间，外形不规则，中央部呈紫红色，周围部呈浅蓝色。

血小板参与止血和凝血过程。血液中的血小板数量低于$100 \times 10^9$/L（10万/mm³）为血小板减少，低于$50 \times 10^9$/L（5万/mm³）则有出血的危险，出现皮下和黏膜出血等现象，临床上称为血小板减少性紫癜。

## （二）淋巴

淋巴是流动在淋巴管内的液体，由组织液渗入毛细淋巴管内而形成。淋巴在淋巴管内向心性流动，在流经淋巴结时，淋巴中的细菌等异物被清除，淋巴结内的淋巴细胞、抗体和单核细胞加入其中，淋巴最终汇入静脉。

淋巴是组织液回流的辅助渠道，对于维持器官组织中组织液的动态平衡起重要作用。

---

### 知识链接

#### 造血干细胞（HSC）移植

造血干细胞（HSC）移植是将自体或异体HSC植入受体，使其定居于骨髓，从而使受体恢复造血和免疫功能。是用于治疗血液恶性肿瘤（如白血病）、再生障碍性贫血和某些遗传性免疫性疾病的重要方法。HSC存在于骨髓、外周血、脐带血和胎肝。由于骨髓中含有丰富的HSC，骨髓移植是临床应用最早、最常用的HSC移植方法。第3～5个月胎肝含较丰富的HSC，人胎肝HSC移植也用于临床。脐带血也含有较丰富的HSC，且来源广泛，获取便利，脐血HSC移植，目前主要用于儿童和低体重患者。由于外周血HSC数量少，移植成功的关键是采取措施将骨髓中的HSC动员到外周血，以便采集到足够数量的HSC。目前，外周血HSC移植已应用于临床。

---

# 第三节    肌    组    织

肌组织主要由肌细胞组成，肌细胞之间有少量的结缔组织以及丰富的血管、淋巴管和神经。肌细胞呈细而长的纤维状，又称为肌纤维。肌细胞的细胞膜称肌膜，肌细胞的细胞质称肌质。肌质内含有许多与细胞长轴平行排列的肌丝。肌丝是肌纤维收缩功能的主要物质基础。

肌组织根据结构和功能的不同，可分为骨骼肌、平滑肌和心肌三类。

## 一、骨    骼    肌

骨骼肌主要由骨骼肌纤维组成。

骨骼肌纤维收缩快而有力，但容易疲劳，一般受意识支配，是随意肌。骨骼肌一般借肌腱附着于骨骼上，主要分布于头部、颈部、躯干和四肢。

骨骼肌纤维呈细长的圆柱状，长 1～40mm，长者可达 10cm，直径 10～100μm。细胞核呈扁椭圆形，数量较多，一条肌纤维内含有几十个甚至几百个细胞核，细胞核位于肌纤维周边，靠近肌膜。肌质内有大量的肌原纤维，与肌纤维长轴平行，每条肌原纤维上有明暗相间的带。每一条肌纤维内所有肌原纤维的明带和暗带互相对齐，排列在同一平面上，使整个肌纤维呈现明暗相间的横纹，故称横纹肌（图 2-20）。

肌原纤维上着色较浅的部分称明带，又称 I 带；着色较深的部分称暗带，又称 A 带。在暗带中间色淡的区域，称 H 带。在 H 带的中央有一薄膜，称 M 膜（又称 M 线）。在明带中央有一薄膜称 Z 膜（又称 Z 线）。两个相邻 Z 线之间的一段肌原纤维称为一个肌节。每个肌节包括 1/2 明带 +1 个暗带 +1/2 明带（图 2-21）。在正常舒张状态下肌节长约 2.5μm，递次排列构成肌原纤维。肌节是肌原纤维结构和功能的基本单位，是骨骼肌纤维收缩和舒张运动的结构基础。

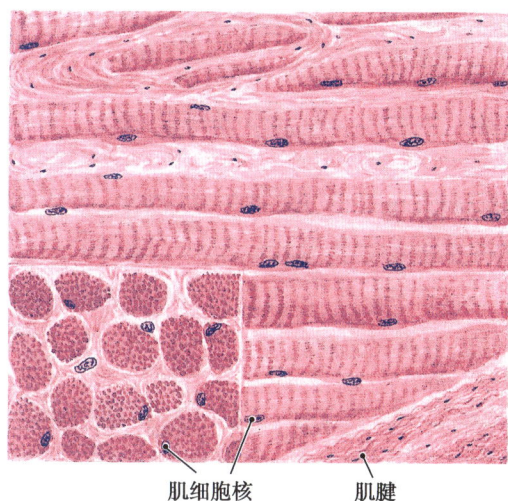

图 2-20　骨骼肌

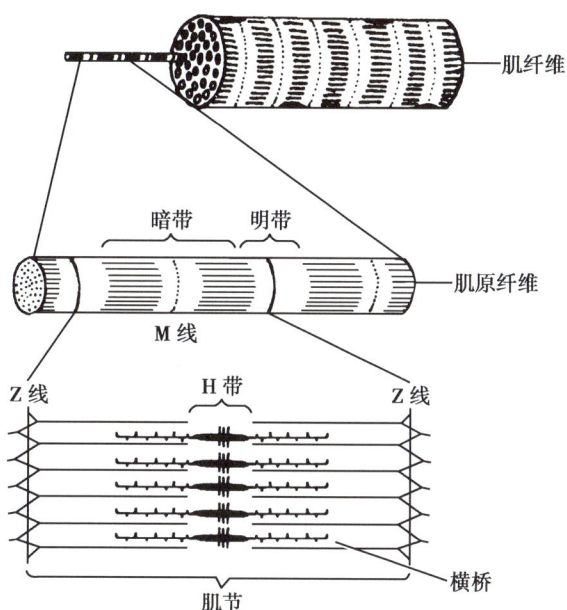

图 2-21　骨骼肌纤维逐级放大模式图

## 二、平　滑　肌

平滑肌主要由平滑肌纤维组成。

平滑肌纤维收缩缓慢而持久，有较大的伸展性，不受意识支配，是不随意肌。平滑肌主要分布在血管、淋巴管和内脏器官的壁上。

平滑肌纤维呈长梭形，长 15～200μm，直径 8μm。平滑肌纤维有一个细胞核，呈椭圆形，位于细胞的中央。肌膜薄而不明显。平滑肌纤维无横纹，肌纤维多平行排列成层或成束，两肌层之间有结缔组织、血管、淋巴管和神经等（图 2-22）。

## 三、心　　肌

心肌主要由心肌纤维组成。

心肌纤维收缩有节律性，不易疲劳，不受意识支配，是不随意肌。心肌纤维分布于心壁。

心肌纤维呈短柱状，长 80～200μm，直径 10～20μm。有分支，分支互相连接呈网状。心肌纤维一般有一个核，呈椭圆形，位于肌纤维中央。心肌纤维也有明暗相间的横纹，但不如骨骼肌明显，也属横纹肌。心肌纤维的互相连接处，有一染色较深的带状结构，称闰盘。心肌纤维之间有少量的结缔组织、血管、淋巴管和神经（图 2-23）。

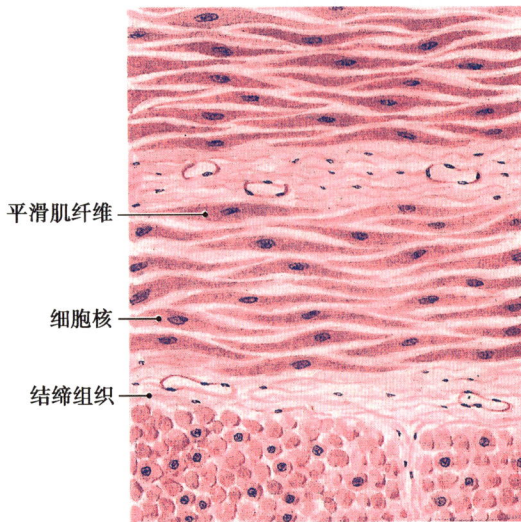

图 2-22　平滑肌

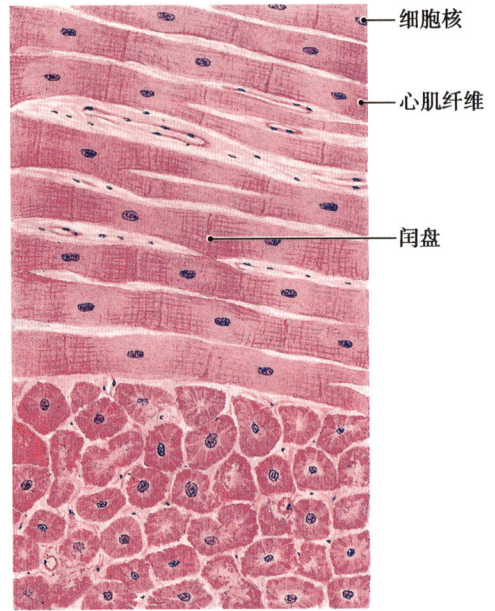

图 2-23　心肌

# 第四节　神经组织

神经组织由神经细胞和神经胶质细胞组成。神经细胞又称神经元,是神经系统结构和功能的基本单位,具有接受刺激、传导神经冲动的功能。神经胶质细胞对神经元有支持、绝缘、保护和营养的功能。

## 一、神　经　元

### （一）神经元的形态结构

神经元的形态多样,但都有突起,因此神经元由胞体和突起两部分组成(图 2-24)。

**1. 胞体**　胞体的形态不一,有球形、锥体形、梭形和星形等。胞体的结构与一般细胞相似,有细胞膜、细胞质和细胞核。细胞膜为单位膜,胞体的细胞膜与突起表面的膜是连续完整的细胞膜。细胞核大而圆,位于胞体中央,核仁大而明显。细胞质内除含有线粒体、高尔基复合体、溶酶体和中心体等一般细胞器外,还有丰富的尼氏体和神经原纤维(图 2-25)。

（1）尼氏体:是细胞质内一种嗜碱性物质,又称嗜染质。光镜下,尼氏体呈颗粒状或块状。电镜下,尼氏体是由粗面内质网和游离的核糖体组成。尼氏体具有合成蛋白质和神经递质的功能。

（2）神经原纤维:呈细丝状,在胞体内互相交织成网,并伸入到突起的末梢部。电镜下,神经原纤维是由排列成束的神经丝和微管构成。神经原纤维对神经元起支持作用,还参与物质的运输。

**2. 突起**　由神经元的细胞膜和细胞质突出形成,可分为树突和轴突两种。

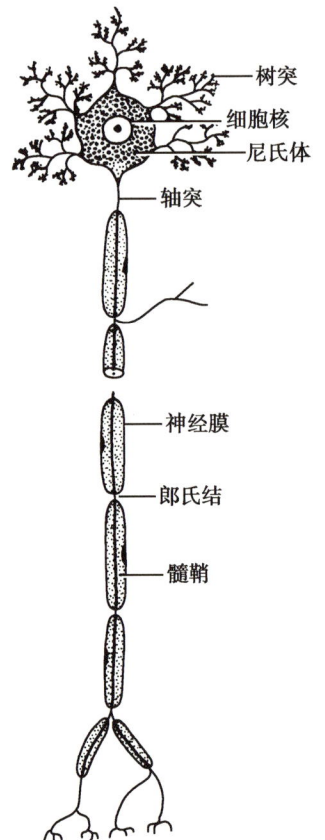

图 2-24　神经元模式图

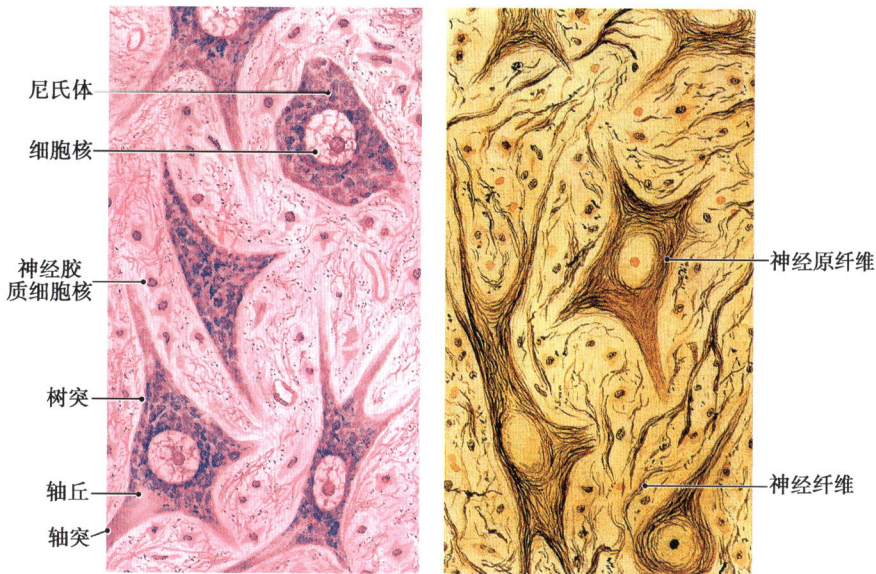

图2-25 神经元微细结构

（1）树突：一个神经元可有一至多个树突。树突分支呈树枝状，其内部结构与胞体相似。树突具有接受刺激并将冲动传入胞体的功能。

（2）轴突：一个神经元只有一个轴突。轴突细而长，表面光滑，其长短因神经元种类不同而有很大差别，长的可达1m以上，内部无尼氏体。轴突可将胞体发出的神经冲动传递给其他神经元或效应器。

### （二）神经元的分类

**1. 神经元按突起的数目分类** 根据神经元突起数目的不同，神经元可分为以下三类（图2-26）：

（1）多极神经元：有一个轴突、多个树突。

（2）双极神经元：有一个轴突、一个树突。

（3）假单极神经元：从胞体伸出一个突起，离开胞体不远处便分为两支，一支分布到周围器官或组织，称周围突（树突），一支进入中枢神经系统，称中枢突（轴突）。

**2. 神经元按功能分类** 根据神经元功能的不同，神经元也可分为以下三类（图2-27）：

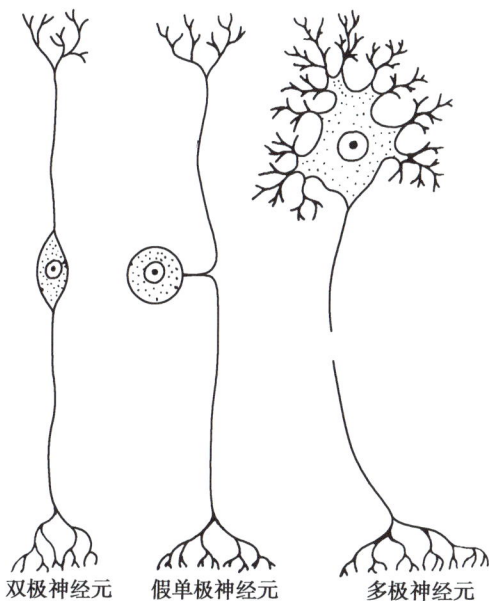

图2-26 神经元的主要形态类型图

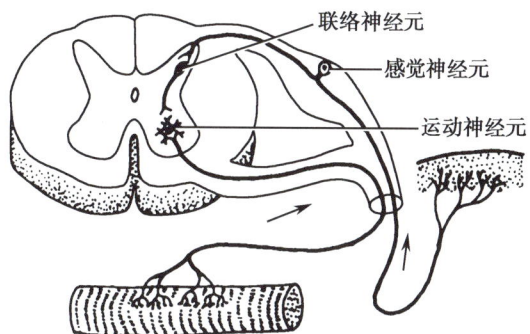

图2-27 不同功能的神经元

（1）感觉神经元：或称传入神经元，是感受刺激，形成冲动，并将冲动传入中枢的神经元。感觉神经元多为假单极神经元，其胞体主要位于脑、脊神经节内。

（2）运动神经元：或称传出神经元，是将中枢神经发出的神经冲动传到肌肉或腺体等效应器，使其产生一定效应的神经元。运动神经元多为多极神经元，其胞体主要位于脑、脊髓和内脏神经节内。

（3）联络神经元：或称中间神经元，是位于感觉神经元和运动神经元之间，起联络作用的神经元。联络神经元多为多极神经元。人类神经系统的中间神经元约占神经元总数的99%，构成中枢神经系统内的复杂网络。

## 二、突　　触

神经元与神经元之间，或神经元与非神经元（肌细胞、腺细胞等）之间的一种特化的细胞连接，称突触（图2-28）。

突触可分为化学突触和电突触两类。化学突触是以化学物质（神经递质）作为传递信息的媒介，电突触是以电流（电讯号）传递信息的。通常所说的突触是指化学突触而言。

电镜下观察，化学突触的结构分突触前成分、突触间隙和突触后成分三部分。突触前成分由突触前神经元轴突末端的球形膨大部构成，突触后成分是后一个神经元与突触前成分相对应的树突或胞体的一部分，突触前成分和突触后成分之间的间隙称突触间隙，宽15～30nm。突触间隙的两侧，突触前成分、突触后成分彼此相对的细胞膜分别称突触前膜和突触后膜。突触前成分靠近

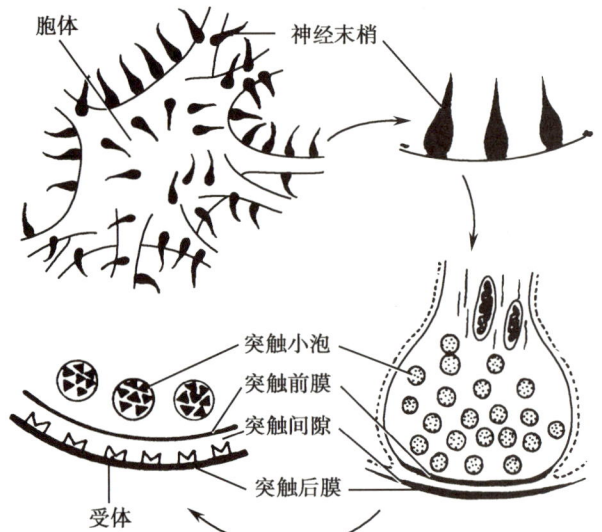

图2-28　突触模式图

突触前膜的细胞质内含有较多的线粒体和突触小泡。突触小泡内含有神经递质。在突触后膜上有接受相应神经递质的受体。

突触是神经元传递信息的重要结构。当神经冲动传到突触前膜时，突触小泡内的神经递质即释放于突触间隙内，与突触后膜的相应受体结合，产生生理效应，将信息传递给后一个神经元或效应细胞。

## 三、神经胶质细胞

神经胶质细胞散布于神经元之间，种类较多，广泛分布于中枢神经系统和周围神经系统。神经胶质细胞具有突起，但无树突和轴突之分，没有传导神经冲动的功能。

### （一）中枢神经系统的神经胶质细胞

中枢神经系统中的神经胶质细胞主要有以下四种类型（图2-29）：

**1．星形胶质细胞**　呈星形，突起细长，在神经元的物质交换中起媒介作用。

**2．少突胶质细胞**　在银染色标本中少突胶质细胞的突起较少，它形成中枢神经系统内神经纤维的髓鞘。

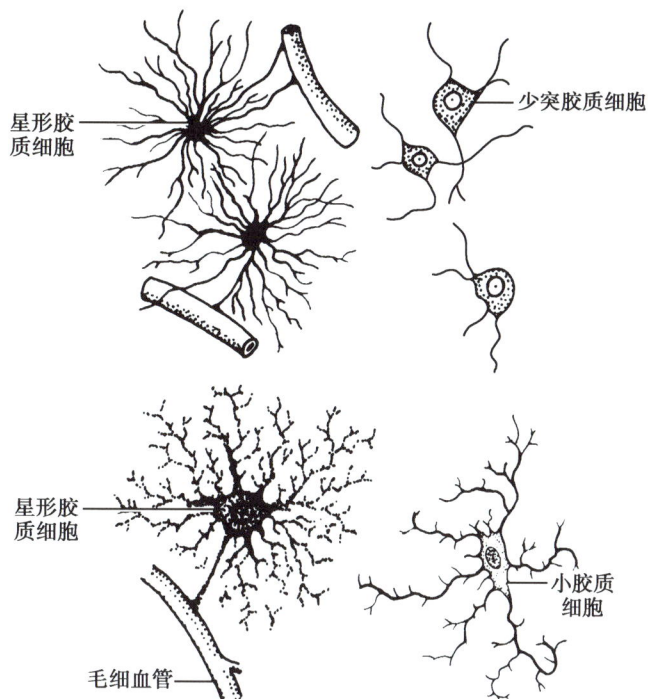

图2-29　中枢神经系统的胶质细胞

**3.小胶质细胞**　来源于血液中的单核细胞,具有吞噬功能。

**4.室管膜细胞**　为立方形或柱状,分布在脑室和脊髓中央管的腔面,形成单层上皮,称室管膜,可防止脑脊液直接进入脑和脊髓组织中,对脑和脊髓有支持和保护作用。

**（二）周围神经系统的神经胶质细胞**

周围神经系统中的神经胶质细胞有以下两种:

**1.神经膜细胞**　又称施万细胞,沿神经元的突起分布,并与突起共同形成神经纤维,是周围神经系统有髓神经纤维髓鞘的形成细胞。

**2.卫星细胞**　又称被囊细胞,是神经节内包裹神经元胞体的一层扁平或立方形细胞。卫星细胞对神经元有支持和保护作用。

## 四、神经纤维和神经

**（一）神经纤维**

神经元的轴突或长的树突及其周围的神经胶质细胞（神经膜细胞或少突胶质细胞）构成神经纤维。

神经纤维可分为有髓神经纤维和无髓神经纤维两类。

**1.有髓神经纤维**　有髓神经纤维中央为神经元的突起,称轴索,突起的周围包有髓鞘和神经膜。髓鞘和神经膜有节段性,节段与节段之间的缩窄部称郎飞结。髓鞘的化学成分主要是髓磷脂和蛋白质,有保护和绝缘作用。神经膜对神经纤维有营养、保护和再生作用（图2-30）。

**2.无髓神经纤维**　周围神经系统的无髓神经纤维由神经元的轴突和包在它外面的神经膜细胞（施万细胞）组成。中枢神经系统的无髓神经纤维,神经元的轴突外面无神经膜细胞包裹,为裸露的轴突（图2-31）。

神经纤维的功能是传导神经冲动。有髓神经纤维神经冲动的传导是呈跳跃式传导的,即从一个郎飞结跳到下一个郎飞结,故传导速度较快。无髓神经纤维因无髓鞘和郎飞结,神经冲动沿轴突膜连续传导,其传导速度比有髓神经纤维慢得多。

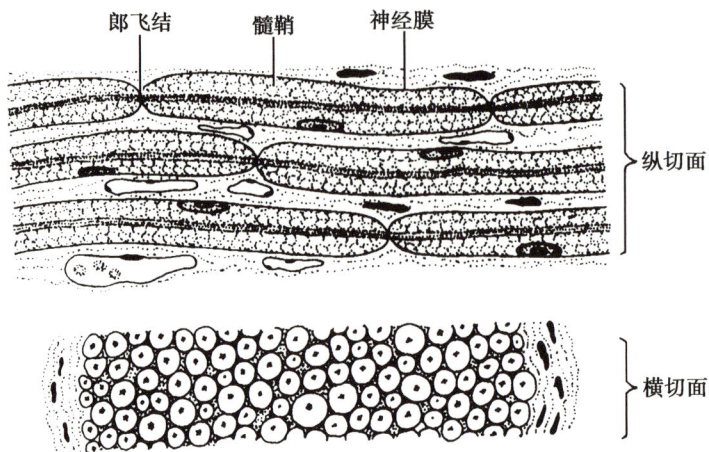

图 2-30　有髓神经纤维

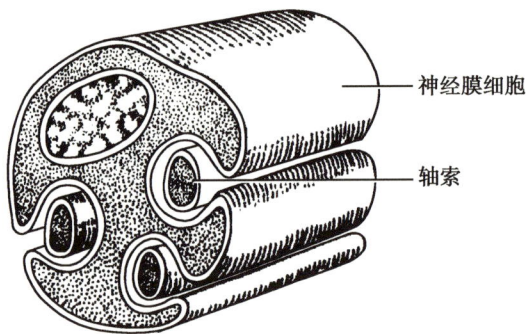

图 2-31　周围神经系统无髓神经纤维形成模式图

## (二)神经

周围神经系统的许多神经纤维集合在一起,外包结缔组织膜,构成神经。

一条神经内可以只含有感觉神经纤维或运动神经纤维,但大多数神经是同时含有感觉神经纤维和运动神经纤维。

### 知识链接

#### 神经干细胞和神经营养因子

神经组织和其他组织一样,存在着一些具有增殖和分化潜能的细胞,称为神经干细胞。在特定的环境下,可以增殖分化为神经元、星形胶质细胞和少突胶质细胞,作为神经组织的一种后备细胞,替换正常凋亡的细胞,并在一定程度上参与神经组织损伤后的修复。神经干细胞的发现,为研究神经系统损伤后的修复机制,以及治疗神经系统的退行性和创伤性疾病开辟了一条新的途径。神经营养因子是一种蛋白质分子,它是由神经所支配的组织(如肌肉)和星形胶质细胞所产生,为神经元生长与存活所必需的物质。神经营养因子通常以受体介导式入胞的方式进入神经末梢,再经逆向轴突运输抵达胞体,促进胞体合成有关的蛋白质,从而发挥其支持神经元生长、发育和功能完整性的作用。

## 五、神 经 末 梢

周围神经纤维的终末部分终止于其他组织,形成一定的结构,称为神经末梢。神经末梢按其功能分感觉神经末梢和运动神经末梢两类。

### （一）感觉神经末梢

感觉神经末梢是感觉神经元的周围突的终末部分,与周围组织共同形成的特殊结构,又称感受器。它能感受体内、外的各种刺激,并将刺激转化为神经冲动。

感觉神经末梢按其结构可分为游离神经末梢和有被囊神经末梢两类(图2-32)。

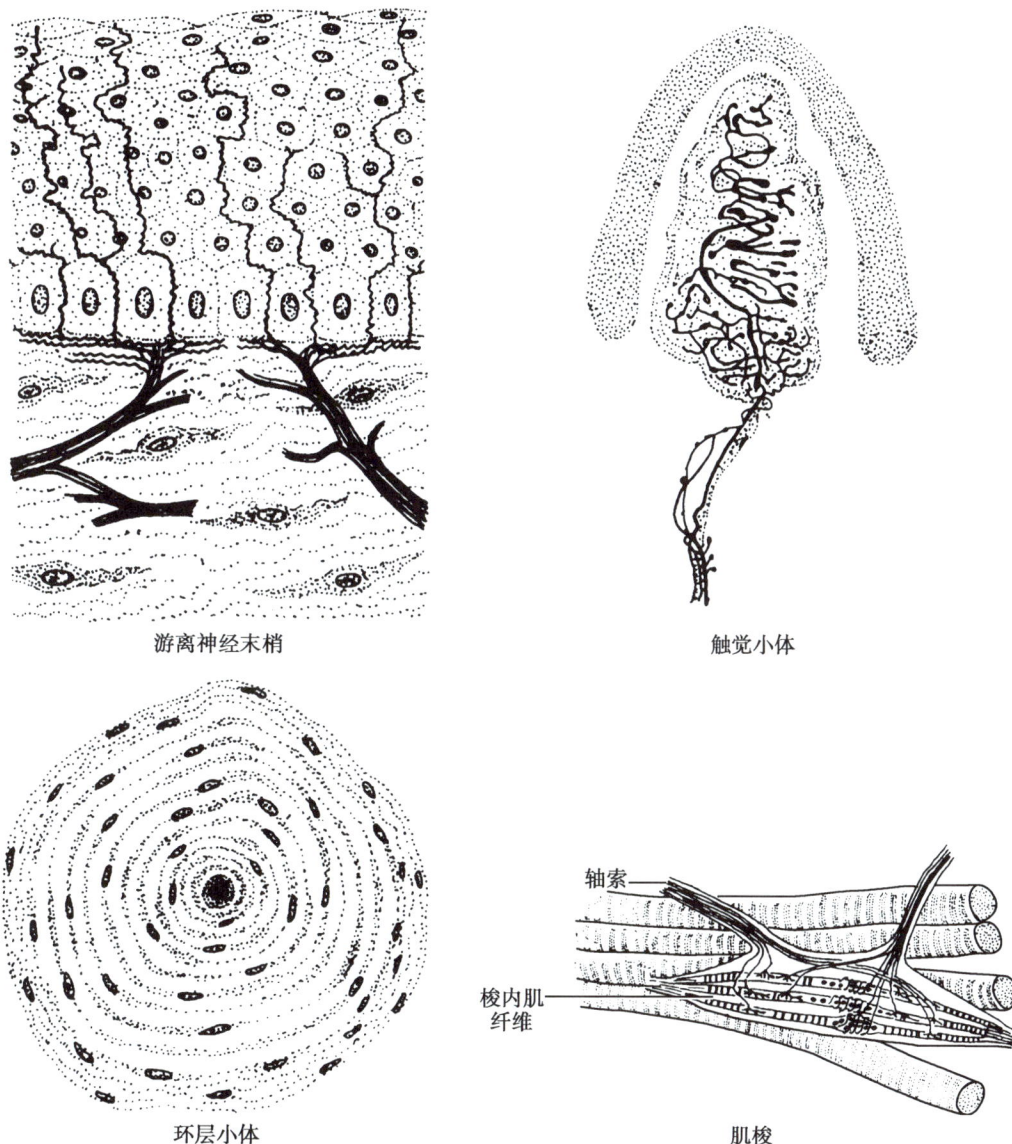

游离神经末梢 触觉小体

环层小体 肌梭

轴索
梭内肌纤维

图 2-32　感觉神经末梢

**1. 游离神经末梢** 由神经纤维的终末反复分支而成。游离神经末梢结构简单,多分布于上皮组织和结缔组织中,能感受疼痛和冷、热的刺激。

**2. 有被囊神经末梢** 在神经纤维的终末外面包裹结缔组织被囊,构成有被囊神经末梢,常见的有以下几种:

（1）触觉小体:为椭圆形小体,分布于真皮乳头内,以手指掌侧和足趾底面最多,有感受触觉的功能。

（2）环层小体：呈圆形或椭圆形，大小不一，多分布于手掌、足趾的皮下组织及内脏结缔组织中，有感受压觉和振动觉的功能。

（3）肌梭：呈梭形，分布于骨骼肌。肌梭是本体觉感受器，能感受肌纤维的伸展和收缩时牵张变化的刺激，使机体产生各部位姿势和位置状态的感觉。

### （二）运动神经末梢

运动神经末梢是运动神经元轴突的终末部分，在肌组织或腺体等处形成的特殊结构，又称效应器。它能支配肌肉的收缩或腺体的分泌。

运动神经末梢按其分布分为躯体运动神经末梢和内脏运动神经末梢两种。

**1. 躯体运动神经末梢**　是分布于骨骼肌的运动神经末梢。轴突终末分支抵达骨骼肌时，髓鞘消失，轴突反复分支，呈爪样附于骨骼肌纤维的表面，形成椭圆形的板状隆起，称为运动终板或神经肌连接（图 2-33）。

**2. 内脏运动神经末梢**　是分布于心肌、平滑肌和腺体等处的运动神经末梢。

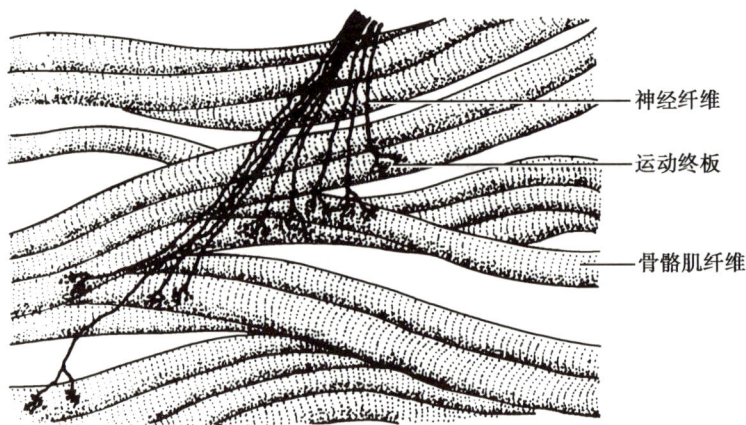

图 2-33　运动终板

（孟繁伟）

### ? 复习思考题

1. 上皮组织的特点及分类如何？
2. 疏松结缔组织的细胞有哪些？各有何功能？
3. 试述血液的组成和各类血细胞的正常值。
4. 试比较平滑肌、骨骼肌、心肌的一般结构。
5. 神经元的结构及分类如何？

扫一扫，测一测

# 第三章 运动系统

## 学习目标

掌握运动系统的组成,骨的形态分类和构造,躯干骨的名称、数目和位置,胸骨的位置和形态,上肢骨的名称、数目和位置,肩胛骨、肱骨、尺骨和桡骨的主要结构,下肢骨的名称、数目和位置,髋骨、股骨、胫骨的主要结构,颅的组成和分部,新生儿颅骨的特征,关节的基本结构和运动形式,脊柱的组成,椎间盘的结构,胸廓的组成和形态,肩关节、肘关节和桡腕关节的组成、结构特点和运动,骨盆的组成和分部,髋关节、膝关节、距小腿关节的组成、结构特点和运动,颞下颌关节的组成、结构特点和运动,肌的形态和构造,斜方肌、背阔肌、竖脊肌、胸锁乳突肌、胸大肌、肋间外肌、肋间内肌、膈、三角肌、肱二头肌、肱三头肌、臀大肌、股四头肌、小腿三头肌的位置和作用,胸骨角、肋弓、翼点、鼻旁窦、颅囟的概念。

熟悉骨的化学成分和物理特性,各部椎骨的特点,肋的数目和形态,颅的整体观,脊柱的整体观,全身各部肌和肌群的名称、位置和作用。

了解骨的发生和生长,关节的辅助装置,椎骨的连结,手关节的名称和位置,足弓的构成,肌的辅助结构。

## 第一节 概　　述

### 一、运动系统的组成

运动系统由骨、骨连结、骨骼肌三部分组成。全身各骨和骨连结构成骨骼,成为人体的支架,骨骼肌附着于骨上。运动系统器官的重量在成年人约占体重的60%。

### 二、运动系统的主要功能

骨骼与骨骼肌共同赋予人体的基本外形,并构成如颅腔、胸腔、腹腔、盆腔等体腔的壁,以保护脑、心、肺、肝、脾、膀胱等器官,以完成支持体重、保护体腔内器官的作用。骨骼肌收缩时,牵引骨骼发生位移从而产生运动。在运动过程中,骨是运动的杠杆,骨连结是运动的枢纽,骨骼肌提供运动的动力。所以,运动系统对人体有支持、保护和运动的功能。

人体某些部位的骨或肌,常在人体的表面形成比较明显的突起或凹陷。在体表能看到或摸到的骨或肌的突起或凹陷,分别称为骨性标志或肌性标志。临床上常利用这些标志作为确定器官的位置、认定血管和神经的走行、选取手术切口的部位、针灸取穴以及穿刺注射等的定位依据。

---

**知识链接**

**中医学对运动系统的有关记载**

中医学对运动系统的记载甚多，如《黄帝内经》中，即有关于骨的发育和长度的记载，如"女子……四七，筋骨坚……丈夫……三八，肾气平均，筋骨劲强……四八，筋骨隆盛……""……胸围四尺五寸，腰围四尺二寸……肩至肘，长一尺七寸，肘至腕，长一尺二寸半……"

# 第二节　骨　　学

## 一、概　　述

每块骨都有一定的形态和功能，并有它自己的血管和神经，它不但能生长、发育，而且具备自我改建和修复的功能，故每一块骨都是一个器官。骨的功能除支持、保护和杠杆作用外，还有造血和储存钙及磷的作用。

成人的骨共有206块（图3-1），按其所在部位分为躯干骨、四肢骨和颅骨三部分（表3-1）。

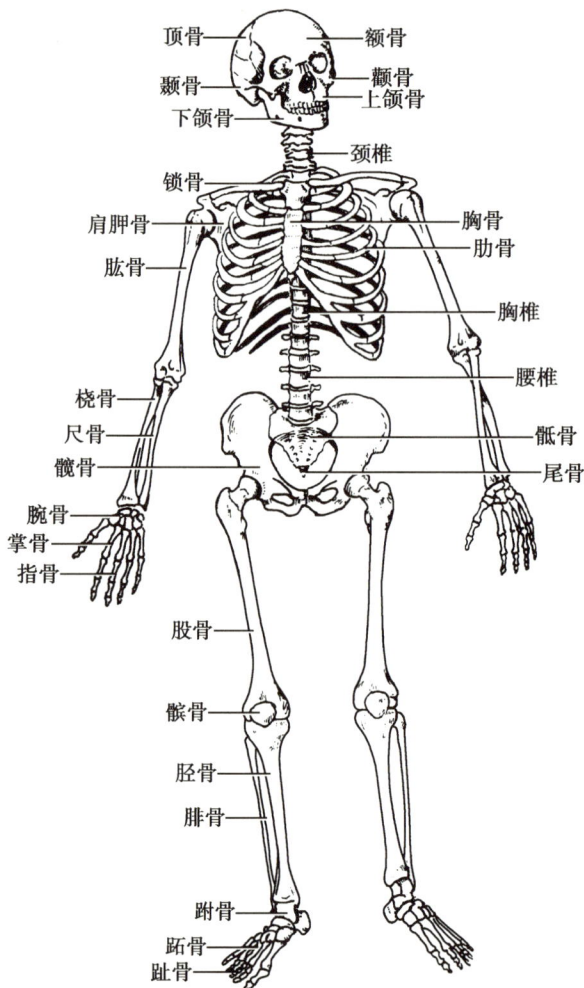

图3-1　人体全身的骨骼（前面）

表3-1　全身各部骨的数目

躯干骨{椎骨　26块　肋　24块　胸骨　1块}　　四肢骨{上肢骨　64块　下肢骨　62块}　　颅骨{脑颅骨　8块　面颅骨　15块　听小骨　6块}

## （一）骨的形态

骨有不同的形态,基本可分为长骨、短骨、扁骨、不规则骨四类。

**1.长骨**　呈长管状,具有"一体两端"。体又称骨干,骨质致密,内有空腔称骨髓腔,容纳骨髓;骨的两端较膨大,称骺,其表面为关节面。长骨多分布于四肢,如上肢的肱骨和下肢的股骨。长骨起支撑和杠杆作用。

**2.短骨**　一般呈立方形,多位于既稳定承受重量又运动复杂的部位,如手的腕骨和足的跗骨。

**3.扁骨**　呈板状,主要构成颅腔、胸腔和盆腔的壁,对腔内器官具有保护和支持作用,如顶骨、胸骨和肋骨。

**4.不规则骨**　形状不规则,主要分布于躯干、颅底和面部,如椎骨和颞骨。有些不规则骨内具有含气的腔,称为含气骨,如上颌骨。

## （二）骨的构造

骨由骨质、骨膜、骨髓等构成(图3-2)。

**1.骨质**　是骨的主要成分,由骨组织构成,分为骨密质和骨松质两种。

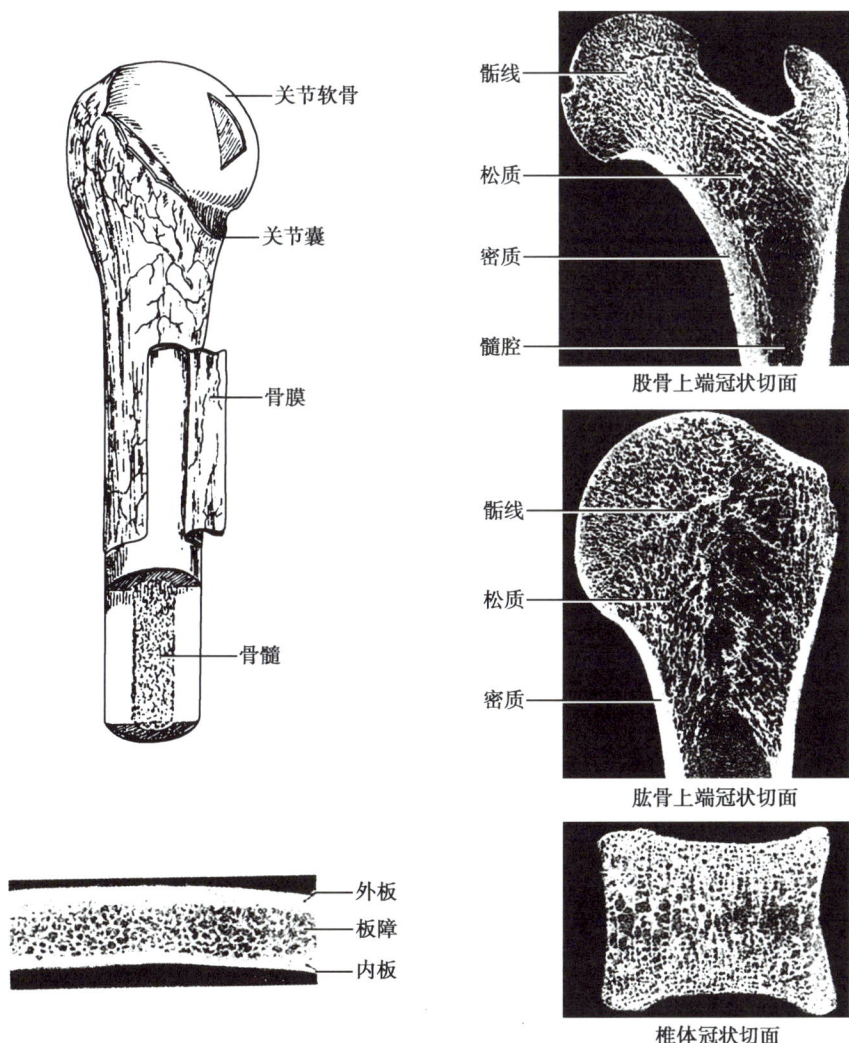

图3-2　骨的构造

骨密质致密坚硬,耐压性强,分布在骨的外层和长骨体部。

骨松质呈蜂窝状,由相互交错的骨小梁构成,骨小梁的排列方式与承受的压力和张力方向一致。骨松质配布在长骨的两端及其他类型骨的内部。

在颅盖骨,骨密质构成外板和内板;骨松质在内板、外板之间,称为板障。

**2. 骨膜**　是一层致密结缔组织膜,包裹除关节面以外的所有骨面。骨膜内含有丰富的神经、血管和幼稚的成骨细胞。骨膜对骨的营养、生长和骨损伤后的修复等方面具有重要作用。当骨膜剥离后,骨不易修复,甚至可能坏死,因此手术时要尽量保留骨膜。

**3. 骨髓**　为柔软而富有血液的组织,填充在髓腔和骨松质小梁间的腔隙内。骨髓分红骨髓和黄骨髓两种。

红骨髓呈红色,主要由网状组织和大量的血细胞等构成。红骨髓有造血功能,能产生红细胞和大部分白细胞。胎儿和幼儿的骨髓都是红骨髓。从6岁左右开始,长骨髓腔内的红骨髓逐渐减少。成年人,红骨髓仅保留于某些长骨的骺、短骨、扁骨和不规则骨的骨松质内。

黄骨髓呈黄色,主要由脂肪组织构成,分布于成年人长骨骨干内,已不具备造血功能。但在某些病理情况下,如大量失血和贫血时,黄骨髓可以转化为红骨髓,恢复造血功能。

再生障碍性贫血是红骨髓造血功能障碍引起的疾病。临床上怀疑造血功能有问题时,常在髂骨的髂嵴和胸骨等处做骨髓穿刺,抽取少量红骨髓进行检查,帮助诊断血液疾病。

### (三)骨的化学成分和物理性质

骨主要由有机质和无机质组成。有机质主要由骨胶原纤维和黏多糖蛋白组成,它使骨具有韧性和一定的弹性;无机质主要是磷酸钙和碳酸钙,它使骨具有一定的硬度。有机质和无机质的结合,使骨既坚硬又有弹性。

骨的化学成分和物理性质因年龄的不同而变化。成年人的骨,有机质约占1/3,无机质约占2/3,骨不仅有很大的坚硬性,而且有一定的韧性和弹性;小儿的骨,无机质含量较少,有机质较多,因此弹性大而硬度小,容易发生变形,而不易发生完全性骨折;老年人的骨有机质较少而无机质较多,骨的脆性较大,因此易发生骨折。

### (四)骨的发生和生长

骨由胚胎中胚层的间充质发育而成。骨的发生有两种方式:①膜化骨,间充质先增殖成结缔组织膜,然后由膜骨化形成骨,如颅盖骨。②软骨化骨,间充质先发育成软骨,再由软骨改建成骨,如躯干骨、四肢骨等。

骨化时,间充质先形成与成人骨形态相似的软骨性骨雏形,然后骨化成骨。在骨干与骺之间有一片软骨称骺软骨。骺软骨不断增生与骨化,使骨不断增长。发育到一定年龄,骺软骨停止生长,也被骨化而形成介于骨干与骺之间的骺线。从此,骨的长度就不再增加。

在骨增长的同时,骨膜深层的成骨细胞,不断地形成骨质,使骨变粗。

## 二、躯干骨

躯干骨包括26块椎骨、12对肋和1块胸骨。

### (一)椎骨

幼年时椎骨为32~34块,包括颈椎7块、胸椎12块、腰椎5块、骶椎5块、尾椎3~5块。成年人5块骶椎融合成为1块骶骨,3~5块尾椎融合成1块尾骨。

**1. 椎骨的一般形态**　椎骨为不规则骨,每块椎骨由前部的椎体和后部的椎弓两部分构成(图3-3)。

椎体呈矮圆柱状,是椎骨负重的主要部分。椎体主要由骨松质构成,表面的骨密质很薄,故易发生压缩性骨折。

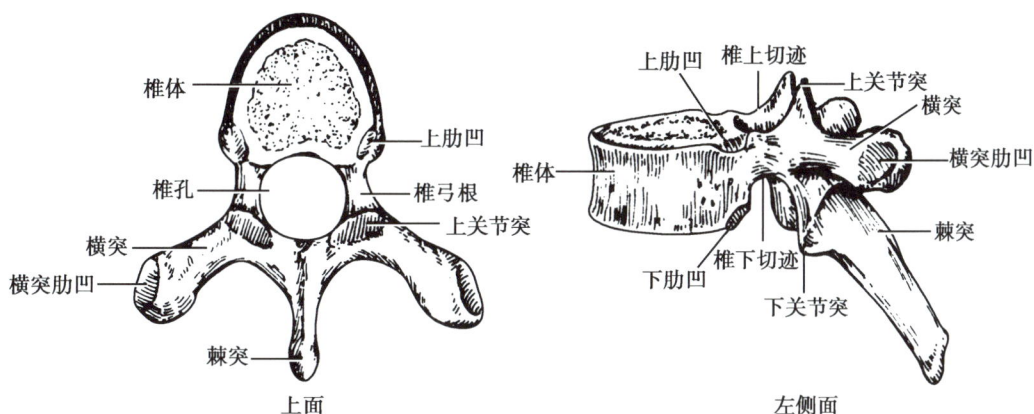

图 3-3　胸椎

椎弓呈半环形，与椎体相连。椎弓与椎体相连接的部分称为椎弓根；椎弓围成椎孔后壁的部分称为椎弓板。从椎弓上伸出 7 个突起，向两侧伸出 1 对横突；向上和向下分别伸出 1 对上关节突和 1 对下关节突；向后方伸出 1 个棘突。

椎体与椎弓共同围成椎孔。全部椎骨的椎孔连成椎管，椎管内容纳脊髓及其被膜等结构。相邻两椎骨的椎弓根之间围成的孔叫椎间孔，孔内有脊神经和血管通过。

### 知识链接

#### 椎孔与椎间孔的区分

椎孔与椎间孔是不同的概念。椎孔是椎骨的椎体与椎弓共同围成的孔，椎间孔则是相邻两椎骨的椎弓根围成的孔。区分这两个名词，须从两个名词本身分析，两个名词字面上差了一个"间"字，椎孔是一块椎骨本身所具有的结构，而椎间孔是两块椎骨之间的孔。

### 2. 各部椎骨的主要特征

（1）颈椎：椎体较小。横突上有横突孔，有椎动脉和椎静脉通过。第 2～6 颈椎棘突较短，末端分叉（图 3-4）。成年人第 3～7 颈椎椎体上面两侧多有向上的突起，称椎体钩，它与上位颈椎相应处形成钩椎关节。如果椎体钩骨质增生，可使椎间孔缩小，压迫脊神经根，产生相应的临床症状，为颈椎病的病因之一。

第 1 颈椎又称寰椎，呈环形，无椎体和棘突，由前弓、后弓和两侧的侧块构成（图 3-5）。侧块上、下面均有关节面，分别与枕髁和第 2 颈椎相关节。

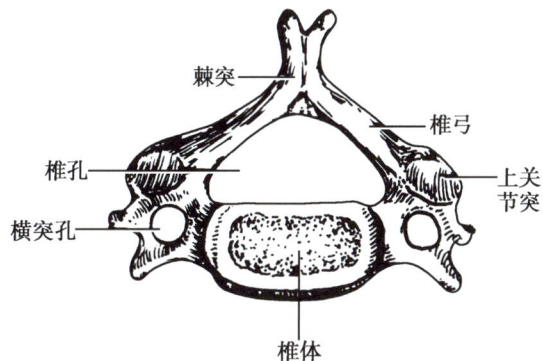

图 3-4　颈椎（上面）

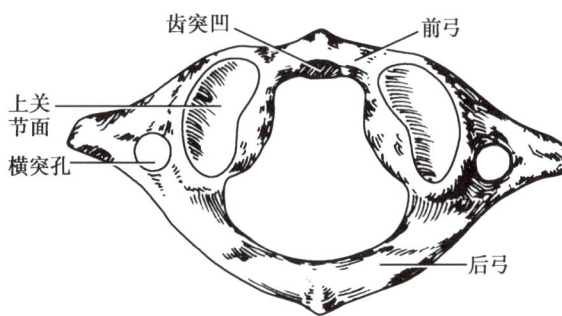

图 3-5　寰椎

第 2 颈椎又称枢椎,它的特点是从椎体向上伸出 1 个齿突,与寰椎前弓背面的齿突凹相关节(图 3-6)。

第 7 颈椎又称隆椎,棘突特别长,末端不分叉,体表容易摸认,是临床计数椎骨序数和针灸取穴的标志(图 3-7)。在第 7 颈椎棘突下方的凹陷中,可取"大椎穴"。

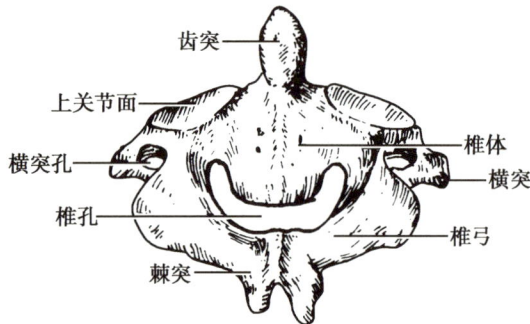

图 3-6  枢椎(上面)

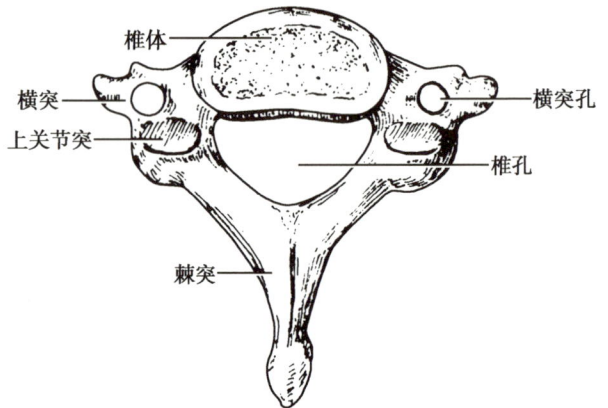

图 3-7  隆椎(上面)

(2)胸椎:椎体从上向下逐渐增大。椎体侧面后部的上、下和横突末端有与肋骨相连的关节面,称肋凹。胸椎棘突较长,斜向后下方,呈叠瓦状排列(图 3-3)。

(3)腰椎:椎体粗大。棘突为一长方形骨板,呈矢状位,直伸向后。相邻棘突之间的间隙较大,临床上可在此处做腰椎穿刺术(图 3-8)。

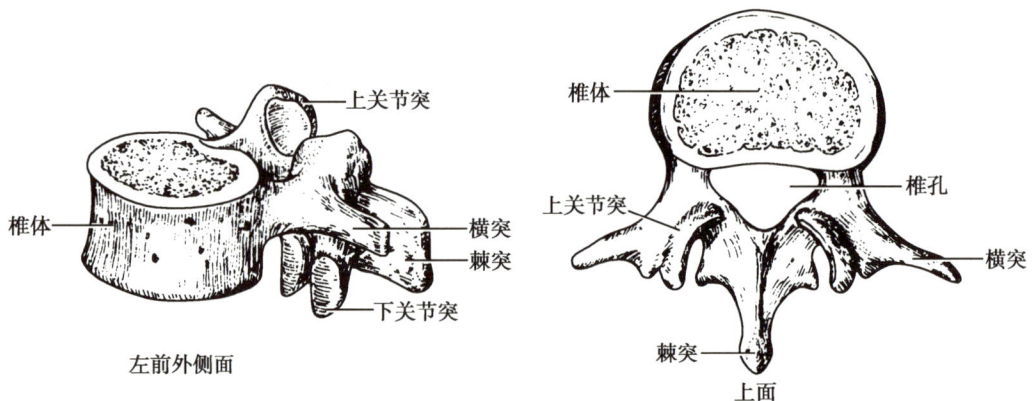

左前外侧面

上面

图 3-8  腰椎

(4)骶骨:由 5 块骶椎融合而成。骶骨呈底朝上、尖朝下的三角形。骶骨底朝上,与第 5 腰椎体相接,底的前缘向前突出,称骶骨岬,为测量女性骨盆的标志之一。骶骨尖朝下,接尾骨。骶骨两侧面的上部有关节面,称耳状面,与髋骨耳状面相关节,形成骶髂关节。骶骨的前面稍凹陷,有 4 对骶前孔;后面粗糙隆突,沿中线的纵行隆起称骶正中嵴。骶正中嵴的两侧各有 4 个骶后孔,为"八髎穴"取穴的部位。骶骨内的纵行管道称骶管。骶管构成椎管的下部,与骶前孔、骶后孔相通。骶管下端向后裂开,叫骶管裂孔。骶管裂孔两侧向下的骨突称骶角。骶角是临床骶管麻醉和针灸取穴的骨性标志(图 3-9)。

(5)尾骨:由 3～5 块退化的尾椎融合而成(图 3-9)。尾骨上接骶骨,尖端向下游离。

椎骨在发生发育过程中可出现变异。如果两侧椎弓板融合不全则形成脊柱裂,严重者椎管开放,致脊髓被膜、脊髓膨出。

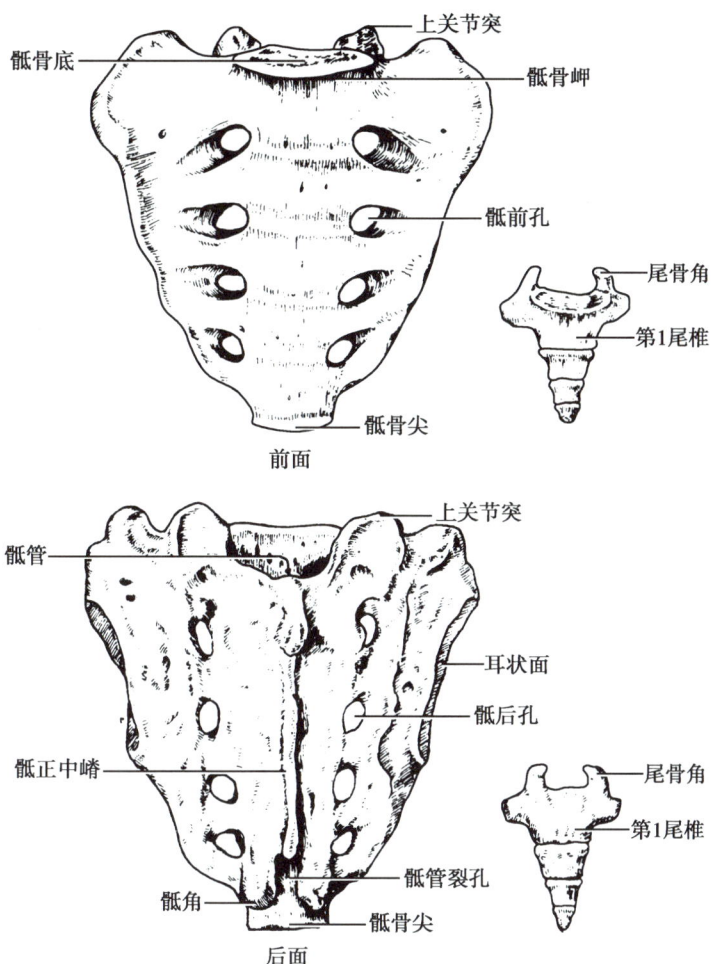

图 3-9　骶骨和尾骨

## （二）胸骨

胸骨位于胸前壁正中，全部可在体表摸到。

胸骨是一块扁骨，从上到下，依次可分为胸骨柄、胸骨体和剑突三部分（图 3-10）。胸骨柄上缘中部的凹陷，称颈静脉切迹。颈静脉切迹的两侧有向外上方的卵圆形关节面，称锁切迹。胸骨柄和胸骨体相接处略向前凸，称胸骨角。胸骨角的两侧平对第 2 肋，是确定肋和肋间隙序数的标志。胸骨体呈长方形，外侧缘与第 2～7 肋软骨相关节。剑突薄而狭长，末端游离。

## （三）肋

肋包括肋骨和肋软骨两部分，共 12 对。

肋骨属扁骨，肋体有内、外两面和上、下两缘。肋体内面近下缘处的浅沟，称肋沟（图 3-11），沟内有肋间神经和血管走行。肋骨的前端与肋软骨相连。肋骨的后端膨大，称肋头，与胸椎肋凹形成关节。

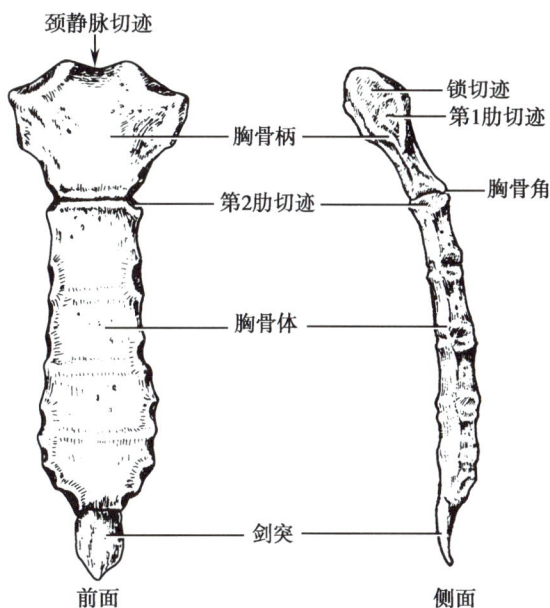

图 3-10　胸骨

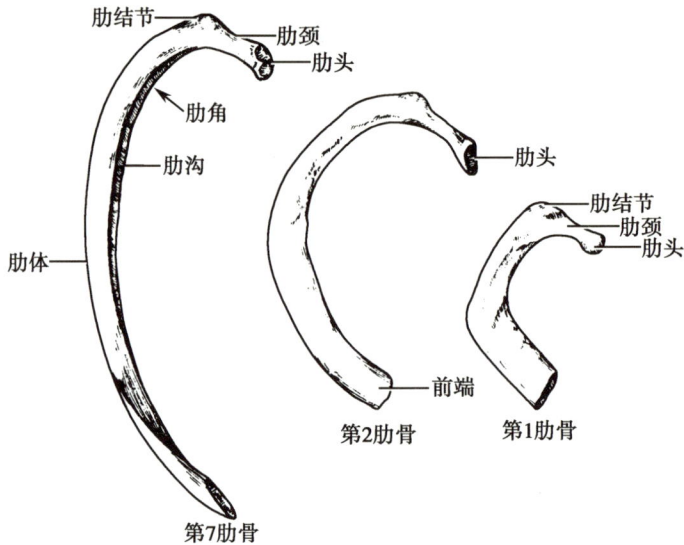

图 3-11　肋骨（右侧）

**躯干骨的重要骨性标志**

第七颈椎棘突：位于颈背部最突出的隆起，头部前屈时更容易触及，为计数椎骨的标志。

胸骨颈静脉切迹：位于胸骨上缘，两侧胸锁关节之间的凹陷，其上方为胸骨上窝。

胸骨角：胸骨柄与体的连接处向前的横形突起，自颈静脉切迹向下约两横指处，是重要的骨性标志。平对第 4 胸椎体下缘的水平，也是气管权，主动脉弓的前、后端，心脏上界，食管的第二个狭窄处和胸导管左移处的水平；胸骨角的两侧接第 2 肋软骨，为计数肋骨的标志。胸骨角平面是上、下纵隔的分界线。

剑突：胸骨下方的突出，位于两侧肋弓之间，剑突与左侧肋弓的交点处是心包穿刺的常用部位。

## 三、四　肢　骨

四肢骨包括上肢骨和下肢骨。上、下肢骨的数目和排列方式基本相同，人类由于直立和劳动，四肢的功能发生变化，其形态结构也发生相应的变化。上肢成为劳动的器官，故上肢骨形体较小，更适合于劳动；下肢是支撑和移动人体的器官，因而下肢骨粗壮坚实。

### （一）上肢骨

上肢骨每侧各有 32 块。

**1. 锁骨**　位于胸廓前上部，在颈部和胸部之间，全长在体表均可摸到。锁骨呈"～"形。锁骨体有两个弯曲，内侧 2/3 凸向前，外侧 1/3 凸向后，其交界处较细，易发生骨折。锁骨的内侧端粗大称胸骨端，与胸骨柄相连形成胸锁关节；外侧端扁平称肩峰端，与肩胛骨的肩峰相连形成肩锁关节（图 3-12）。

**2. 肩胛骨**　位于胸廓后面的外上方，平第 2～7 肋之间。

肩胛骨为三角形扁骨，有两个面、三个角和三个缘（图 3-13）。

肩胛骨前面微凹，称肩胛下窝；后面有一斜向外上的骨嵴，称肩胛冈。肩胛冈外侧端扁平突出的部分称为肩峰，与锁骨的肩峰端相关节。肩胛冈将肩胛骨的后面分为上、下两部分，分别称为冈上窝和冈下窝。

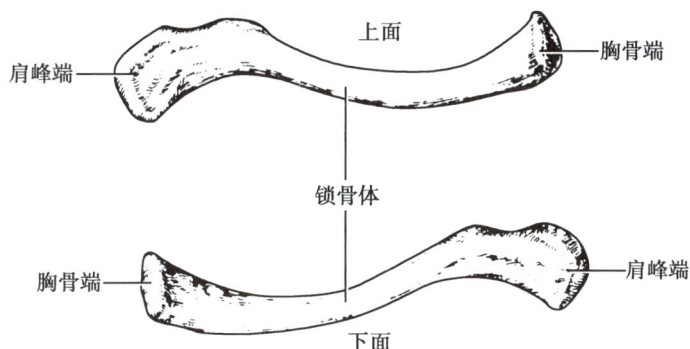

图 3-12 锁骨（右侧）

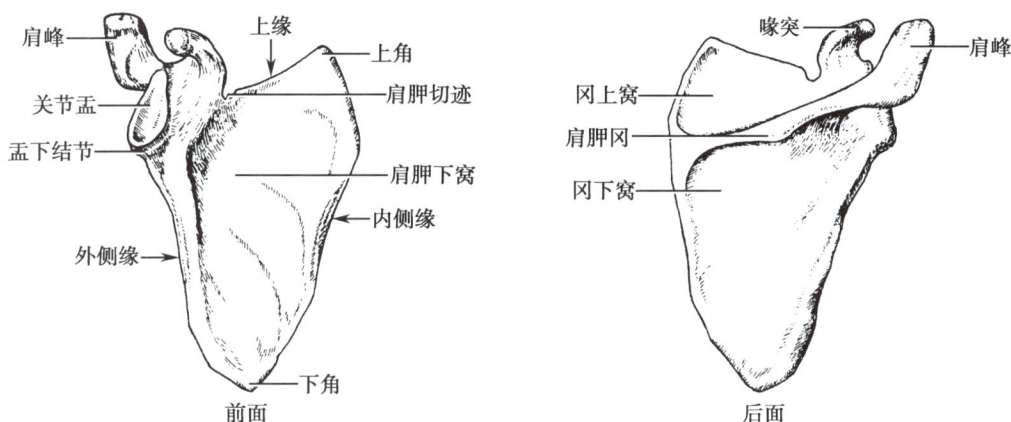

图 3-13 肩胛骨（右侧）

肩胛骨外侧角粗大，有卵圆形的关节面称关节盂，与肱骨头构成肩关节；上角平第 2 肋；下角平第 7 肋。肩胛骨的上角和下角均为临床上计数肋骨或肋间隙序数的体表标志。

肩胛骨的内侧缘较薄，对向脊柱，称脊柱缘；外侧缘较厚，对向腋窝，称腋缘；上缘短，近外侧角处有一弯向前外方的突起，称喙突，可在锁骨外侧 1/3 的下方摸到其尖端。

**3. 肱骨** 位于上臂，是典型的长骨，分为一体两端（图 3-14）。

肱骨近端有朝向后内上方的半球形的肱骨头，与肩胛骨的关节盂相关节。肱骨头的前外侧有两个突起，外侧的较大突起称大结节；前面的较小突起称小结节，两结节向下延伸的嵴分别称大结节嵴和小结节嵴，两嵴之间的纵沟称结节间沟。肱骨上端与体交界处较细，称外科颈，此处较易发生骨折。

肱骨体呈圆柱状。肱骨体中部的前外侧面有一粗糙隆起，称三角肌粗隆。三角肌粗隆的后下方有一条自内上斜向外下的浅沟，称桡神经沟，有桡神经通过。肱骨中段骨折时易损伤桡神经。

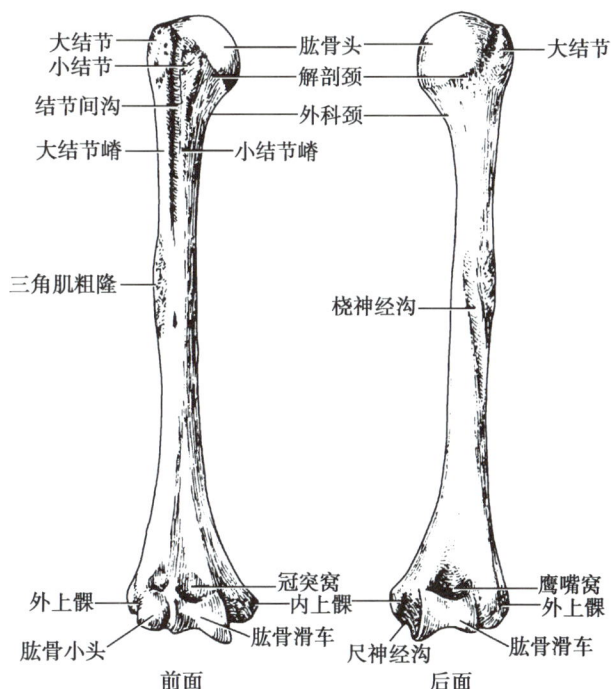

图 3-14 肱骨（右侧）

　　肱骨远端前后略扁，有两个关节面，内侧的称肱骨滑车，与尺骨的滑车切迹相关节；外侧的称肱骨小头，与桡骨头相关节。肱骨下端的内、外侧各有一个突起，分别称内上髁和外上髁。内上髁后方有尺神经沟，有尺神经通过。肱骨滑车前面上方有一浅窝，称冠突窝；肱骨滑车后面上方有一大而深的窝，称鹰嘴窝。

　　肱骨远端与体交界处，即肱骨内上髁、外上髁的稍上方，骨质较薄弱，易发生肱骨髁上骨折。

　　**4. 尺骨**　位于前臂内侧，分一体两端，近端大，远端小，中部为尺骨体（图 3-15）。

　　尺骨近端有两个朝前的明显突起，上方大者称鹰嘴，下方小者称冠突。两个突起间的半月形凹陷，称滑车切迹，与肱骨滑车相关节。在冠突外侧面有桡切迹，与桡骨头相关节。在冠突下方有一不明显的粗糙隆起，称尺骨粗隆。

　　尺骨体呈三棱柱形，上段粗，下段细。

　　尺骨远端为尺骨头，头的后内侧有向下的突起，称尺骨茎突。

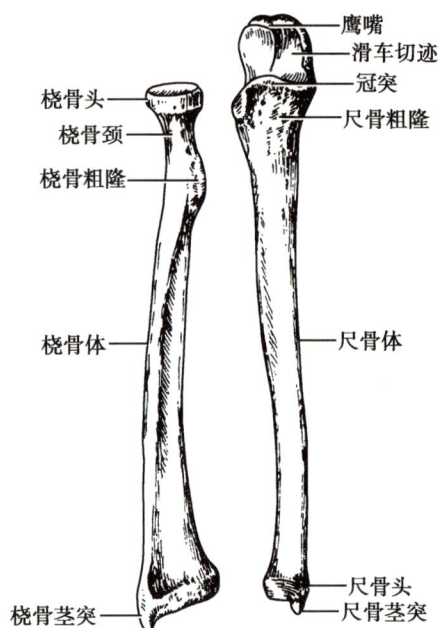

图 3-15　桡骨和尺骨（右侧前面）

　　**5. 桡骨**　位于前臂外侧，分一体两端，近端小，远端大，中部为桡骨体（图 3-15）。

　　桡骨近端呈短柱状，称桡骨头。桡骨头上面有关节凹，与肱骨小头相关节。桡骨头周围有环状关节面，与尺骨桡切迹相关节。桡骨头的下内侧有粗糙突起，称桡骨粗隆。

　　桡骨体呈三棱柱形。

　　桡骨远端内侧有凹形关节面，称尺切迹，与尺骨头相关节；外侧向下的突起称桡骨茎突；桡骨远端的下面有腕关节面，与腕骨相关节。

　　在正常情况下，桡骨茎突比尺骨茎突约低 1cm。

　　**6. 手骨**　包括腕骨、掌骨和指骨（图 3-16）。

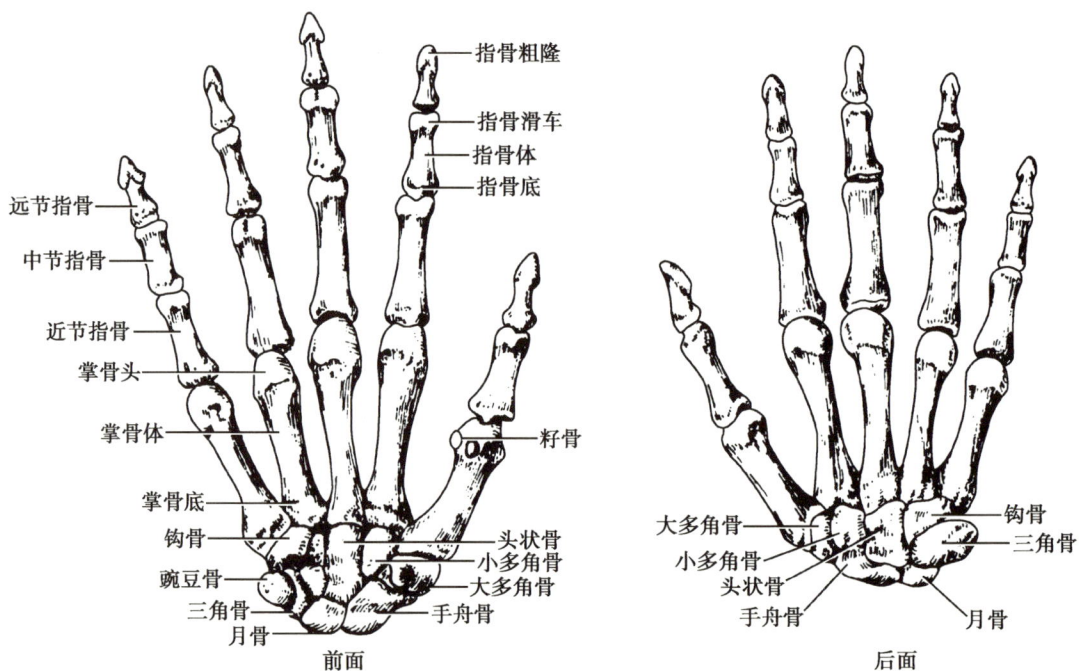

图 3-16　手骨（右侧）

（1）腕骨：由8块小型短骨组成。腕骨排成两列，每列4块，从桡侧向尺侧依次数，近侧列为手舟骨、月骨、三角骨和豌豆骨；远侧列为大多角骨、小多角骨、头状骨和钩骨。

（2）掌骨：为5块小型长骨。从桡侧向尺侧依次为第1、第2、第3、第4和第5掌骨。掌骨的近侧端为掌骨底，接腕骨；中部为掌骨体；远侧端为掌骨头，接指骨。

（3）指骨：共14块，除拇指为2节外，其余各指均为3节，由近侧向远侧分别称近节指骨、中节指骨和远节指骨。每节指骨均分为指骨底、指骨体和指骨滑车。

## 知识链接

### 上肢骨的重要骨性标志

肩峰：位于肩关节的上方，为肩部的最高点。

尺骨鹰嘴：位于肘背部后方的突出。

豌豆骨：位于腕部远侧皮纹的内侧的突起。

### （二）下肢骨

下肢骨每侧共有31块。

**1. 髋骨**　位于盆部，是不规则骨。髋骨的外侧面有一深窝，称髋臼，其关节面与股骨头相关节。髋骨前下部的卵圆形大孔称闭孔。幼儿时期的髋骨由髂骨、耻骨和坐骨组成，三块骨借软骨相连，16岁左右三块骨融合成为一块髋骨（图3-17）。

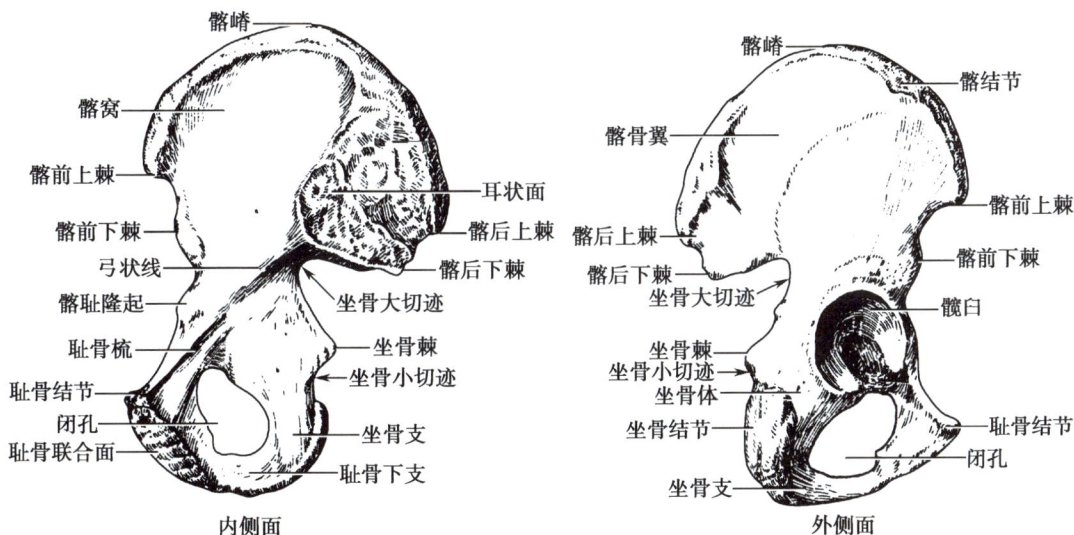

图3-17　髋骨

（1）髂骨：构成髋骨的上部，分髂骨体和髂骨翼两部分，髂骨体构成髋臼的上部，肥厚粗壮；髂骨翼位于体的上方，为宽厚的骨板，中部较薄而边缘较厚。髂骨的上缘厚钝，称髂嵴。两侧髂嵴最高点的连线一般平对第四腰椎的棘突，是确定椎骨序数的标志。髂嵴前、后端的突起，分别称髂前上棘和髂后上棘。髂前上棘和髂后上棘的下方各有一突起，分别称髂前下棘和髂后下棘。髂前上棘后方5～7cm处，髂嵴向外侧的突起称髂结节。髂骨内面平滑稍凹陷，称髂窝。髂窝的后部下方有耳状面，与骶骨耳状面形成骶髂关节。髂窝的下界为突出的弓状线。

（2）耻骨：构成髋骨的前下部，分耻骨体、耻骨上支和耻骨下支三部分。耻骨体构成髋臼的前下部。耻骨体向前下延伸为耻骨上支，再转向后下为耻骨下支。耻骨上、下支移行部的内侧有耻骨联合面。耻骨上支的上缘较锐，称耻骨梳。耻骨梳的后端与弓状线相续，前端终于圆形的突起，称耻骨结节。

（3）坐骨：构成髋骨的后下部，分坐骨体和坐骨支两部分。坐骨体构成髋臼的后下部，下部向前而成坐骨支。坐骨体与坐骨支会合处肥厚粗糙，称坐骨结节。坐骨结节的上后方有一较锐利突起，称坐骨棘。坐骨棘的上、下方各有一切迹，分别称坐骨大切迹和坐骨小切迹。

**2. 股骨** 位于股部，是人体最粗大的长骨（图3-18），分为一体两端。

股骨近端朝向内上方的球状膨大部称股骨头，与髋臼相关节。股骨头外下方缩细的部分称股骨颈。股骨颈与股骨体交接部的上外侧的方形隆起，称大转子；内下方的隆起，称小转子。股骨大转子可在体表摸到，是测量下肢长度、判断股骨颈骨折或髋关节脱位的重要骨性标志。

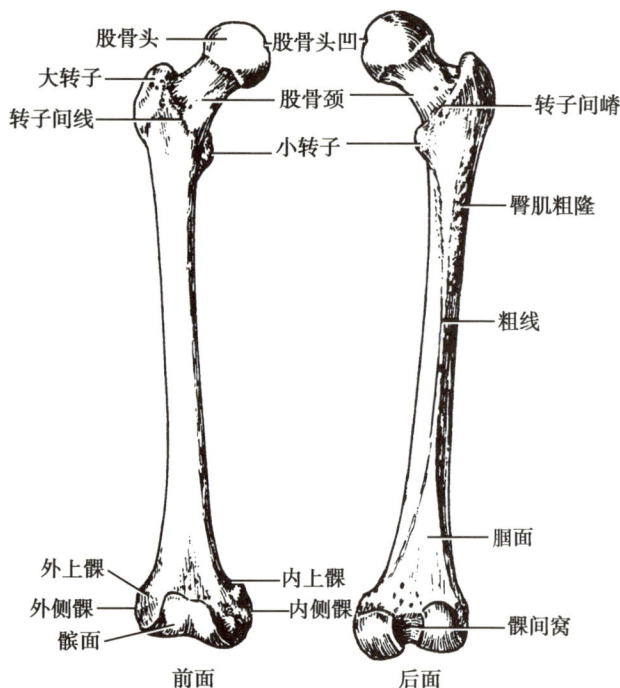

图 3-18　股骨（右侧）

股骨体呈圆柱形，微向前凸，体的后面有纵行的骨嵴称粗线，向上延续为臀肌粗隆。

股骨远端形成两个膨大，分别称内侧髁和外侧髁，髁的前面、下面和后面都是光滑的关节面，与髌骨和胫骨相关节。两髁之间的深窝称髁间窝。内侧髁和外侧髁的侧面分别有突出的内上髁和外上髁。

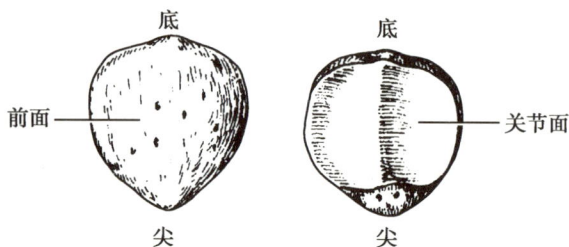

图 3-19　髌骨

**3. 髌骨** 位于膝关节前方的股四头肌腱内。髌骨略呈三角形，底朝上，尖朝下，后面有关节面，与股骨的髌面相关节。（图3-19）。

**4. 胫骨** 位于小腿内侧（图3-20），分为一体两端。

胫骨近端向后方和两侧膨大，形成胫骨内侧髁和外侧髁。两髁上面有微凹的关节面，与股骨内、外侧髁相接。胫骨近端前面有粗糙的隆起，称胫骨粗隆。

胫骨体呈三棱柱形，其前缘锐利，内侧面平坦，均浅居皮下。

胫骨远端内侧面向下的突起，称内踝；外侧面有腓切迹，与腓骨相连接；下面有关节面，与距骨相关节。

**5. 腓骨** 位于小腿外侧（图3-20），分为一体两端。

腓骨近端膨大称腓骨头；体细长；远端膨大，称外踝。临床上常可截取一段带有血管的腓骨，用以自身骨移植。

**6. 足骨** 包括跗骨、距骨和趾骨（图3-21）。

（1）跗骨：共7块，即距骨、跟骨、足舟骨、3块楔骨和骰骨。距骨位于胫、腓骨的下方。距骨的前方是足舟骨。足舟骨的前方由内侧向外侧是3块并列的内侧楔骨、中间楔骨和外侧楔骨。距骨的后下方是跟骨。跟骨的前方是骰骨。跟骨后下方的骨性突起为跟骨结节。

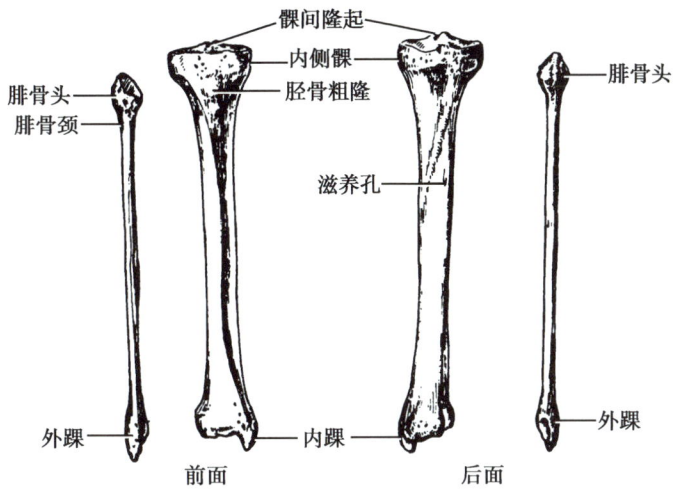

图 3-20　胫骨和腓骨（右侧）

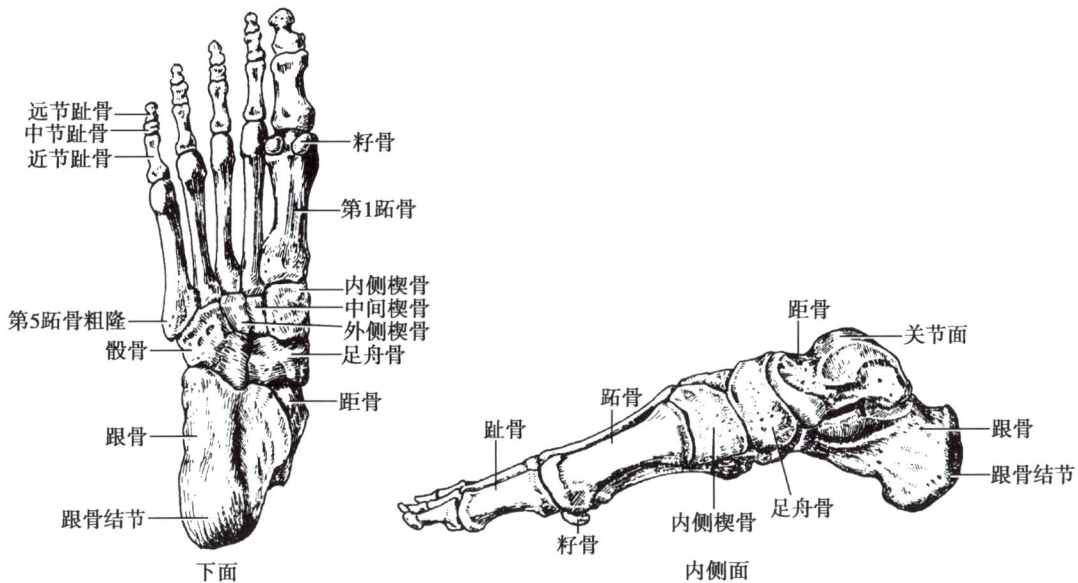

图 3-21　足骨（右侧）

（2）跖骨：共 5 块，列于三块楔骨和骰骨的前方。由内侧向外侧依次是第 1、第 2、第 3、第 4 和第 5 跖骨。每块跖骨均分为跖骨底、跖骨体和跖骨头。

（3）趾骨：共 14 块，各趾骨的名称和结构名称同手指骨。

## 知识链接

### 下肢骨的重要骨性标志

髂嵴：髂嵴全长在体表均能摸到，其前端为髂前上棘，后端为髂后上棘，髂嵴最高点的水平线平对第 4 腰椎棘突，腰椎穿刺可通过髂嵴定位。

耻骨结节：位于腹股沟内下端，瘦人较易摸到。

坐骨结节：位于臀大肌下缘内侧，屈髋时在臀部摸到的骨性突出。

股骨大转子：大腿外侧上部的突出。屈髋时，由坐骨结节至髂前上棘的连线通过股骨大转子。

胫骨粗隆：位于髌骨下缘四横指处。

内踝和外踝：踝部两侧的明显隆起分别是内踝和外踝，外踝低于内踝。

# 四、颅 骨

## (一) 颅的组成

成年人颅由 23 块骨组成（不含中耳内的三对听小骨），除下颌骨和舌骨外，各骨之间都通过缝或软骨连接成一个整体。颅可分为脑颅和面颅两部分。脑颅为颅的后上部，围成颅腔，容纳和保护脑；面颅为颅的前下部，形成面部轮廓，并构成眼眶、鼻腔和口腔的骨性支架。

脑颅骨共 8 块，组成颅盖和颅底，包括颅顶部 2 块顶骨，前方 1 块额骨，后方 1 块枕骨，两侧各有 1 块颞骨，颅底前部中央的 1 块筛骨和颅底中部的 1 块蝶骨。

面颅骨共 15 块，包括成对的上颌骨、鼻骨、泪骨、颧骨、腭骨、下鼻甲和不成对的下颌骨、犁骨和舌骨。上颌骨位于口腔上方、鼻腔两侧，在它的内上方邻接两骨，内侧是鼻骨，后方是泪骨。上颌骨外上方是颧骨，后内方接腭骨。鼻腔外侧壁下部有下鼻甲。鼻腔正中有犁骨。上颌骨的下方是下颌骨。下颌骨的后下方是舌骨。

## (二) 部分颅骨的形态

**1. 下颌骨** 分一体两支（图 3-22）。下颌体位于前部，呈蹄铁形，它的上缘为牙槽弓，牙槽弓有一列深窝，称牙槽，容纳牙根。下颌体的两外侧面各有一小孔，称颏孔。下颌支为由下颌体后端向上伸出的长方形骨板，其上缘有两个突起，前方的称冠突，后方的称髁突。髁突的近端膨大称下颌头。下颌支内面的中部有下颌孔，由此通入下颌管。下颌管在下颌骨内走向前下方，开口于颏孔。下颌体和下颌支会合处形成下颌角。

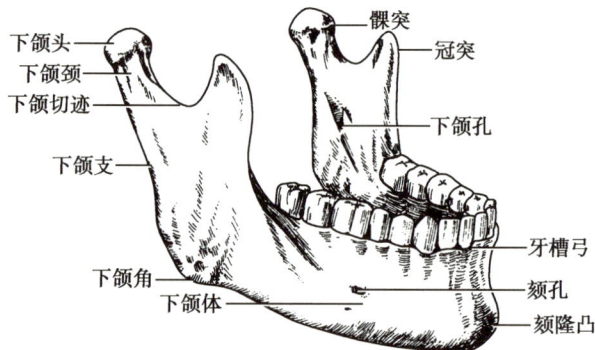

图 3-22 下颌骨

**2. 蝶骨** 位于颅底中部。蝶骨呈蝴蝶形，可分为体、大翼、小翼和翼突四部分。体为蝶骨的中部，呈立方形，其内的腔称蝶窦，体上部的隆起形如马鞍，称蝶鞍，其中央凹陷为垂体窝。大翼和小翼是体向两侧延伸的两对突起，前上方的一对，称小翼，后下方的一对叫大翼。翼突是从体与大翼连接处向下伸出的一对突起（图 3-23）。

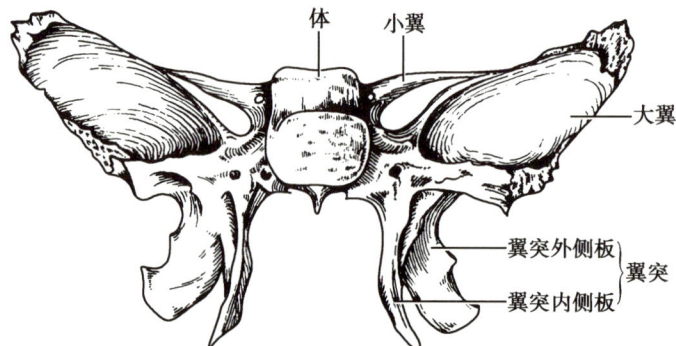

图 3-23 蝶骨（后面）

（三）颅的整体观

**1. 颅的上面观**　颅的上面可见三条缝，即位于额骨与顶骨之间的冠状缝；位于左、右顶骨之间的矢状缝；位于顶骨与枕骨之间的人字缝。

**2. 颅底内面观**　颅底内面凹凸不平，由前向后可见呈阶梯状排列的三个窝，分别为颅前窝、颅中窝和颅后窝（图3-24）。

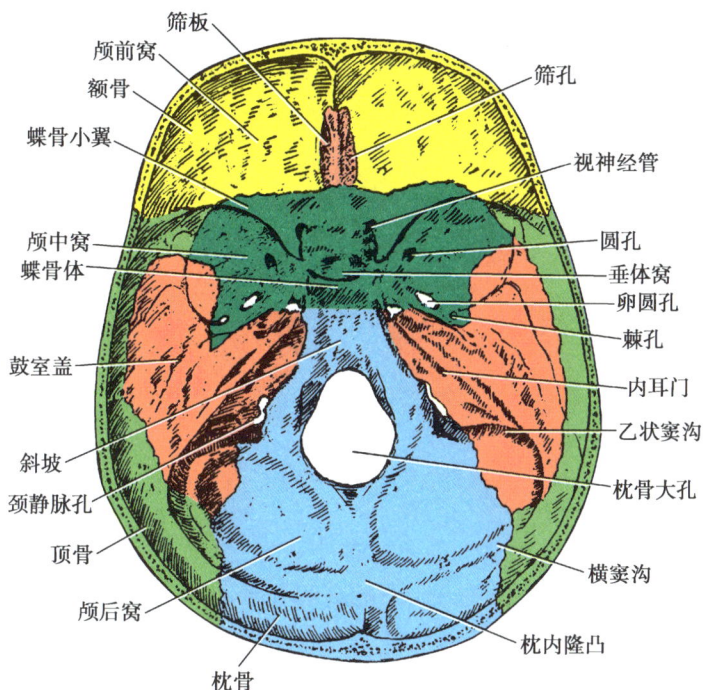

图 3-24　颅底内面

（1）颅前窝：中部低陷处的长方形薄骨片是筛骨的筛板，板上有许多小孔称筛孔，有嗅神经通过。

（2）颅中窝：中部隆起，外侧部凹陷。颅中窝中部是蝶骨体，上面有垂体窝。垂体窝的前外侧方有视神经管，管的下外侧方有眶上裂，均与眶相通。蝶骨体的两侧由前内向后外依次可见圆孔、卵圆孔和棘孔。卵圆孔和棘孔的后方有三棱锥状的骨突是颞骨岩部。

（3）颅后窝：中央部有枕骨大孔，它向下与椎管相延续。枕骨大孔的前外缘有舌下神经管；枕骨大孔的后上方有枕内隆凸，此凸向两侧有横窦沟，横窦沟至颞骨则弯向前下续为乙状窦沟，乙状窦沟终于颈静脉孔。颅后窝的前外侧壁为颞骨岩部的后面，其中央有内耳门，为内耳道的开口。

**3. 颅底外面观**　颅底外面高低不平，可分前、后两部（图3-25）。

颅底外面的前部较低，有上颌骨的牙槽，牙槽从前方和两侧包围着骨腭。骨腭的后上方有被犁骨分开的两个鼻后孔。

颅底外面的后部中央有枕骨大孔。枕骨大孔的两侧有隆起的枕髁，其与寰椎侧块上关节面相关节。枕髁的外侧有颈静脉孔。颈静脉孔的前方是颈动脉管外口。颈静脉孔后外侧的细长突起称茎突，它与乳突间有一小孔，称茎乳孔。茎乳孔前方的凹陷为下颌窝，下颌窝前方的横行隆起称为关节结节。枕骨大孔的后上方有枕外隆凸。

颅底的孔、管、裂都有神经、血管通过，颅底骨折时往往沿这些孔道断裂，引起严重的神经、血管损伤。

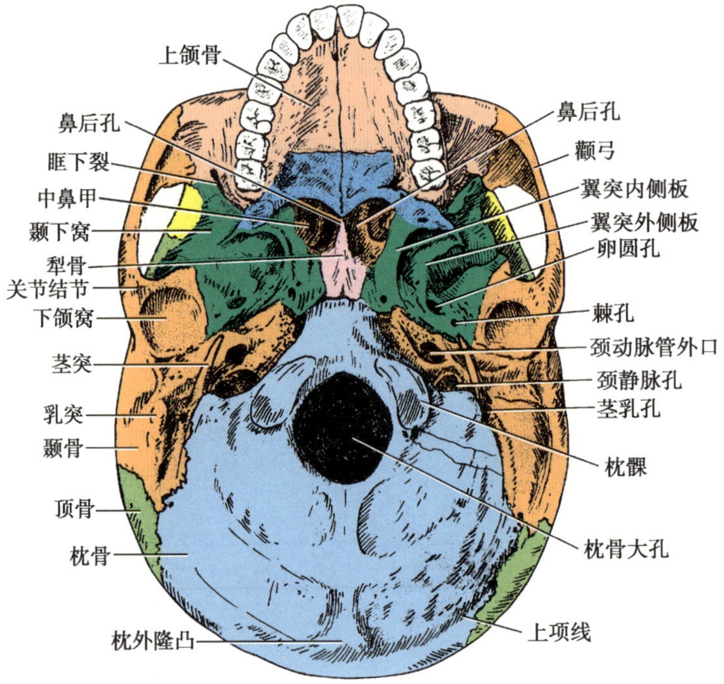

图 3-25　颅底外面观

**4．颅的侧面观（图 3-26）**　颅的侧面中部有外耳门，由外耳门向内入外耳道。外耳门的前方有一弓状的骨梁，称颧弓。外耳门后方向下的突起称乳突。颧弓上方的凹陷为颞窝。在颞窝内，位于颧弓中点上方 3～4cm 处，有额骨、顶骨、颞骨、蝶骨四骨的会合处，称翼点。翼点是略呈 H 形的骨缝，骨质比较薄弱，其内面有脑膜中动脉前支经过，所以翼点处外伤骨折时，容易伤及该动脉，引起颅内出血。针灸的"太阳穴"即位于翼点处。

**5．颅的前面观（图 3-27）**　颅的前面有一对容纳眼球的眶和位于其间的骨性鼻腔。

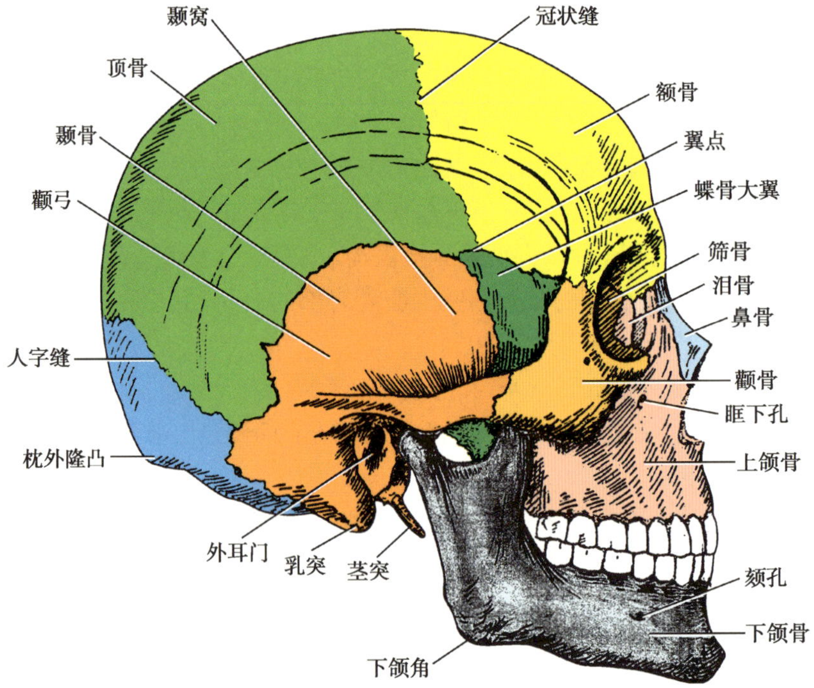

图 3-26　颅（侧面）

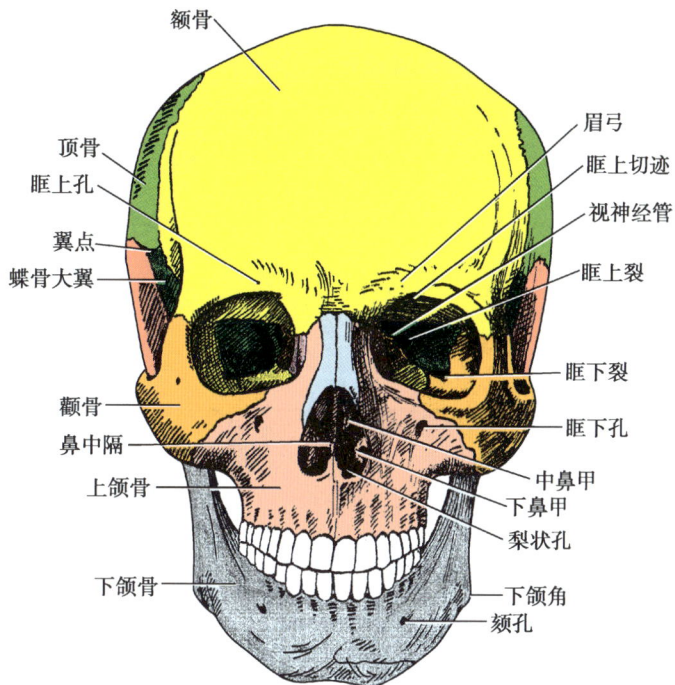

图 3-27　颅（前面）

（1）眶：容纳眼球及其附属结构。眶呈四面锥体形，尖向后内，经视神经管与颅腔相通；底向前外，它的上、下缘分别称为眶上缘和眶下缘。眶上缘的内、中 1/3 交界有眶上孔（有的为眶上切迹），眶下缘中点的下方约 1cm 处有眶下孔。

　　眶有四个壁：眶的上壁是颅前窝的底；眶的下壁主要由上颌骨构成，是上颌窦的顶；眶的内侧壁很薄，前下部有泪囊窝，此窝向下经鼻泪管通入鼻腔；眶的外侧壁较厚，其后部有眶上裂和眶下裂。

　　（2）骨性鼻腔：位于面颅中央，正中有骨性鼻中隔将腔分为左、右两腔。每腔都有四壁和前、后两口。

　　骨性鼻腔的上壁以筛板与颅腔相隔；下壁以骨腭与口腔分界；内侧壁为骨性鼻中隔；外侧壁有三个卷曲的骨片，分别称上鼻甲、中鼻甲和下鼻甲。每个鼻甲下方的空间，称为上鼻道、中鼻道和下鼻道（图 3-28）。

　　骨性鼻腔的前口称梨状孔；后口成对，称鼻后孔。

　　（3）鼻旁窦（副鼻窦）：在鼻腔周围的颅骨内，有若干与鼻腔相通的含气空腔，这些空腔总称为鼻旁窦。鼻旁窦共有四对，其名称和位置与所在骨的名称一致，包括上颌窦、额窦、筛窦和蝶窦。

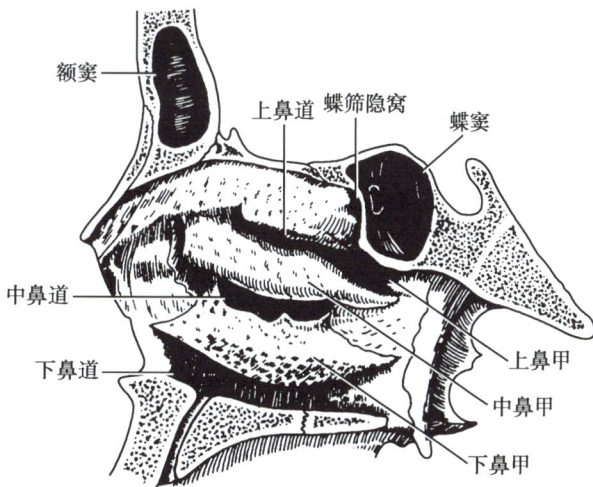

图 3-28　骨性鼻腔的外侧壁

### （四）新生儿颅骨的特征

　　由于在胎儿时期脑和感觉器官比咀嚼和呼吸器官的发育早而快，故新生儿的脑颅远大于面颅。

新生儿颅骨尚未完全骨化,颅盖骨之间留有间隙,由结缔组织膜所封闭,称颅囟(图3-29)。其中在矢状缝与冠状缝相交处有前囟(额囟),呈菱形;在矢状缝与人字缝相交处为后囟(枕囟),呈三角形;在相当于翼点处有前外侧囟(蝶囟);在相当于人字缝末端,有后外侧囟(乳突囟)。前囟一般于出生后1岁半左右逐渐骨化闭合,其余各囟于生后不久即闭合。前囟在临床上常作为婴儿发育和颅内压变化的检查部位之一。例如,婴儿营养不良缺钙时,前囟的闭合时间推迟。

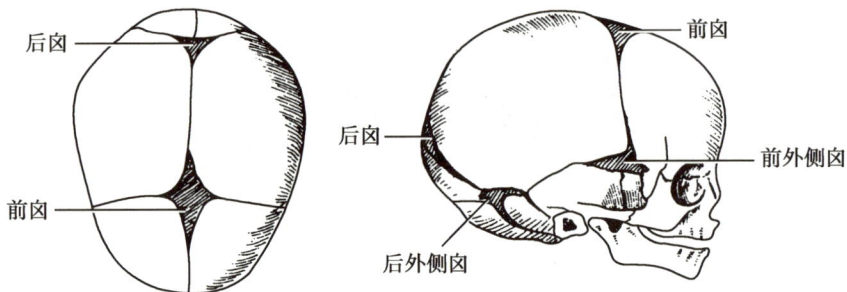

图3-29　新生儿颅(示图)

### 知识链接

#### 颅骨的重要骨性标志

乳突:位于外耳下方,其根部前缘的前内方有茎乳孔,面神经由此出颅。乳突深面的后半部为乙状沟。

下颌角:为下颌支后缘与下颌体下缘转折之处,此处骨质较薄,容易骨折。

枕外隆凸:位于枕部向后最突出的隆起,其深面为窦汇。

颧弓:位于眶下缘和枕外隆凸之间连线的同一水平面上,下方一横指处为腮腺管。

# 第三节　关　节　学

## 一、概　述

骨与骨之间的连结装置叫骨连结。骨连结可分为直接连结和间接连结两种。

### (一)直接连结

骨与骨之间借致密结缔组织、软骨或骨直接相连,形成纤维连结、软骨连结和骨性结合。直接连结的两骨之间没有腔隙,运动范围很小或不能运动。直接连结常见于颅骨及躯干骨之间的连结。如颅骨之间的缝、椎骨之间的椎间盘、骶椎椎骨间的骨性结合等。

### (二)间接连结

间接连结又称关节,骨与骨之间借膜性的结缔组织囊相连,其间具有腔隙,有较大的活动性。关节是人体骨连结的主要形式,多见于四肢骨之间。

**1.关节的基本结构**　包括关节面、关节囊、关节腔三部分(图3-30)。

(1)关节面:是构成关节各骨的邻接面。通常一骨的关节面隆凸形成关节头,另一骨的关节面凹陷形成关节窝。关节面覆盖有一层具有弹性的关节软骨,关节软骨表面光滑,具有减少摩擦和缓冲外力冲击的作用。

(2)关节囊:是由结缔组织所构成的膜性囊,附着于关节面周缘及其附近的骨面上。关节囊分内、外两层。外层为纤维膜,由致密结缔组织构成,厚而坚韧。内层为滑膜,由疏松结缔组织

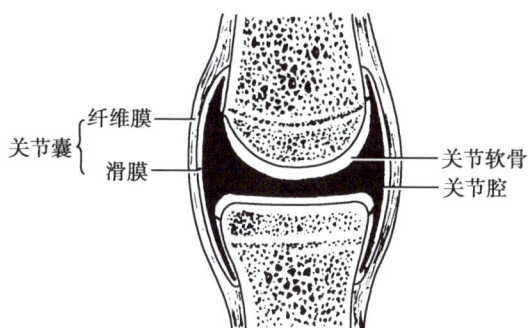

图3-30 关节的基本结构模式图

关节囊
纤维膜
滑膜
关节软骨
关节腔

构成,薄而柔软,内面光滑。滑膜能分泌滑液,可减少关节运动时的摩擦和营养关节软骨。

(3)关节腔:是关节面和关节囊共同围成的密闭的腔,其内含有少量的滑液。关节腔内为负压,对维持关节的稳定有一定作用。

**2.关节的辅助结构** 关节除了基本结构外,还有韧带、关节盘(或半月板)、关节唇等辅助结构。

(1)韧带:是连接相邻两骨之间的致密结缔组织束。位于关节囊内的韧带称囊内韧带;位于关节囊周围的韧带称囊外韧带。韧带有增加关节的稳固性和限制关节过度运动的作用。

(2)关节盘:是位于两关节面之间的纤维软骨板,其周缘附着于关节囊内面。关节盘使两个关节面更为适应,增加了关节的稳固性和灵活性,并可缓和、减少外力冲击和震荡。膝关节内的纤维软骨板呈半月形,称关节半月板。

(3)关节唇:是附着于关节窝周缘的纤维软骨环,能使关节窝加深,加大关节面,以增强关节的稳固性。

**3.关节的运动** 关节在肌牵引下可做各种运动,其基本运动形式有以下几种:

(1)屈和伸:关节运动时,两骨之间的角度缩小称为屈;两骨之间的角度增大称为伸。

(2)内收和外展:关节运动时,骨向正中矢状面靠拢的运动称为内收;骨离开正中矢状面的运动称为外展。

(3)旋转:骨的前面转向内侧的运动叫旋内;骨的前面转向外侧的运动叫旋外。在前臂则称旋前和旋后,手背转向外侧、前方的运动称为旋前,手背转向内侧、后方的运动称为旋后。

(4)环转:以关节的中心为轴心,运动时,骨的近端在原位转动,远端做圆周运动,整个骨的运动轨迹可描绘成一圆锥形。环转运动实为屈、外展、伸和内收的依次连续运动。

## 二、躯干骨的连结

全部椎骨互相连结,构成脊柱。全部胸椎、肋和胸骨互相连结,构成胸廓。

### (一)脊柱

脊柱位于躯干背部正中,构成人体的中轴。脊柱由26块椎骨借椎间盘、韧带和关节连结而成。

**1.椎骨的连结** 各椎骨间借椎间盘、韧带和关节相连。

(1)椎间盘:是连结相邻两个椎体之间的纤维软骨盘。椎间盘由周围部的纤维环和中央部的髓核两部分组成(图3-31、图3-32)。纤维环是由多层呈环行排列的纤维软骨环构成,质坚韧;髓核为柔软而富有弹性的胶状物质。椎间盘除连接椎体外,又有缓冲作用,同时还有利于脊柱向各个方向运动。

成年人,由于椎间盘的退行性改变,在过度劳损、体位骤变或剧烈运动时有可能引起纤维环破裂,髓核膨出,临床上称椎间盘脱出症。由于纤维环后部较薄弱,故髓核多向后方或后外侧膨出,突入椎管或椎间孔,压迫脊髓或脊神经。由于腰部负重及活动度较大,故多发生腰椎间盘脱出症。

(2)韧带:连结椎骨的韧带可分为长、短两类(图3-32)。

长韧带有:①前纵韧带,位于椎体和椎间盘的前面,有限制脊柱过度后伸和椎间盘向前脱出

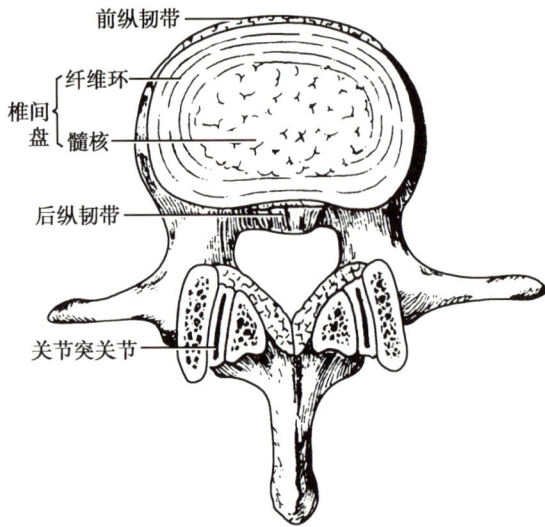

图 3-31　椎间盘

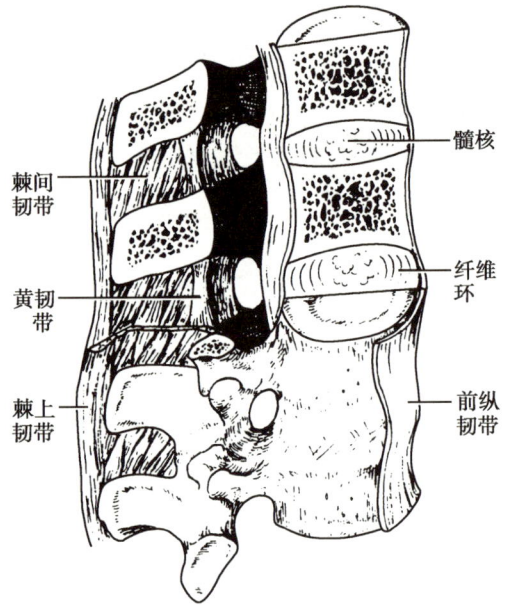

图 3-32　椎骨间的连结

的作用。②后纵韧带,位于椎体和椎间盘的后面,有限制脊柱过度前屈和椎间盘向后脱出的作用。③棘上韧带,连于各个棘突的尖端,有限制脊柱过度前屈的作用,其中位于项部的一段又称为项韧带。

短韧带有:①黄韧带(弓间韧带),连于相邻两椎弓板之间,有协助围成椎管和限制脊柱过度前屈的作用。②棘间韧带,连于相邻棘突之间。

临床上行腰椎穿刺术时,穿刺针由浅入深,需依次经过棘上韧带、棘间韧带和黄韧带。

(3)关节:脊柱的关节有关节突关节、寰枕关节和寰枢关节。

1)关节突关节:由相邻两椎骨的上、下关节突构成,活动幅度很小。

2)寰枕关节:由寰椎与枕骨构成,可使头部做前俯、后仰和侧屈运动。

3)寰枢关节:由寰椎与枢椎构成,可使寰椎连同头部做左、右旋转运动。

**2．脊柱的整体观**(图 3-33)

(1)前面观:可见脊柱的椎体自上而下逐渐增大,从骶骨耳状面以下又渐次缩小,椎体大小的这种变化,与脊柱承受重力的变化密切相关。

(2)侧面观:可见脊柱有四个生理性弯曲,即颈曲、胸曲、腰曲和骶曲。其中颈曲、腰曲凸向前;胸曲、骶曲凸向后。颈曲和腰曲是出生后发育过程中,随着抬头、坐立而相继形成的。这些弯曲增强了

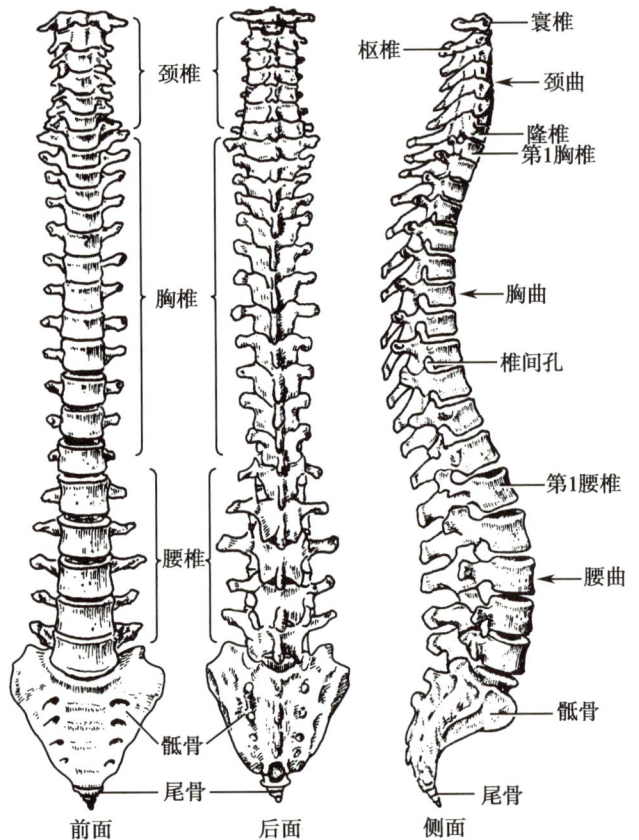

图 3-33　脊柱

脊柱的弹性,在行走和跳跃时,可减轻对脑和内脏器官的冲击与震荡。

(3)后面观:可见棘突纵列成一条直线。各部棘突形态各异:颈椎棘突短,但第7颈椎棘突长而突出;胸椎棘突斜向后下方,呈叠瓦状,排列较紧密,棘突间隙窄;腰椎棘突呈板状,水平伸向后,棘突间隙较宽。在医疗工作中,应注意棘突排列的这些特点。

**3．脊柱的功能**

(1)支持、保护功能:脊柱是人体的中轴,上承托颅,下连接下肢,具有支持和传递重力的作用;脊柱参与构成胸腔、腹腔和盆腔的后壁,有保护腔内器官的功能;脊柱中央有椎管,容纳和保护脊髓及脊神经根。

(2)运动功能:脊柱是躯干运动的中轴和枢纽,能做各种方向的运动,脊柱的主要运动有前屈、后伸、侧屈和旋转等。脊柱的颈、腰部运动幅度较大,故脊柱的损伤也以这两处较为多见。

**(二)胸廓**

**1．胸廓的组成**  胸廓由12块胸椎、12对肋、1块胸骨和它们之间的连结共同组成(图3-34)。12对肋的后端与胸椎肋凹相关节。

12对肋的前端均为肋软骨。第1对肋软骨与胸骨柄相连;第2～7对肋软骨分别与胸骨外侧缘的肋切迹形成胸肋关节;第8～10对肋软骨不直接连于胸骨,而是依次连于上位肋软骨的下缘;第11～12对肋软骨游离于腹肌中。第7～10对肋软骨依次相连形成一条连续的软骨缘,称肋弓。

**2．胸廓的形态**  成年人胸廓呈前后略扁、上窄下宽的圆锥形。胸廓有上、下两口:胸廓上口较小,由第1胸椎、第1肋和胸骨柄上缘围成。胸廓下口较大,由第12胸椎、第12对肋、第11对肋、肋弓和剑突围成。两侧肋弓之间的夹角称胸骨下角。相邻两肋之间的间隙称肋间隙。胸廓的内腔与膈共同围成胸腔,容纳心、气管、肺、食管、出入心的大血管、神经等。

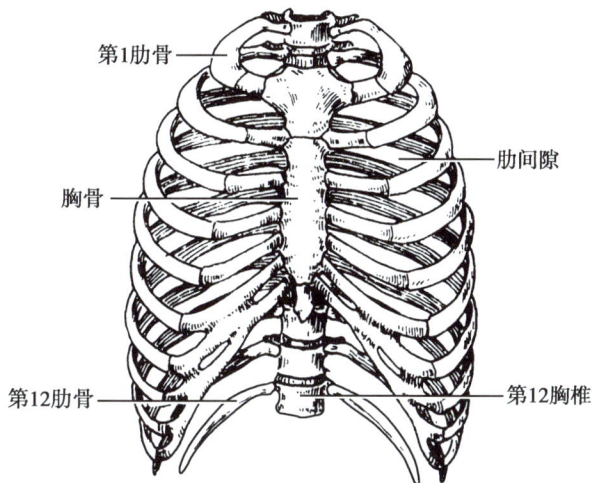

图 3-34  胸廓

胸廓的形态与年龄、性别和健康状况等因素有关。新生儿的胸廓横径与前后径近似,呈桶状;老年人的胸廓更扁而长;成年女性的胸廓较男性略圆而短。

佝偻病患儿的胸廓前后径大,胸骨向前突出,形成所谓"鸡胸"。肺气肿病人的胸廓各径线均增大,形成"桶状胸"。

**3．胸廓的功能**

(1)支持、保护功能:胸廓具有支持和保护胸腔和腹腔内器官的功能。

(2)运动功能:胸廓参与呼吸运动,在呼吸肌的作用下肋的前端可上升或下降,肋上升时,胸廓的横径和前后径扩大,胸腔容积增大,助吸气;肋下降时,胸廓恢复原状,胸腔容积缩小,助呼气。

## 三、四肢骨的连结

**(一)上肢骨的连结**

**1．胸锁关节**  由胸骨的锁切迹与锁骨的胸骨端组成,是上肢与躯干连结的唯一关节。关节囊内有关节盘。胸锁关节可使锁骨外侧端做向上、下、前、后及旋转等运动。

**2.肩锁关节**　由肩胛骨的肩峰与锁骨的肩峰端组成,属微动关节。

**3.肩关节**　由肱骨的肱骨头和肩胛骨的关节盂组成(图3-35)。

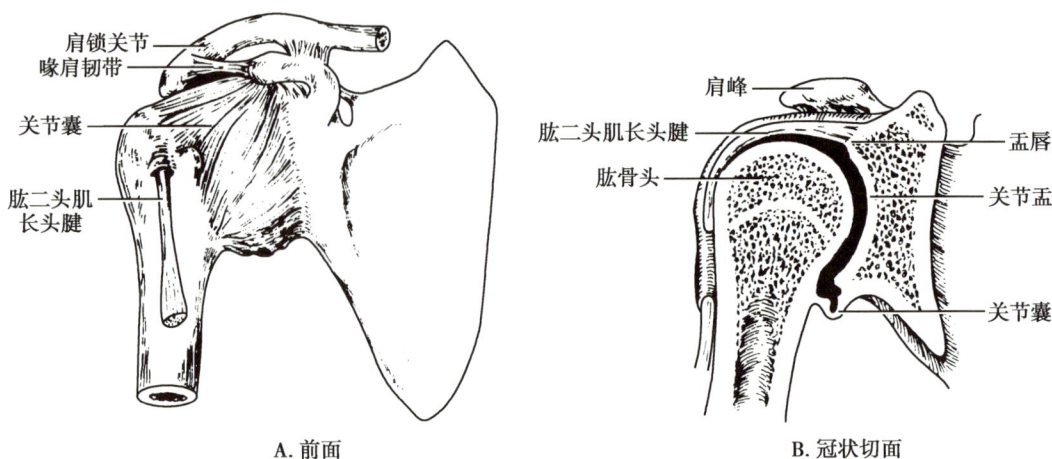

A.前面　　　　B.冠状切面

图3-35　肩关节

肩关节的结构特点是:①肱骨头大,关节盂小而浅。②关节囊薄而松弛。关节囊内有肱二头肌长头肌腱通过。③关节囊的前壁、上壁和后壁有肌腱等加强,只有下壁较为薄弱,故肩关节脱位时,肱骨头常脱向前下方。

肩关节是人体运动幅度最大、运动最灵活的关节,能做屈、伸、外展、内收、旋转及环转运动。

**4.肘关节**　由肱骨远端和桡骨、尺骨的近端连结而成(图3-36)。它包括三个关节:即肱骨小头和桡骨头关节凹组成的肱桡关节,肱骨滑车和尺骨的滑车切迹组成的肱尺关节,以及桡骨头环状关节面和尺骨的桡切迹组成的桡尺近侧关节。

肘关节的结构特点是:①三个关节共处于同一个关节囊内,具有一个共同的关节腔。②关节囊的前、后壁都较薄而松弛,但内侧壁、外侧壁都较紧张,并有韧带加强,故肘关节脱位时,尺、桡骨常向后脱位。③关节囊的下部有桡骨环状韧带包绕桡骨头,可防止桡骨头脱出。小儿的桡骨头发育未全,环状韧带较宽松,在前臂伸直位受到突然猛力牵拉时,桡骨头可部分从下方脱出,发生桡骨头半脱位。

肘关节可做屈、伸运动。

肱骨内上髁、外上髁和尺骨鹰嘴都易在体表触及。当伸肘关节时,肱骨内上髁、外上髁和尺骨鹰嘴三点在一条直线上;当屈肘关节时,三点成一等腰三角形。在肘关节后脱位时,上述三点的位置关系发生改变;肱骨髁上骨折时,三点的位置关系不变。

**5.前臂骨的连结**　桡骨和尺骨借桡尺近侧关节、前臂骨间膜和桡尺远侧关节相连(图3-37)。

桡尺近侧关节已在肘关节中叙述。前臂骨间膜是一片致密结缔组织构成的薄膜,连结桡骨体和尺骨体。桡尺远侧关节由桡骨的尺切迹和尺骨头组成。

桡尺近侧关节和桡尺远侧关节同时运动时,可使前臂做旋前和旋后运动。

**6.手关节**　包括桡腕关节、腕骨间关节、腕掌关节、掌指关节和指骨间关节(图3-38),各关节的名称均与构成关节各骨的名称相应。

(1)桡腕关节:通常称腕关节,由桡骨下端的腕关节面、尺骨头下方的关节盘和手舟骨、月骨、三角骨共同构成。桡腕关节可做屈、伸、内收、外展和环转运动。

(2)腕骨间关节:为相邻各腕骨之间构成的微动关节。

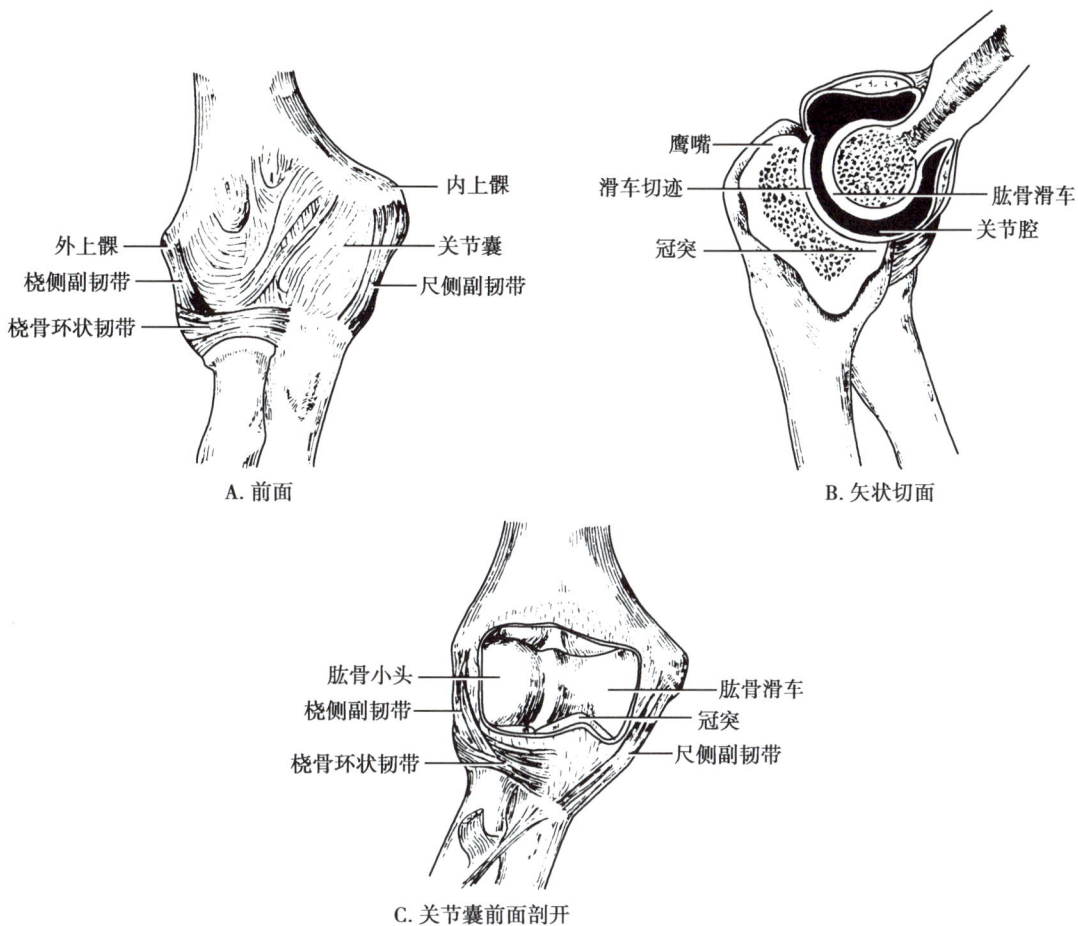

A. 前面

B. 矢状切面

C. 关节囊前面剖开

图 3-36　肘关节

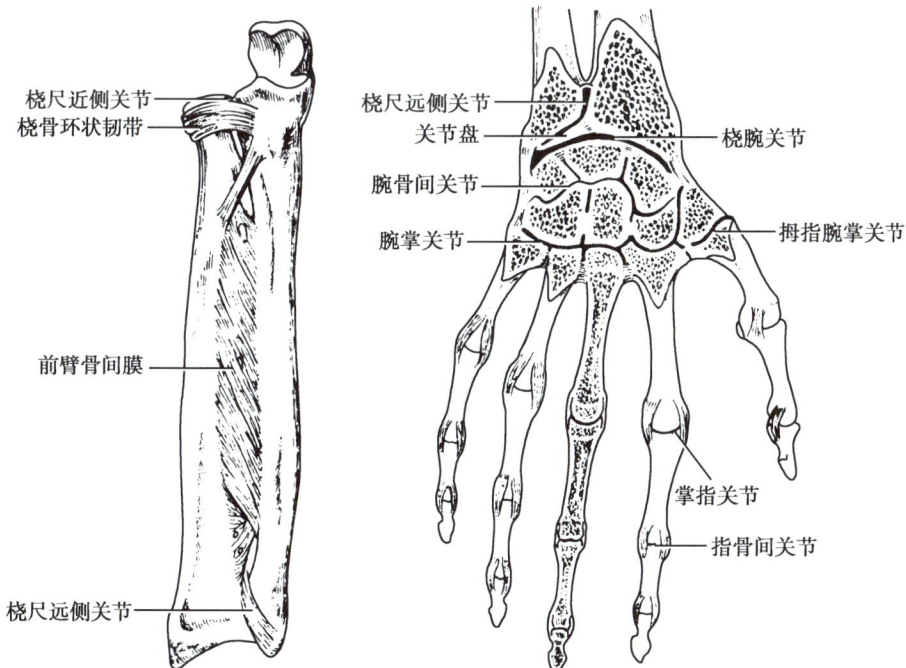

图 3-37　前臂骨间的连结

图 3-38　手关节

（3）腕掌关节：由远侧列腕骨与 5 块掌骨的掌骨底构成。除拇指腕掌关节外，其余各指的腕掌关节运动幅度很小。

拇指腕掌关节能做屈、伸、内收、外展和对掌运动。对掌运动是拇指与其他各指的掌面相对的运动，是人类手特有的重要功能。

（4）掌指关节：共 5 个，由掌骨头与近节指骨底构成。掌指关节能做屈、伸、内收、外展等运动。手指的内收和外展是以中指为准，靠近中指为内收，远离中指为外展。

（5）指骨间关节：共 9 个，由上一节指骨的指骨滑车与下一节指骨的指骨底构成，能做屈、伸运动。

### （二）下肢骨的连结

**1. 髋骨的连结**　两侧髋骨的后部借骶髂关节、韧带与骶骨相连；前部借耻骨联合互相连结；两侧髋骨与骶骨和尾骨共同构成骨盆。

（1）骶髂关节：由骶骨的耳状面与髂骨的耳状面构成（图 3-39）。

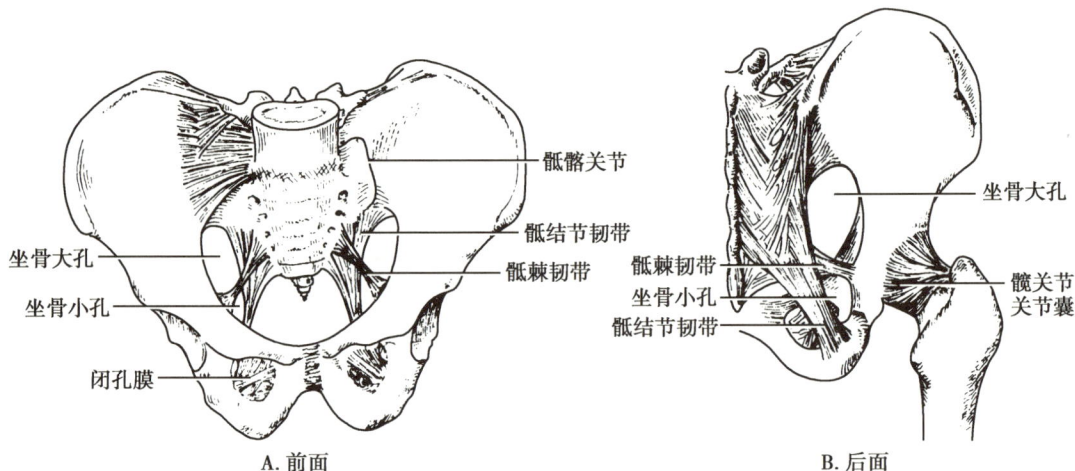

图 3-39　骨盆的连结

骶髂关节的关节囊厚而坚韧，周围有韧带加强，运动范围很小。

在骶髂关节的后方，从骶、尾骨的侧缘到髋骨有两条强大的韧带：①骶结节韧带，是从骶、尾骨的侧缘连至坐骨结节的韧带；②骶棘韧带，是从骶、尾骨的侧缘连至坐骨棘的韧带。骶结节韧带和骶棘韧带与坐骨大切迹围成坐骨大孔，与坐骨小切迹围成坐骨小孔。

（2）耻骨联合：由两侧耻骨联合面借耻骨间盘连结而成（图 3-39）。耻骨间盘由纤维软骨构成。

（3）骨盆：由两侧髋骨、骶骨和尾骨及相关的骨连结构成（图 3-40）。

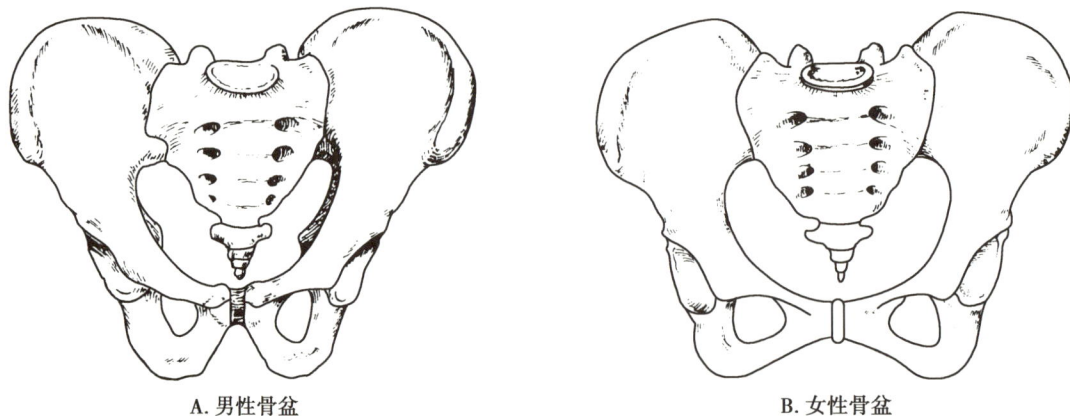

A. 男性骨盆　　　　　　　　　　　　B. 女性骨盆

图 3-40　男性和女性骨盆

骨盆以界线为界分为上部的大骨盆和下部的小骨盆，界线是由骶骨岬向两侧经弓状线、耻骨梳、耻骨结节至耻骨联合上缘构成的环形线。

大骨盆较宽大，为腹腔的一部分。

小骨盆可分为骨盆上口、骨盆下口和骨盆腔。骨盆上口由界线围成；骨盆下口由尾骨尖、骶结节韧带、坐骨结节、坐骨支、耻骨下支和耻骨联合下缘围成；骨盆上、下口之间的腔称骨盆腔。两侧的坐骨支和耻骨下支连成耻骨弓，其间的夹角称耻骨下角。

骨盆具有保护骨盆腔内的器官和支持体重、传递重力的功能。女性的骨盆腔还是胎儿娩出的产道。

女性骨盆在功能上与妊娠和分娩有关，故在形态上与男性骨盆存在着明显的差别（表3-2）。

**2. 髋关节** 由髋臼和股骨头构成（图3-41）。

表3-2 男、女性骨盆形态的差别

| 项目 | 男性 | 女性 |
| --- | --- | --- |
| 小骨盆上口 | 心形 | 较大，近似圆形 |
| 小骨盆下口 | 较狭窄 | 较宽大 |
| 骨盆腔 | 高而窄，呈漏斗形 | 短而宽，呈圆筒形 |
| 耻骨下角 | 70°～75° | 90°～100° |

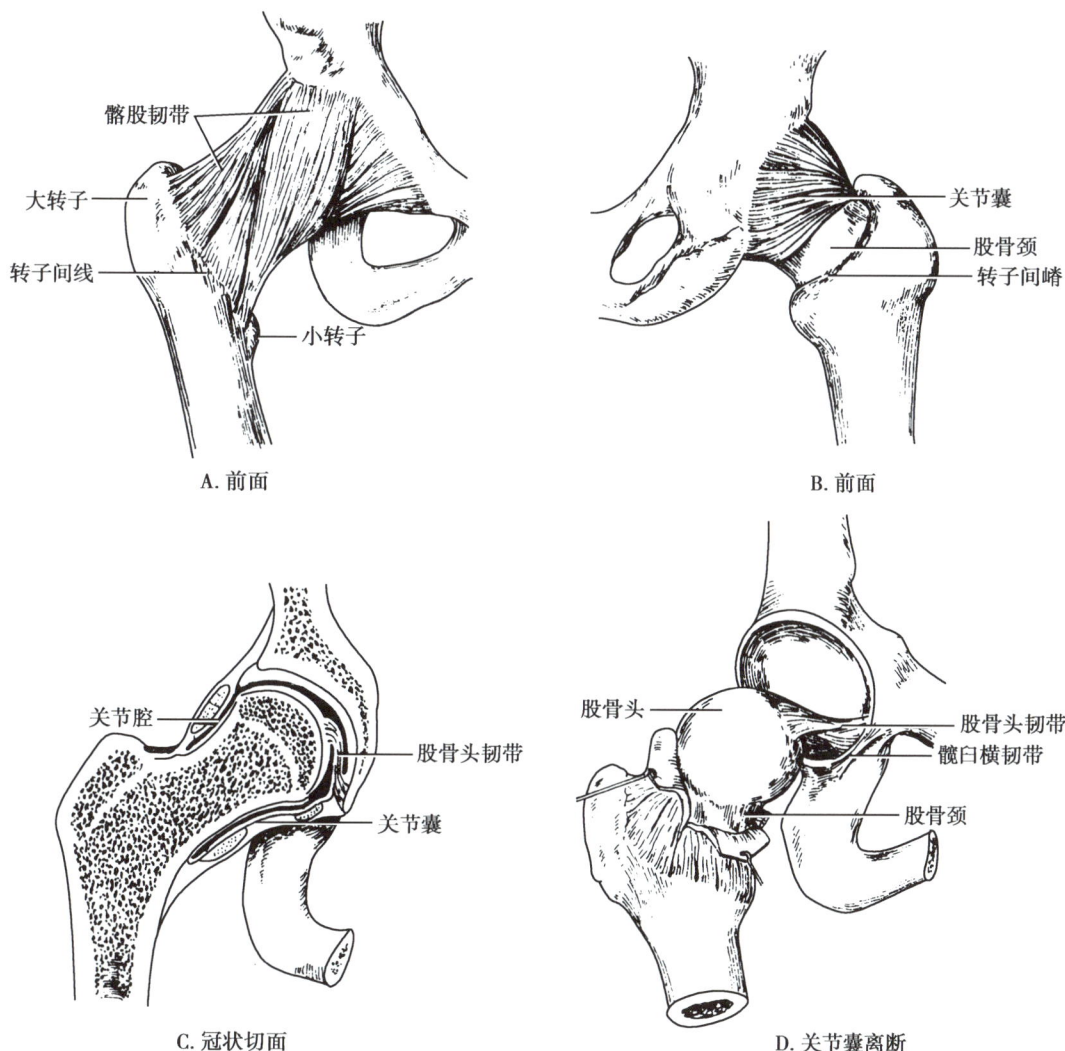

图3-41 髋关节

　　髋关节的结构特点是：①髋臼窝深，股骨头有 2/3 容纳在窝内，且受韧带限制，故髋关节的运动幅度较肩关节小，但具有较大的稳固性。②髋关节的关节囊厚而坚韧。股骨颈的大部分都被包入囊内，故股骨颈骨折有囊内骨折和囊外骨折之分。③髋关节的关节囊外有韧带加强，其中位于关节囊前壁的髂股韧带强大，关节囊的后下壁薄弱，故髋关节脱位时，股骨头大多脱向后下方。④髋关节的关节囊内有股骨头韧带，连于髋臼与股骨头之间，内含营养股骨头的血管。

　　髋关节能做屈、伸、内收、外展、旋转和环转运动。

**3. 膝关节**　由股骨远端和胫骨近端及髌骨共同构成（图 3-42、图 3-43）。

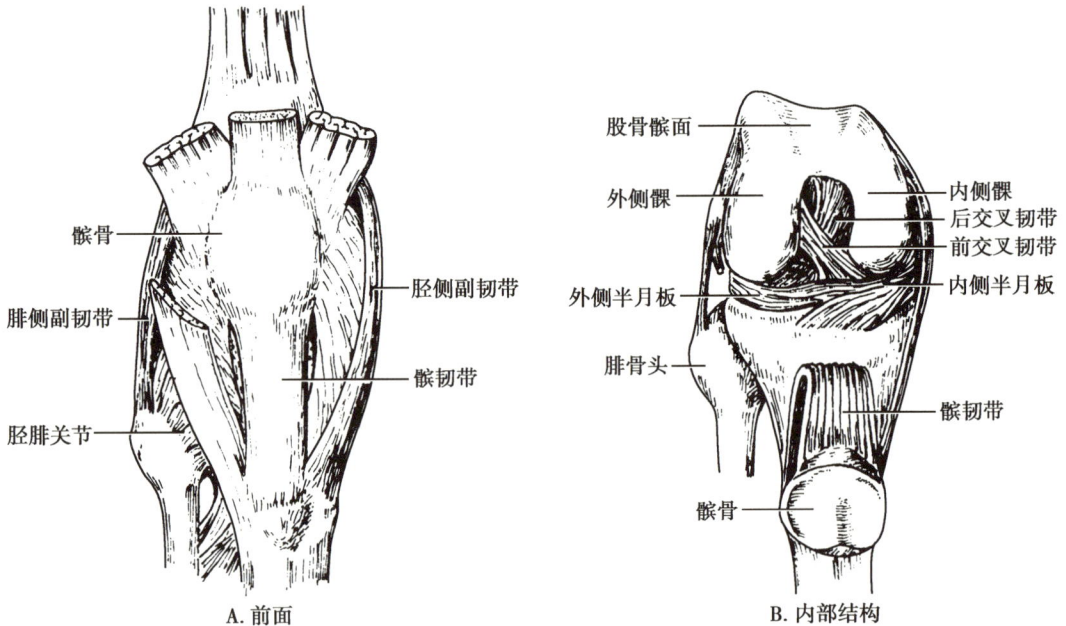

A. 前面　　　　　　　　　　　　B. 内部结构

图 3-42　膝关节

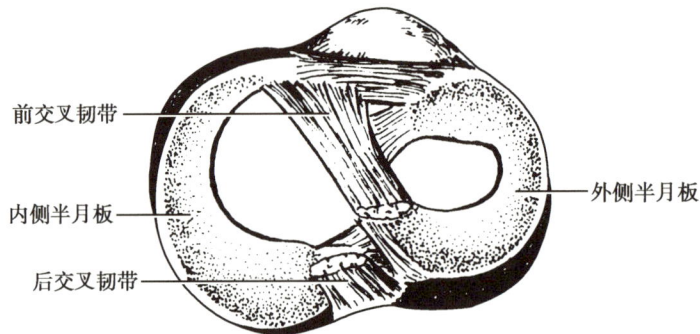

图 3-43　膝关节半月板（上面）

　　膝关节的结构特点如下：

　　（1）膝关节的关节囊宽阔而松弛，关节囊周围有韧带加强。关节囊的前壁有髌韧带，它自髌骨下缘至胫骨粗隆，是股四头肌腱的延续，临床上检查的膝跳反射，即叩击此韧带。关节囊的外侧壁有腓侧副韧带，关节囊的内侧壁有胫侧副韧带。

　　（2）膝关节囊内有连接股骨和胫骨的前交叉韧带和后交叉韧带。前交叉韧带可限制胫骨向前移位，后交叉韧带可限制胫骨向后移位，如果前、后交叉韧带损伤，胫骨可被动前移或后退，这种现象即临床的"抽屉现象"。

　　（3）膝关节囊内有关节半月板。关节半月板由纤维软骨构成，共有两块，内侧半月板较大，呈 C 形，外侧半月板较小，近似 O 形，内、外侧半月板分别位于股骨和胫骨的同名髁之间，可使股骨、胫骨两骨的关节面结合更为适应，从而增强关节的灵活性与稳固性。

（4）膝关节囊的滑膜在髌骨的上方向上突出，形成位于股骨和股四头肌腱之间的髌上囊，囊内充满滑液，可减少肌腱与骨的摩擦。滑膜囊常因外伤而发生滑膜囊炎或囊肿。

膝关节能做屈、伸运动；当膝关节处于半屈位时，还可做轻度的旋外和旋内运动。

**4. 小腿骨的连结**　胫、腓两骨之间，近端构成微动的胫腓关节；体之间借小腿骨间膜连结；远端由韧带相连。因此，胫、腓两骨之间的运动很小（图3-44）。

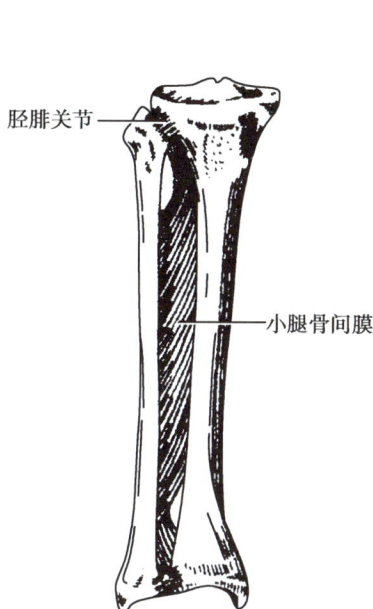

图 3-44　小腿骨的连结

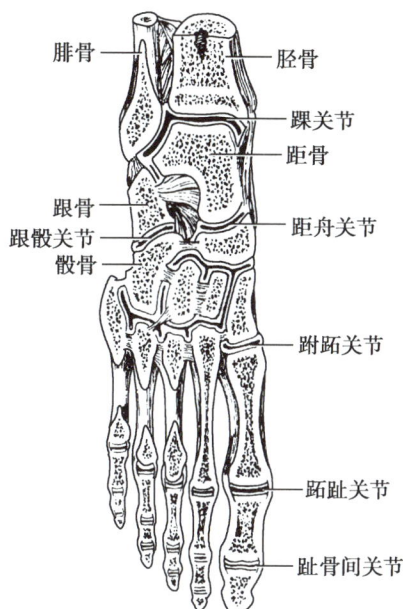

图 3-45　足关节

**5. 足关节**　包括距小腿关节、跗骨间关节、跗跖关节、跖趾关节和趾骨间关节（图3-45）。各关节的名称均以构成关节各骨的名称相应。

距小腿关节通常称踝关节，由胫、腓骨的远端与距骨构成。关节囊的前、后壁松弛，两侧有韧带加强，其中内侧韧带（三角韧带）较为强厚；外侧韧带较为薄弱，在足过度内翻时，较易发生损伤。踝关节能做屈（跖屈）、伸（背屈）运动。

距小腿关节与跗骨间关节协同作用时，可使足内翻和外翻。足底朝向内侧的运动称足内翻，足底朝向外侧的运动称足外翻。

其他足关节的运动范围都较小。

**6. 足弓**　跗骨和跖骨借其连结形成凸向上的弓，称为足弓（图3-46）。足弓增加了足的弹性，有利于行走和跳跃，可缓冲震荡，保护脏器；足弓可保护足底的血管、神经免受压迫。足弓的维持依靠连结足骨的韧带、足底肌和小腿长肌腱的牵拉等。如果这些韧带、肌和肌腱发育不良或损伤，可造成足弓低平或消失，成为扁平足。

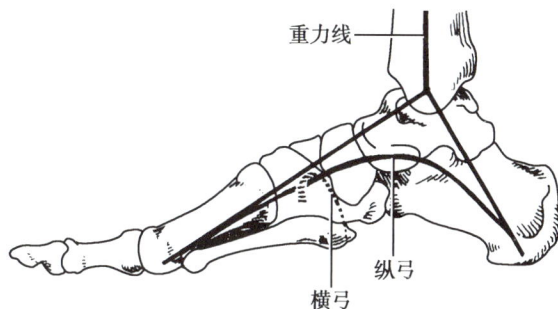

图 3-46　足弓

## 四、颅骨的连结

颅骨之间多数是以致密结缔组织或软骨直接相连，只有下颌骨与颞骨之间构成颞下颌关节。

颞下颌关节通常称下颌关节，由颞骨的下颌窝、关节结节与下颌骨的下颌头构成（图3-47）。

颞下颌关节的关节囊松弛，关节囊前部薄弱，后部厚，外侧有韧带加强。关节囊内有关节盘，将关节腔分为上、下两部分。

颞下颌关节的运动是双侧关节的联合运动，可使下颌骨上提（闭口）、下降（开口）、前移、后退及侧方运动。

颞下颌关节由于关节囊较松弛，当张口过大、过猛时，下颌头和关节盘可向前滑到关节结节的前方而不能退回下颌窝，形成颞下颌关节脱位。

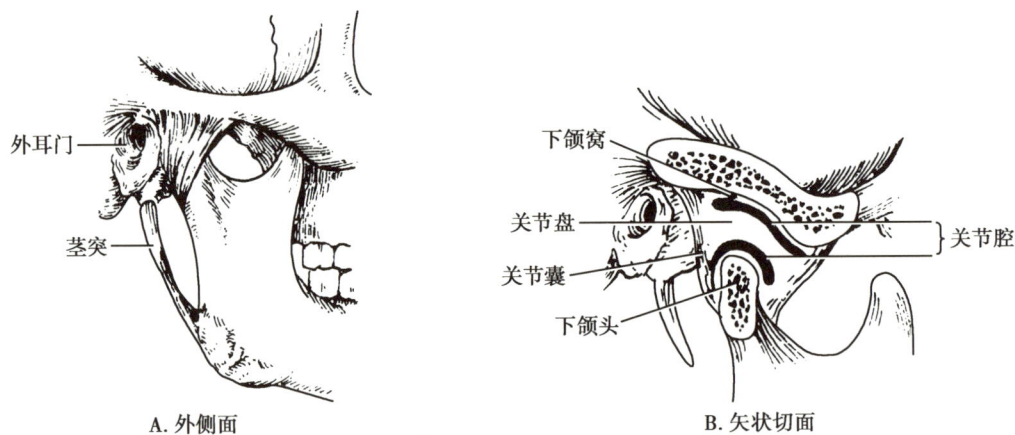

A. 外侧面                B. 矢状切面

图 3-47    颞下颌关节

# 第四节  肌    学

## 一、概    述

人体全身的骨骼肌共有600多块，约占人体重量的40%。每块肌都有一定的形态、结构和功能，都有丰富的血管分布和一定的神经支配，都是一个器官。

全身骨骼肌依其所在的部位可分为躯干肌、四肢肌和头肌。

### （一）肌的形态

根据肌的外形，可将肌分为长肌、短肌、扁肌和轮匝肌四种（图3-48）。

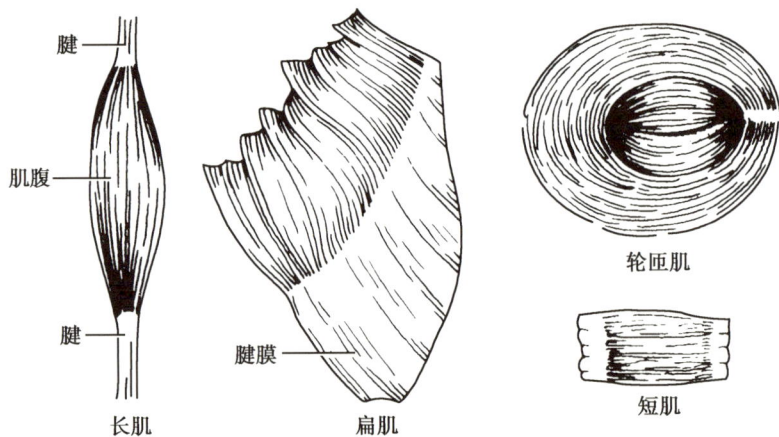

长肌                扁肌                短肌

图 3-48    肌的形态

1．长肌呈长梭形或带状,多分布于四肢,收缩时长度缩短显著,可产生较大幅度的运动。

2．短肌短小,主要分布于躯干深部,收缩时运动幅度较小。

3．扁肌扁薄宽阔,也称阔肌,多分布于胸腹壁,除运动外,还有保护和支持体内器官的作用。

4．轮匝肌呈环形,位于孔、裂的周围,收缩时可关闭孔、裂。

## （二）肌的构造

每块骨骼肌都由肌腹和肌腱两部分构成。

**1．肌腹** 位于肌的中部,主要由骨骼肌纤维构成,红色柔软,具有收缩和舒张功能。

**2．肌腱** 位于肌的两端,主要由致密结缔组织构成,白色坚韧,无收缩作用。骨骼肌借肌腱附着于骨骼。长肌的腱多呈条索状,扁肌的腱多薄而宽阔,呈膜状,称腱膜。

## （三）肌的起止点和作用

肌通常以两端附于两块或多块骨的表面,越过一个或多个关节(图 3-49)。肌收缩时,一骨的位置相对固定,另一骨因受到肌的牵引而发生位置的移动。肌在固定骨上的附着点称为起点或定点,在移动骨上的附着点称为止点或动点。

全身肌的起止点一般按如下规律确定:即躯干肌通常以其靠近正中矢状面的附着点为起点,远离正中矢状面的附着点为止点;四肢肌的起点在四肢的近侧端或靠近躯干侧的部位,止点则在四肢的远侧端或远离躯干侧的部位。在一般情况下,肌收缩时止点向起点方向移动。肌的定点和动点是相对的,在一定条件下可以互换。

肌主要有两种作用:一种是动力作用,使身体完成各种运动,如伸手取物、行走和跑跳等;

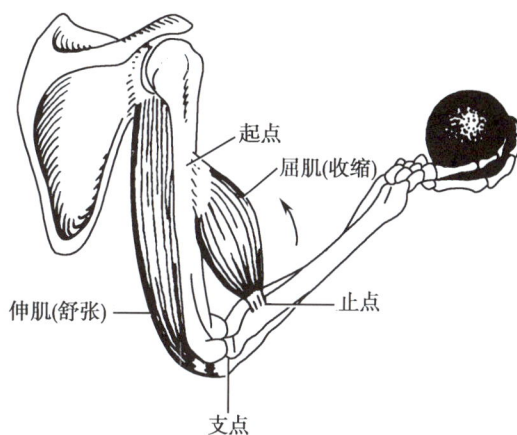

图 3-49 肌的附着和作用示意图

另一种是静力作用,通过肌内少量肌纤维轮流收缩,使肌具有一定的肌张力,以维持身体的平衡和保持一定姿势等,如站立、坐位等。

## （四）肌的配布

骨骼肌大多成群配布在关节的周围。每一个关节至少配布有两组作用完全相反的肌。配布在关节相对侧的肌,它们可产生相反的作用,称为拮抗肌,如肘关节前方的屈肌群和后方的伸肌群。配布在关节同一侧的肌,可产生相同的作用,称为协同肌,如肘关节前方的各块屈肌。拮抗肌在功能上既相互对抗,又相互协调和依存,使动作准确有序,例如屈肌收缩时,伸肌必须相应舒张,才能产生屈的动作;伸肌收缩时,屈肌必须相应舒张,才能完成伸的动作。

## （五）肌的命名

肌的名称是依据其某一或某些特征予以命名的,主要有以下几种:

1．依据形态命名,如三角肌、方肌、圆肌等。

2．依据构造命名,如半腱肌、半膜肌等。

3．依据功能命名,如屈肌、伸肌、收肌、展肌等。

4．依据肌束方向命名,如直肌、斜肌、横肌等。

5．依据所在位置命名,如肋间肌、冈上肌、冈下肌等。

6．依据组成部分命名,如二头肌、三头肌、二腹肌等。

7．依据起止点命名,如胸锁乳突肌、肱桡肌等。

体内多数肌是综合上述几个方面的特征命名的,如肱二头肌、拇长屈肌、腹外斜肌等。

### （六）肌的辅助装置

在肌的周围有一些结构，具有保护肌和协助肌活动的作用，为肌的辅助装置。肌的辅助装置包括筋膜、滑膜囊及腱鞘等。

**1. 筋膜**　分浅筋膜和深筋膜两种（图3-50）。

（1）浅筋膜：又称皮下组织、皮下脂肪或皮下筋膜，位于皮下，由疏松结缔组织构成，其内含有脂肪、浅静脉、皮神经以及浅淋巴结和淋巴管等。浅筋膜具有保护深部组织和保持体温等作用。

（2）深筋膜：又称固有筋膜，位于浅筋膜深面，由致密结缔组织构成（图3-50）。深筋膜除能保护肌免受摩擦外，还有利于肌或肌群的独立活动。

**2. 滑膜囊**　主要垫于肌腱和骨之间，为密闭的结缔组织小囊，内含少量滑液。滑膜囊可减少肌运动时的摩擦。滑膜囊炎症，可致局部疼痛和功能障碍。

**3. 腱鞘**　为套在长肌腱周围的鞘管。多见于手关节和足关节附近的一些长肌腱。

腱鞘为双层圆筒形结构，由外层的纤维层和内层的滑膜层组成。滑膜层又分为脏、壁两层，脏层贴附于肌腱表面，壁层贴于纤维层的内表面，两层相互移行，形成密闭腔隙，内含少量滑液（图3-51）。

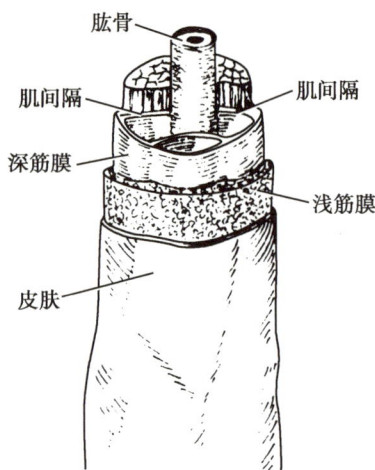

图3-50　筋膜

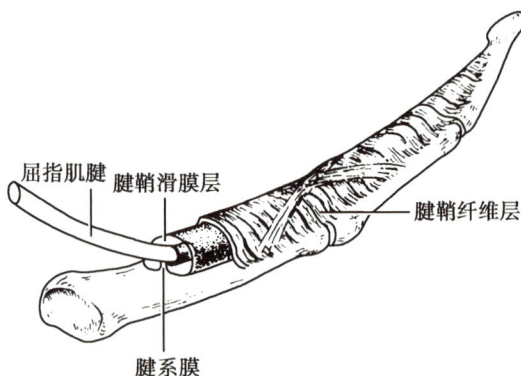

图3-51　腱鞘

腱鞘可约束肌腱及减少肌腱运动时的摩擦。临床上常见的腱鞘炎，由于腱鞘损伤，可产生疼痛和影响肌腱的滑动，严重时局部呈结节性肿胀。

## 二、躯　干　肌

躯干肌包括背肌、颈肌、胸肌、膈、腹肌和盆底肌。

### （一）背肌

背肌可分浅、深两群，浅群主要有斜方肌和背阔肌；深群主要有竖脊肌（图3-52）。

**1. 斜方肌**　位于项部和背上部，为三角形扁肌，两侧合在一起呈斜方形。斜方肌起自枕外隆凸、项韧带、全部胸椎棘突，肌束分上、中、下三部分，分别行向外下、外侧和外上，止于锁骨外侧段、肩峰和肩胛冈（图3-52）。

斜方肌的上部肌束收缩可上提肩胛骨；下部肌束收缩可下降肩胛骨；两侧同时收缩，可使肩胛骨向脊柱靠拢，呈挺胸姿势。如肩胛骨固定，两侧斜方肌同时收缩，可使头颈后仰。

**2. 背阔肌**　位于背下部、腰部和胸侧壁，为全身最大的三角形扁肌。背阔肌起自下6个胸

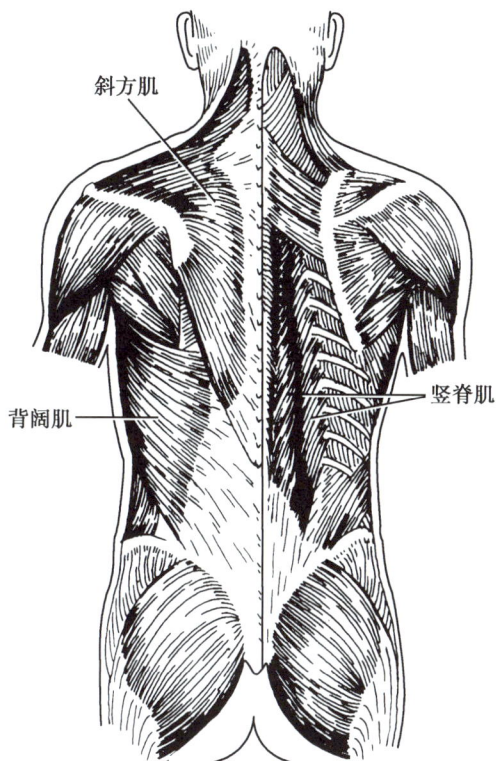

图 3-52 背肌

椎和全部腰椎棘突、骶正中嵴和髂嵴,肌束向外上方集中,止于肱骨小结节嵴(图 3-52)。

背阔肌收缩时,可使肱骨(上臂、肩关节)内收、旋内和后伸,形成背手姿势。如上肢上举固定,可上提躯干。

**3. 竖脊肌(骶棘肌)** 位于上述肌的深面、全部椎骨棘突的两侧。竖脊肌起自骶骨背面和髂嵴的后部,向上发出许多肌束,分别止于椎骨、肋骨和枕骨(图 3-52)。

竖脊肌收缩时使脊柱后伸和仰头,是维持人体直立姿势的重要肌。

竖脊肌的扭伤或劳损,即临床所谓的"腰肌劳损",是腰痛的常见原因之一。破伤风患者,竖脊肌可痉挛性收缩,形成特有的"角弓反张"体征。

胸腰筋膜:是指包被竖脊肌的筋膜,特别发达。它分深、浅两层,分别位于竖脊肌的表面与深面,共同包裹和约束竖脊肌。在日常生活当中,腰部活动度大,在剧烈运动时常可造成胸腰筋膜扭伤,为腰背劳损常见病因。

## (二)颈肌

颈肌位于颅和胸廓之间,分浅、深两群。

**1. 浅群**

(1)颈阔肌:位于颈前部两侧浅筋膜中,为扁薄的皮肌,收缩时下拉口角和紧张颈部皮肤(图 3-53)。

(2)胸锁乳突肌:位于颈的外侧部。胸锁乳突肌以两个头起自胸骨柄和锁骨的胸骨端,肌束斜向后上方,止于颞骨乳突(图 3-54)。

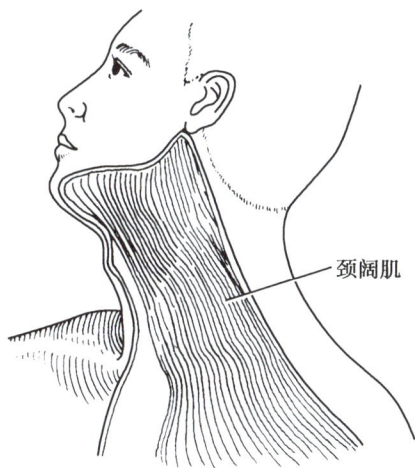

图 3-53 颈阔肌

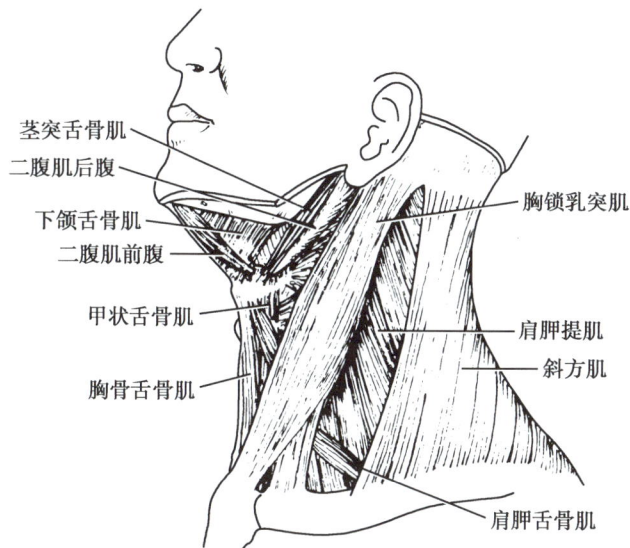

图 3-54 颈浅肌群(左侧)

一侧胸锁乳突肌收缩,使头向同侧倾斜,面部转向对侧;两侧同时收缩,使头后仰。胸锁乳突肌的最主要作用是维持头的端正姿势以及使头在水平方向上做从一侧到另一侧的观察运动。当一侧胸锁乳突肌因病变挛缩时,可导致斜颈。

(3)舌骨上肌群:位于舌骨和下颌骨及颅底之间,参与构成口腔的底。舌骨上肌群每侧有4块肌,为二腹肌、下颌舌骨肌、颏舌骨肌和茎突舌骨肌。

舌骨上肌群收缩时,可上提舌骨;若舌骨固定,则可下降下颌骨,协助张口。

(4)舌骨下肌群:位于舌骨和胸骨柄之间,在颈前正中线两侧覆盖喉和气管等结构。舌骨下肌群每侧有4块肌,为胸骨舌骨肌、肩胛舌骨肌、胸骨甲状肌和甲状舌骨肌。

舌骨下肌群收缩时,可下降舌骨和使喉向上、下活动,协助完成吞咽运动。

**2.深群** 颈部深群肌主要有前斜角肌、中斜角肌和后斜角肌。它们均起自颈椎横突,前、中斜角肌止于第1肋,后斜角肌止于第2肋。一侧斜角肌收缩使颈侧屈;双侧收缩使颈前屈。

前斜角肌、中斜角肌与第1肋之间形成三角形空隙,称斜角肌间隙,有锁骨下动脉和臂丛神经通过(图3-55)。

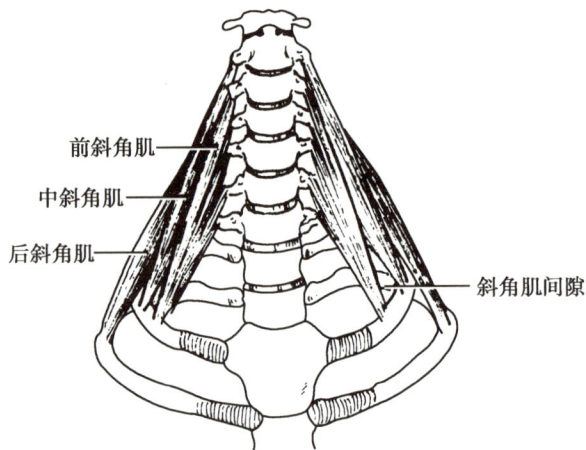

图3-55　斜角肌和斜角肌间隙

在病理情况下,前斜角肌肥厚或痉挛可引起斜角肌间隙狭窄,使臂丛神经和血管受压,产生相应的临床症状,称斜角肌综合征。临床上将麻醉药注入斜角肌间隙,可进行臂丛神经阻滞麻醉。

**(三)胸肌**

胸肌可分为两群:一群为胸上肢肌,起自胸廓,止于上肢骨,运动上肢;另一群为胸固有肌,起、止均在胸廓,参与胸廓的组成,收缩时运动胸廓(图3-56)。

**1.胸上肢肌**

(1)胸大肌:位于胸前壁的上部,位置表浅,呈扇形。胸大肌起自锁骨的内侧半、胸骨和第1~6肋软骨,肌束向外上方集中,止于肱骨大结节嵴。

胸大肌收缩可使肱骨(上臂、肩关节)内收、旋内和前屈。如上肢固定也可上提躯干(图3-56),还可提肋助吸气。

(2)胸小肌:位于胸大肌深面,呈三角形。胸小肌起自第3~5肋,止于肩胛骨的喙突(图3-56)。

胸小肌收缩,牵拉肩胛骨向前下方。

(3)前锯肌:位于胸廓侧壁(图3-56)。前锯肌以锯齿状的肌束起自上8位肋的外面,肌束向后上内行,经过肩胛骨的前面,止于肩胛骨的内侧缘及下角。

前锯肌收缩时,拉肩胛骨向前,并使肩胛骨的下角旋外,协助上肢上举。

**2.胸固有肌** 位于肋间隙(图3-56),包括肋间外肌和肋间内肌。

(1)肋间外肌:共11对,位于各肋间隙的浅层,起自上位肋骨的下缘,肌束斜向前下方,止于下位肋骨的上缘。

肋间外肌收缩时,可提肋,助吸气。

(2)肋间内肌:位于肋间外肌的深面,起自下位肋骨的上缘,肌束斜向前上方,止于上位肋骨的下缘。

肋间内肌收缩时,可降肋,助呼气。

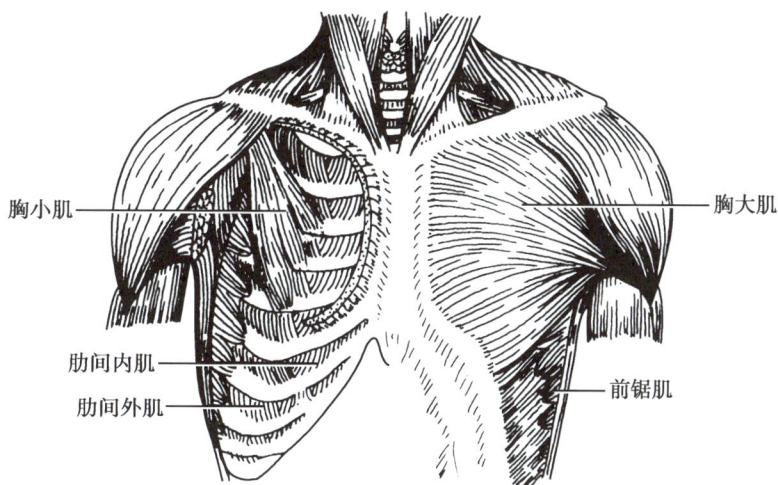

图 3-56 胸肌

## （四）膈

膈封闭胸廓下口，位于胸腔与腹腔之间。

膈为向上膨隆的扁肌（图 3-57）。膈的周围为肌纤维，起自胸廓下口的周缘和上 2~3 个腰椎前面，肌束向中央集中移行为中心腱。

膈上有三个裂孔，即主动脉裂孔、食管裂孔和腔静脉孔。主动脉裂孔在第 12 胸椎前方，有主动脉和胸导管通过；食管裂孔在主动脉裂孔的左前上方，约平第 10 胸椎，有食管和迷走神经通过；腔静脉孔在主动脉裂孔的右前上方，约平第 8 胸椎，有下腔静脉通过。

膈为主要的呼吸肌。膈收缩时，膈顶下降，胸腔容积扩大，引起吸气；舒张时，膈顶上升，恢复原位，胸腔容积缩小，引起呼气。膈与腹肌同时收缩，可增加腹压，协助排便、呕吐及分娩等活动。

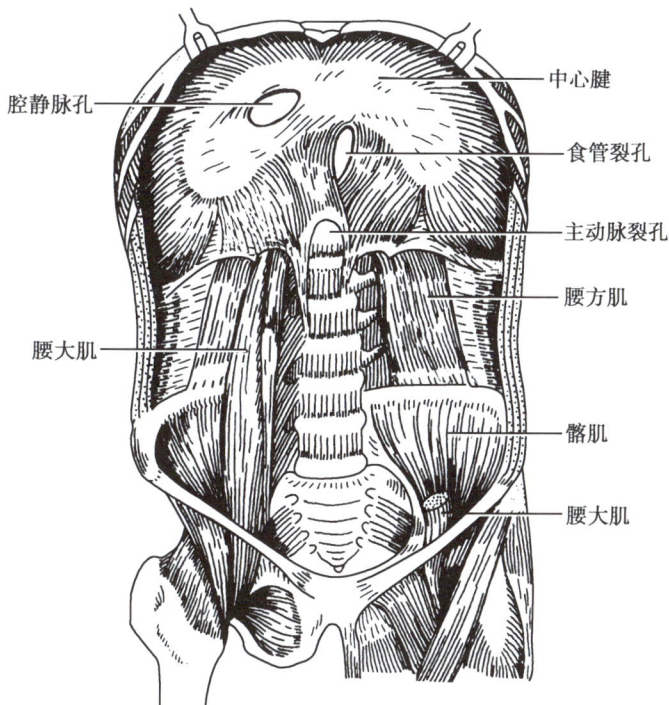

图 3-57 膈和腹后壁肌

### （五）腹肌

腹肌位于胸廓下缘和骨盆上缘之间，参与腹壁的组成。腹肌分为前外侧群和后群。

**1. 前外侧群**　有腹直肌、腹外斜肌、腹内斜肌和腹横肌（图3-58）。

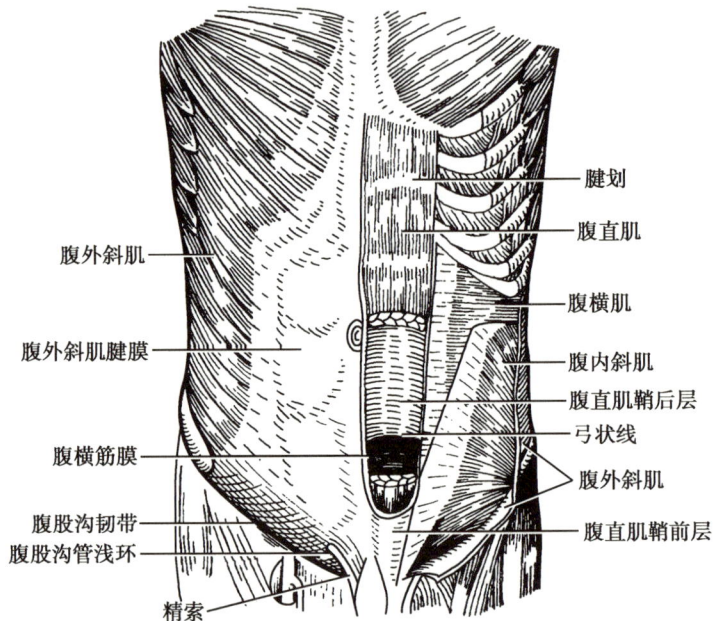

图 3-58　腹前外侧壁肌

（1）腹直肌：位于腹前壁正中线的两侧。腹直肌呈纵行的长带状，表面被腹直肌鞘包裹，肌的全长被3～4条腱质构成的横行腱划分成4～5个肌腹。

（2）腹外斜肌：位于腹前外侧壁的浅层，为一宽阔的扁肌。大部分肌束从后外上方斜向前内下方，近腹直肌外缘时移行为腱膜，腱膜向内侧参与腹直肌鞘前层的组成，最后终于腹前壁正中的白线。

腹外斜肌腱膜的下缘卷曲增厚，附着于髂前上棘与耻骨结节之间，形成腹股沟韧带。在耻骨结节外上方，腹外斜肌腱膜形成一略呈三角形的裂孔，称腹股沟管浅环（皮下环）。

（3）腹内斜肌：位于腹外斜肌深面，肌束呈扇形展开。大部分肌束从外下方斜向前上方，近腹直肌外侧缘时移行为腱膜，分前后两层包裹腹直肌，止于白线。

（4）腹横肌：位于腹内斜肌深面，肌束横行向内侧，近腹直肌外侧缘时移行为腱膜，腱膜经过腹直肌后面参与组成腹直肌鞘后层，止于白线。

腹内斜肌和腹横肌的下部有少量肌束随精索入阴囊，包绕精索和睾丸，形成提睾肌，收缩时可上提睾丸。

**2. 后群**　有腰大肌和腰方肌。腰大肌在下肢肌中叙述。

腰方肌位于腹后壁腰椎两侧，起自髂嵴，止于第12肋和腰椎横突（图3-57）。

腹肌的主要作用：保护、支持腹腔脏器；收缩时能增加腹压，协助完成排便、分娩、呕吐和咳嗽等活动；可降肋，助呼气；可使脊柱做前屈、侧屈和旋转运动。

**3. 腹部的局部结构**

（1）腹直肌鞘：为腹前外侧群三块扁肌的腱膜包裹腹直肌而成的腱膜鞘（图3-59）。腹直肌鞘分前、后两壁：前壁由腹外斜肌腱膜与腹内斜肌腱膜的前层愈合而成；后壁由腹内斜肌腱膜的后层与腹横肌腱膜愈合而成。在脐下3～4cm以下，鞘的后壁缺如，其下缘游离，呈弓形，称弓状线。弓状线以下，三块扁肌的腱膜全部组成鞘的前壁，腹直肌的后面直接与腹横筋膜相贴。

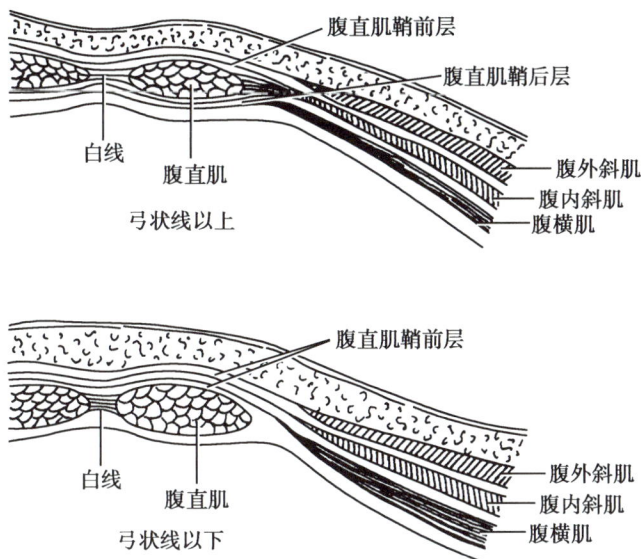

图 3-59　腹前壁水平切面（示腹直肌鞘）

　　（2）白线：由两侧腹前外侧群三块扁肌的腱膜在腹前壁正中线处交织而成（图 3-59）。白线上端附于剑突，下端附于耻骨联合。白线坚韧而缺少血管。白线中部有一脐环，此处是腹壁薄弱点之一，若腹腔内容物由此膨出，则形成脐疝。

　　（3）腹股沟管：位于腹股沟韧带内侧半的上方，是腹前壁下部一个斜行的肌间隙（图3-60）。腹股沟管长 4～5cm，管的内口称腹股沟管深环（腹环），位于腹股沟韧带中点上方约1.5cm 处；外口即腹股沟管浅环（皮下环）。腹股沟管内男性有精索通过；女性有子宫圆韧带通过。

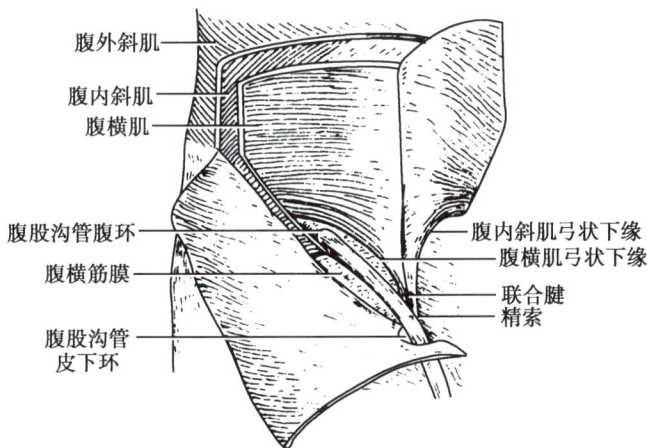

图 3-60　腹股沟管

　　（4）腹股沟三角（海氏三角）：位于腹前外侧壁的下部。它的内侧界是腹直肌的外侧缘，外侧界是腹壁下动脉，下界是腹股沟韧带。

　　腹股沟管和腹股沟三角是腹壁下部的薄弱区，在病理情况下，腹腔内容物可由此薄弱区突出，形成疝。若腹腔内容物经腹股沟管腹环进入腹股沟管，再由腹股沟管皮下环突出，下降入阴囊，形成腹股沟斜疝；若腹腔内容物不经腹股沟管腹环，而是直接从腹股沟三角由内向外突出，则为腹股沟直疝。

　　（5）腹部筋膜：包括浅筋膜和深筋膜。

　　1）浅筋膜：在腹上部为一层，在腹下部为两层：浅层含有脂肪，称脂肪层（Camper 筋膜）；深层含有弹性纤维，称膜性层（Scarpa 筋膜）。

　　2）深筋膜：分别包被腹壁各肌。其中贴附于腹横肌和腹直肌鞘腹腔面的深筋膜，称腹横筋膜。腹横筋膜在外科上是一层重要的结构。

## （六）盆底肌

　　盆底肌是封闭小骨盆下口所有肌的总称，其中主要有肛提肌、会阴深横肌和尿道括约肌等（图 3-61、图 3-62）。

　　**1. 肛提肌**　起自小骨盆前外侧壁的内面，肌束行向后、内，止于直肠壁、阴道壁和尾骨尖（图 3-61）。肛提肌构成盆底，封闭小骨盆下口的大部分，承托盆腔器官，并对肛管和阴道有括约作用。

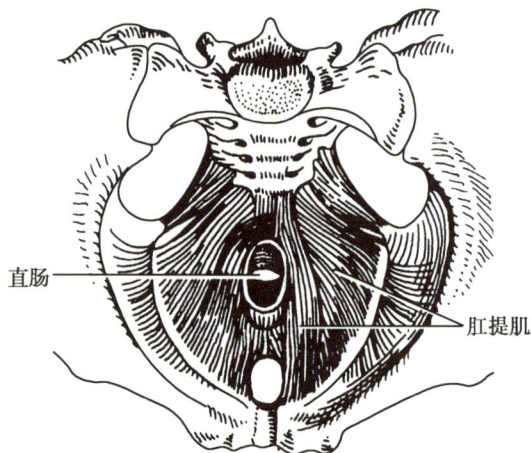

图 3-61　肛提肌

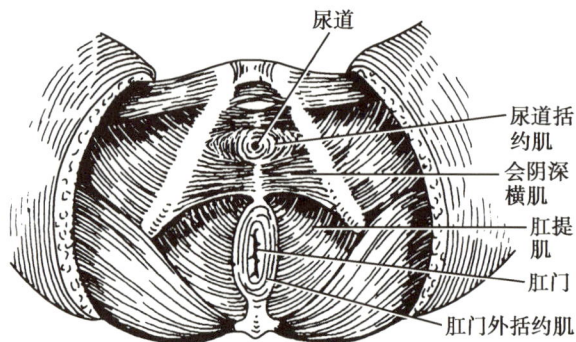

图 3-62　盆底肌

　　**2. 会阴深横肌**　位于小骨盆下口的前下部（图 3-62），肌束横行，两侧附着于坐骨支。

　　**3. 尿道括约肌**　位于会阴深横肌的前方，环绕在尿道周围，在女性则环绕尿道和阴道。尿道括约肌有紧缩尿道和阴道的作用。

　　**4. 会阴的局部结构**

　　（1）盆膈：肛提肌与覆盖在其上、下面的盆膈上、下筋膜共同构成盆膈。盆膈封闭小骨盆下口的大部分，对承托盆腔器官有重要作用，中部有直肠穿过。

　　（2）尿生殖膈：会阴深横肌和尿道括约肌与覆盖在其上、下面的尿生殖膈上、下筋膜共同构成尿生殖膈。尿生殖膈位于盆膈的前下方，封闭小骨盆下口。在男性，尿生殖膈中部有尿道穿过；在女性有尿道和阴道穿过。

## 三、四 肢 肌

四肢肌可分上肢肌和下肢肌。由于上、下肢肌的功能不同,故上、下肢肌在形态和排列上也各有特点。上肢肌数目多而细小,动作精细灵活;下肢肌数目少而强大有力,适于支持体重和行走。

### (一)上肢肌

上肢肌可分肩肌、上臂肌、前臂肌和手肌。

**1.肩肌** 配布在肩关节周围,能运动肩关节,并增强肩关节的稳固性。肩肌主要有三角肌、肩胛下肌、冈上肌、冈下肌、小圆肌、大圆肌等(图3-63、图3-64)。

(1)三角肌:位于肩部,略呈三角形。三角肌起自锁骨的外侧份、肩峰和肩胛冈,肌束从前面、外侧面和后面三面包围肩关节,集中止于肱骨的三角肌粗隆。

三角肌收缩,可使肩关节外展。

肱骨近端由于三角肌的覆盖,使肩关节呈圆隆状。当肩关节脱位,就变成"方肩"形态。三角肌是肌内注射的部位之一。

(2)肩胛下肌:位于肩胛下窝和肩关节的前方,收缩时可使肩关节内收和旋内。

(3)冈上肌:位于冈上窝和肩关节的上方,收缩时可使肩关节外展。

(4)冈下肌:位于冈下窝和肩关节的后方,收缩时可使肩关节旋外。

(5)小圆肌:位于冈下肌的下方,收缩时可使肩关节旋外。

(6)大圆肌:位于小圆肌的下方,收缩时可使肩关节内收和旋内。

**2.上臂肌** 配布在肱骨周围,主要作用于肘关节。上臂肌分前、后两群,前群是屈肌,后群是伸肌。

(1)前群:有肱二头肌、喙肱肌和肱肌(图3-63)。

1)肱二头肌:位于肱骨前方,呈梭形。肱二头肌起端有长、短两个头:长头起自肩胛骨关节盂的上方,经肩关节囊内下降;短头起自肩胛骨喙突。两头向下合成一个肌腹,下行并移行为肌腱止于桡骨粗隆。

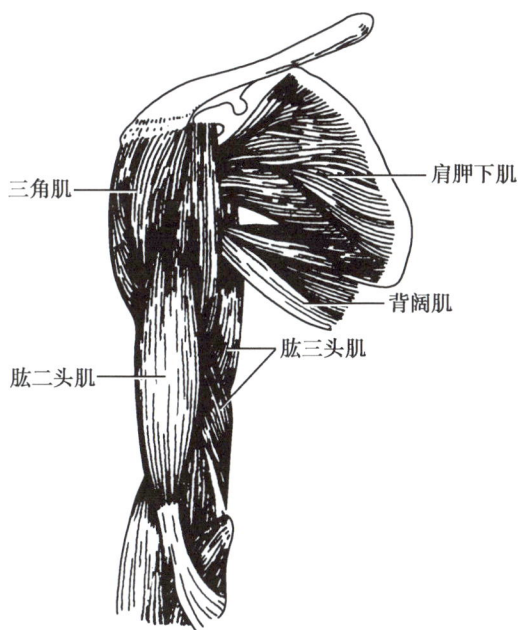

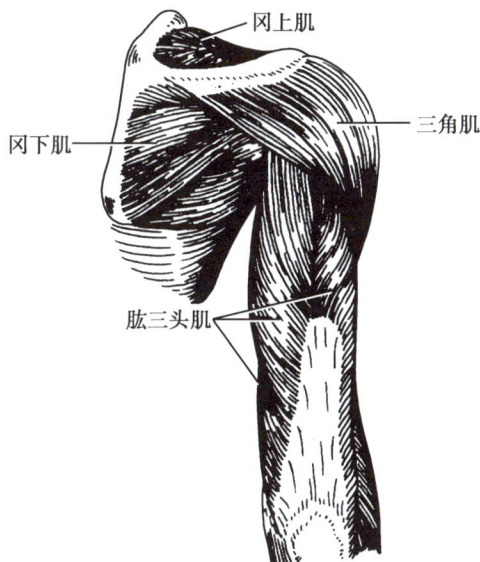

图 3-63 肩肌和上臂肌前群图    图 3-64 肩肌和上臂肌后群

肱二头肌收缩可屈肘关节,同时也有屈肩关节和使前臂旋后的作用。

2)喙肱肌:位于肱二头肌短头的后内侧,起自肩胛骨喙突,止于肱骨中部内侧。喙肱肌收缩,可屈和内收肩关节。

3)肱肌:位于肱二头肌下半部的深面。起自肱骨体下半部的前面,止于尺骨粗隆。肱肌收缩,可屈肘关节。

(2)后群:主要有肱三头肌(图3-64)。

肱三头肌位于肱骨后方。起端有三个头,长头起自肩胛骨关节盂的下方,内侧头和外侧头起自肱骨的后面,三头会合为一个肌腹,以扁腱止于尺骨鹰嘴。

肱三头肌收缩可伸肘关节,长头还可使肩关节后伸和内收。

**3.前臂肌**  位于桡、尺骨的周围,多数起于肱骨的远端,少数起自桡、尺骨及前臂骨间膜;除少数肌外,多数肌的肌腹位于前臂的近侧部,向远侧移行为细长的腱,止于腕骨或掌骨、指骨。

前臂肌分前、后两群,前群主要是屈肌和旋前肌;后群主要是伸肌和旋后肌。

(1)前群:位于前臂骨的前面,包括屈肘、屈腕、屈指和前臂旋前的肌。前群肌分浅、深两层排列(图3-65、图3-66)。

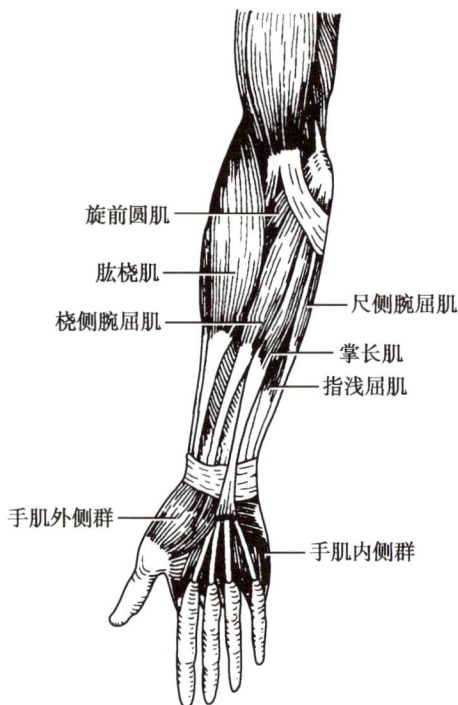

图3-65　前臂肌前群和手肌(浅层)

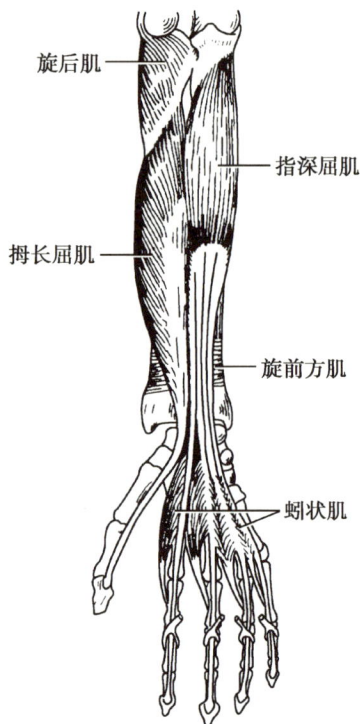

图3-66　前臂肌前群和手肌(深层)

1)浅层:有6块肌,由桡侧向尺侧依次为肱桡肌、旋前圆肌、桡侧腕屈肌、掌长肌、指浅屈肌和尺侧腕屈肌。

2)深层:有3块肌,即拇长屈肌、指深屈肌和旋前方肌。

前臂前群浅层肌除肱桡肌起自肱骨外上髁外,其他都起自肱骨内上髁;深层肌多起自尺骨和桡骨的前面。它们向下分别止于桡骨、腕骨、掌骨和指骨的前面。

各肌的作用大抵与其名称相当。其中拇长屈肌止于拇指的远节指骨,主要作用是屈拇指。指浅屈肌和指深屈肌的肌腹向下都分成四条腱,指浅屈肌腱止于第2~5指的中节指骨,指深屈肌腱止于第2~5指的远节指骨,两肌的主要作用是屈第2~5指,还兼有屈腕和屈掌指关节的功能。

（2）后群：位于前臂骨的后面，包括伸肘、伸腕、伸指和前臂旋后的肌肉。后群肌也分浅、深两层排列（图 3-67、图 3-68）。

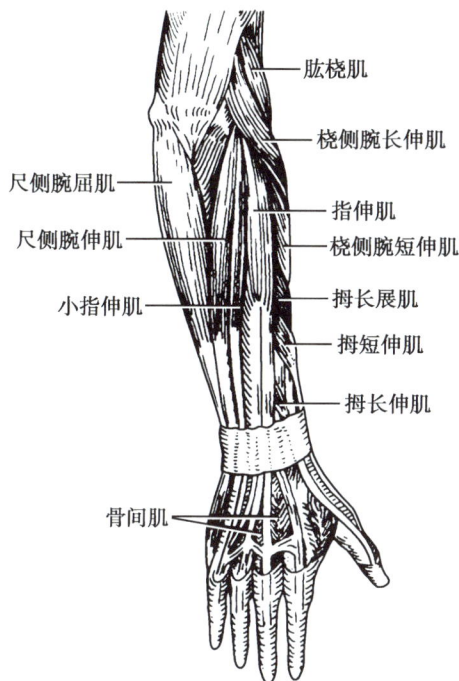

图 3-67　前臂肌后群（浅层）

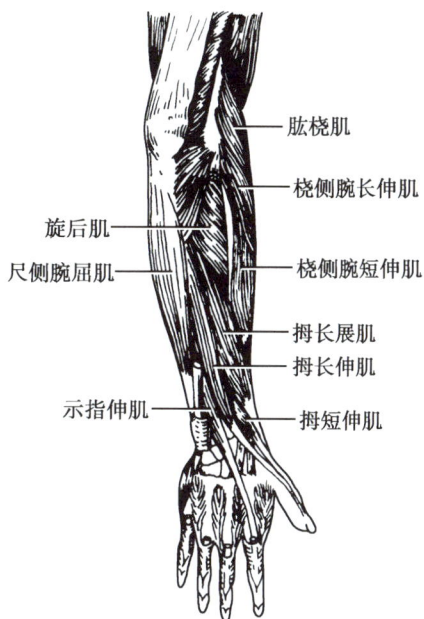

图 3-68　前臂肌后群（深层）

1）浅层：有 5 块肌，由桡侧向尺侧依次为桡侧腕长伸肌、桡侧腕短伸肌、指伸肌、小指伸肌和尺侧腕伸肌。

2）深层：有 5 块肌，由外上向内下依次为旋后肌、拇长展肌、拇短伸肌、拇长伸肌和示指伸肌。

前臂后群浅层肌多起自肱骨外上髁，深层肌多起自桡、尺骨的后面。它们分别向下止于腕骨、掌骨、指骨的背面。

各肌的作用多数和肌的名称相当。其中指伸肌向下分成四条腱，止于第 2～5 指的中节指骨和远节指骨，主要作用是伸第 2～5 指。

前臂桡侧的腕屈肌和腕伸肌共同作用，可使腕外展；前臂尺侧的腕屈肌和腕伸肌共同作用，可使腕内收。

**4. 手肌**　位于手掌，分成外侧群、内侧群和中间群三群（图 3-69）。

（1）外侧群：位于手掌的拇指侧，形成一丰满隆起，称鱼际。此群肌有 4 块肌：拇短展肌、拇短屈肌、拇对掌肌和拇收肌。外侧群肌可使拇指外展、屈、对掌和内收。

（2）内侧群：位于手掌小指侧，形成小鱼际。此群肌有 3 块肌：小指展肌、小指短屈肌和小指对掌肌。内侧群肌可使小指做外展、屈和对掌等动作。

（3）中间群：位于掌心和掌骨之间，共 11 块肌，包括 4 块蚓状肌、3 块骨间掌侧肌和 4 块骨间背侧肌。蚓状肌的作用是屈掌指关节、伸指间关节；骨间掌侧肌使手指内收；骨间背侧肌使手指外展。

**5. 上肢的局部结构**

（1）腋窝：是位于上臂上部与胸外侧壁之间的一个锥体形腔隙。腋窝内有血管、神经和淋巴结等结构。

（2）肘窝：是位于肘关节前方呈三角形的浅窝。肘窝的上界为肱骨内、外上髁的连线；外侧界为肱桡肌；内侧界为旋前圆肌。肘窝内有神经、血管通过。

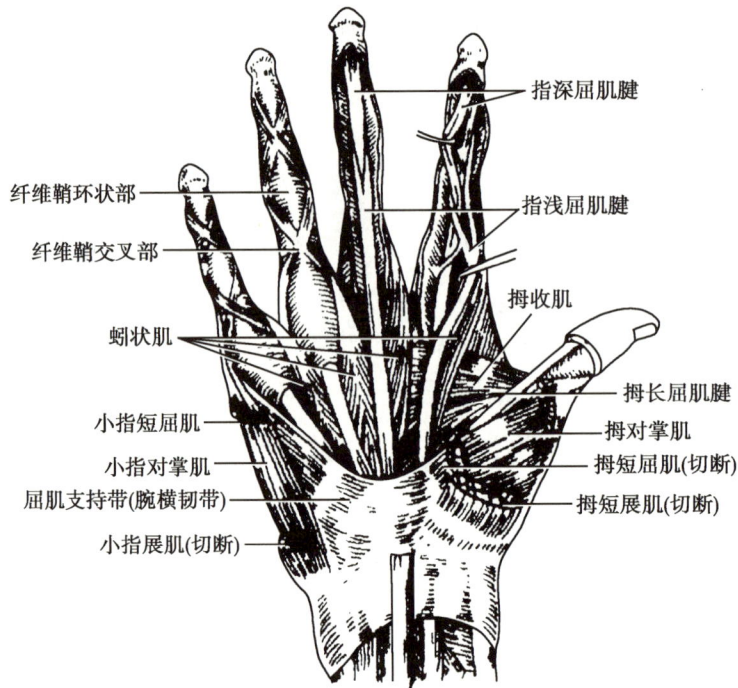

图 3-69　手肌（前面）

---

🌐 **知识链接**

### 上肢的重要肌性标志

1. 三角肌　在肩部形成圆隆的外形，其止点在臂外侧中部呈现一小凹。

2. 肱二头肌　当屈肘握拳旋后时，在臂前面可见到明显膨隆的肌腹。在肘窝中央可摸到此肌的肌腱。

3. 肱三头肌　在臂的后面，三角肌后缘的下方可见到肱三头肌长头。

4. 肱桡肌　当握拳用力屈肘时，在肘部可见到肱桡肌的膨隆肌腹。

5. 掌长肌　当手用力半握拳屈腕时，在腕前面的中份、腕横纹的上方可明显见此肌的肌腱。

6. 桡侧腕屈肌　握拳时，在掌长肌腱的桡侧，可见此肌的肌腱。

7. 指伸肌腱　在手背，伸直手指，可见此肌至第 2～5 指的肌腱。

---

### （二）下肢肌

下肢肌可分为髋肌、大腿肌、小腿肌和足肌。

**1. 髋肌**　分布于髋关节周围，起自骨盆壁内面或外面，跨越髋关节，止于股骨近端，是运动髋关节的肌。髋肌分前、后两群。

（1）前群：主要有髂腰肌，由髂肌和腰大肌组成。髂肌起于髂窝，腰大肌起自腰椎体侧面，两肌合并下行，经腹股沟韧带深面和髋关节前内方，止于股骨小转子（图 3-57、图 3-70）。

髂腰肌收缩，可使髋关节前屈和旋外；下肢固定时，可使躯干前屈，如仰卧起坐。

（2）后群：位于臀部，又称臀肌。主要有臀大肌、臀中肌、臀小肌和梨状肌（图 3-71）。

1）臀大肌：位于臀部浅层，略呈四边形。臀大肌起自髂骨和骶骨的后面，肌束斜向外下，止于股骨的臀肌粗隆。

臀大肌收缩，可使髋关节后伸和旋外；在人体直立时，臀大肌可固定骨盆，防止躯干前倾，对

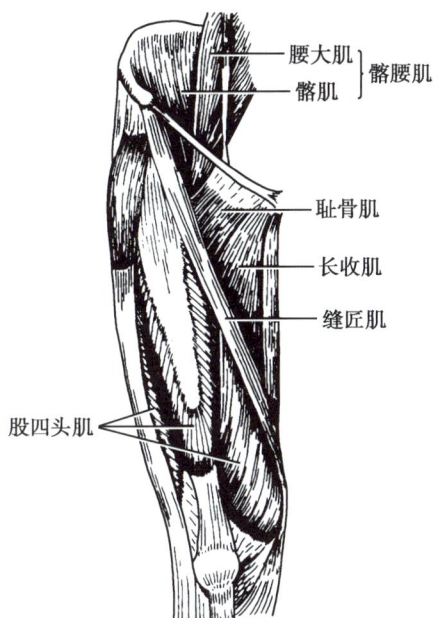

图 3-70 髋肌和大腿肌前群

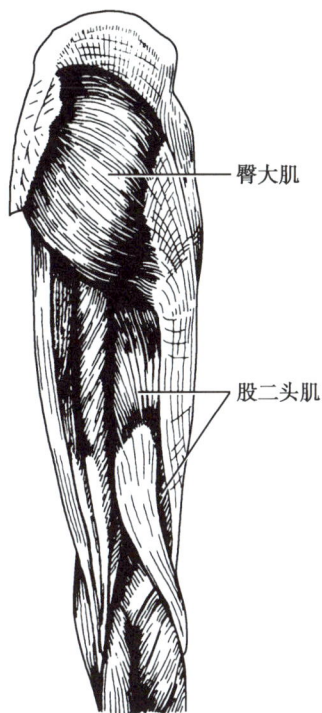

图 3-71 髋肌和大腿肌后群（浅层）

维持人体的直立有重要作用。

臀大肌位置表浅，肌质厚实，其外上部无重要的血管和神经，为肌内注射的常用部位。

2）臀中肌和臀小肌：臀中肌位于臀部外上部，大部被臀大肌覆盖。臀小肌位于臀中肌深面。两肌收缩可使髋关节外展（图 3-72）。

3）梨状肌：位于臀大肌的深面、臀中肌的下方。梨状肌起自骶骨的前面，穿坐骨大孔出盆腔至臀部，止于股骨大转子。梨状肌收缩可使髋关节外展和旋外（图 3-72）。

坐骨大孔被梨状肌分隔成梨状肌上孔和梨状肌下孔，孔内有血管、神经通过。

**2. 大腿肌** 位于股骨周围，可分为前群、内侧群和后群。

（1）前群：有缝匠肌和股四头肌（图 3-70）

1）缝匠肌：是全身最长的肌，呈扁带状，起自髂前上棘，经大腿前面转向内侧，止于胫骨近端的内侧面。

缝匠肌收缩，可屈髋关节和膝关节。

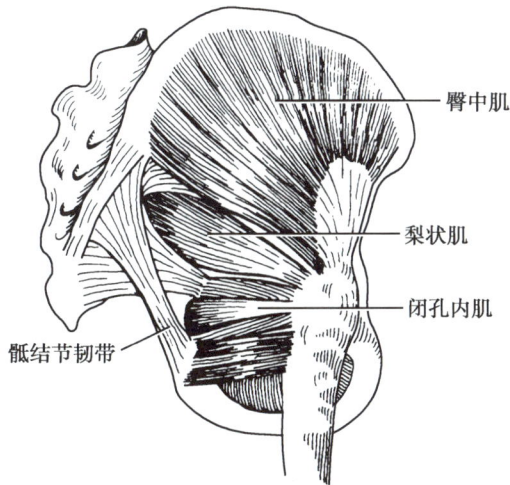

图 3-72 髋肌后群（中层）

2）股四头肌：是全身体积最大的肌，位于股前部。股四头肌有四个头，分别称为股直肌、股内侧肌、股外侧肌和股中间肌。股直肌起自髂前下棘，其他三个头均起自股骨，四个头合并向下形成一个腱，包绕髌骨的前面和两侧，继而向下延续为髌韧带，止于胫骨粗隆。

股四头肌的主要作用是伸膝关节，股直肌还有屈髋关节的作用。当膝关节屈曲小腿自然下垂时，扣击髌韧带，可引出膝跳反射。

（2）内侧群：位于大腿内侧（图 3-70）。共有 5 块肌，浅层自外侧向内侧依次为耻骨肌、长收肌和股薄肌；中层有位于长收肌深面的短收肌；深层有大收肌。其中较重要的是长收肌和大收肌。

内侧群肌起自坐骨和耻骨，大多止于股骨体后面，有内收髋关节的作用。

（3）后群：位于大腿后部，有 3 块肌，包括股二头肌、半腱肌和半膜肌（图 3-71）。

1）股二头肌：位于大腿后部外侧，有长、短两个头，长头起自坐骨结节，短头起自股骨粗线，两头会合，以长腱止于腓骨头。

2）半腱肌和半膜肌：位于大腿后部内侧。两肌均起自坐骨结节，向下止于胫骨上端的内侧面。大腿后群的 3 块肌的主要作用是伸髋关节和屈膝关节。

**3. 小腿肌**    小腿肌配布于胫骨、腓骨周围，可分为前群、外侧群和后群。

（1）前群：位于小腿骨的前方。前群有 3 块肌，从内侧向外侧依次为胫骨前肌、踇长伸肌和趾长伸肌。3 块肌均起自胫、腓骨的近端和骨间膜，下行经踝关节的前方到足背，胫骨前肌止于内侧楔骨和第一跖骨，踇长伸肌止于踇趾远节趾骨，趾长伸肌分成四条腱止于第 2～5 趾的中、远节趾骨底（图 3-73）。

小腿前群肌都能伸踝关节（足背屈）。此外，胫骨前肌可使足内翻；踇长伸肌能伸踇趾；趾长伸肌能伸第 2～5 趾。

（2）外侧群：位于腓骨的外侧。外侧群有 2 块肌，浅层为腓骨长肌，深层为腓骨短肌。两肌均起自腓骨外侧面，其腱经过外踝后方到足底，腓骨长肌止于第 1 跖骨底，腓骨短肌止于第 5 跖骨底（图 3-74）。

腓骨长肌和腓骨短肌能使足外翻和屈踝关节（足跖屈）。此外，两肌有维持足弓的作用。

（3）后群：位于小腿骨后方，分浅、深两层（图 3-75，图 3-76）。

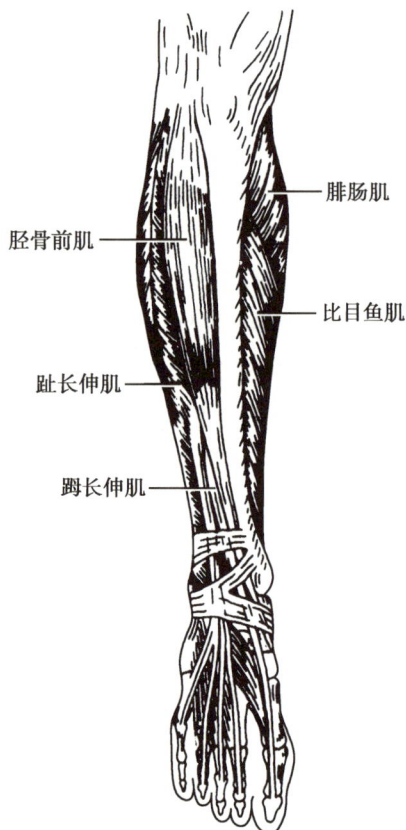

图 3-73    小腿肌前群

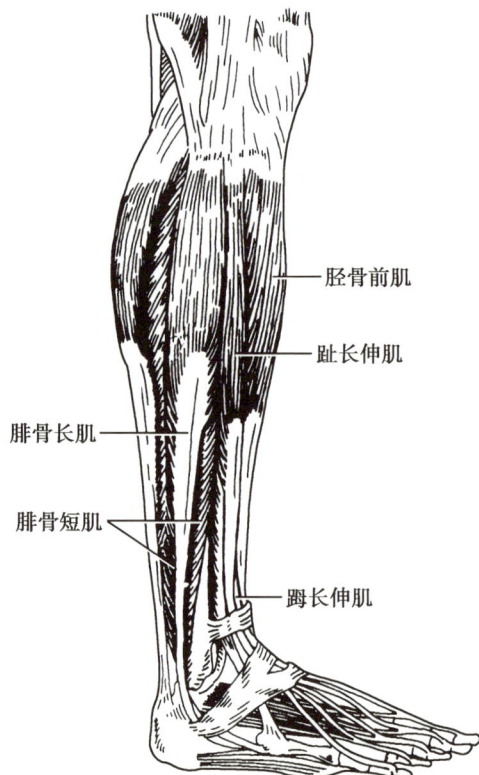

图 3-74    小腿肌外侧群

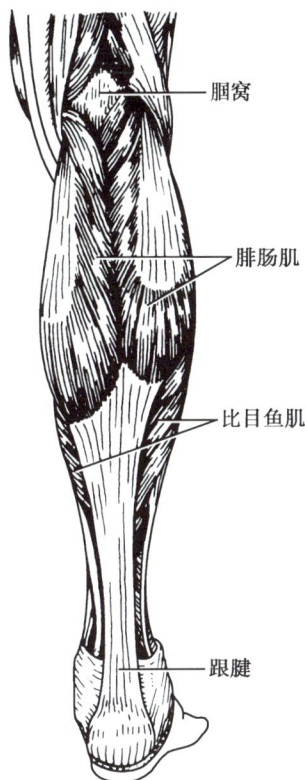

图 3-75　小腿肌后群（浅层）

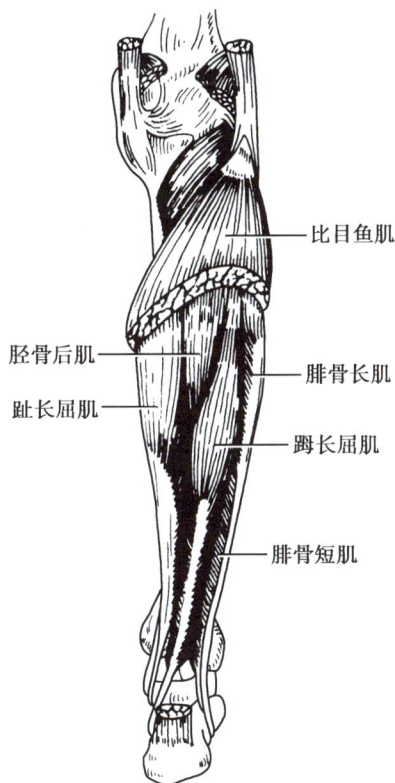

图 3-76　小腿肌后群（深层）

1）浅层：为小腿三头肌，由浅层的腓肠肌和深层的比目鱼肌合成。腓肠肌以内侧头、外侧头起自股骨内、外侧髁的后面，比目鱼肌起自胫、腓骨近端的后面，三个头会合后，在小腿的上部形成膨隆的"小腿肚"，向下续为跟腱，止于跟骨结节（图 3-75）。

小腿三头肌收缩，可屈踝关节（足跖屈）和屈膝关节。在站立时，小腿三头肌能固定踝关节和膝关节，以防止身体向前倾斜，对维持人体直立姿势有重要作用。

2）深层：有 3 块肌，由内侧向外侧依次为趾长屈肌、胫骨后肌和跛长屈肌。3 块肌都起自胫、腓骨后面和骨间膜，向下移行为肌腱，经内踝后方到足底，趾长屈肌分成 4 条腱，分别止于第 2～5 趾骨的远节趾骨，胫骨后肌止于足舟骨，跛长屈肌止于跛趾（图 3-76）。

小腿后群深层的 3 块肌都可屈踝关节（足跖屈）。此外，胫骨后肌还能使足内翻、跛长屈肌和趾长屈肌还分别有屈跛趾和屈第 2～5 趾的作用。

**4．足肌**　可分为足背肌和足底肌。

（1）足背肌：比较弱小，为伸跛趾和伸第 2～4 趾的小肌。

（2）足底肌：足底肌的配布情况和作用与手掌肌相似，也可分内侧群、中间群、外侧群三群，但没有对掌肌。足底肌主要有屈趾和维持足弓的作用。

**5．下肢的局部结构**

（1）股三角：位于大腿前面的上部，呈倒置的三角形。股三角由腹股沟韧带、长收肌内侧缘和缝匠肌内侧缘围成。股三角向上经腹股沟韧带的后方与髂窝相通，尖端向下后通腘窝。股三角内有股神经、股动脉、股静脉和淋巴结等。

（2）腘窝：位于膝关节后方，呈菱形。腘窝的上外侧界为股二头肌，上内侧界为半腱肌和半膜肌，下外侧界和下内侧界分别为腓肠肌外侧头和腓肠肌内侧头。腘窝内有腘动脉、腘静脉、胫神经、腓总神经和淋巴结等。

**下肢的重要肌性标志**

1. 股四头肌    在大腿屈和内收时,可见股直肌在缝匠肌和阔筋膜张肌所组成的夹角内。股内侧肌和股外侧肌在大腿前面的下部,分别位于股直肌的内、外侧。

2. 臀大肌    在臀部形成圆隆外形。

3. 股二头肌    在窝的外上界,可摸到它的肌腱止于腓骨头。

4. 小腿三头肌(腓肠肌和比目鱼肌)    在小腿后面,可见到该肌明显膨隆的肌腹及跟腱。

# 四、头    肌

头肌可分为面肌和咀嚼肌两部分。

## (一)面肌

面肌为扁薄的皮肌,大多起自颅骨的不同部位,止于面部皮肤,主要分布在睑裂、口裂和鼻孔周围,有环形肌和辐射肌两种。面肌收缩时,使面部孔裂开大或闭合,同时牵动面部皮肤显示各种表情,故又称表情肌。

面肌主要有口轮匝肌、眼轮匝肌、枕额肌和颊肌(图3-77)等。

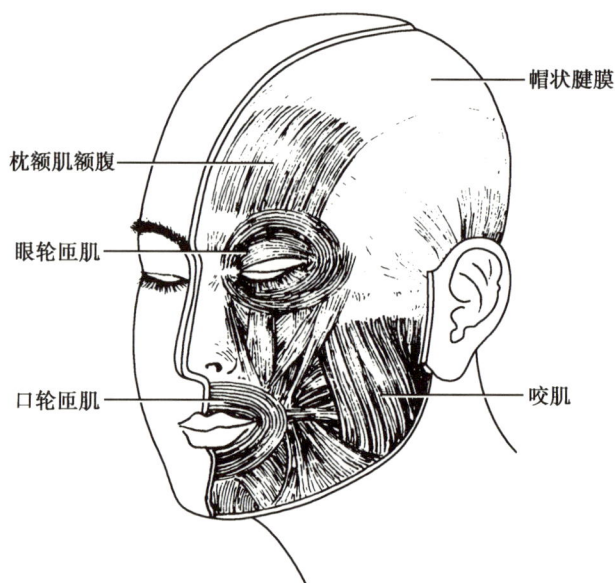

图3-77    面肌

1. **口轮匝肌**    位于口裂周围,收缩时可使口裂闭合。

2. **眼轮匝肌**    位于睑裂周围,收缩时可使睑裂闭合。

3. **枕额肌**    位于颅顶部,左右各一块,几乎覆盖颅顶的全部。每块枕额肌均由后面的枕腹、前面的额腹和两腹之间的帽状腱膜构成。枕腹收缩,可向后牵拉帽状腱膜;额腹收缩,可提眉,并使额部皮肤出现皱纹。

4. **颊肌**    位于口角两侧面颊深部,收缩时使颊部紧贴牙和牙龈,协助咀嚼和吸吮。

在口裂周围还有一些辐射状肌,收缩时可向各方牵引口唇和口角。

## (二)咀嚼肌

咀嚼肌位于颞下颌关节周围,参与咀嚼运动。其中主要的有咬肌和颞肌(图3-78)。

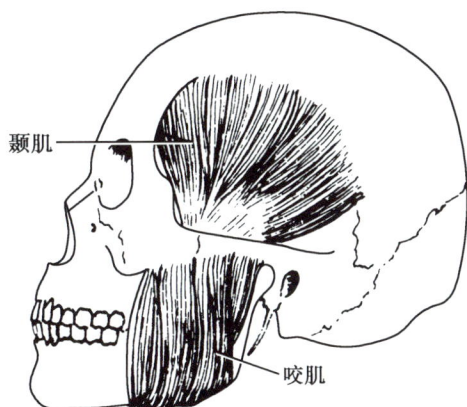

图 3-78　咬肌和颞肌

**1.咬肌**　位于下颌支的外面,呈长方形,起自颧弓,止于下颌角的外面。

**2.颞肌**　位于颞窝内,呈扇形,起自颞窝,肌束向下止于下颌骨的冠突。

咬肌和颞肌的共同作用是上提下颌骨,使上、下颌牙咬合。

### (三)颅顶软组织

颅顶软组织由浅入深可分为皮肤、皮下组织、帽状腱膜、腱膜下疏松组织、颅骨外膜等五层。前三层紧密相连,不易分离,当头皮撕裂时,三层可一并撕脱,因此,临床上视为一层,称为头皮。头皮深面是腱膜下疏松组织,又称腱膜下间隙,间隙内有通向颅内的导血管,头皮的感染可经此扩散到全部颅顶,也可经导血管向颅内扩散,因此腱膜下间隙被称为颅顶"危险区"。

（陈晓杰　王灿）

**?　复习思考题**

1. 运动系统由哪几部分组成?各组成部分的功能如何?
2. 全身骨依其外形可分几类?骨的构造如何?
3. 椎骨的一般形态如何?颈椎、胸椎、腰椎各有何主要特征?
4. 试述肩关节的构成、结构特点和运动方式。
5. 试述膈肌的位置和作用。膈有哪些主要裂孔?各通过何结构?

ER-3-3
扫一扫,测一测

# 第四章 消 化 系 统

掌握消化系统的组成、主要功能,上、下消化道的概念,消化管的一般结构,口腔的构造和分部,咽的位置、分部和结构,食管的位置、分部和狭窄,胃的形态、位置和胃壁的微细结构,小肠的分部,小肠壁的微细结构,大肠的分部及形态特点,盲肠、阑尾的位置和阑尾根部的体表投影,直肠的位置,大唾液腺的名称及其位置,肝的形态、位置、体表投影和微细结构,胆囊的位置、形态和胆囊底的体表投影,输胆管道的组成和胆汁的排出途径,胰的位置、形态和微细结构,腹膜和腹膜腔的概念。

熟悉胸腹部标志线和腹部分区,舌、牙的形态和构造,十二指肠的位置和分部,直肠的弯曲,肛管的形态,腹膜与腹盆腔器官的关系,腹膜形成的主要结构。

了解牙周组织,胃的毗邻,腹膜的功能。

## 第一节 概　　述

### 一、消化系统的组成

消化系统由消化管和消化腺组成(图4-1)。消化管包括口腔、咽、食管、胃、小肠(十二指肠、空肠和回肠)和大肠(盲肠、阑尾、结肠、直肠和肛管)。临床上通常把从口腔到十二指肠的一段消化管称为上消化道,空肠到肛门的一段消化管称为下消化道。消化腺包括大消化腺和小消化腺两种。大消化腺是肉眼可见、独立存在的器官,如大唾液腺、肝、胰等。小消化腺是散在于消化管壁内的小腺体,如唇腺、食管腺、胃腺和肠腺等。

### 二、消化系统的主要功能

消化系统的主要功能是摄取食物,进行消化,吸收营养物质,并将剩余的食物残渣排出体外。此外,口腔、咽还与呼吸、发音和言语等活动有关。

### 三、胸部标志线和腹部分区

内脏大部分器官位于胸腔、腹腔和盆腔内,为了便于准确描述内脏各器官的正常位置和体表投影,通常在胸、腹部体表确定若干标志线和分区(图4-2、图4-3)。

（一）胸部标志线

1. **前正中线**　是通过身体前面正中所作的垂直线。

2. **胸骨线**　是通过胸骨最宽处的外侧缘所作的垂直线。

3. **锁骨中线**　是通过锁骨中点所作的垂直线。

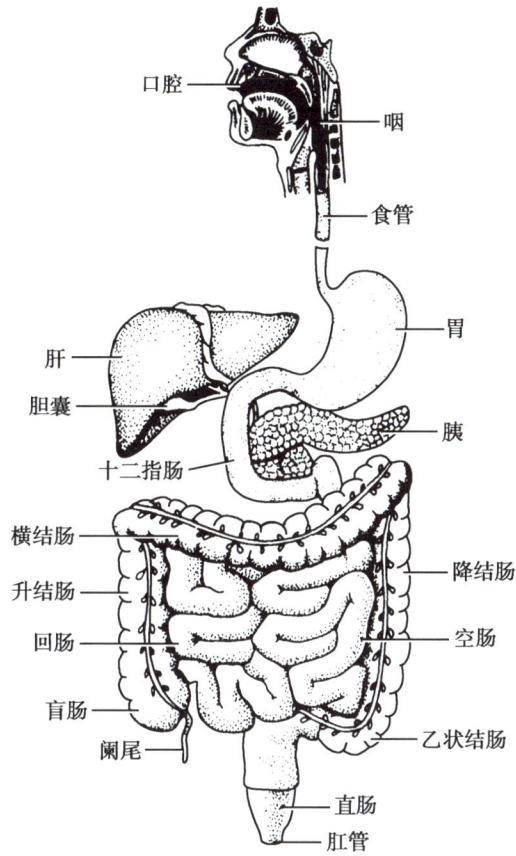

图 4-1 消化系统模式图

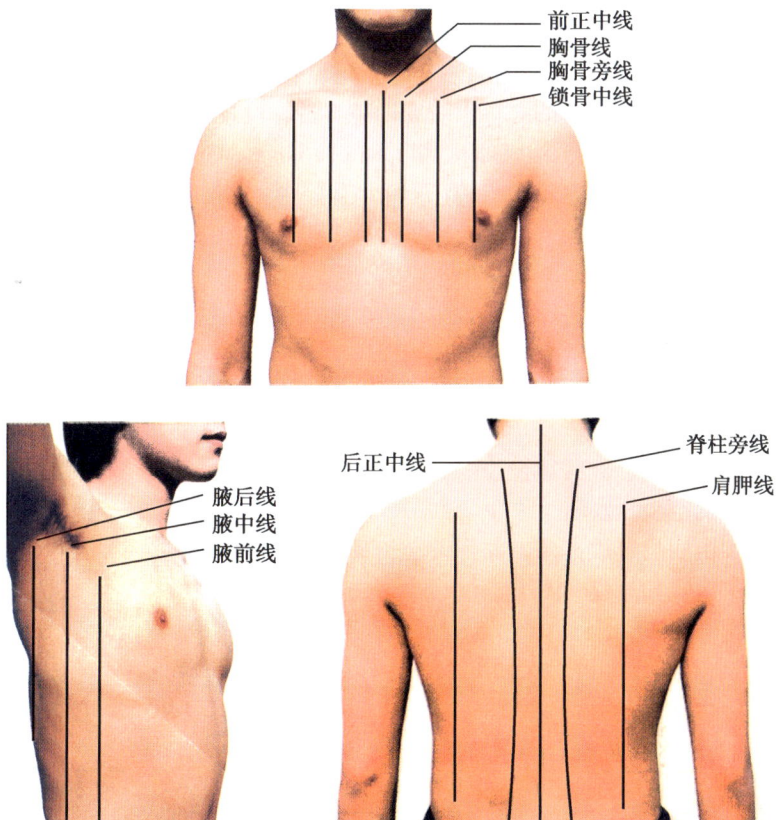

图 4-2 胸部标志线

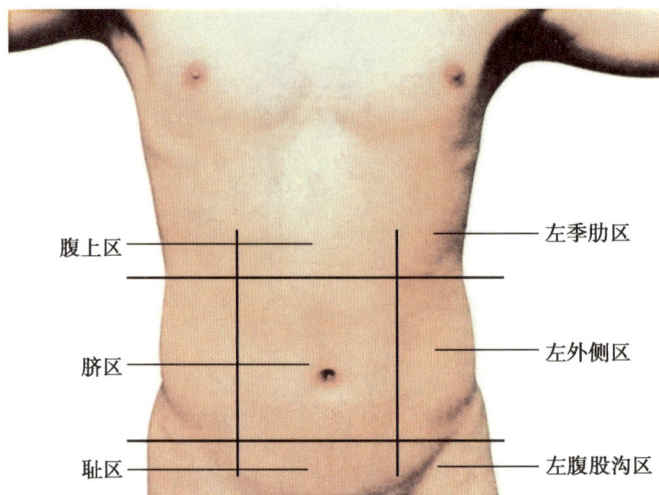

图 4-3　腹部分区

4.**胸骨旁线**　是通过胸骨线与锁骨中线之间中点所作的垂直线。

5.**腋前线**　是通过腋窝前缘（腋前襞）所作的垂直线。

6.**腋后线**　是通过腋窝后缘（腋后襞）所作的垂直线。

7.**腋中线**　是通过腋前线、腋后线之间中点（腋窝中点）所作的垂直线。

8.**肩胛线**　是通过肩胛骨下角所作的垂直线。

9.**后正中线**　是通过身体后面正中所作的垂直线。

### （二）腹部分区

通常用两条水平线和两条垂线将腹部分为九个区。两条水平线分别是左、右两侧肋弓最低点的连线和左、右两侧髂结节的连线；两条垂线是分别通过左、右腹股沟韧带中点向上所作的垂直线。两条水平线和两条垂线将腹部分成九个区，即左季肋区、腹上区、右季肋区、左腹外侧区（左腰区）、脐区、右腹外侧区（右腰区）、左髂区（左腹股沟区）、腹下区（耻区）和右髂区（右腹股沟区）。

临床工作中，常以前正中线和通过脐的水平线，将腹部分为左上腹部、右上腹部、左下腹部和右下腹部四个区。

---

**知识链接**

#### 中医学对消化系统的有关记载

中医学中对消化系统器官的形态和功能记载甚多，如《灵枢·肠胃》记载："唇至齿长九分，口广二寸半。齿以后至会厌深三寸半，大容五合。舌重十两，长七寸，广二寸半。咽门重十两，广一寸半，至胃长一尺六寸。胃纡曲屈，伸之长二尺六寸，大一尺五寸，径五寸，大容三斗五升。小肠后附脊……"由此可见，中国古代医学家早在 2 000 多年前曾对消化系统做过解剖观察和测量，并且有了深刻的认识。

# 第二节　消　化　管

## 一、消化管的一般结构

除口腔外，消化管壁一般可分为四层，由内向外依次为黏膜、黏膜下层、肌层和外膜（图4-4）。

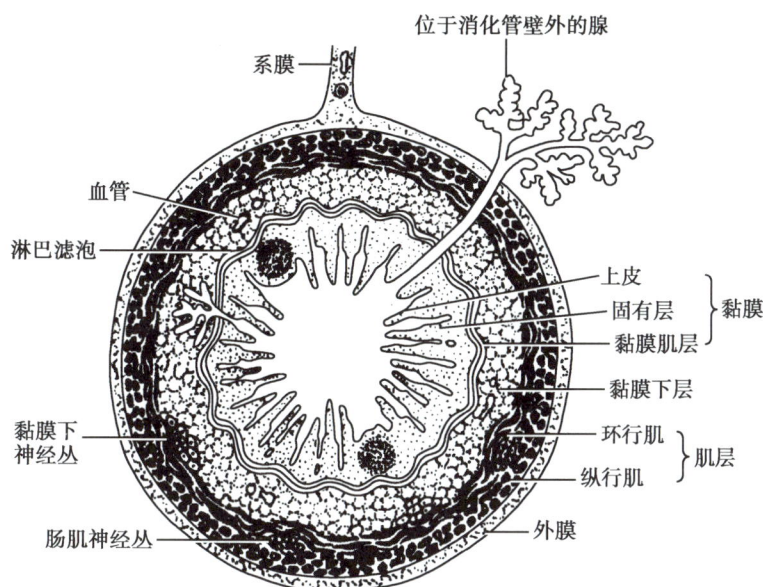

图 4-4 消化管壁一般结构模式图

## （一）黏膜

黏膜是消化管壁的最内层。黏膜表面润滑，有利于食物的运输、消化和吸收。黏膜自内向外由上皮、固有层和黏膜肌层组成。

**1. 上皮** 构成黏膜的表层。口腔、咽、食管和肛管下部的上皮为复层扁平上皮，适应摩擦，具有保护功能；胃、小肠和大肠的上皮为单层柱状上皮，以消化、吸收功能为主。

**2. 固有层** 由结缔组织构成。其内有小腺体、血管、淋巴管和淋巴组织。

**3. 黏膜肌层** 由 1～2 层平滑肌构成。平滑肌的收缩和舒张可以改变黏膜形态，促进腺体分泌物的排出和促进血液、淋巴的运行，有助于食物的消化和营养的吸收。

## （二）黏膜下层

黏膜下层由疏松结缔组织构成，内含较大的血管、淋巴管和神经丛。

食管、胃和小肠等部位的黏膜和黏膜下层共同向管腔内突出，形成纵行或环行皱襞，扩大了黏膜的表面面积。

## （三）肌层

在口腔、咽、食管上段的肌层以及肛门外括约肌为骨骼肌，其余各段均为平滑肌。平滑肌的肌层一般可分为内环行、外纵行两层。某些部位环行肌增厚，形成括约肌。肌层的收缩和舒张运动，可使消化液与食物充分混合，并将食物不断推进。

## （四）外膜

为消化管的最外层，有纤维膜和浆膜之分。咽、食管、直肠下部的外膜，由疏松结缔组织构成，称纤维膜；胃、小肠和大肠大部分的外膜由疏松结缔组织及其表面的间皮共同构成，称浆膜。浆膜表面光滑，可减少器官之间的摩擦。

# 二、口 腔

## （一）口腔的构造和分部

**1. 口腔的构造** 口腔是消化管的起始部，向前经口裂与外界相通，向后经咽峡通咽腔。口腔的前壁为口唇，侧壁为颊，上壁为腭，下壁为口腔底（图 4-5）。

（1）口唇：由皮肤、口轮匝肌及黏膜等构成。口唇分为上唇和下唇，上、下唇之间的裂隙称口

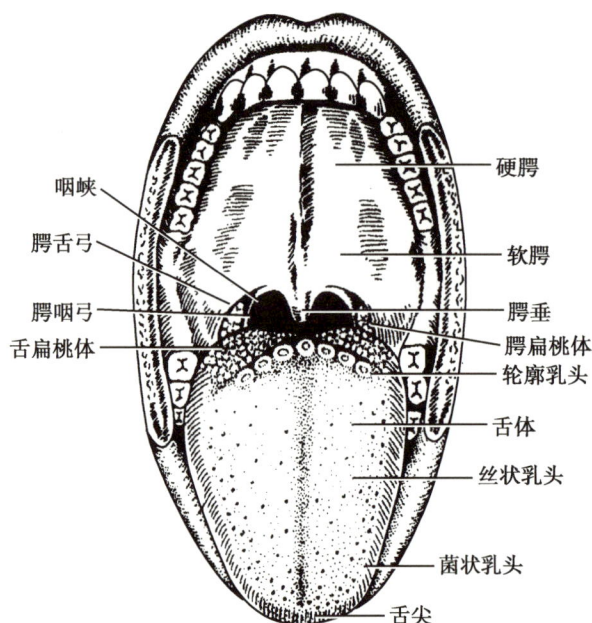

图 4-5　口腔与咽峡

（图中标注）咽峡　腭舌弓　腭咽弓　舌扁桃体　硬腭　软腭　腭垂　腭扁桃体　轮廓乳头　舌体　丝状乳头　菌状乳头　舌尖

裂，口裂的两端称口角。上唇表面正中线上有一浅沟，称人中，为人类所特有。人中的上、中 1/3 交界处为"人中穴"，临床上常用针刺该穴或指压该穴的方法抢救昏迷病人。从鼻翼两旁至口角两侧各有一浅沟，称鼻唇沟，是唇与颊的分界线。正常人两侧鼻唇沟深度对称，面肌瘫痪的病人，患侧鼻唇沟变浅或消失。上、下两唇游离缘的上皮较薄，呈红色，当机体缺氧时，可变成暗红色，临床上称发绀。

（2）颊：为口腔的侧壁，由皮肤、颊肌和颊黏膜等构成。在平对上颌第二磨牙的颊黏膜处可见一圆形黏膜隆起，称腮腺管乳头，是腮腺导管的开口。

（3）腭：为口腔顶，分隔鼻腔与口腔。腭分硬腭和软腭两部分，前 2/3 以骨为基础，表面覆以黏膜，称硬腭；后 1/3 由骨骼肌和黏膜构成，称软腭。软腭的后缘游离，中央有一向下悬垂的突起称腭垂或悬雍垂。自腭垂两侧向下各有两条弓形黏膜皱襞，其前方的一条向下连于舌根，称腭舌弓；后方的一条向下连于咽的侧壁，称腭咽弓。

腭垂，左、右腭舌弓和舌根共同围成咽峡，它是口腔通向咽的门户，也是口腔与咽的分界（图 4-5）。

（4）口腔底：由舌和封闭口腔底的软组织构成。

**2. 口腔的分部**　口腔以上、下牙弓为界分为口腔前庭和固有口腔两部分。牙弓与唇和颊之间的蹄铁形腔隙，称为口腔前庭；牙弓以内的腔隙为固有口腔。

当上、下牙咬合时，口腔前庭和固有口腔仍可借最后磨牙后方的间隙相通。临床上对牙关紧闭的病人，可经最后磨牙后方的间隙插管注入营养物质或急救灌药等。

### （二）口腔内器官

口腔内的主要器官是舌和牙。

**1. 舌**　位于口腔底，具有协助咀嚼和吞咽食物、辅助发音和感受味觉等功能。

（1）舌的形态：舌分舌尖、舌体和舌根三部分。舌体占舌的前 2/3，前端称舌尖。舌根占舌的后 1/3。

舌有上、下两面。舌的上面称舌背。

（2）舌的构造：舌由舌肌为基础，表面覆以黏膜构成。

　1）舌黏膜：呈淡红色，被覆于舌的表面。

舌背的黏膜上有许多小突起，称为舌乳头。舌乳头按其形状可分为丝状乳头、菌状乳头、叶状乳头和轮廓乳头等。丝状乳头数量最多，体积最小，呈白色丝绒状，遍布于舌背，具有一般感觉功能；菌状乳头数量较少，为红色钝圆形小突起，散在于丝状乳头之间，以舌尖部最多；叶状乳头数量少，通常位于舌侧缘的后部，每一边为 4~8 条并列的叶片状的黏膜皱襞，小儿较为清晰；轮廓乳头最大，有 7~11 个，排列于界沟前方。菌状乳头、叶状乳头和轮廓乳头含有味蕾，为味觉感受器，能感受酸、甜、苦、咸等味觉刺激。舌根上面的黏膜表面有许多丘状隆起，其深部有淋巴滤泡组成的结节，称舌扁桃体（图 4-5）。

舌下面的黏膜在舌的正中线处有一连于口腔底的纵行黏膜皱襞，称舌系带。在舌系带根部的两侧各有一小黏膜隆起，称舌下阜。舌下阜的顶端有下颌下腺和舌下腺大管的共同开口。由舌下阜向两侧延伸，各有一黏膜隆起，称舌下襞，其深面有舌下腺等结构（图 4-6）。

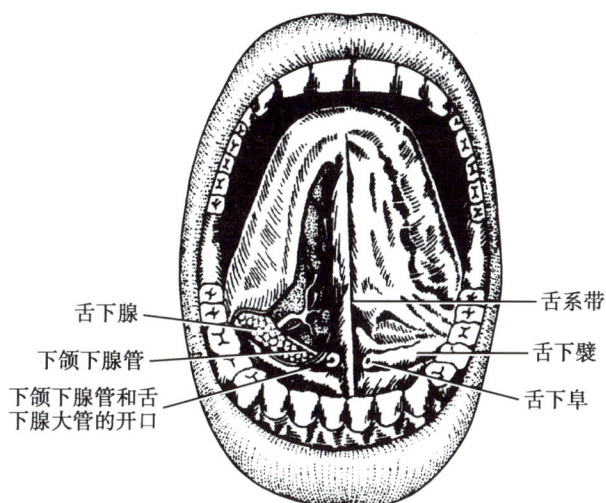

图 4-6　口腔底和舌下面的黏膜

舌黏膜表面的上皮细胞不断角化、脱落并与食物残渣、黏液、细菌和渗出的白细胞等混合在一起，附着于黏膜的表面，形成舌苔。舌苔呈淡薄白色。舌苔的厚薄、色泽的改变可反映人体的健康与疾病状况，因而可作为诊断疾病的依据。

### 知识链接

#### 舌象

中医讲究"望、闻、问、切"，"望"就是看，其中看舌头是很重要的内容。望舌，主要观察的是舌质和舌苔。正常人的舌象，是"淡红舌，薄白苔"，也就是舌体柔软，活动自如，颜色淡红，舌面铺有薄薄的、颗粒均匀、干湿适中的白苔。根据中医理论，舌通过经络直接或间接地与心、肝、脾、肾等许多脏腑相联系，所以脏腑病变可通过舌象变化反映出来。

2）舌肌：为骨骼肌，可分为舌内肌和舌外肌（图 4-7）。

舌内肌的起、止点均在舌内，构成舌的主体，其肌束分纵行、横行和垂直三种，收缩时可以改变舌的形状，分别使舌缩短、变窄和变薄。

舌外肌起自舌附近各骨，止于舌内，收缩时可改变舌的位置。舌外肌每侧有 4 块，其中最主要的一对为颏舌肌。

颏舌肌：起自下颌骨体内面中线的两侧，向后上呈扇形止于舌。两侧颏舌肌同时收缩，舌前伸；一侧收缩，舌尖伸向对侧。如一侧颏舌肌瘫痪，伸舌时，舌尖偏向患侧。

**2．牙**　是人体最坚硬的器官，嵌入上、下颌骨的牙槽内，分别排列成上牙弓和下牙弓。牙的主要功能是咬切、磨碎食物和辅助发音等。

（1）牙的名称和排列：人的一生先后萌出两组牙，按萌出先后，分乳牙和恒牙。

乳牙共 20 颗，上、下颌的左、右侧各 5 颗，按牙的形态和功能，分为乳切牙 2 颗；乳尖牙 1 颗；乳磨牙 2 颗。

恒牙共 32 颗，上、下颌的左、右侧各 8 颗，按牙的形态和功能，分为切牙 2 颗，尖牙 1 颗，前磨牙 2 颗，磨牙 3 颗（图 4-8、图 4-9）。

临床上为迅速、准确而简便地记录各个牙在口腔中的位置，常与被检查者的体位为标准，通常用横线表示上、下牙列的分界，以纵线表示左、右侧的分界。用罗马数字表示乳牙，以阿拉伯数字表示恒牙。例如，病历记录中如出现"Ⅴ|"，表示左上颌第二乳磨牙；"2|"则表示右上颌恒侧切牙。

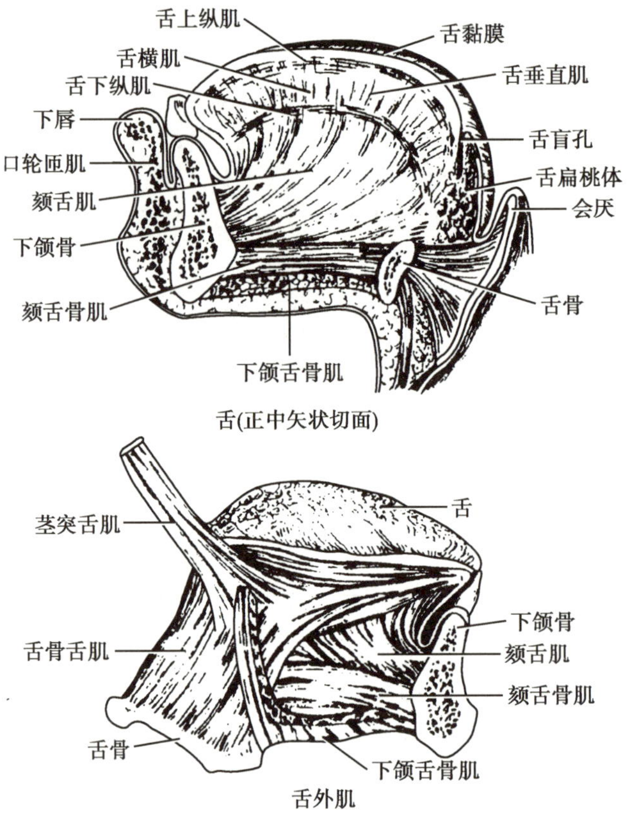

舌(正中矢状切面)

舌外肌

图 4-7    舌肌

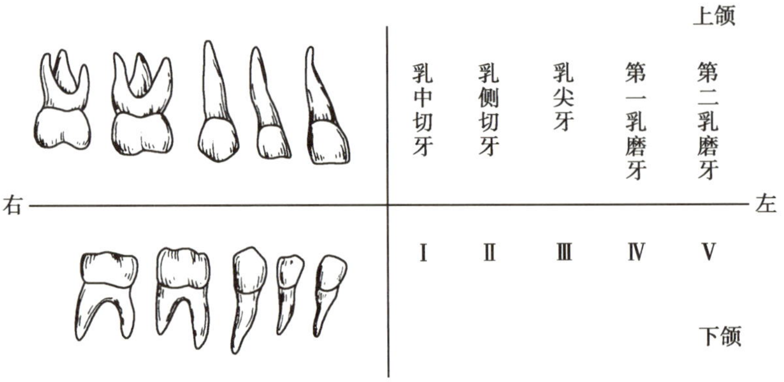

图 4-8    乳牙的名称及符号

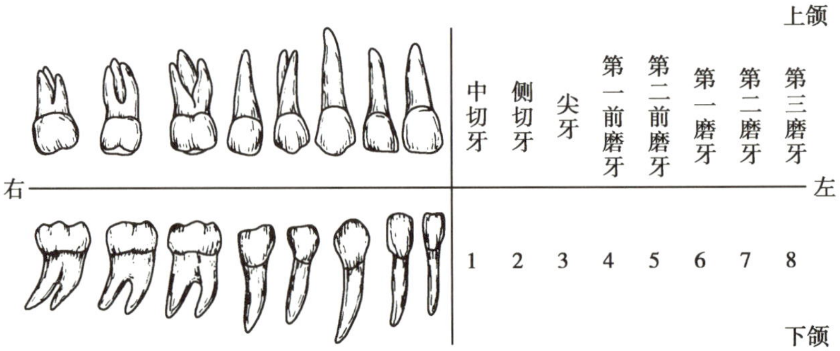

图 4-9    恒牙的名称及符号

（2）牙的形态：每个牙都分为牙冠、牙根和牙颈三部分（图 4-10）。牙冠洁白，为牙露于牙龈外面的部分；牙根嵌入牙槽内；牙颈为牙冠和牙根之间稍细的部分，外包以牙龈。

（3）牙的构造：牙主要由牙质、釉质、牙骨质和牙髓构成（图 4-10）。牙质位于牙的内部，构成牙的主体。在牙冠，牙质的表面覆盖有洁白坚硬的牙釉质，它是人体最坚硬的组织。在牙颈和牙根，牙质的表面覆盖有一层牙骨质（黏合质）。牙的中央有一空腔，称牙腔，腔内容纳牙髓。牙髓由结缔组织、神经、血管和淋巴管组成。贯穿牙根的小管，称为牙根管。牙腔借牙根管，经牙根尖端的牙根尖孔与牙槽相通。

牙虽坚硬，但如不注意保护，则易形成龋齿。若龋齿不断加深，侵犯牙髓时，可引起牙髓炎，导致剧烈的疼痛。

（4）牙的萌出：乳牙一般在出生后 6 个月开始萌出，至 2～3 岁内出齐，6 岁左右开始脱落。恒牙在 6 岁左右开始萌出，至 14 岁左右基本出齐，第三磨牙一般在 18～30 岁方能萌出或终生不出，故又名迟牙（智牙）。因此，成年人恒牙数为 28～32 个均属正常。

（5）牙周组织：包括牙槽骨、牙周膜和牙龈。牙槽骨即构成牙槽的骨质；牙周膜相当于牙槽骨的骨膜，为牙根与牙槽骨之间的致密结缔组织；牙龈是覆盖在牙槽弓和牙颈表面的口腔黏膜，富含血管，色淡红，坚韧而有弹性。牙周组织对牙具有固定、支持和保护作用。

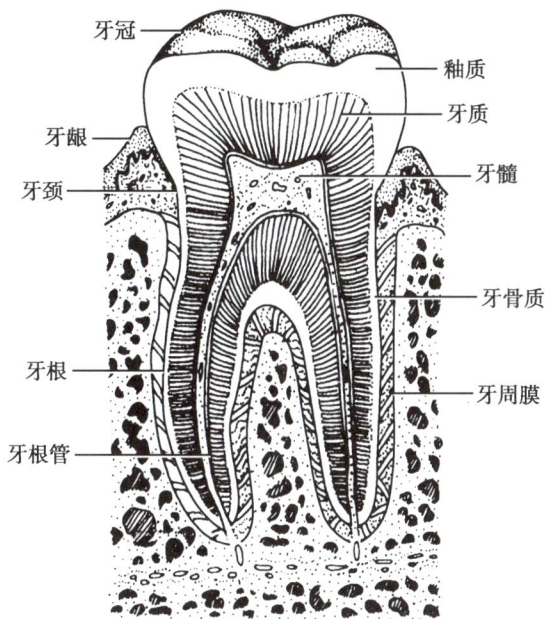

图 4-10　牙的形态及构造

## 三、咽

### （一）咽的形态和位置

咽为上宽下窄、前后略扁的漏斗形肌性管道（图 4-11）。

咽位于第 1～6 颈椎的前方，鼻腔、口腔和喉腔的后方，上端起自颅底，下端约在第 6 颈椎体下缘高度连于食管，全长约 12cm（图 4-12）。

### （二）咽腔的分部和结构

咽的后壁和侧壁完整，而前壁不完整，分别与鼻腔、口腔和喉腔相通，因此咽腔相应地分为鼻咽、口咽和喉咽三部分（图 4-12）。

**1. 鼻咽**　位于鼻腔的后方，介于颅底与软腭之间，向前经鼻后孔与鼻腔相通。在鼻咽的侧壁上平对下鼻甲后方约 1cm 处，有一三角形的咽鼓管咽口，经咽鼓管与中耳鼓室相通。在咽鼓管咽口的后上方，有一纵行深窝，称咽隐窝，是鼻咽癌的好发部位。咽鼓管咽口平时是关闭的，当用力张口或吞咽时，咽鼓管咽口开放，空气通过

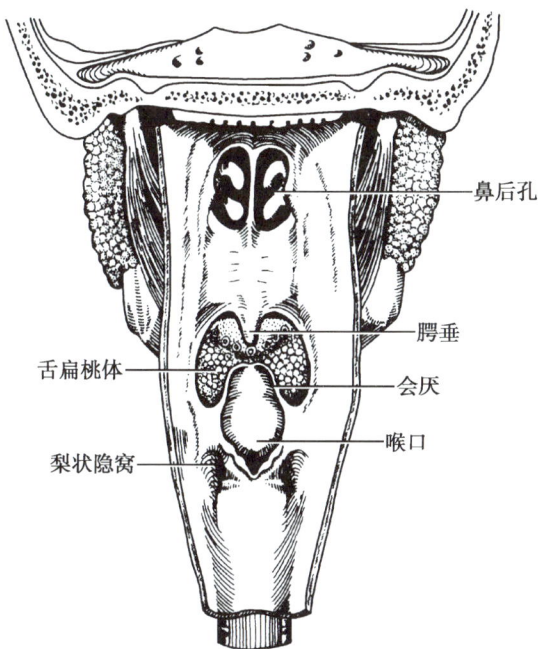

图 4-11　咽（后壁切开）

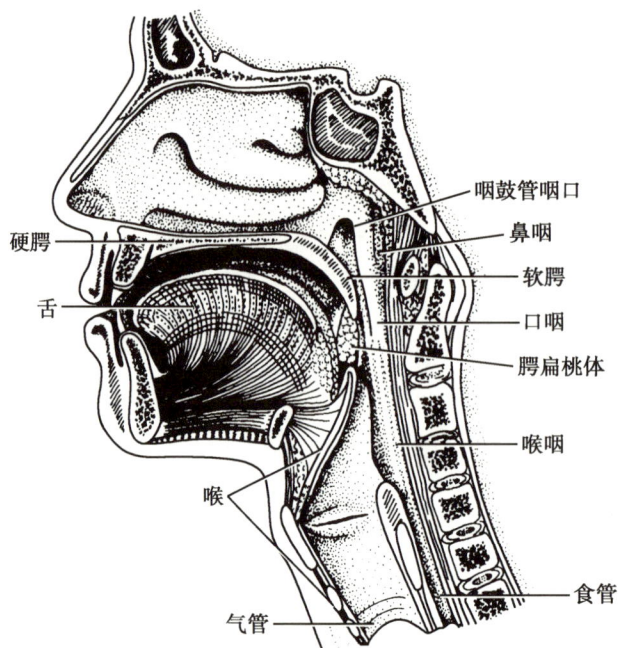

图 4-12　头颈部的正中矢状切面

咽鼓管进入中耳鼓室,以维持鼓膜两侧气压的平衡。咽部感染时,炎症可经咽鼓管蔓延到中耳鼓室,引起中耳炎。

鼻咽上壁后部的黏膜内有丰富的淋巴组织,称咽扁桃体,在幼儿时期较发达,6～7 岁时开始萎缩,约至 10 岁后完全退化。

**2.口咽**　位于口腔的后方,介于软腭后缘与会厌上缘之间,向前经咽峡与口腔相通。在口咽的侧壁上,腭舌弓与腭咽弓之间有一凹窝,称扁桃体窝,窝内容纳腭扁桃体。

腭扁桃体是淋巴器官,呈卵圆形,具有防御功能。腭扁桃体易感染化脓。

咽扁桃体、腭扁桃体和舌扁桃体等共同构成咽淋巴环,是消化管和呼吸道上端的防御结构。

**3.喉咽**　位于喉的后方,为会厌上缘平面至第 6 颈椎下缘之间的一段,向前经喉口通喉腔,向下续于食管。在喉口的两侧与咽的侧壁之间各有一深窝,称梨状隐窝,是异物易滞留的部位。

咽是消化管和呼吸道的共同通道。食物经口腔、咽和食管进入胃;空气经鼻腔、咽、喉、气管和主支气管进入肺。

# 四、食　管

## (一)食管的位置和分部

食管上端在平第 6 颈椎体下缘处续于咽,向下沿脊柱前方下行,经胸廓上口入胸腔,穿过膈的食管裂孔入腹腔,末端在第 11 胸椎体的左侧与胃的贲门相连。

食管依其行程分为颈部、胸部和腹部三段(图 4-13)。颈部较短,长约 5cm,位于颈椎之前、气管之后,两侧有颈部的大血管;胸部较长,为 18～20cm,前方自上而下依次有气管、左主支气管和心包;腹部最短,长仅 1～2cm,在膈的下方与贲门相续。

## (二)食管的形态和狭窄

食管是前后略扁的肌性管道,长约 25cm。食管全长有三个生理性狭窄(图 4-13)。第一个狭窄在食管的起始处,正对第 6 颈椎体下缘平面,距中切牙约 15cm;第二个狭窄在食管与左主支气管交叉处,约平第 4、5 胸椎之间,距中切牙约 25cm;第三个狭窄在食管穿过膈的食管裂孔处,约平第 10 胸椎平面,距中切牙约 40cm。

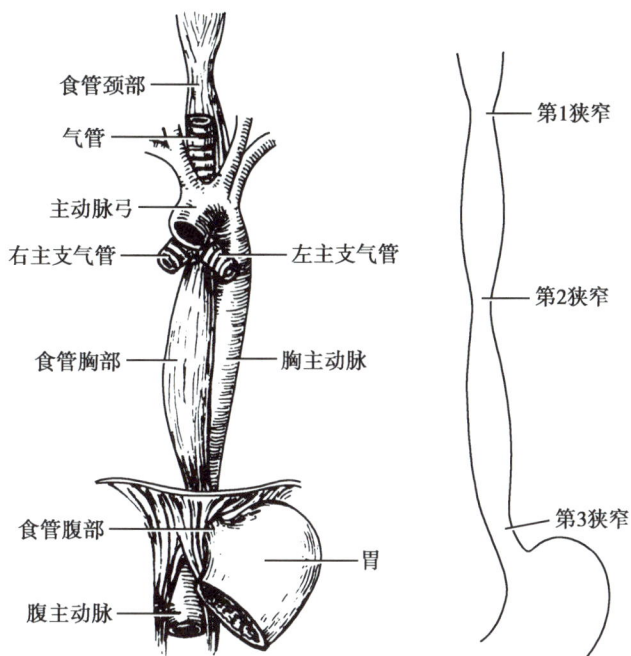

图 4-13　食管的位置和狭窄

食管的生理性狭窄是食管异物易滞留的部位，也是食管癌和食管静脉曲张的好发部位。

临床上进行食管插管时，要注意食管的狭窄处，根据食管镜插入的距离可推知器械已到达的部位。

### （三）食管壁的微细结构

食管壁的内面有 7～10 条纵行黏膜皱襞，食物通过时，管腔扩张，皱襞展平。食管壁由黏膜、黏膜下层、肌层和外膜四层构成（图 4-14）。

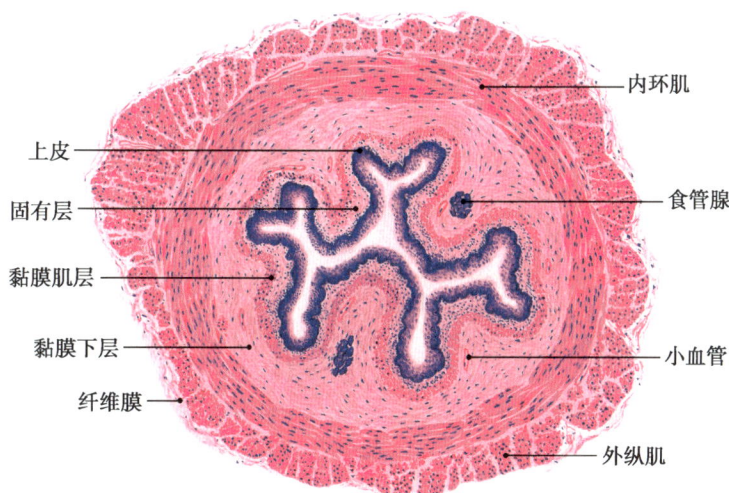

图 4-14　食管壁的微细结构

**1. 黏膜**　食管的黏膜上皮为复层扁平上平，具有保护作用。固有层为疏松结缔组织，含有血管和淋巴管。黏膜肌层由一层纵行平滑肌构成。

**2. 黏膜下层**　为疏松结缔组织，含有血管、淋巴管和大量的食管腺。食管腺分泌黏液，起润滑作用，使食团易于下行。

**3．肌层**　食管壁的肌层分内环行、外纵行两层。食管壁的肌层上 1/3 段为骨骼肌；中 1/3 段由骨骼肌与平滑肌混合组成；下 1/3 段为平滑肌。

**4．外膜**　为纤维膜，由疏松结缔组织构成。

---

**思政元素**

**巴里·马歇尔"为科学奉献自我"的故事**

幽门螺杆菌（helicobacter pylori, Hp），常寄生在人体胃黏膜组织中，感染后主要引起慢性胃炎、消化性溃疡等疾病，与胃癌、胃黏膜相关淋巴组织（MALT）淋巴瘤等疾病有密切的关系，被世界卫生组织（WHO）列为第一类生物致癌因子。

学者们普遍认为人体胃中有 pH 值小于 2 的胃酸，不可能让幽门螺杆菌存在，也一直未找到治疗胃病的根本方法。为了提供更确切的证据来证实自己的理论，澳大利亚科学家巴里·马歇尔瞒着家人喝下了满满的一杯带有"幽门螺杆菌"的培养液，之后出现恶心、呕吐、胃痛等症状，继而发现细菌大量繁殖，胃黏膜出现感染，基于这些结果，从而确认幽门螺杆菌是造成大多数胃溃疡和胃炎的原因，点亮了消化性溃疡治愈之路的光明。2005 年巴里·马歇尔因此获得了诺贝尔生理学或医学奖。

# 五、胃

胃是消化管中最膨大的部分，上连食管，下续十二指肠，具有容纳食物、分泌胃液和对蛋白质初步消化的功能。成人胃的容量约 1 500ml，新生儿的胃容量约为 30ml。

## （一）胃的形态和分部

胃的形态可受体位、体型、性别、年龄和胃的充盈状态等多种因素的影响。胃在完全空虚时略呈管状，高度充盈时呈球囊状。

胃有两壁、两口和两缘（图 4-15）。两壁即前壁和后壁，胃前壁朝向前上方；胃后壁朝向后下方。胃的入口称贲门，与食管相续；出口称幽门，与十二指肠相接。胃的上缘凹而短，朝向右上方，称胃小弯，其最低处，形成一切迹，称角切迹；下缘凸而长，朝向左下方，称胃大弯。

胃可分为四部分：①贲门部，是位于贲门附近的部分，与其他部分无明显界限；②胃底，是位于贲门平面左侧向上膨出的部分；③胃体，是胃的中间部，系指胃底与角切迹之间的部分；④幽门部，是位于角切迹与幽门之间的部分，临床上常称此部为胃窦。幽门部大弯侧有一不明显的浅沟称中间沟，此沟把幽门部又分为右侧的幽门管和左侧的幽门窦。

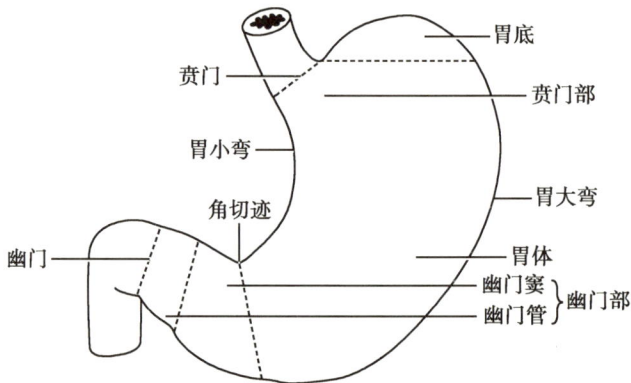

图 4-15　胃的形态和分部

胃小弯和幽门部是胃溃疡和胃癌的好发部位。

## （二）胃的位置和毗邻

胃的位置随体型、体位和胃的充盈程度不同而改变。

胃在中等程度充盈时，大部分位于左季肋区，小部分位于腹上区。胃的贲门和幽门的位置比较固定，贲门位于第11胸椎体左侧，幽门约在第1腰椎体右侧。

胃前壁的右侧份与肝左叶相邻；左侧份与膈相邻，并为左肋弓所遮盖；剑突下方的胃前壁直接与腹前壁相贴，该处是临床上胃的触诊部位（图4-16）。胃后壁邻近左肾、左肾上腺、胰、脾等器官。胃底与膈、脾相贴。胃大弯的后下方有横结肠横过。

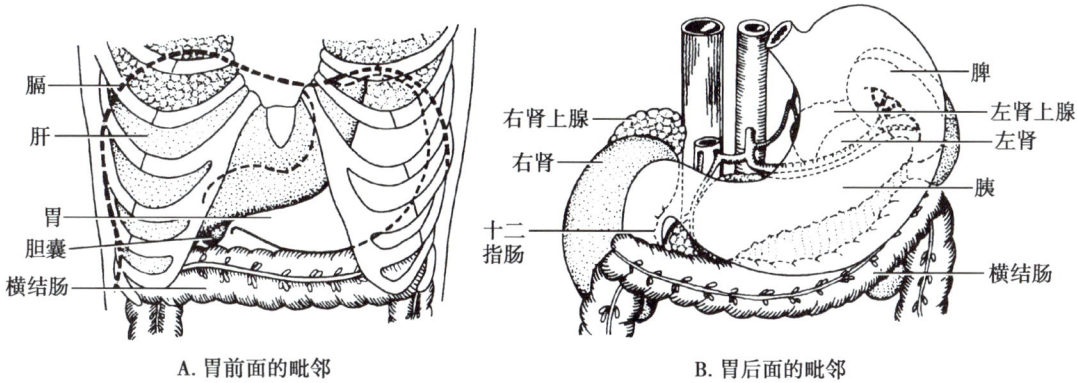

A. 胃前面的毗邻      B. 胃后面的毗邻

图4-16　胃的毗邻

## （三）胃壁的微细结构

胃壁由黏膜、黏膜下层、肌层和外膜构成（图4-17、图4-18）。

**1. 黏膜**　胃黏膜较厚，肉眼观察为橘红色，有光泽。黏膜表面有许多针孔样小窝，称胃小凹，凹底有胃腺的开口。胃空虚时，黏膜与黏膜下层隆起形成皱襞，充盈时皱襞变低或展平，但胃小弯处有4～5条纵行皱襞较恒定。幽门处的黏膜皱襞呈环形，称幽门瓣，可调节胃内容物进入十二指肠的速度。

（1）上皮：为单层柱状上皮，能分泌黏液，保护胃黏膜。

（2）固有层：由疏松结缔组织构成，内有许多管状的胃腺。胃腺根据其所在部位不同，可分为贲门腺、幽门腺和胃底腺。

贲门腺、幽门腺分别位于贲门部和幽门部，分泌黏液和溶菌酶等。

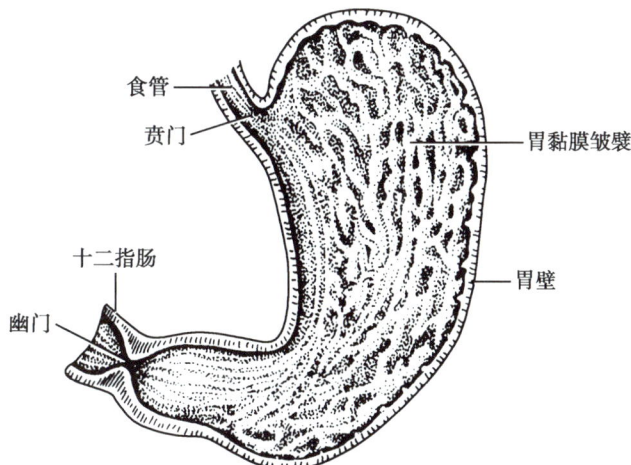

图4-17　胃的黏膜

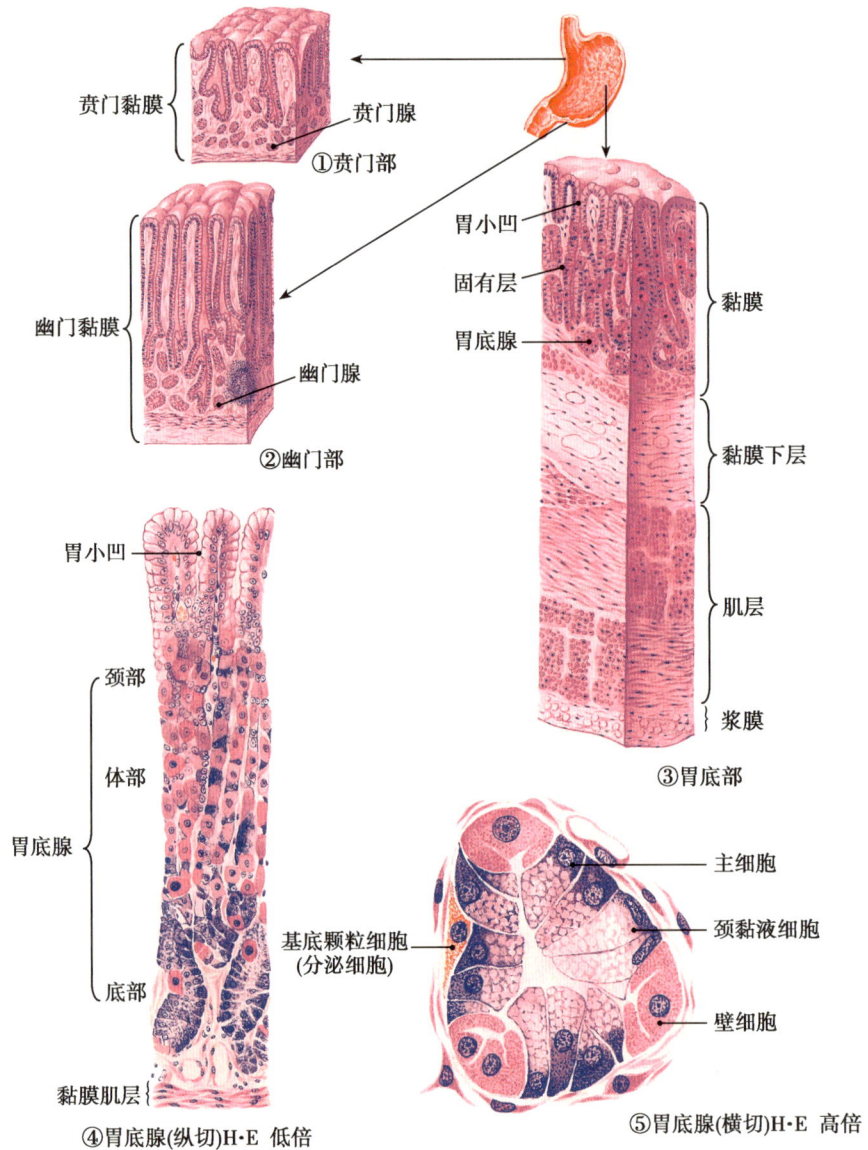

图 4-18 胃壁的微细结构

胃底腺位于胃底和胃体部，是分泌胃液的主要腺体。胃底腺主要由三种细胞组成。

1）颈黏液细胞：数量少，主要分布于腺的颈部。细胞呈柱状，核扁圆形，位于细胞基底。可分泌黏液。

2）主细胞：又称胃酶细胞，数量最多，分布于腺的中、下部。细胞呈柱状，核圆形，位于细胞基底，细胞质呈嗜碱性。主细胞分泌胃蛋白酶原。胃蛋白酶原经盐酸作用后成为有活性的胃蛋白酶，参与蛋白质的分解。

3）壁细胞：又称泌酸细胞，分布于腺的上、中部。细胞较大，呈圆形或锥体形，核呈圆形，位于细胞的中央，细胞质呈嗜酸性。壁细胞有合成和分泌盐酸的功能。盐酸是胃液的重要组成成分，有杀菌作用，并能激活胃蛋白酶原成为胃蛋白酶。壁细胞还能分泌一种糖蛋白，称内因子，内因子能促进回肠对维生素 $B_{12}$ 的吸收。患萎缩性胃炎时，内因子缺乏，维生素 $B_{12}$ 吸收障碍，影响骨髓内红细胞的生成过程，导致恶性贫血。

（3）黏膜肌层：由内环行和外纵行两层平滑肌组成。

**2. 黏膜下层**　由疏松结缔组织构成，含有较大的血管、淋巴管和神经丛。

**3. 肌层** 较厚,由内斜行、中环行、外纵行三层平滑肌构成。环行肌在幽门处增厚形成幽门括约肌,它能调节胃内容物进入小肠的速度,也可防止小肠内容物逆流至胃(图4-19)。在婴儿,若幽门括约肌肥厚,可形成先天性幽门梗阻。

**4. 外膜** 为浆膜。

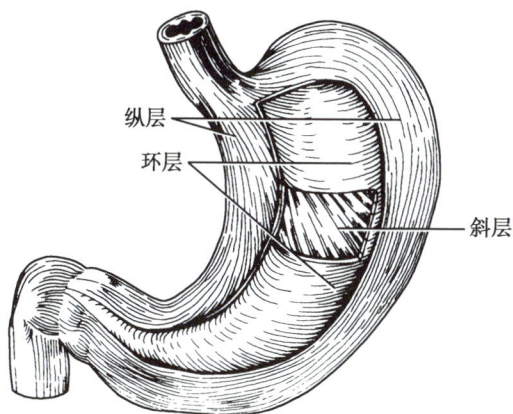

图4-19 胃壁的肌层

# 六、小 肠

小肠为消化管中最长的一段,长5～7m,是消化食物与吸收营养的主要器官,并具有内分泌功能。

小肠盘曲在腹腔的中、下部,上接幽门,下续盲肠,从上向下依次分为十二指肠、空肠和回肠三部分。

## (一)十二指肠

十二指肠为小肠的起始段,长约25cm,约相当于十二个手指并列的长度,故得名。十二指肠介于胃和空肠之间,上端起于幽门,下端至十二指肠空肠曲与空肠相连。十二指肠呈C形包围胰头,紧贴腹后壁。十二指肠按其位置不同可分为上部、降部、水平部和升部四部分(图4-20)。

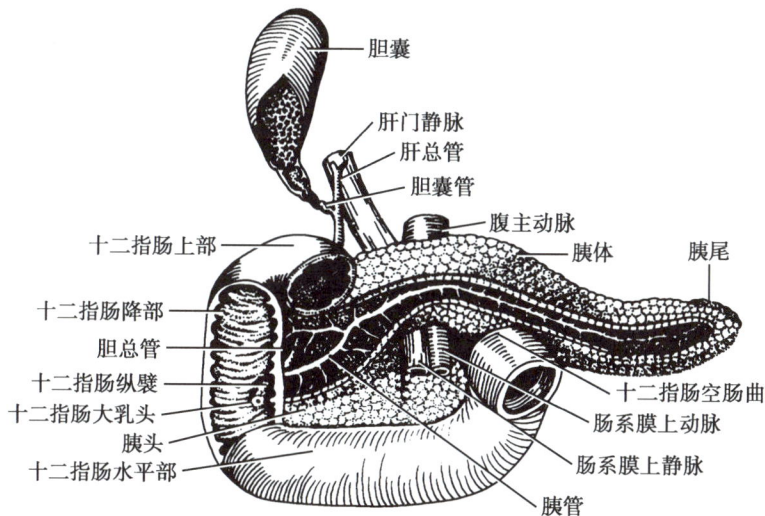

图4-20 十二指肠和胰

**1. 上部** 长约5cm,在第1腰椎右侧起于幽门,行向右后,至肝门下方、胆囊颈附近急转向下,移行为降部。十二指肠上部与幽门相连接约2.5cm的一段肠管,壁较薄,黏膜面光滑无环状襞,在X线下观察呈球形,称十二指肠球,是十二指肠溃疡的好发部位。

**2. 降部** 长7～8cm,在第1～3腰椎和胰头的右侧下降,至第3腰椎下缘平面弯向左续接水平部。在十二指肠降部的后内侧壁上有一纵行皱襞,称十二指肠纵襞,其下端有一圆形突起,称十二指肠大乳头(major duodenal papilla),为胆总管和胰管的共同开口处。十二指肠大乳头距中切牙约75cm。

**3. 水平部** 又称下部,长约10cm,在第3腰椎下缘平面,自右向左横行,越过下腔静脉、腹主动脉前方,至第3腰椎左侧移行于升部。

**4．升部**  长 2～3cm，自第 3 腰椎左侧斜向左上方，至第 2 腰椎左侧，然后再向前下方弯曲续于空肠。十二指肠与空肠转折处形成的弯曲称十二指肠空肠曲。十二指肠空肠曲被十二指肠悬肌固定于腹后壁。十二指肠悬肌和包绕于其下段表面的腹膜皱襞共同构成十二指肠悬韧带，又称（Treitz 韧带），在手术时可作为确认空肠起始部的重要标志。

---

**知识链接**

**消化性溃疡及其好发部位**

　　消化性溃疡主要指发生于胃和十二指肠的慢性溃疡，幽门螺杆菌和酸性胃液对黏膜的消化作用是溃疡形成的基本因素，因此得名。绝大多数的溃疡发生于十二指肠和胃，故又称胃、十二指肠溃疡。

　　胃溃疡多发生于胃小弯，尤其是角切迹处。也可见于胃窦或高位胃体，胃大弯和胃底甚少见。十二指肠溃疡主要见于球部，约 5% 见于球部以下部位，称球后溃疡。在球部的前后壁或胃的大、小弯侧同时见有溃疡，称对吻溃疡。胃和十二指肠均有溃疡者，称复合性溃疡。约 5% 的胃溃疡可癌变。严重的溃疡可致胃十二指肠穿孔。

---

### （二）空肠和回肠

　　空肠上接十二指肠，回肠下连盲肠，迂回盘曲于腹腔中、下部。

　　空肠与回肠无明显分界，空肠约占空回肠全长近侧的 2/5，位于腹腔的左上部，管径较大，管壁较厚，血供丰富，在活体呈淡红色；回肠约占空回肠全长远侧的 3/5，位于腹腔的右下部，管径略小，管壁较薄，血管不如空肠丰富，颜色较淡。

### （三）小肠壁的微细结构

　　小肠壁的结构分黏膜、黏膜下层、肌层和外膜四层（图 4-21）。

　　**1．黏膜**  上皮为单层柱状上皮；固有层由富含血管和淋巴管的细密结缔组织构成；黏膜肌层由内环行和外纵行两层平滑肌组成。小肠黏膜形态和结构的主要特点是腔面有许多环形皱襞和肠绒毛，固有层中有大量小肠腺和淋巴组织。

　　（1）环形皱襞：小肠的内面，除十二指肠球和回肠末端外，其余各部都有环形皱襞。环形皱襞由黏膜和黏膜下层向肠腔内突出而成。小肠近侧端的环形皱襞高而密，向远侧端逐渐减少变低。

　　（2）肠绒毛：小肠黏膜的游离面有许多细小的指状突起，称肠绒毛。肠绒毛由黏膜的上皮和固有层向肠腔内突出而成。绒毛的上皮主要由柱状细胞和杯形细胞构成，柱状细胞的游离缘有明显的纹状缘，纹状缘是由细胞表面密集而整齐排列的微绒毛构成。固有层形成绒毛的中轴，内含毛细血管网、毛细淋巴管（中央乳糜管）和散在的平滑肌纤维等。

　　小肠的皱襞、绒毛和微绒毛等结构，扩大了小肠的吸收面积，有利于小肠的吸收功能。

　　（3）小肠腺：是黏膜上皮下陷至固有层而形成的管状腺，腺管开口于相邻肠绒毛根部之间。小肠腺

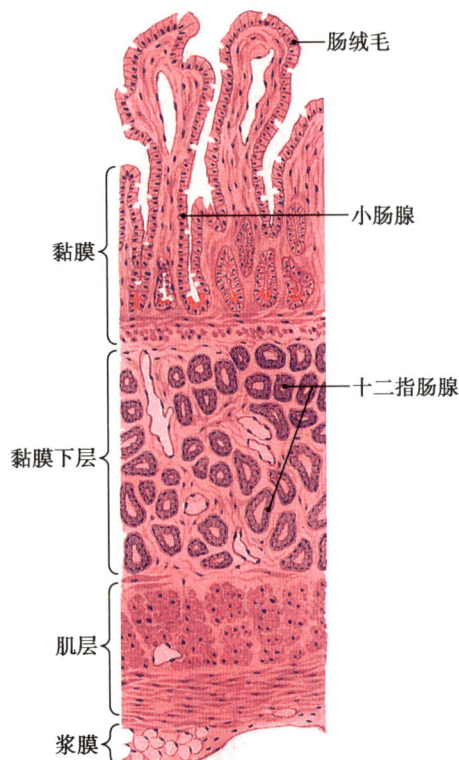

图 4-21　十二指肠的微细结构

主要由柱状细胞、杯形细胞和帕内特细胞构成。其中柱状细胞最多，分泌多种消化酶；帕内特细胞常三五成群，分布在小肠腺的基部，呈锥体形，细胞质内含有粗大的嗜酸性颗粒，内含溶菌酶等，颗粒内容物释放入小肠腺腔，对肠道微生物有杀灭作用，是一种具有免疫功能的细胞。

（4）淋巴组织：小肠固有层内散布有许多淋巴组织，是小肠壁重要的防御结构。在十二指肠和空肠中含有散在的淋巴组织，称孤立淋巴滤泡。回肠中的淋巴组织常聚集成群，称集合淋巴滤泡（图 4-22）。患肠伤寒时细菌常侵犯集合淋巴滤泡，引起局部的坏死，并发肠出血或肠穿孔。

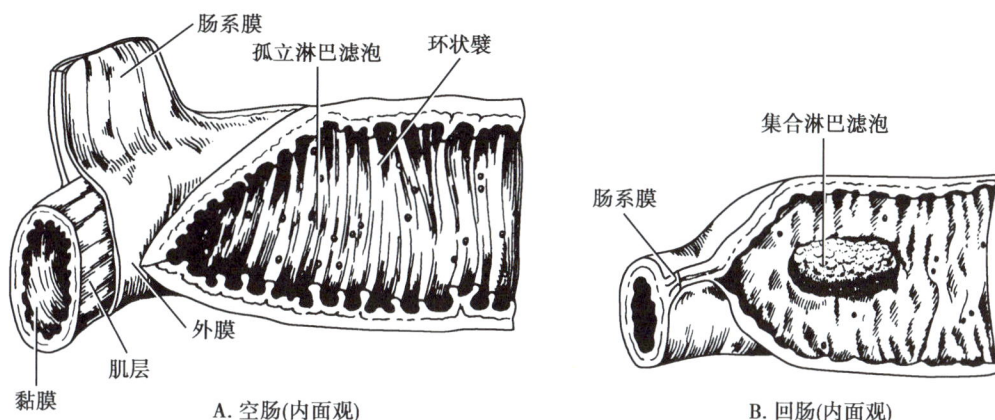

图 4-22　小肠黏膜的淋巴滤泡

**2. 黏膜下层**　由疏松结缔组织构成，内含较大的血管、淋巴管和神经丛。
**3. 肌层**　由内环行和外纵行两层平滑肌构成。
**4. 外膜**　十二指肠后壁为纤维膜，其余小肠均覆以浆膜。

## 七、大　肠

大肠是消化管的下段，全长约 1.5m。大肠的主要功能是吸收水分、维生素和无机盐，分泌黏液，并将食物残渣形成粪便排出体外。

大肠可分为盲肠、阑尾、结肠、直肠和肛管五部分。

盲肠和结肠在外形上有三种特征性结构（图 4-23）：①结肠带：有 3 条，是肠壁的纵行平滑肌聚集而成的带状结构，在肠管表面纵行排列；②结肠袋：由于结肠带较肠管短，使肠管形成许多由横沟隔开的环形袋状膨出，称为结肠袋；③肠脂垂：在结肠带的附近，是脂肪组织聚集成的大小不等的突起。上述三种结构是肉眼区别盲肠、结肠与小肠的重要依据。

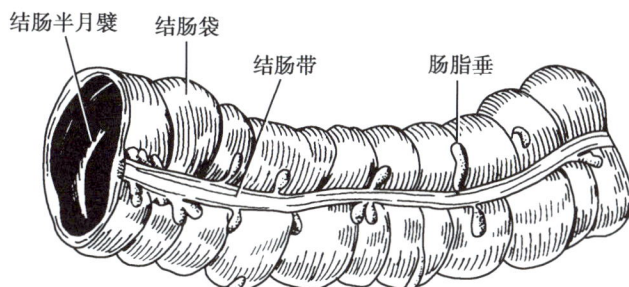

图 4-23　结肠的特征

### （一）盲肠

盲肠是大肠的起始部，呈囊袋状，长6～8cm。盲肠位于右髂窝内，左接回肠，向上与升结肠相连。回肠末端开口于盲肠，开口处有上、下两片唇状黏膜皱襞，称回盲瓣，此瓣既可控制小肠内容物进入盲肠的速度，使食物在小肠内充分消化吸收，又可防止盲肠内容物逆流入小肠。在盲肠末端的后内侧壁，回盲瓣下方约2cm处，有阑尾的开口（图4-24）。

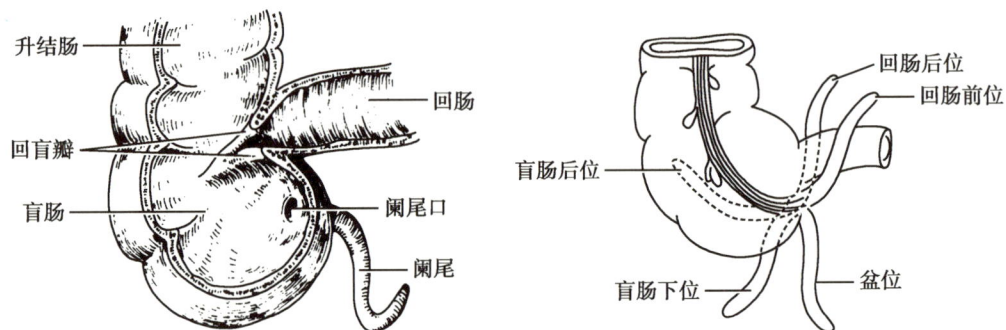

图4-24    盲肠与阑尾

### （二）阑尾

阑尾为一蚓状盲管，长6～8cm。阑尾位于右髂窝内（图4-24），以根部连于盲肠的后内侧壁，远端游离。

阑尾的位置变化很大，可有盆位、盲肠后位、盲肠下位、回肠前位和回肠后位等（图4-24）。阑尾根部位置较固定，恰在盲肠三条结肠带的汇合处，临床上行阑尾手术时，可沿结肠带向下寻找阑尾。

阑尾根部的体表投影，约在脐与右髂前上棘连线的中、外1/3交点处，此处称麦氏（McBurney）点。急性阑尾炎时，此处有明显的压痛或反跳痛。

---

### 知识链接

#### 阑尾炎

阑尾炎是一种常见病。阑尾近端与盲肠相通，末端为盲端。阑尾黏膜下层有丰富的淋巴组织，并常呈增生，使阑尾腔狭窄或梗阻；阑尾腔内常有粪便、结石、寄生虫等存留，这些因素都可造成阑尾腔内容物引流不畅，尤其因阑尾动脉为终末动脉，供血较差，一旦因某种原因造成血液循环障碍，就易引起阑尾缺血坏死。阑尾炎分急性和慢性两种。急性阑尾炎上腹部脐周隐痛，逐渐加重，数小时或十余小时后转移到右下腹，伴发热、恶心、呕吐等全身症状，右下腹麦氏点压痛反跳痛。慢性阑尾炎右下腹经常性隐痛，常因剧烈运动，行走而引起加重。

### （三）结肠

结肠始于盲肠，终于直肠，成门字形围绕在小肠周围。结肠按其位置和形态，可分为升结肠、横结肠、降结肠和乙状结肠四部分（图4-25）。

**1. 升结肠**    长约15cm，在右髂窝，始于盲肠，沿腹后壁右侧上升，至肝右叶下方转向左，形成结肠右曲（或称肝曲），移行于横结肠。

**2. 横结肠**    长约50cm，始于结肠右曲，向左横行至脾下方转折向下，形成结肠左曲（或称脾曲），移行于降结肠。

**3. 降结肠**    长约20cm，始于结肠左曲，沿腹后壁左侧下降，至左髂嵴平面移行于乙状结肠。

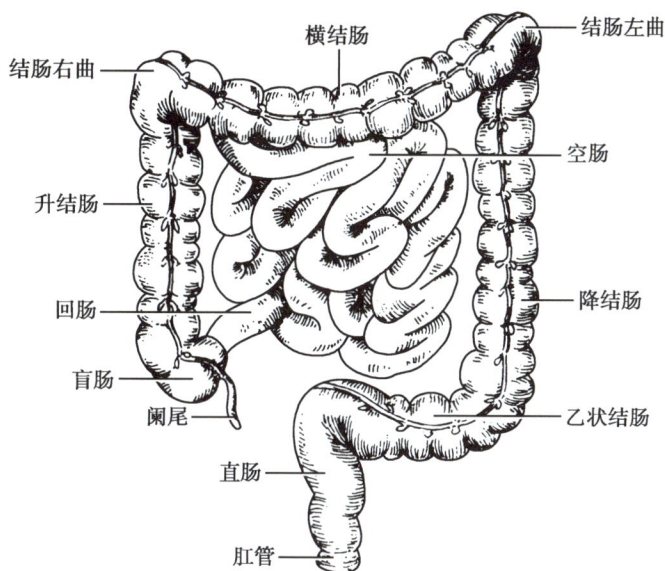

图 4-25 小肠和大肠

**4.乙状结肠** 长约 45cm,在左髂区内,上接降结肠,呈乙字形弯曲,向下进入盆腔,至第 3 骶椎平面续于直肠。

升结肠、降结肠无系膜,借结缔组织贴附于腹后壁,活动性很小。横结肠由横结肠系膜连于腹后壁,活动度较大,其中间部可下垂至脐或脐平面以下。乙状结肠由乙状结肠系膜连于骨盆侧壁,活动度较大,有时可因乙状结肠系膜过长而造成肠扭转。

**(四)直肠**

直肠长 10～14cm,位于盆腔内,其上端在第 3 骶椎平面与乙状结肠相连,沿骶骨和尾骨的前面下行,穿过盆膈,移行于肛管(图 4-26)。

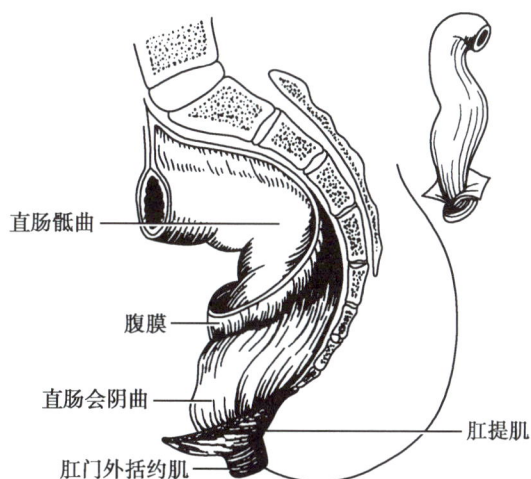

图 4-26 直肠的位置和弯曲

直肠并非直管,在矢状面上有两个弯曲:上部弯曲沿着骶骨盆面凸向后,称骶曲;下部弯曲绕尾骨尖凸向前,称会阴曲(图 4-26)。

直肠下段肠腔膨大,称直肠壶腹。直肠壶腹内面有 3 个由黏膜和环行肌共同形成的半月形皱襞,称直肠横襞。中间的直肠横襞最大,位置恒定,位于直肠右前壁,距肛门约 7cm,可作为直肠镜检查的定位标志。

临床上进行直肠镜或乙状结肠镜检查时，需注意直肠的弯曲和横襞，以避免损伤肠壁。直肠的毗邻男女不同，男性直肠的前方有膀胱、前列腺和精囊；女性直肠的前方有子宫和阴道。直肠指诊可触及这些器官。

### （五）肛管

肛管是盆膈以下的消化管，上接直肠，末端终于肛门，长约4cm（图4-27）。

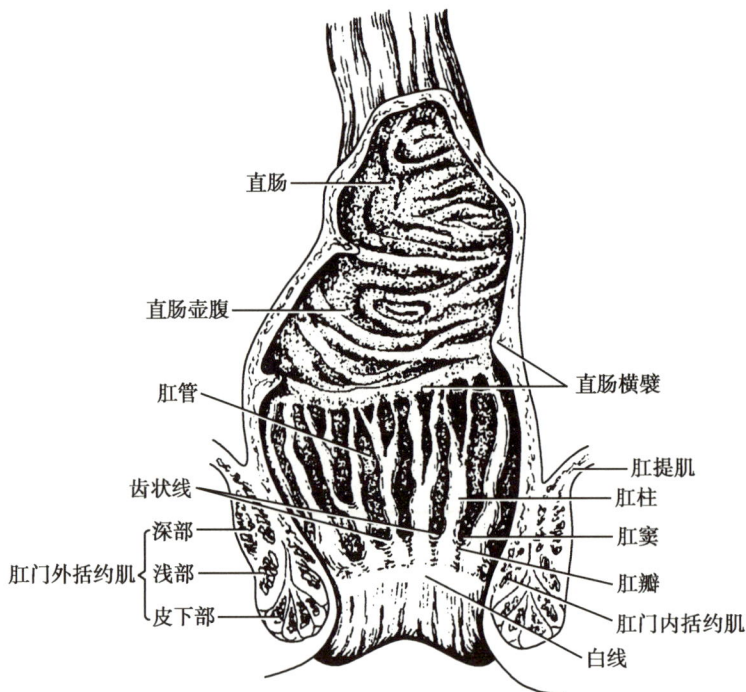

直肠

直肠壶腹

肛管

齿状线

深部
浅部   肛门外括约肌
皮下部

直肠横襞

肛提肌
肛柱
肛窦
肛瓣
肛门内括约肌
白线

**图4-27　直肠和肛管的内面观**

肛管内面的黏膜形成6～10条纵行的黏膜皱襞，称肛柱。各肛柱下端之间连有半月形的黏膜皱襞，称肛瓣。两个相邻肛柱下端与肛瓣围成袋状小陷窝，称肛窦，窦内易积存粪便，如发生感染可引起肛窦炎甚至肛瘘。

各肛瓣和肛柱的下端共同连成一锯齿状的环形线，称为齿状线或肛皮线，是皮肤和黏膜的分界线。齿状线下方有一宽约1cm的环状带，表面光滑而略有光泽，称肛梳。肛梳的下缘距肛门约1.5cm处有一环状浅沟，称白线，此线恰为肛门内括约肌和肛门外括约肌的交界处，肛门指检时可以触到。肛管的下口为肛门。

在肛管的黏膜下层和皮下组织中有丰富的静脉丛。病理情况下静脉丛瘀血曲张，向肠腔内突起，形成痔，发生在齿状线以上的称内痔，齿状线以下的称外痔，跨越于齿状线上、下的称混合痔。

---

**知识链接**

### 痔

痔是肛管黏膜的静脉丛发生曲张而形成的一个或多个柔软的静脉团，是一种慢性疾病。通常当排便时持续用力，造成此处静脉内压力反复升高，静脉就会曲张肿大。妇女在妊娠期，由于盆腔静脉受压迫，妨碍血液循环常也会发生痔疮，许多肥胖的人也会罹患痔疮。痔破裂会引起便血。以齿状线为界，痔疮分内痔、外痔、混合痔，外痔有时会脱出或突现于肛管口外。但这种情形只有在排便时才会发生，排便后它又会缩回原来的位置。无论内痔还是外痔，都可能发生血栓。在发生血栓时，痔中的血液凝结成块，从而引起疼痛。

肛管周围有肛门内括约肌和肛门外括约肌环绕。肛门内括约肌由直肠壁的环行平滑肌增厚而成,有协助排便的作用。肛门外括约肌环绕于肛管平滑肌层之外,由骨骼肌构成,它受意识支配,有括约肛门、控制排便的作用。手术时应防止损伤肛门外括约肌,以免造成大便失禁。

# 第三节 消 化 腺

消化腺包括大消化腺和小消化腺。大消化腺包括大唾液腺、肝和胰。消化腺的主要功能是分泌消化液,对食物进行化学性消化。

## 一、唾 液 腺

唾液腺又称口腔腺,分泌唾液,排入口腔,具有湿润清洁口腔黏膜、调和食物、帮助消化等作用。唾液腺可分大、小两种。小唾液腺数目多,如唇腺、颊腺、腭腺等。大唾液腺有腮腺、下颌下腺和舌下腺(图4-28)。

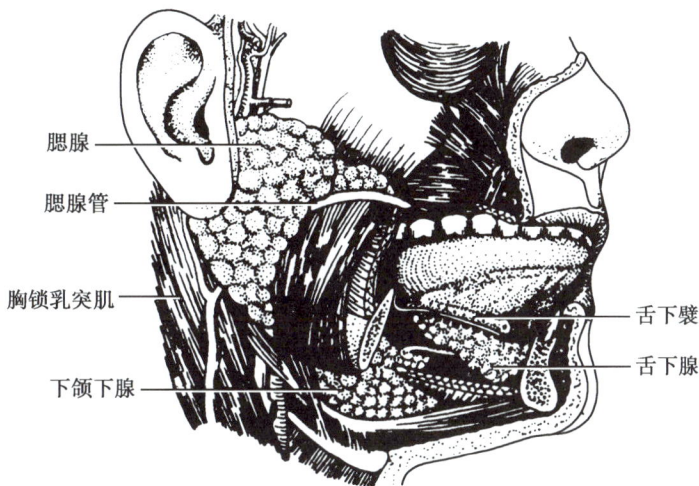

图 4-28　大唾液腺

### (一)腮腺

腮腺是最大的唾液腺,呈不规则的三角形,位于耳郭的前下方。腮腺管从腮腺前缘发出,在颧弓下方一横指处沿咬肌表面水平前行,至该肌的前缘转向深部穿过颊肌,开口于上颌第二磨牙相对颊黏膜上的腮腺管乳头。小儿麻疹早期可在腮腺管开口周围出现灰白色的斑点。

### (二)下颌下腺

下颌下腺呈卵圆形,位于下颌骨体的内面,其腺管开口于舌下阜。

### (三)舌下腺

舌下腺略长而扁,位于口腔底舌下襞深面。腺管有大、小两种,舌下腺大管有 1 条,与下颌下腺管共同开口于舌下阜;舌下腺小管有 5～15 条,直接开口于舌下襞。

## 二、肝

肝是人体最大的消化腺,重约 1 350g(男性为 1 230～1 450g,女性为 1 100～1 300g),相当于体重的 2%。肝的功能极为复杂和重要,肝具有分泌胆汁、参与物质代谢、贮存糖原、解毒和防御等功能,在胚胎时期还有造血功能。

### (一)肝的形态

肝呈红褐色,质软而脆,受暴力打击时易发生破裂。肝呈不规则的楔形,可分为前、后两缘和上、下两面。

肝的前缘(也称下缘)锐利,后缘钝圆。

肝的上面凸隆,位于膈下,又称膈面。膈面借矢状位的镰状韧带分为大而厚的肝右叶和小而薄的肝左叶(图4-29)。

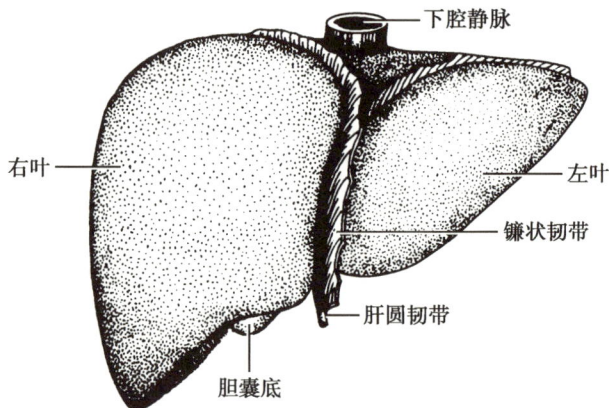

图4-29    肝的膈面

肝的下面凹凸不平,与腹腔器官相邻,又称脏面(图4-30)。脏面有排列呈 H 形的两条纵沟和一条横沟。横沟称肝门,是肝固有动脉、肝门静脉、肝管、神经和淋巴管等出入肝的部位。出入肝门的这些结构被结缔组织包绕,称肝蒂。右纵沟宽而浅,其前部为胆囊窝,容纳胆囊;后部为腔静脉沟,有下腔静脉通过。左纵沟前部有肝圆韧带;后部有静脉韧带。肝的下面借 H 形的沟分为四个叶:右纵沟右侧为右叶;左纵沟左侧为左叶;两纵沟之间在肝门前方的为方叶;两纵沟之间在肝门后方的为尾状叶。

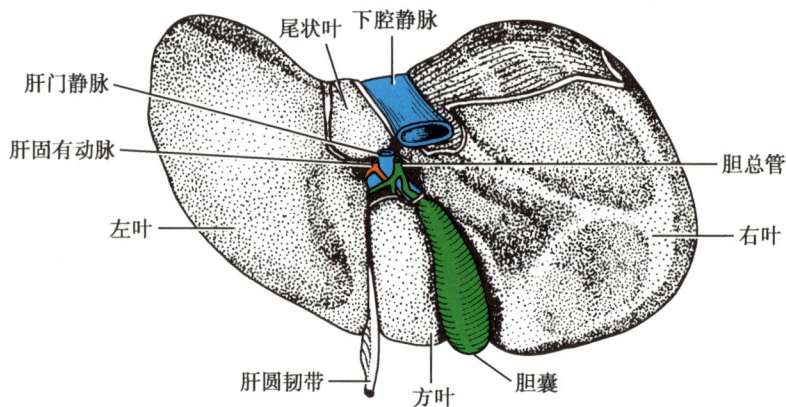

图4-30    肝的脏面

### (二)肝的位置和体表投影

肝位于腹腔内,大部分位于右季肋区和腹上区,小部分位于左季肋区。肝大部分被肋弓所覆盖,仅在腹上区左、右肋弓之间露出,直接与腹前壁相贴。

肝的脏面邻近腹腔器官,右叶下面邻接结肠右曲、十二指肠、右肾和右肾上腺;左叶下面与胃前壁相邻。

肝的上界与膈一致，在右锁骨中线平第 5 肋；在前正中线平胸骨体下端；在左锁骨中线平第 5 肋间隙。肝的下界，右侧大致与右肋弓一致；在腹上区可达剑突下约 3cm。因此，在正常成年人，在右肋弓下不应触到肝，但在腹上区的左、右肋弓之间、剑突下方约 3cm 内可触及。7 岁前，肝的体积相对较大，肝的下界可低于右肋弓下缘 1～2cm。7 岁后，若在右肋弓下能触及，则应考虑为病理性肝肿大。

肝的位置可随膈的运动而上、下移动，在平静呼吸时，肝可上、下移动 2～3cm。

### （三）肝的微细结构

肝的表面大部分有浆膜覆盖，浆膜下面为一层富含弹性纤维的致密结缔组织被膜。在肝门处结缔组织随出入肝门的结构伸入肝的实质，将肝分隔成 50 万～100 万个肝小叶。相邻的几个肝小叶之间有门管区（图 4-31）。

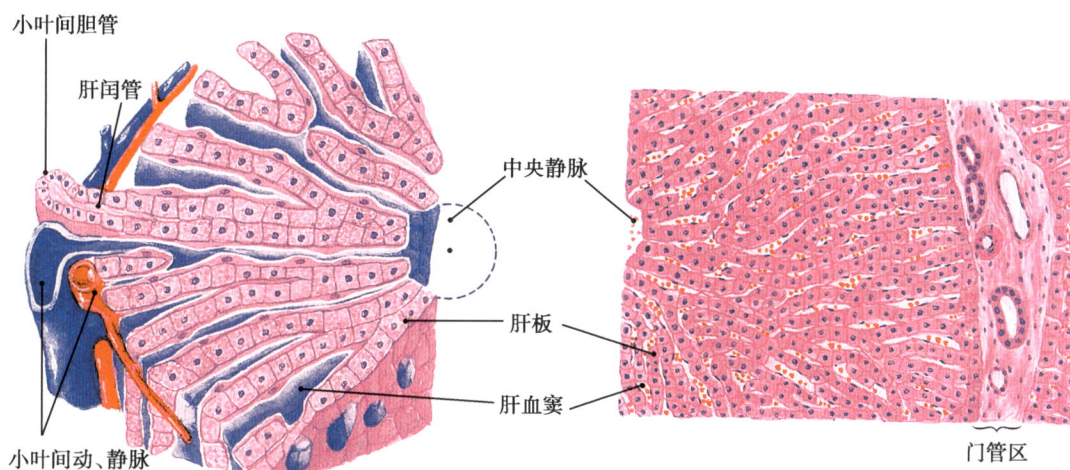

图 4-31 肝的微细结构

**1. 肝小叶** 是肝的结构和功能的基本单位，呈多面棱柱状，高约 2mm，宽约 1mm，主要由肝细胞构成。肝小叶的中央有一条纵行的中央静脉。肝细胞以中央静脉为中心向周围呈放射状排列成板状结构，称为肝板，在切片中，肝板的断面呈索状，叫肝索。肝板之间的不规则腔隙是肝血窦。肝板内相邻肝细胞之间有胆小管。

（1）肝细胞：呈多边形，体积较大，细胞核圆形，位于细胞的中央，核仁明显，肝细胞质内富含各种细胞器和内含物，如线粒体、内质网、高尔基复合体、溶酶体、糖原颗粒以及少量脂滴和色素等。

肝细胞内的线粒体为肝细胞的功能活动提供能量；粗面内质网合成多种血浆蛋白质，如白蛋白、纤维蛋白原、凝血酶原等；滑面内质网具有合成胆汁、参与糖类和脂类代谢、固醇类激素的灭活及解毒等功能；高尔基复合体参与肝细胞分泌活动；溶酶体能消化分解肝细胞吞噬的物质和退化的细胞器，参与细胞内"消化"，还参与胆色素的代谢以及铁的贮存。

（2）肝血窦：位于肝板之间，是扩大了的形状不规则的毛细血管。肝血窦壁由一层扁平的内皮细胞构成，内皮细胞有孔，细胞连接疏松，细胞外面无基膜，因此，肝血窦壁的通透性较大，有利于肝细胞和血液间的物质交换。肝血窦内散在有多突起的肝巨噬细胞，又称库普弗细胞，胞体大，形态不规则，此细胞可吞噬、清除血液中的细菌、异物及衰老的红细胞等（图 4-32）。

（3）窦周隙：电镜观察显示，肝血窦的内皮细胞与肝细胞之间有狭窄的间隙，称窦周隙或 Disse 间隙。窦周隙宽约 0.4μm，光镜下难以辨认。窦周隙充满来自肝血窦的血浆，肝细胞的微绒毛浸入其中，所以窦周隙是肝血窦内的血液与肝细胞之间进行物质交换的场所。窦周隙内有一种贮脂细胞，有贮存维生素 A 和合成胶原纤维的功能（图 4-32）。

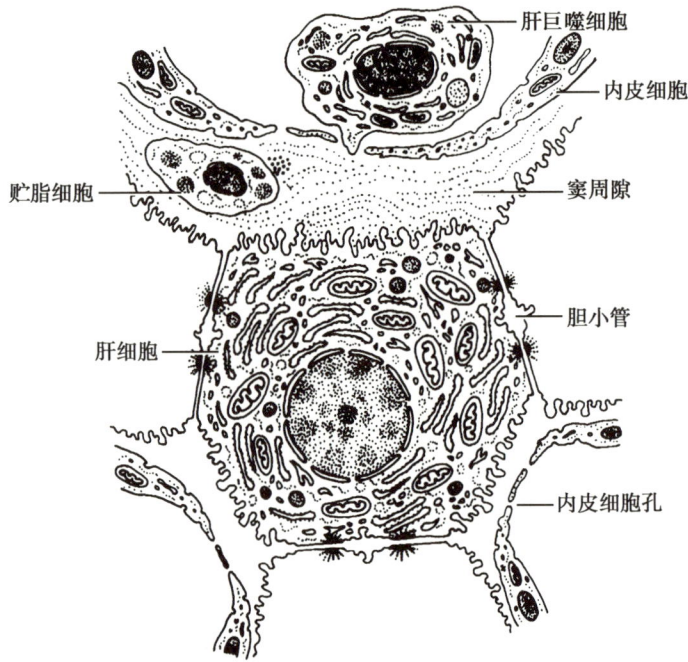

图 4-32　肝细胞、肝血窦、窦周隙、胆小管的超微结构

（4）胆小管：是位于相邻肝细胞之间的微细管道，管壁由相邻肝细胞邻接面的细胞膜局部凹陷而形成，在肝板内穿行并吻合成网（图 4-32）。肝细胞分泌的胆汁直接进入胆小管。胆小管以盲端起于中央静脉附近，向肝小叶周边延伸，出肝小叶后汇成小叶间胆管。

在病理情况下，若肝细胞变性、坏死或胆道堵塞时，胆小管的正常结构被破坏，胆汁可进入窦周隙，进而入肝血窦，流入血液循环，形成黄疸。

**2. 门管区**　相邻的肝小叶之间有较多的疏松结缔组织，内有小叶间动脉、小叶间静脉和小叶间胆管通过，此区域称门管区（图 4-31）。小叶间动脉是肝固有动脉的分支，管径细，管壁厚；小叶间静脉是肝门静脉在肝内的分支，管腔大而不规则，管壁薄；小叶间胆管由胆小管汇集而成，管径较小，管壁由单层立方上皮构成，它们向肝门汇集，最后形成肝左管、肝右管出肝。

### （四）肝的血管和血液循环

入肝的血管有肝门静脉和肝固有动脉。出肝的血管是肝静脉。

肝门静脉是肝的功能性血管，主要收集胃肠静脉和脾静脉的血液，将胃肠道吸收的营养物质和某些有毒物质输入肝内进行代谢和加工处理。肝门静脉在肝门处分为左、右两支入肝，在肝小叶内反复分支，形成小叶间静脉，把血液导入肝血窦。

肝固有动脉是肝的营养性血管，血液内含有丰富的氧气和营养物质，供肝细胞代谢需要。肝固有动脉在肝内的分支与肝门静脉的分支相伴行，在肝小叶内反复分支，形成小叶间动脉，把血液导入肝血窦。

肝血窦内含有来自肝门静脉和肝固有动脉的混合血。

肝血窦内的血液与肝细胞进行物质交换后，汇入中央静脉，中央静脉汇合成肝小叶基底的小叶下静脉，小叶下静脉经多次汇合，最后汇合成三条肝静脉，在肝的后缘出肝，汇入下腔静脉（表4-1）。

表4-1　肝的血液循环

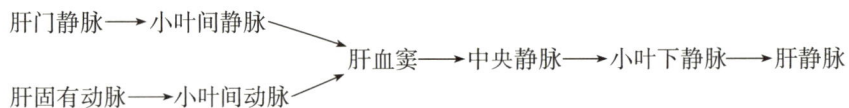

```
肝门静脉 ──→ 小叶间静脉 ┐
                        ├─→ 肝血窦 ──→ 中央静脉 ──→ 小叶下静脉 ──→ 肝静脉
肝固有动脉 ──→ 小叶间动脉 ┘
```

### (五)胆囊和输胆管道

**1. 胆囊**　位于右季肋区、肝下面的胆囊窝内,上面借结缔组织与肝相连,下面被覆有腹膜。

胆囊呈长梨形,可分为胆囊底、胆囊体、胆囊颈和胆囊管四部分(图4-33)。胆囊的前端钝圆,称胆囊底;中间称胆囊体;后端变细称胆囊颈;由颈弯向左下的部分称胆囊管。

胆囊底常露于肝的前缘,与腹前壁相贴,其体表投影在右锁骨中线与右肋弓下缘交点处。当胆囊病变时,此处有明显压痛。

胆囊颈和胆囊管的黏膜向内呈螺旋状突入管腔,形成螺旋襞,可控制胆汁的进出。

胆囊有贮存和浓缩胆汁的作用,其容量约40~60ml。胆囊收缩有助于胆汁的排出。

**2. 输胆管道**　是将肝细胞分泌的胆汁输送至十二指肠的管道(图4-34),简称胆道。输胆管道分肝内和肝外两部分。肝内胆道包括胆小管和小叶间胆管;肝外胆道由肝左管与肝右管、肝总管和胆总管等组成。

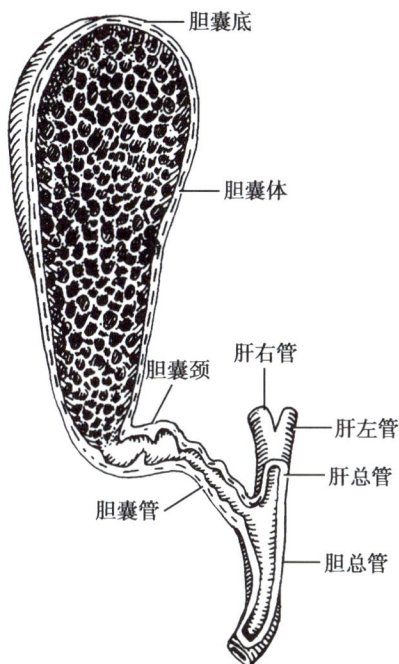

图4-33　胆囊

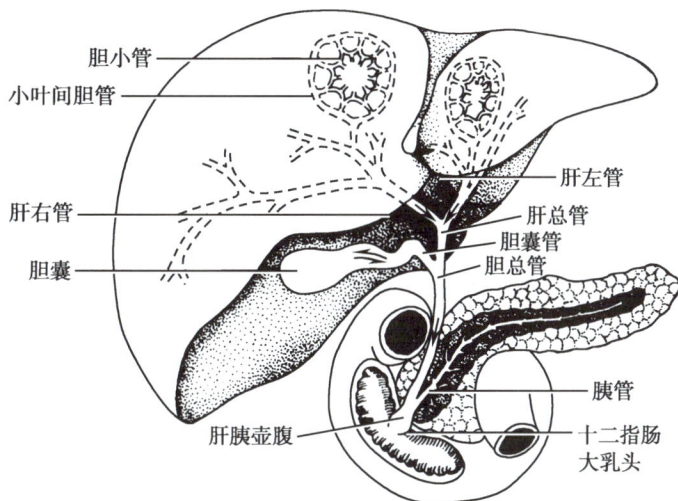

图4-34　输胆管道模式图

胆小管先合成小叶间胆管,小叶间胆管逐级汇合,在肝门内合成肝左管和肝右管,肝左管与肝右管出肝门后合成肝总管,肝总管下行与胆囊管汇合成胆总管。

胆总管长4~8cm,在肝十二指肠韧带内下行,经十二指肠上部后方下降,到胰头与十二指肠降部之间,斜穿十二指肠降部中份的后内侧壁,与胰管汇合,形成膨大的肝胰壶腹(Vater壶腹),开口于十二指肠大乳头。在肝胰壶腹的周围及胆总管和胰管的末端,有肝胰壶腹括约肌(Oddi括约肌)环绕。肝胰壶腹括约肌具有控制胆汁和胰液排出的作用。

**3. 胆汁的产生与排出途径(表4-2)**

表4-2　胆汁的产生与排出途径

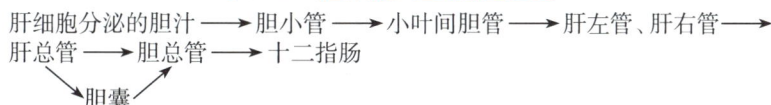

肝细胞分泌的胆汁 ⟶ 胆小管 ⟶ 小叶间胆管 ⟶ 肝左管、肝右管 ⟶
肝总管 ⟶ 胆总管 ⟶ 十二指肠
　　　↘胆囊↗

　　肝胰壶腹括约肌平时保持收缩状态,而胆囊舒张,肝细胞分泌的胆汁经肝左管和肝右管、肝总管进入胆囊贮存和浓缩。进食后,尤其进高脂肪食物,在神经体液因素调节下,胆囊收缩,肝胰壶腹括约肌舒张,使胆囊内的胆汁经胆总管排入十二指肠,参与食物的消化。

　　输胆管道可因肿瘤、结石或蛔虫等造成阻塞,使胆汁排出受阻,引起胆囊炎或阻塞性黄疸等。

## 三、胰

### (一)胰的位置

　　胰位于胃的后方,在第1、2腰椎的高度横贴于腹后壁,其前面被有腹膜,是腹膜外位器官。

　　由于胰在腹腔内的位置较深,前方有胃、横结肠和大网膜,故胰发生病变时,早期腹壁体征往往不明显,从而增加了早期确诊的困难性。

### (二)胰的形态

　　胰呈长条形,质柔软,色灰红,可分为胰头、胰体、胰尾三部分,各部分之间无明显界限。胰头为右端膨大部分,被十二指肠环抱;胰体位于胰头和胰尾之间,呈棱柱状,占胰的大部分;胰尾为伸向左上方较细的部分。

　　在胰的实质内有胰的输出管,称胰管。胰管自胰尾起始,沿胰长轴右行至胰头,它沿途收集许多支管,最后与胆总管汇合成肝胰壶腹,共同开口于十二指肠大乳头。

　　胰头后方与胆总管、肝门静脉相邻,因此,胰头癌患者可因肿瘤压迫胆总管,影响胆汁排出,而出现阻塞性黄疸;因肿瘤压迫肝门静脉,影响血液回流,可出现腹水、脾肿大等症状。

### (三)胰的微细结构

　　胰是人体第二大消化腺。胰实质由外分泌部和内分泌部构成(图4-35)。外分泌部是重要的消化腺,分泌胰液,在食物消化中起重要作用。内分泌部分泌激素,参与调节糖代谢。

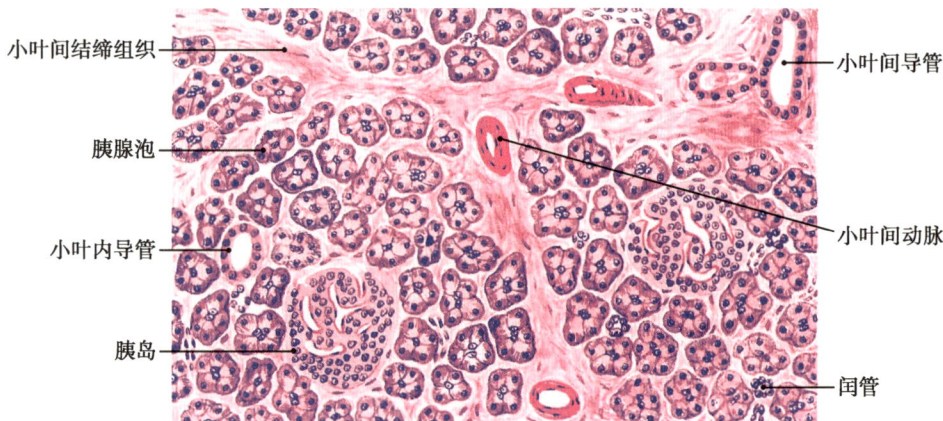

图4-35　胰的微细结构

　　**1.外分泌部**　占胰的大部分,包括腺泡和导管。腺泡由腺细胞组成,腺细胞呈锥体形,导管起始于腺泡腔,逐级汇合成小叶内导管、小叶间导管和胰管。胰的外分泌部分泌胰液,内含多种消化酶(胰淀粉酶、胰脂肪酶、胰蛋白酶原等),经胰管排入十二指肠,参与糖、脂肪和蛋白质的消化。

　　胰腺细胞还分泌一种胰蛋白酶抑制因子,可防止胰蛋白酶原在胰腺内被激活。在某些病理情况下,如胰腺损伤或导管阻塞时,胰蛋白酶抑制因子的作用受到抑制,胰蛋白酶原在胰腺内被激活,可致胰腺组织迅速分解破坏,导致急性胰腺炎。

　　**2.内分泌部**　又称胰岛,是散在于胰外分泌部腺泡之间大小不等的细胞团。成人胰腺约有

100万个胰岛，约占胰腺总体积的1%。胰岛主要有A、B、D三种内分泌细胞。

（1）A细胞：约占胰岛细胞总数的20%，细胞体积较大，呈多边形，多分布在胰岛的外周部。A细胞分泌高血糖素，可促进糖原分解为葡萄糖，抑制糖原的合成，使血糖浓度升高。

（2）B细胞：数量最多，约占胰岛细胞总数的75%，细胞体积略小，多位于胰岛的中央部。B细胞分泌胰岛素，能促进组织细胞对葡萄糖的摄取和利用，促进葡萄糖转化为糖原或脂肪，使血糖浓度降低。

（3）D细胞：数量较少，约占胰岛细胞总数的5%，分布在胰岛的外周部，A、B细胞之间。D细胞分泌生长抑素，对A、B细胞的分泌起调节作用。

在高血糖素和胰岛素的协调作用下，机体血糖水平保持相对稳定。若胰岛发生病变，胰岛素缺乏时，糖的正常分解代谢和糖原的合成发生障碍，以致血糖浓度增高，并不断从肾排出，临床上称为糖尿病。胰岛的B细胞肿瘤或功能亢进时，胰岛素分泌过多，可导致低血糖症。

# 第四节 腹 膜

## 一、概 述

### （一）腹膜的概念

腹膜是覆盖在腹、盆壁内面和腹、盆腔脏器表面的一层浆膜。腹膜薄而润滑，呈半透明状。腹膜依其分布部位不同，分为壁腹膜与脏腹膜。腹膜覆盖在腹、盆壁内面的部分叫壁腹膜；覆盖在腹、盆腔脏器表面的部分叫脏腹膜。

### （二）腹膜腔和腹腔的概念

壁腹膜与脏腹膜相互折返移行所围成的潜在性腔隙叫腹膜腔。男性的腹膜腔是封闭的；女性的腹膜腔可经输卵管、子宫和阴道与外界相通。腹膜腔内仅含有少量浆液（图4-36）。

腹腔是指小骨盆上口以上由腹壁和膈围成的腔。腹腔内的所有器官实际上均位于腹膜腔之外。

腹腔和腹膜腔的概念是不同的。

临床应用时，对腹腔和腹膜腔的区分常常并不严格，但有的手术（肾和膀胱的手术）常在腹膜外进行，不需要经过腹膜腔，因此应对腹腔和腹膜腔有明确的区分。

### （三）腹膜的功能

腹膜具有分泌浆液、吸收、支持和固定脏器、防御和修复等功能。

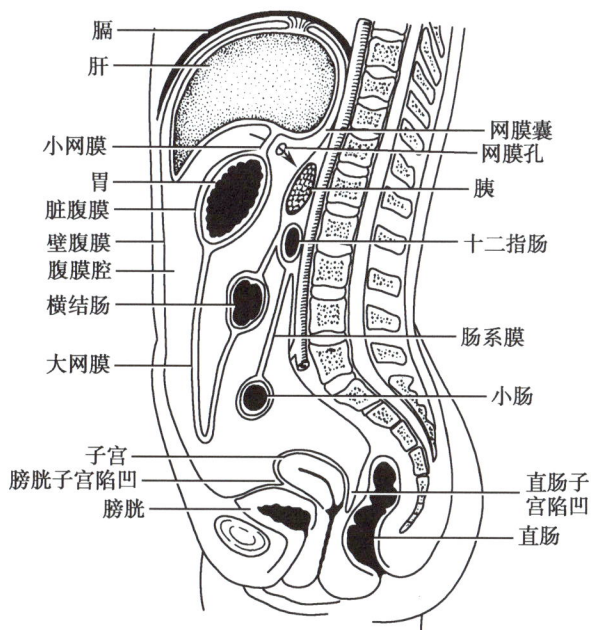

图4-36 腹膜的配布（矢状切面）

正常腹膜分泌少量浆液（100～200ml），润滑脏器表面，减少器官在运动时的摩擦。病理情况下，腹膜渗出增加，形成腹水。

腹膜有广阔的表面，有较强的吸收能力，可吸收腹腔内的液体和空气等，特别是上腹部腹膜的吸收能力更强，故腹膜炎的病人多采取半卧位，使炎性渗出液流向下腹部，以减少对积液毒素的吸收。

腹膜形成的韧带、系膜等结构对脏器有支持和固定作用。

腹膜和腹膜腔浆液中含有大量巨噬细胞，可吞噬细菌和有害物质，有防御功能。

腹膜有较强的修复和再生能力，所分泌的浆液中含有纤维素，其粘连作用可促进伤口的愈合和炎症的局限化。但若手术操作粗暴，或腹膜在空气中暴露时间过长，可造成肠祥纤维性粘连等后遗症。

## 二、腹膜与腹盆腔器官的关系

根据腹膜覆盖器官的程度不同，可将腹、盆腔器官分为三类，即腹膜内位器官、腹膜间位器官和腹膜外位器官（图4-37）。

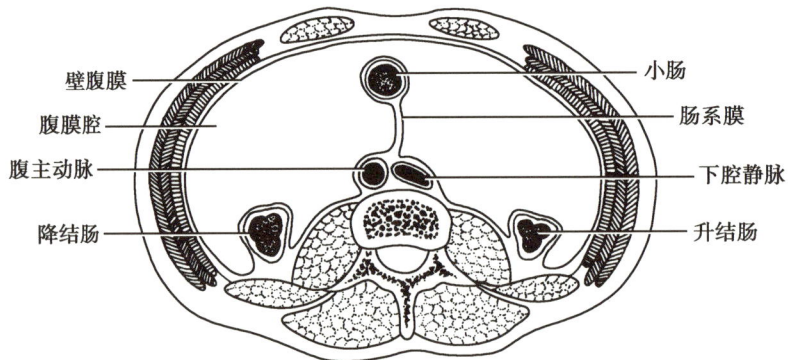

图4-37　腹膜与器官的关系

### （一）腹膜内位器官

表面几乎都包被腹膜的器官称腹膜内位器官。如胃、十二指肠上部、空肠、回肠、盲肠、阑尾、横结肠、乙状结肠、脾、卵巢及输卵管等。这类器官活动性较大。

### （二）腹膜间位器官

大部分或三面包被腹膜的器官称腹膜间位器官。如肝、胆囊、升结肠、降结肠、直肠上段、膀胱和子宫等。这类器官活动性较小。

### （三）腹膜外位器官

仅有一面被腹膜覆盖的器官称腹膜外位器官。如十二指肠降部、水平部和升部、胰、肾、肾上腺、输尿管和直肠中段、下段等。这类器官位置固定，几乎不能活动。

了解腹膜与器官的关系，对临床工作有指导意义。如对腹膜内位器官进行手术，必须通过腹膜腔，但对肾、输尿管等腹膜外位器官和膀胱等腹膜间位器官进行手术，可不通过腹膜腔，而于腹膜外进行，从而避免损伤腹膜而引起腹膜腔的感染和术后器官的粘连等。

## 三、腹膜形成的结构

腹膜在器官与腹壁或盆壁之间以及器官与器官之间互相折返移行，形成韧带、系膜、网膜、陷凹等腹膜结构（图4-38）。

### （一）韧带

韧带是连于腹、盆壁与器官之间或连接相邻器官之间的腹膜结构，有悬吊和固定脏器的作用。镰状韧带是位于膈下面与肝上面之间矢状位的双层腹膜结构。肝的下方有肝胃韧带和肝十二指肠韧带。子宫的两侧有子宫阔韧带等。

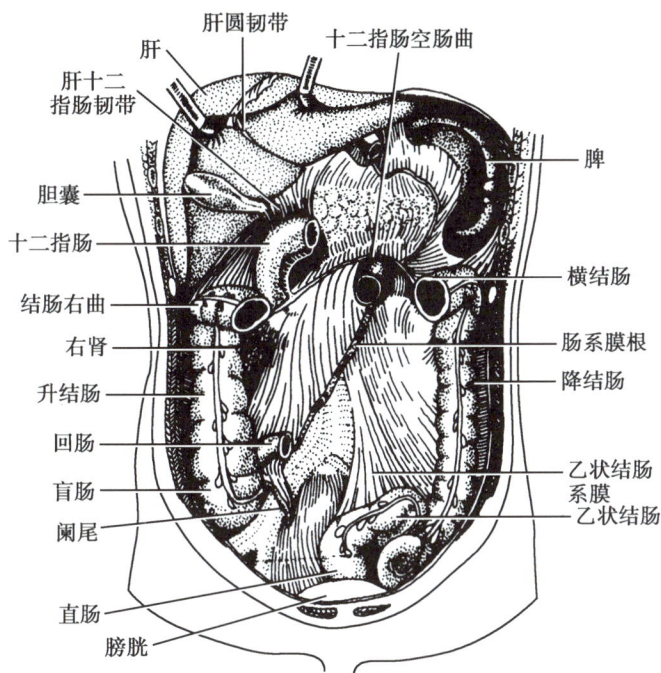

图 4-38　腹膜形成的结构

## （二）系膜

系膜是指将肠管连于腹后壁的双层腹膜结构。

**1.肠系膜**　是将空、回肠连于腹后壁的双层腹膜结构,其附于腹后壁的部分称肠系膜根。肠系膜根自第 2 腰椎体的左侧斜向右下,至右侧骶髂关节的前方,长约 15cm。由于肠系膜较长,因而空、回肠的活动范围较大,容易发生肠扭转。

**2.横结肠系膜**　是将横结肠连于腹后壁的双层腹膜结构,其根部起自结肠右曲,止于结肠左曲。

**3.乙状结肠系膜**　是将乙状结肠连于腹后壁的双层腹膜结构,其根部附于左髂窝和骨盆左后壁。乙状结肠系膜较长,使乙状结肠的活动度较大,故易发生乙状结肠扭转。

**4.阑尾系膜**　是阑尾与回肠末端之间的三角形腹膜皱襞,其游离缘内有阑尾动、静脉等,故阑尾切除术时,应在阑尾系膜游离缘进行血管结扎。

## （三）网膜

网膜是与胃大弯、胃小弯相连的腹膜结构,包括小网膜与大网膜。

**1.小网膜**　是肝门至胃小弯和十二指肠上部的双层腹膜(图 4-39)。小网膜分为两部分:连于肝门和胃小弯之间的部分称肝胃韧带;连于肝门和十二指肠上部之间的部分称肝十二指肠韧带。肝十二指肠韧带内有肝固有动脉、胆总管和肝门静脉通过。小网膜的右缘游离,后方为网膜孔,经此孔可进入网膜囊。

**2.网膜囊**　是位于小网膜与胃后方的腹膜间隙,又称小腹膜腔,是腹膜腔的一部分。网膜囊的前壁是小网膜和胃后壁,后壁是覆盖在胰、左肾、左肾上腺表面的腹膜。网膜囊经网膜孔与腹膜腔的其他部分相通(图 4-40)。网膜囊位置较深,当胃后壁穿孔时,胃内容物常积聚在囊内,给早期诊断带来一定困难。

**3.大网膜**　是连于胃大弯和横结肠之间的腹膜结构(图 4-39)。大网膜似围裙,悬垂于横结肠和小肠的前方。大网膜由四层腹膜构成,前两层是由胃前、后壁的腹膜自胃大弯和十二指肠上部下垂而成,下垂至脐平面稍下方后折返向上,形成后两层,向后上包裹横结肠并与横结肠系膜

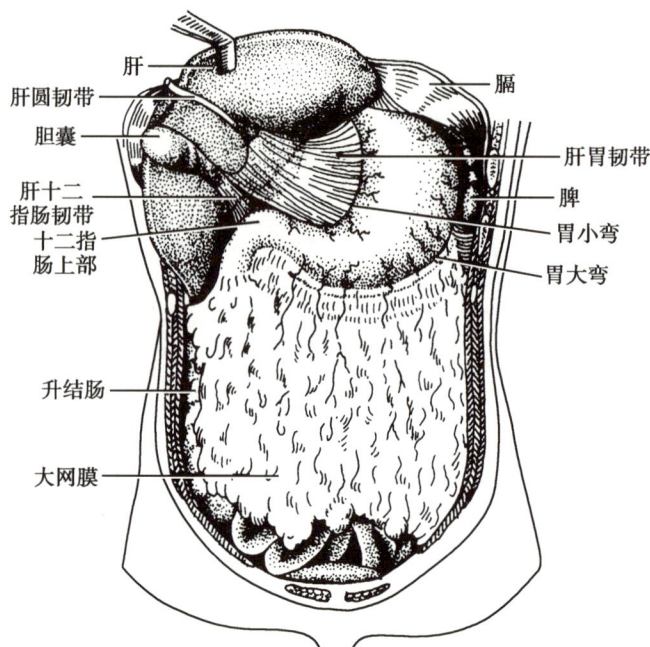

图 4-39　网膜

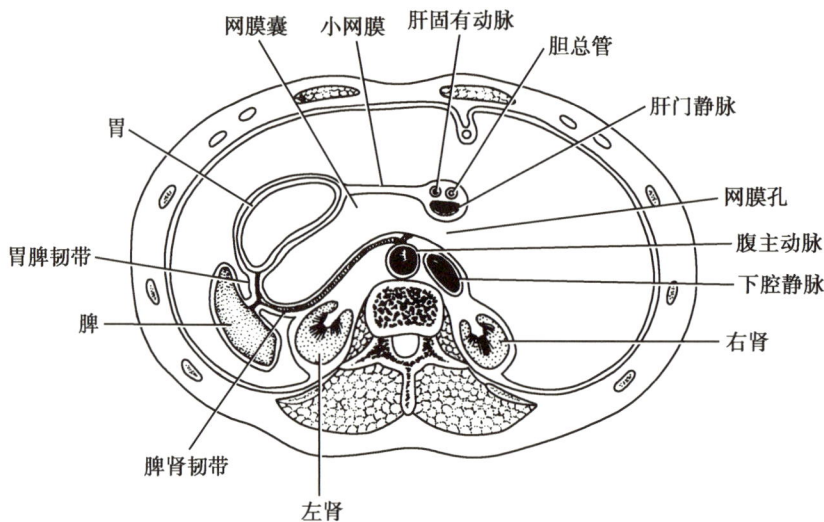

图 4-40　网膜囊

相续。在成人，大网膜的前两层和后两层常愈合在一起。

　　大网膜有重要的防御功能，当腹腔器官有炎症时，大网膜可向病变处移动，并将病灶包裹，以限制炎症蔓延扩散。故腹部手术时，可根据大网膜移动的位置探查病变的部位。小儿的大网膜较短，当下腹部炎症或阑尾发炎穿孔时，病灶不易被大网膜包裹，因而炎症扩散的机会较多，易形成弥漫性腹膜炎。

### （四）陷凹

　　盆腔脏器之间的腹膜返折移行，在器官之间形成较大而恒定的陷凹。男性在膀胱与直肠之间，有直肠膀胱陷凹；女性在膀胱与子宫之间有膀胱子宫陷凹，直肠与子宫之间有直肠子宫陷凹，也称（Douglas 腔）。直肠子宫陷凹较深，与阴道穹后部之间仅隔以阴道后壁和腹膜（图 4-36）。

　　站立或半卧位时，男性的直肠膀胱陷凹和女性的直肠子宫陷凹是腹膜腔的最低部位，腹膜腔内若有积液时易在这些陷凹内蓄积，临床上可进行直肠穿刺或阴道穹后部穿刺以进行诊断和治疗。

## 腹膜腔穿刺术

腹膜腔穿刺术是用穿刺针经腹壁刺入腹膜腔的一项诊疗技术。腹膜腔穿刺术常用于检查腹膜腔积液的性质,协助确定病因;抽出腹水,减轻压迫症状;向腹膜腔内注入药物等。

腹膜腔穿刺术的穿刺点可选择:①下腹部正中旁穿刺点:脐与耻骨联合上缘连线的中点上方 1.0 cm、偏左或偏右 1.5 cm 处,此处无重要器官,穿刺较安全。②左下腹部穿刺点:脐与左髂前上棘连线的中、外 1/3 交点处,此处不易损伤腹壁下动脉。③侧卧位穿刺点:在脐水平线与腋前线或腋中线交点处,此处常用于诊断性穿刺。

腹膜腔穿刺穿经层次:①下腹部正中旁穿刺点的穿经层次为皮肤、浅筋膜、腹白线或腹直肌内缘、腹横筋膜、腹膜外脂肪、壁腹膜,进入腹膜腔。②左下腹部穿刺点和侧卧位穿刺点的穿经层次为皮肤、浅筋膜、腹外斜肌、腹内斜肌、腹横肌、腹横筋膜、腹膜外脂肪、壁腹膜,进入腹膜腔。

(李新鹍)

## 复习思考题

1. 消化系统的组成和主要功能如何?
2. 食管的三个狭窄各位于何处?各狭窄距中切牙的距离是多少?有何临床意义?
3. 简述口腔周围的三对唾液腺的位置和开口。
4. 胆汁的产生和排出途径如何?
5. 腹膜炎症或术后的病人多采取半卧位,为什么?
6. 如何寻找阑尾?阑尾根部的体表投影在哪里?
7. 何为肝小叶?肝小叶由哪些结构组成?

扫一扫,测一测

# 第五章  呼 吸 系 统

掌握呼吸系统的组成、主要功能,上、下呼吸道的概念,鼻旁窦的组成和开口部位,喉的位置和结构,气管的形态结构、位置和分部,左、右主支气管的特点,肺的位置、形态、微细结构和体表投影,胸膜、胸膜腔和胸腔的概念,胸膜的分部、胸膜隐窝和胸膜的体表投影。

熟悉鼻腔的分部及其结构,支气管肺段,纵隔的概念和分部。

了解喉肌,气管、主支气管的微细结构,纵隔的内容。

## 第一节  概    述

### 一、呼吸系统的组成

呼吸系统(图 5-1)由呼吸道和肺两部分组成。呼吸道是传送气体的管道,包括鼻、咽、喉、气管、主支气管以及肺内各级支气管。肺由肺实质和肺间质构成,肺实质由肺内各级支气管的分支和肺泡构成;肺间质由肺内的结缔组织、血管、淋巴管和神经等构成。临床上通常把鼻、咽、喉称为上呼吸道,把气管、主支气管以及肺内各级支气管称为下呼吸道。

### 二、呼吸系统的主要功能

呼吸系统的主要功能是进行机体与外界环境间的气体交换,即吸入氧气,呼出二氧化碳,保证人体的新陈代谢顺利进行。

知识链接

**中医学对呼吸系统的有关记载**

在中医学著作中,对呼吸器官的形态、结构和功能都有描述。如在《灵枢·邪客》中记述:"故宗气积于胸中,出于喉咙,以贯心脉,而行呼吸焉。"《黄帝内经灵枢集注》载:"在咽喉之前,会厌者;在喉咙之上,乃咽喉交会之处。凡人饮食,则会厌掩其喉咙而后可入于咽,此喉咙之上管,故为声音之户,谓声气之从此而外出也。"清代王清任在《医林改错》中指出:"肺两叶大面向背……肺管下分为两杈,入肺两叶,每杈分九中杈,每中杈分九小杈,每小杈长数小枝,枝之尽头处,并无孔窍,其形仿佛麒麟菜,肺外皮亦无孔窍。其内所存,皆轻浮白沫。"这些认识与西医学的研究都很接近。

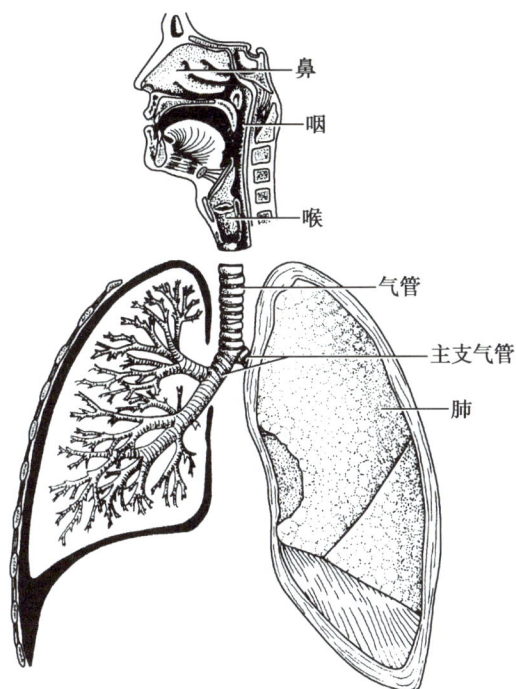

图 5-1 呼吸系统概观

# 第二节 呼 吸 道

## 一、鼻

鼻是呼吸道的起始部分，又是嗅觉器官，并辅助发音。鼻可分为外鼻、鼻腔和鼻旁窦三部分。

### （一）外鼻

外鼻由骨和软骨作为支架，外覆皮肤和少量皮下组织。外鼻上窄下宽，位于面部中央，上端位于两眶之间狭窄的部分称鼻根。鼻根向下延伸成鼻背，其末端为鼻尖。鼻尖两侧扩大呈半圆形隆起称鼻翼。在平静呼吸时鼻翼无明显活动，当呼吸困难时，可出现鼻翼扇动。外鼻下方有一对鼻孔，是气体进出呼吸道的门户。从鼻翼向外下方到口角的浅沟称鼻唇沟，面肌瘫痪时，瘫痪侧的鼻唇沟变浅或消失。

### （二）鼻腔

鼻腔由骨和软骨围成，内面衬以黏膜或皮肤，鼻腔被鼻中隔分为左、右两腔。每侧鼻腔向前经鼻孔通外界，向后经鼻后孔通鼻咽部，每侧鼻腔分为前下部的鼻前庭和后部的固有鼻腔。

**1. 鼻前庭** 由鼻翼围成，内面衬以皮肤，生有鼻毛，可滤过空气中的灰尘和阻挡异物，有净化空气的功能。鼻前庭是疖肿的好发部位，由于该处缺乏皮下组织，故发生疖肿时，疼痛较为剧烈。

**2. 固有鼻腔** 由骨性鼻腔内覆黏膜构成，是鼻腔的主要部分。在固有鼻腔的外侧壁自上而下可见上鼻甲、中鼻甲和下鼻甲突向鼻腔（图 5-2）。各鼻甲下方分别为上鼻道、中鼻道和下鼻道，在上鼻甲的后上方与鼻腔顶壁之间的陷凹称蝶筛隐窝。上、中鼻道及蝶筛隐窝分别有鼻旁窦的开口，下鼻道的前部有鼻泪管的开口。左、右两侧鼻腔共同的内侧壁是鼻中隔，鼻中隔由筛骨垂直板、犁骨及鼻中隔软骨等被覆以黏膜而成。鼻中隔前下部的血管丰富、位置表浅，易受外伤或干燥空气刺激引起破裂出血,临床上称"易出血区"。

固有鼻腔的黏膜可因其结构和功能的不同,分为嗅区和呼吸区两部分。嗅区是指位于上鼻甲内侧面以及与其相对的鼻中隔上部的黏膜,活体呈苍白色或浅黄色,黏膜内含嗅细胞,有感受嗅觉刺激的功能。呼吸区是指除嗅区以外的黏膜,活体呈淡红色,黏膜表面为假复层纤毛柱状上皮,杯状细胞较多,固有层为疏松结缔组织,黏膜内含有丰富的血管和腺体,对吸入的空气有温暖、湿润和净化作用。鼻炎时,静脉丛充血,黏膜肿胀,分泌物增多,鼻道变窄,影响通气。

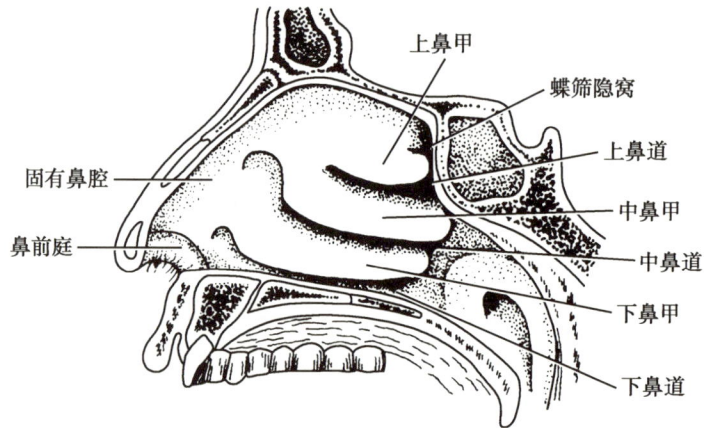

图5-2　鼻腔外侧壁(右侧)

### (三)鼻旁窦

鼻旁窦(图5-3)由骨性鼻旁窦覆以黏膜而成,鼻旁窦又称为副鼻窦,共有上颌窦、额窦、蝶窦和筛窦四对,分别位于同名的颅骨内,各窦均开口于鼻腔。上颌窦、额窦和筛窦的前筛窦和中筛窦开口于中鼻道;筛窦的后筛窦开口于上鼻道;蝶窦开口于蝶筛隐窝。鼻旁窦可调节吸入空气的

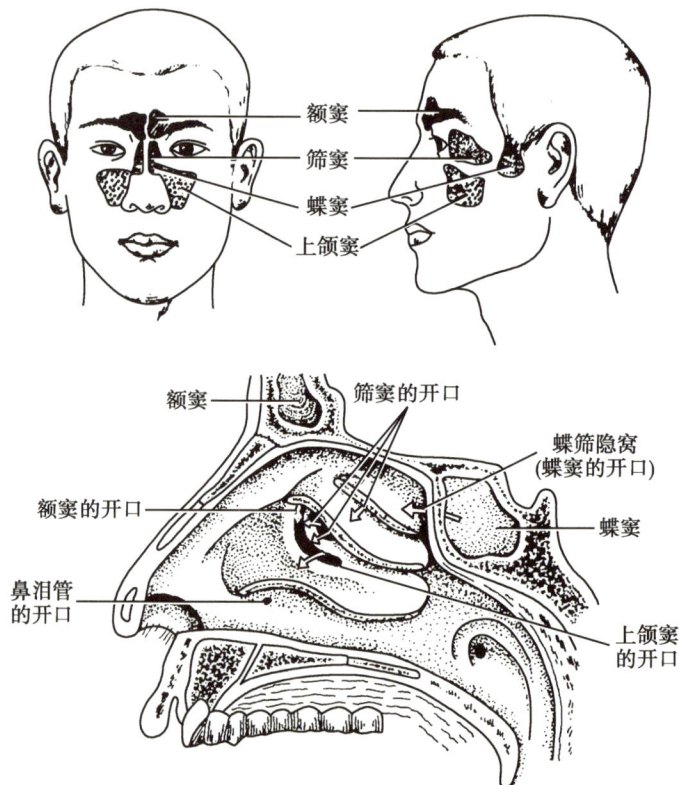

图5-3　鼻旁窦

温度、湿度，并对发音起共鸣作用。由于鼻旁窦的黏膜与鼻腔的黏膜相延续，故鼻腔黏膜的感染可蔓延至鼻旁窦引起鼻窦炎。上颌窦是鼻旁窦中最大的一对，因开口位置位于上颌窦内侧壁最高处，窦口高于窦底，窦腔内的分泌物不易排出，炎症引流不畅，易引发慢性炎症。同时窦底邻近上颌磨牙牙根，此处骨质薄，牙根感染常波及上颌窦，引起牙源性上颌窦炎。临床上鼻旁窦的炎症中以上颌窦炎最为多见。

## 二、咽

咽是消化管与呼吸道共有的器官，详见第四章消化系统。

## 三、喉

喉既是呼吸道，也是发音器官。喉以软骨为基础，借关节、韧带和肌肉连接而成。

### （一）喉的位置

喉位于颈前部中央，喉咽的前方，成年人的喉相当于第 5～6 颈椎的高度，女性和小儿的位置较高。喉的上部借韧带和肌与舌骨相连，向下续接气管；喉前方被皮肤、筋膜和舌骨下肌群所覆盖；后方紧邻喉咽部；喉两侧邻颈部大血管、神经和甲状腺侧叶等。喉可随吞咽或发音而上下移动。

### （二）喉软骨

喉软骨主要包括不成对的甲状软骨、环状软骨、会厌软骨和成对的杓状软骨（图 5-4）。

**1. 甲状软骨**　位于舌骨的下方，环状软骨的上方。甲状软骨由左右两块略呈方形的软骨板合成，其前缘愈合处构成凸向前方的前角，前角上端向前突起，称为喉结，成年男性尤为明显。甲状软骨板的后缘游离，向上和向下各有一对突起，上方的一对角称上角，借韧带连于舌骨；下方的一对角称下角，与环状软骨构成环甲关节。甲状软骨是喉软骨中最大的一块，构成喉的前壁和外侧壁。

**2. 环状软骨**　位于甲状软骨的下方，下与气管相连。环状软骨呈环状，前部窄低成弓形，称环状软骨弓；后部高宽呈方形板状，称环状软骨板。板上缘两侧各有小关节面与杓状软骨构成环杓关节。环状软骨弓在活体可被触及，平对第 6 颈椎，是颈部的重要的体表标志。环状软骨是喉软骨中唯一完整呈环形的软骨，对于维持呼吸道的畅通有重要作用。

**3. 杓状软骨**　位于环状软骨板上方，左右各一。杓状软骨略呈三棱锥体形，尖向上，底朝下。杓状软骨底有两个突起，向前伸出的突起，叫声带突，与甲状软骨前角的内面连有声韧带；向外侧伸出的突起，称肌突，有喉肌附着。

**4. 会厌软骨**　上端游离，下端附着于甲状软骨前角的后面。会厌软骨形似树叶，上宽下窄，外覆黏膜形成会厌。当吞咽时，喉上提，会厌遮盖喉口，可防止食物进入喉腔。

### （三）喉的连结

喉的连结包括喉软骨之间的连接和喉与舌骨、气管之间的连结（图 5-5）。

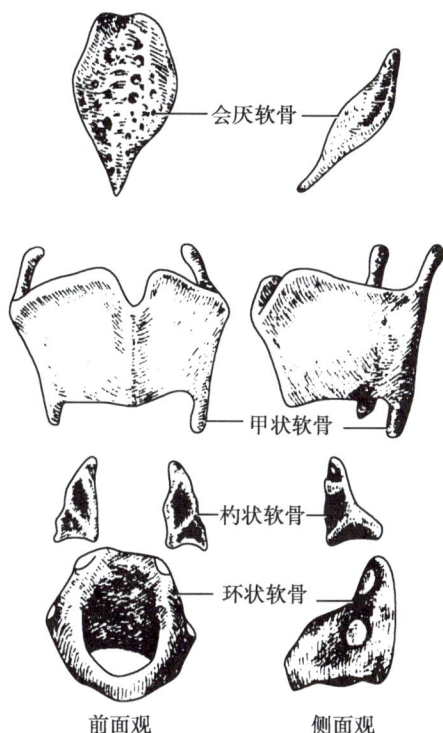

ER-5-4

喉

会厌软骨

甲状软骨

杓状软骨

环状软骨

前面观　　　侧面观

图 5-4　分离的喉软骨

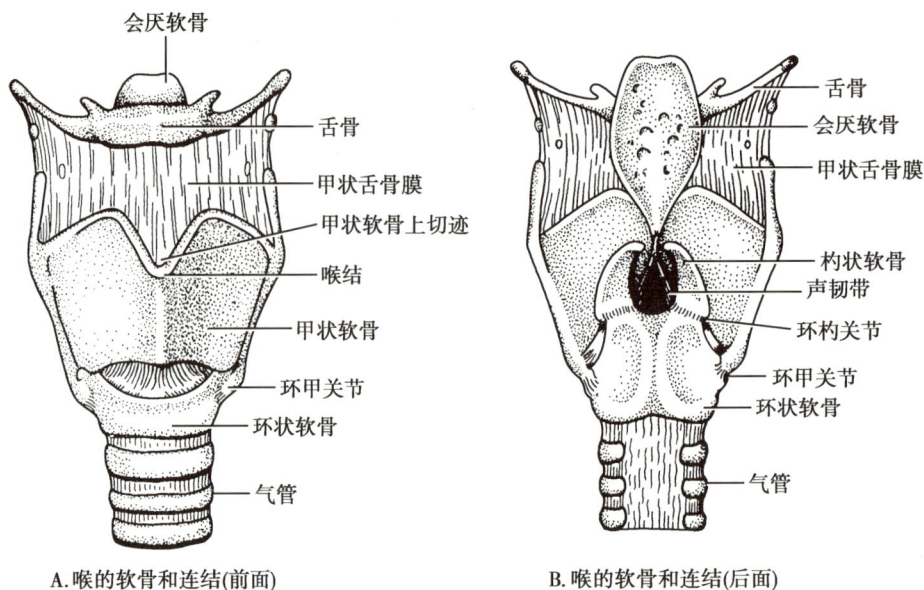

A.喉的软骨和连结(前面)　　　　B.喉的软骨和连结(后面)

图5-5　喉软骨及其连结

**1.环甲关节**　由甲状软骨下角与环状软骨两侧的关节面构成。甲状软骨可沿环甲关节冠状轴做前倾和复位运动,从而使声带紧张或松弛。前倾时,使声带紧张;复位时,使声带松弛。

**2.环杓关节**　由杓状软骨底和环状软骨板上缘的关节面构成。杓状软骨可沿环杓关节垂直轴做旋转运动,使声带突向内、外侧移动,从而使声门裂缩小或者开大。

**3.弹性圆锥**　又称为环甲膜,为圆锥形弹性纤维膜,其下缘附着于环状软骨上缘,其上缘游离,张于甲状软骨前角的后面与杓状软骨声带突之间,称为声韧带。弹性圆锥前部较厚,位于甲状软骨下缘和环状软骨弓上缘之间,称环甲正中韧带。因该处位置表浅,临床上如遇急性喉阻塞病人,可经此切开或直接插入粗针头,以建立暂时通气道,抢救病人生命。

**4.甲状舌骨膜**　是连于甲状软骨上缘与舌骨之间的结缔组织膜。

**（四）喉腔**

喉腔(图5-6)喉的内腔称喉腔,内衬黏膜。喉腔向上与喉咽相通,向下与气管腔相续。喉腔的上口称喉口。

喉口朝向后上方,由会厌上缘、两侧的杓状会厌襞和杓间切迹围成。在喉腔中部的侧壁上,有上、下两对呈矢状位的黏膜皱襞突入腔内,上方的一对黏膜皱襞称前庭襞,活体呈粉红色。两侧前庭襞之间的裂隙称前庭裂;下方的一对黏膜皱襞称声襞,活体呈苍白色。两侧声襞及杓状软骨底声带突之间的裂隙称声门裂,声门裂是喉腔最狭窄的部位。声襞与声韧带和声带肌共同构成声带。肺内呼出的气流通过声门裂时振动声带而发音。

喉腔分为三部分:①喉前庭,是从喉口至前庭裂平面之间的部分,上宽下窄。②喉中间腔,是前庭裂和声门裂平面之间的部分,在喉腔的三部分中,喉中间腔容积最狭小。喉中间腔向两侧突出的梭形隐窝称喉室。③声门下腔,是声门裂平面至环状软骨下缘之间的部分,向下通气管。声门下腔的黏膜下层组织结构疏松,炎症时易发生水肿,尤其婴幼儿因喉腔较窄小,水肿时易引起喉阻塞,造

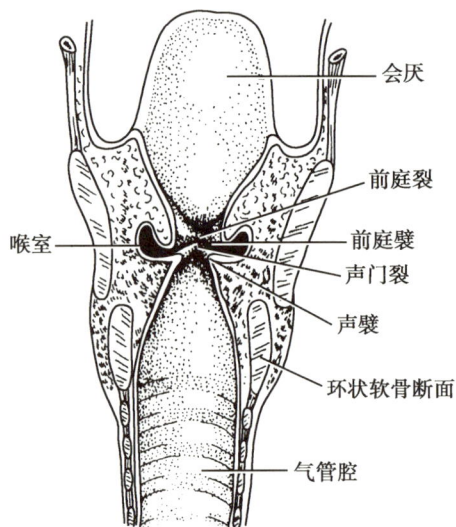

图5-6　喉的额状断面

成呼吸困难。

**（五）喉肌**

喉肌（图5-7）为数块短小的骨骼肌，附着于喉软骨。喉肌按功能可分为两群。一群作用于环甲关节，使声带紧张或松弛，以调节音调的高低；另一群作用于环杓关节，使声门裂开大或缩小，以调节音量的大小。

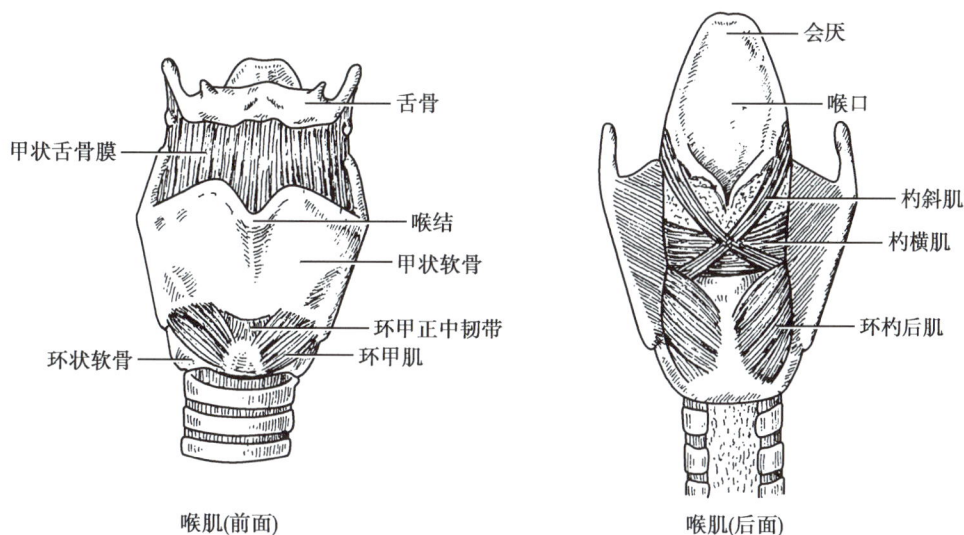

图5-7 喉肌

## 四、气管和主支气管

气管和主支气管（图5-8）是连接喉与肺之间的管道。

**（一）气管**

气管位于食管的前方，为后壁略扁的圆筒状管道，由16～20个气管软骨环和各环之间的平滑肌和结缔组织构成，内面衬以黏膜。气管软骨环呈C形，为透明软骨，后壁缺口处由平滑肌和结缔组织形成的膜所封闭。

气管上端平第6颈椎体下缘高度连接环状软骨，经颈部正中，向下进入胸腔，在胸骨角平面分为左、右主支气管，气管分叉处称气管杈。气管杈内面形成一个凸出的半月形纵嵴，称气管隆嵴，是支气管镜检查的定位标志。

根据气管的行径和位置，气管可分为颈部和胸部。气管颈部位于颈前部正中，较短，位置表浅，可在体表摸到。气管颈部两侧有大血管和甲状腺侧叶，后面与食管相邻，在第2～4气管软骨环的前方有甲状腺峡。气管胸部位于胸腔内，较长，两侧有重要的血管、神经，前面与胸骨之间有胸腺和大血管；后面仍与食管紧贴。临床上抢救急性喉阻塞病人，常在3～5气管软骨处沿前正中线做气管切开。

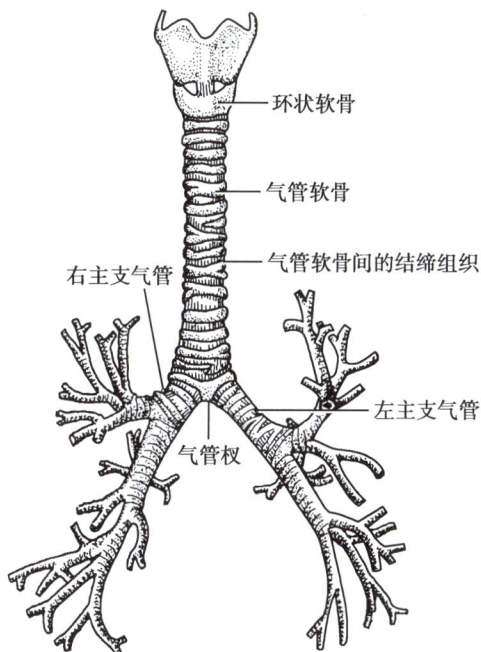

图5-8 气管与支气管

### （二）主支气管

支气管是指由气管分出的各级分支。气管分出的一级分支为左主支气管和右主支气管。左、右主支气管由气管分出后，行向外下方，各自经肺门进入左、右肺。左主支气管细而长，平均长4～5cm，走行方向较倾斜。右主支气管略短而粗，平均长2～3cm，走行方向较垂直。所以临床上气管内异物多坠入右主支气管。

### （三）气管和主支气管的微细结构

气管和主支气管的管壁由内向外依次由黏膜、黏膜下层和外膜三层构成（图5-9）。

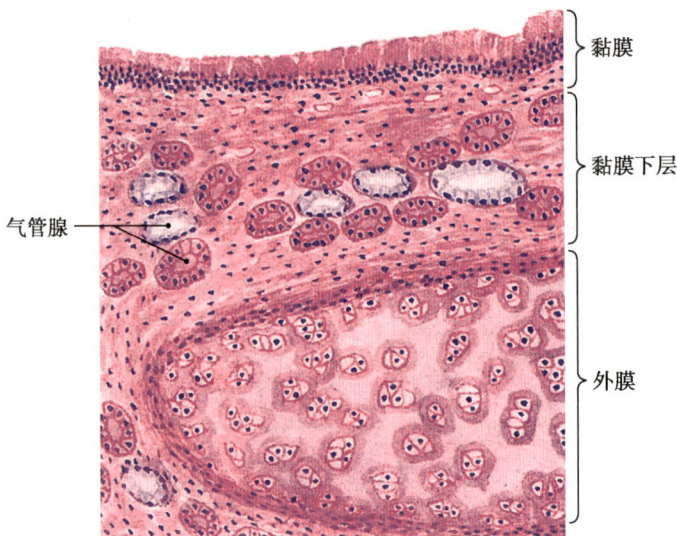

图 5-9　气管壁切面（高倍）

**1.黏膜**　黏膜由上皮和固有层组成。

（1）上皮：为假复层纤毛柱状上皮，主要由纤毛柱状细胞、杯状细胞、基细胞组成，游离面有密集的纤毛。纤毛向咽部摆动，可将黏液及黏附的灰尘颗粒等运送到喉部，以痰的形式咳出。杯状细胞是一种单细胞外分泌腺，与黏膜下层内混合腺的分泌物，均涂布在上皮的表面，共同构成黏液屏障，能黏附吸入空气中的灰尘颗粒。

（2）固有层：位于上皮深面，为疏松结缔组织，含小血管、淋巴管、大量的弹性纤维和弥散的淋巴组织。

**2.黏膜下层**　由疏松结缔组织构成，内有血管、淋巴管、神经及丰富的混合腺。

**3.外膜**　主要由C形透明软骨环和疏松结缔组织构成。软骨有支持作用，保护管道开放，气流通畅。气管软骨环后壁缺口处由结缔组织连接，内含平滑肌束。

# 第三节　肺

肺是呼吸系统中最重要的器官，也是气体交换的场所。

## 一、肺的位置和形态

肺左右各一，位于胸腔内，纵隔的两侧，膈的上方。每侧肺的形态近似半圆锥形，左肺因心偏左而狭长，右肺因肝的影响而宽短。肺表面覆以浆膜，为胸膜脏层。肺似海绵状，质轻而柔软，富有弹性，幼儿肺呈淡红色，随年龄的增长，因不断吸入尘埃，肺的颜色由暗红色逐渐变为灰黑色。

肺具有一尖、一底、两面和三缘（图 5-10）。

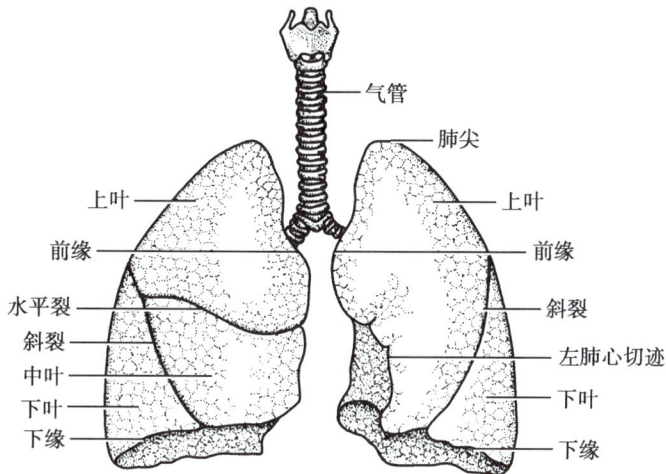

图 5-10 肺的外侧面

肺尖圆钝，经胸廓上口向上突入颈根部，高出锁骨内侧 1/3 段的上方 2～3cm。肺底与膈相贴，向上方凹陷，又称膈面。肺的外侧面邻接肋和肋间肌，称肋面。内侧面临贴纵隔，称纵隔面（图 5-11）。纵隔面中部凹陷称肺门，是主支气管、肺动脉、肺静脉、支气管动脉、支气管静脉、淋巴管和神经等结构出入肺的部位。这些出入肺门的结构被结缔组织包绕，构成肺根。肺的前缘和下缘薄而锐利，右肺前缘近于垂直，左肺前缘下部有一弧形凹陷，称心切迹。肺的后缘圆钝，贴于脊柱的两旁。

每侧肺都有深入肺内的肺裂，并借肺裂分成肺叶。左肺被一自后上方斜向前下方的斜裂分为上叶和下叶两叶。右肺除有斜裂外，还有一条近于水平走向的水平裂，右肺被斜裂和水平裂分为上叶、中叶和下叶 3 叶。

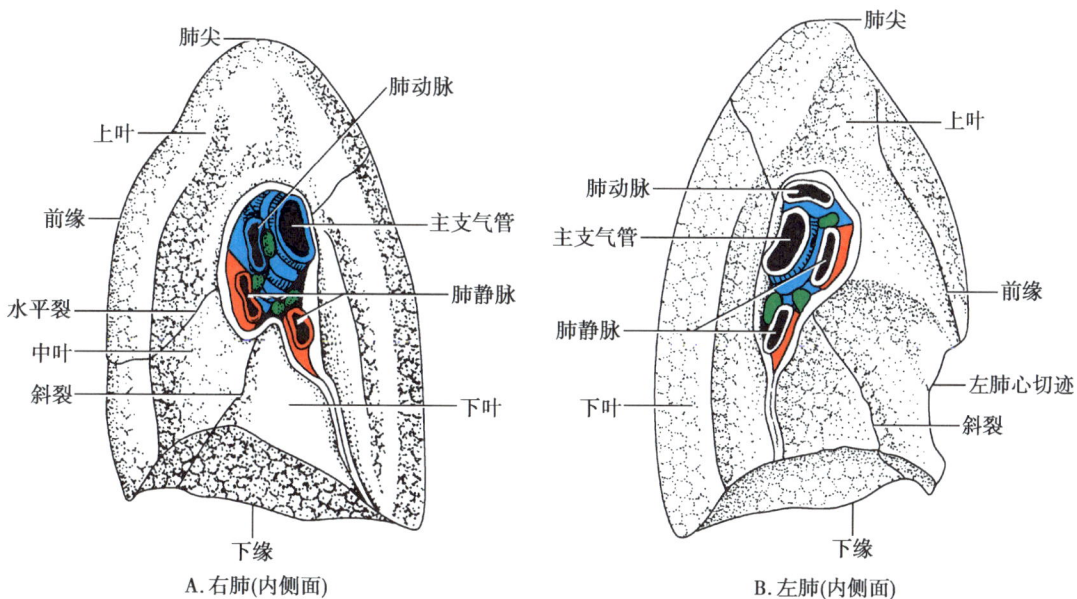

A. 右肺（内侧面）    B. 左肺（内侧面）

图 5-11 肺的内侧面

## 二、肺内支气管和肺段

左、右主支气管在肺门处入肺后,首先分出肺叶支气管,进入肺叶。肺叶支气管在各肺叶内再分为肺段支气管,并在肺内反复分支,越分越细,形似树枝,称支气管树。支气管分支可达23～25级,最后连于肺泡。每一肺段支气管及其分支和它所属的肺组织共同构成一个支气管肺段,简称肺段(图5-12)。肺段呈圆锥形,尖朝向肺门,底朝向肺表面。各肺段有其固有位置,相邻肺段间仅以薄层结缔组织隔开。按照肺段支气管的分支,左、右肺各分为10个肺段。每个肺段从结构和功能来看,可视为一个独立性单位,故临床上常以肺段进行定位诊断及肺段切除。

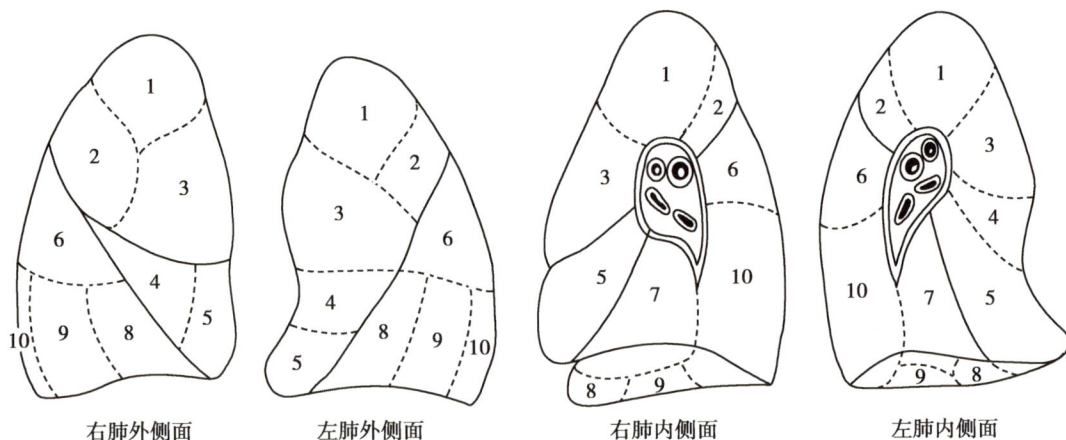

右肺外侧面　　　左肺外侧面　　　右肺内侧面　　　左肺内侧面

图5-12　支气管肺段在肺表面的范围

## 三、肺的组织结构

肺组织可分肺间质和肺实质两部分。肺表面的浆膜在肺门处增多,并伴随血管、淋巴管和神经等进入肺内,共同形成肺的间质,将肺分隔成若干肺小叶。肺实质即肺内支气管的各级分支及其终末的大量肺泡,根据其功能的不同又可分为导气部和呼吸部。

主支气管经肺门进入肺内逐级分支,顺序分支为肺叶支气管、肺段支气管、小支气管、细支气管、终末细支气管、呼吸性细支气管、肺泡管、肺泡囊和肺泡。其中,从肺叶支气管到终末细支气管,构成肺的导气部;呼吸性细支气管以下各段管壁上连有肺泡,构成肺的呼吸部。

### (一)导气部

导气部是肺内传送气体的管道,包括肺叶支气管,肺段支气管、小支气管、细支气管及终末细支气管等一系列管道。导气部仅能传导气体,不能进行气体交换。每根细支气管及其各级分支和所属肺泡构成一个肺小叶(图5-13)。肺小叶呈椎体形,尖朝向肺门,底朝向肺表面。临床上所说的小叶性肺炎,就是指肺小叶范围内的炎症。

肺导气部随着支气管的反复分支,其管径由大渐小,管壁由厚变薄,其组织结构也发生了相应的变化:

**1. 肺叶支气管至细支气管**　其结构的主要变化是:①黏膜逐渐变薄,上皮由假复层纤毛柱状上皮逐渐移行为单层纤毛柱状上皮或单层柱状上皮;②黏膜下层的腺体逐渐减少,至终末细支气管消失;③外膜中的软骨由C形逐渐变小,随之变为软骨碎片,最后消失;④外膜中的平滑肌相对逐渐增多,至终末细支气管,形成完整的环形肌层。

**2. 终末细支气管**　管壁薄,分层不明显,黏膜皱襞明显,上皮为单层纤毛柱状上皮或单层柱状上皮,无杯形细胞;管壁内腺体和软骨完全消失;平滑肌形成完整的环行肌层。

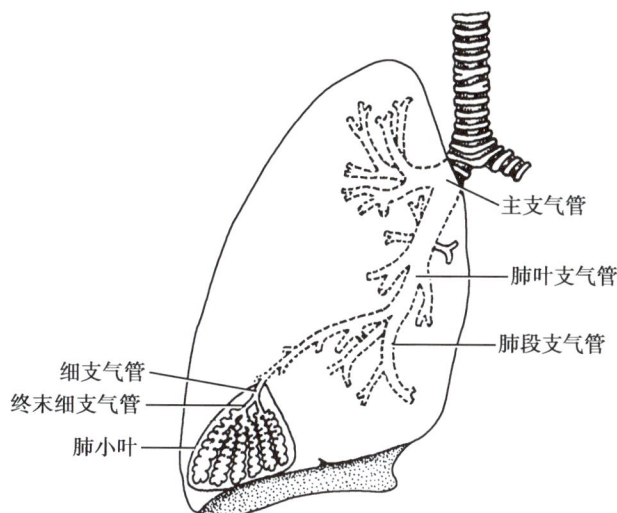

图 5-13 肺小叶模式图

细支气管、终末细支气管管壁中的平滑肌相对增多,细支气管尤其是终末细支气管管壁的平滑肌的收缩或舒张可改变管径,控制其管腔大小,调节出入肺泡气体的流量。在某些病理情况下,平滑肌发生痉挛性收缩时,可使管腔狭窄,造成呼吸困难,临床上称为支气管哮喘。

### (二)呼吸部

终末细支气管的分支称呼吸性细支气管。呼吸部包括呼吸性细支气管(图 5-14)、肺泡管、肺泡囊和肺泡。该部具有气体交换的功能,是进行气体交换的场所。

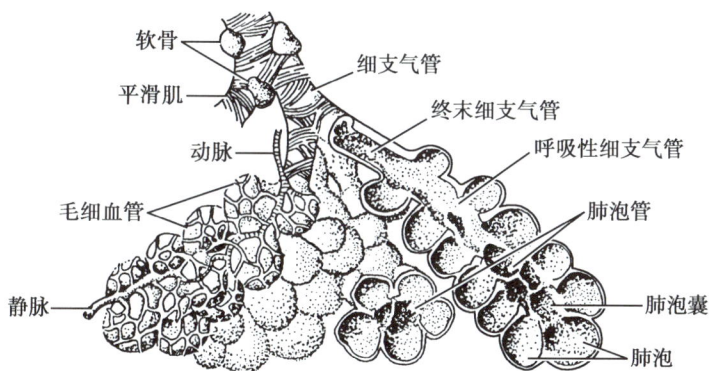

图 5-14 呼吸性细支气管微细结构

1. **呼吸性细支气管** 是终末细支气管的分支,管壁上连有少量肺泡,故管壁不完整,上皮为单层柱状或单层立方上皮,其外面有少量平滑肌和结缔组织。

2. **肺泡管** 是呼吸性细支气管的分支,管壁上有许多肺泡和肺泡囊的开口,故自身的管壁结构很少,只存在于相邻肺泡开口之间部分。此处呈结节状膨大,膨大表面覆有单层立方或扁平上皮,上皮下有薄层结缔组织和少量环行平滑肌纤维。

3. **肺泡囊** 与肺泡管相连,每个肺泡管分支形成 2~3 个肺泡囊。肺泡囊是许多肺泡共同开口而成的囊腔,囊壁由肺泡围成。

4. **肺泡** 为多面形有开口的囊泡,开口于肺泡囊、肺泡管或呼吸性细支气管,是肺进行气体交换的场所。成人每侧肺内有 3 亿~4 亿个肺泡,其总面积可达 $70\sim80m^2$。肺泡的壁极薄,由肺泡上皮和基膜构成。肺泡上皮为单层上皮,由 Ⅰ 型肺泡细胞和 Ⅱ 型肺泡细胞共同组成(图 5-15)。

(1)Ⅰ 型肺泡细胞:为扁平细胞,数量多,约占肺泡表面积的 95%,表面光滑,胞核呈扁椭圆形,无胞核部分胞质菲薄,提供了一个广而薄的气体交换面,有利于气体交换。

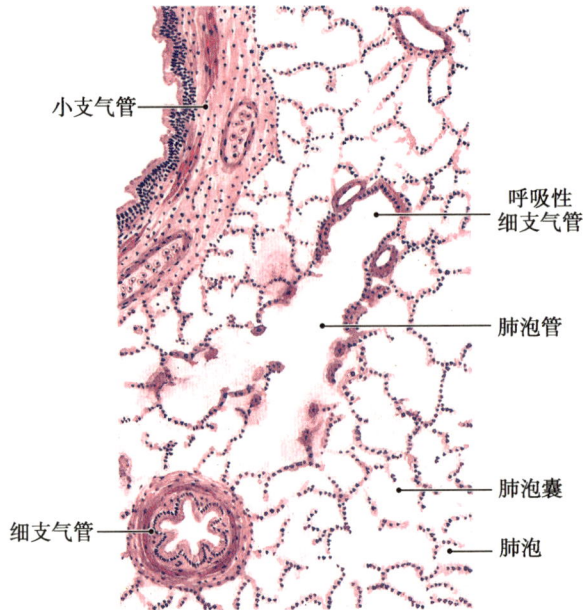

图 5-15　肺泡细胞超微结构

（2）Ⅱ型肺泡细胞：为圆形或立方形细胞，数量较少，位于Ⅰ型肺泡细胞之间，凸向肺泡腔，可分泌磷脂类物质在肺泡上皮表面形成一层薄膜，称肺泡表面活性物质，肺泡表面活性物质的主要功能是降低肺泡表面张力，起到稳定肺泡直径的作用。呼气时肺泡缩小，表面活性物质密度增加，表面张力降低，使肺泡在呼气末时不致过度塌陷；吸气时肺泡扩张，表面活性物质密度减少，表面张力增大，可防止肺泡过度膨胀。病理情况下，如创伤、休克、中毒或感染时，肺泡表面活性物质的合成与分泌受到抑制或破坏，可引起肺泡塌陷，影响肺泡的气体交换功能。

**5.肺泡隔**　是指相邻肺泡之间的薄层结缔组织，属肺的间质。肺泡隔内含有丰富的毛细血管网、大量的弹性纤维和散在的肺泡巨噬细胞。肺泡隔中的毛细血管网与肺泡上皮紧密相贴，有利于毛细血管内的血液与肺泡内的气体之间进行气体交换。肺泡隔内的弹性纤维有助于保持肺泡的弹性，协助扩张的肺泡在呼气时自然回缩。当肺泡隔内的弹性纤维变性、断裂，或因炎症疾病破坏了弹性纤维，则使肺泡弹性减弱，肺泡不能回缩而长期处于过度扩张状态，形成肺气肿。肺泡隔内的肺泡巨噬细胞具有吞噬异物及渗出的红细胞，吞噬灰尘颗粒后的巨噬细胞又称尘细胞，构成机体防御体系的重要成分之一。

**6.肺泡孔**　相邻肺泡间有小孔相通，称肺泡孔。它是沟通相邻肺泡的孔道，空气可借肺泡孔互相流通。

**7.气-血屏障**　又称为呼吸膜，是肺泡内的气体与肺泡隔内毛细血管内血液携带的气体进行气体交换时透过的结构。呼吸膜主要由肺泡上皮细胞、肺泡上皮细胞的基膜、毛细血管内皮细胞的基膜和毛细血管内皮细胞4层构成（图5-16）。气-血屏障很薄，其厚度为0.2～0.5μm。屏障中任何一层发生病理改变，均会影响气体交换。

## 四、肺的血液循环

肺有两套血管系统。一套是肺的功能性血管，是进行气体交换的血管，由肺循环的肺动脉和肺静脉组成。另一套是肺的营养性血管，是营养各级支气管和肺组织的血管，由体循环的支气管动脉和支气管静脉组成。①功能性血管为肺动脉和肺静脉，参与气体交换。肺动脉自肺门进入肺后，其分支与各级支气管伴行，直至肺泡隔内形成毛细血管网。毛细血管内的血液与肺泡进行

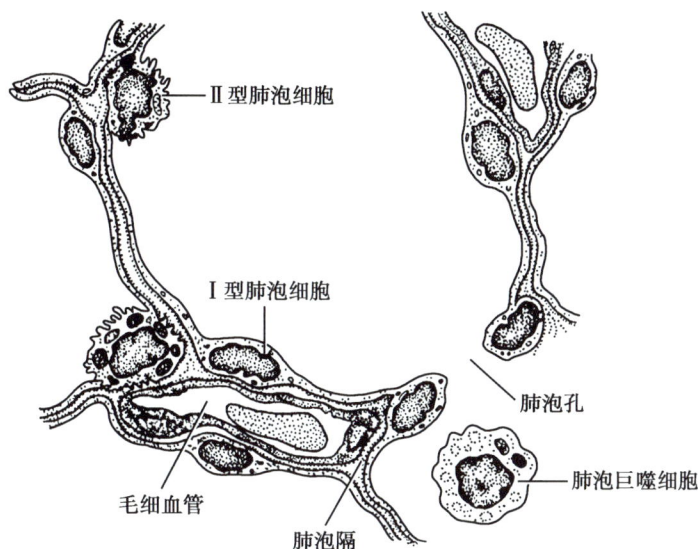

图 5-16　气 - 血屏障的组成

气体交换后,汇入小静脉;小静脉行于肺小叶间结缔组织内,不与肺动脉的分支伴行;当汇集成较大的静脉后,才与支气管及肺动脉分支伴行,最终汇合成肺静脉。②营养性血管为支气管动脉和支气管静脉,支气管动脉供给肺氧气和营养物质。支气管动脉与支气管的分支伴行,其终末支至呼吸性细支气管时,一部分毛细血管网与肺动脉的毛细血管网吻合,汇入肺静脉;另一部分则汇成支气管静脉,与支气管伴行,经肺门出肺。

## 知识链接

### 白肺

　　"白肺"是临床影像学中口语化描述,是指患者在肺部 CT 或胸部 X 线检查中,肺部间质组织呈白色、大片状病变的表现。"白肺"一般预示肺部被炎症广泛浸润,其实质是肺部的炎性反应。冬季天气寒冷,是肺炎高发季节,有基础疾病的老年人易患肺炎。要注意监测呼吸频率,是否出现胸闷和呼吸急促等症状。若血氧饱和度小于93%,需及时送医就诊。

# 第四节　胸　　膜

## 一、胸膜、胸膜腔与胸腔的概念

ER-5-6

胸膜

　　胸膜是被覆于肺表面和胸腔各壁内面的一层薄而光滑的浆膜,可分为脏胸膜和壁胸膜两部分。被覆于肺表面的胸膜是脏胸膜,并折入左右肺斜裂和右肺水平裂内。被覆于胸腔各壁内面的胸膜称壁胸膜。

　　脏胸膜和壁胸膜在肺根处互相移行,两者形成一个封闭的腔隙,称胸膜腔。胸膜腔左右各一,互不相通。腔内为负压,脏、壁两层胸膜相互贴附在一起,所以胸膜腔实际上是两个潜在性的腔隙。内含有少量浆液,以减少呼吸时胸膜间的相互摩擦。

　　任何因素导致胸膜破裂,空气进入胸膜腔,可产生气胸。病理情况下,胸膜腔液体增多,可形成胸腔积液。

　　胸腔由胸廓与膈围成的腔,上界为胸廓上口,与颈部相通,下界借膈与腹腔分隔。胸腔内可分为三部分,即左、右两侧为胸膜腔和肺,中间为纵隔。

## 二、胸膜的分部及胸膜隐窝

壁胸膜被覆于肺的表面，并伸入肺裂，与肺紧密结合。根据所在位置可分为4部分：向上突出于胸廓上口，包被肺尖上方的部分，称胸膜顶，其最高点可高出锁骨内侧1/3段上方2～3cm；衬贴于肋骨与肋间肌内面的部分，称肋胸膜；贴附于膈上面的部分，称膈胸膜；呈矢状位衬覆于纵隔两侧的部分，称纵隔胸膜。

胸膜腔在壁胸膜转折处形成较大的潜在性腔隙，即使在深吸气时肺的边缘也不能深入其内，胸膜腔的这些间隙称胸膜隐窝。其中最大最重要的胸膜隐窝是肋膈隐窝，肋膈隐窝是肋胸膜与膈胸膜的转折处形成的一个半环形深隙。在人体直立时为胸膜腔最低部位，当胸膜腔有积液时，可首先积聚于此。肋膈隐窝是临床胸膜穿刺抽液或引流的部位。

## 三、肺和胸膜的体表投影

### （一）肺的体表投影（图 5-17）

左、右肺的前缘，起自锁骨内侧端上方2～3cm处的肺尖，斜向下内，经胸锁关节后方至约

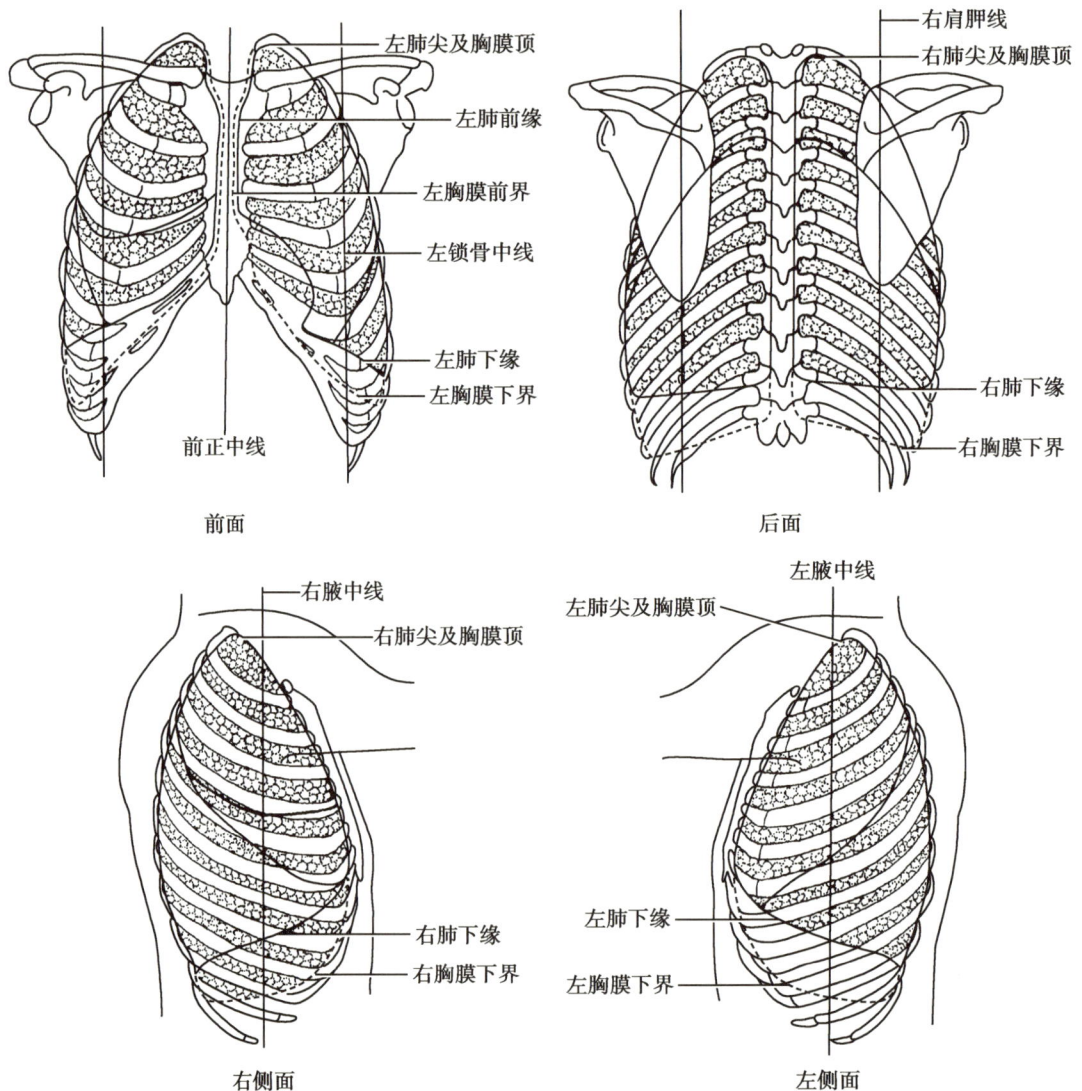

图 5-17　胸膜和肺的体表投影

在第 2 胸肋关节的水平，两肺前缘靠拢并垂直下降。右肺前缘由此垂直下行，至右侧第 6 胸肋关节处，移行于右肺下缘；左肺前缘垂直下行至第 4 胸肋关节处，沿肺的心切迹向左下作弧形弯曲至第 6 肋软骨中点处，移行于左肺下缘。平静呼吸时，两肺下缘各沿第 6 肋软骨下缘向外下方走行，在锁骨中线处与第 6 肋相交，在腋中线处与第 8 肋相交，在肩胛线处与第 10 肋相交，在接近脊柱时平第 10 胸椎棘突高度。当深呼吸时，两肺下缘均可向上、下各移动 2～3cm。

### （二）胸膜的体表投影

两侧胸膜顶和胸膜前界的体表投影基本与肺尖和肺前缘一致。两侧胸膜前界的下段在胸骨体下部与左侧第 4、5 肋软骨后方形成一个无胸膜区，称心包区，其间显露心包和心。临床上经常在胸骨左缘第 4 或第 5 肋间隙进行心包穿刺或心内注射，可避免损伤肺和胸膜。两侧胸膜下界的体表投影，比两肺下缘的投影低 1～2 个肋骨，即在锁骨中线处与第 8 肋相交，在腋中线处与第 10 肋相交，在肩胛线处与第 11 肋相交，在脊柱旁平第 12 胸椎棘突高度。肺下缘与胸膜下界的体表投影对比见表 5-1。

表 5-1　肺下界和胸膜下界的体表投影

| | 锁骨中线 | 腋中线 | 肩胛线 | 后正中线 |
| --- | --- | --- | --- | --- |
| 肺下界 | 第 6 肋 | 第 8 肋 | 第 10 肋 | 第 10 胸椎棘突 |
| 胸膜下界 | 第 8 肋 | 第 10 肋 | 第 11 肋 | 第 12 胸椎棘突 |

# 第五节　纵　　隔

ER-5-7

纵隔

## 一、纵隔的概念和境界

纵隔是两侧纵隔胸膜之间的全部器官、结构和结缔组织的总称。纵隔的上界是胸廓上口，下界为膈，前界为胸骨，后界为脊柱胸段，两侧界为纵隔胸膜。

## 二、纵隔的分部和内容

### （一）纵隔的分部

纵隔通常以胸骨角平面（平对第 4 胸椎体下缘）为界，将纵隔分为上纵隔和下纵隔两部分（图 5-18）。下纵隔再以心包为界分为前纵隔、中纵隔和后纵隔三部分，即胸骨与心包前面之间的前纵隔；心包、心以及与其相连大血管根部所占据的中纵隔；心包后面与脊柱胸段之间的后纵隔。

### （二）纵隔的内容

1. **上纵隔**　内主要有胸腺、头臂静脉、上腔静脉、主动脉弓及其三大分支、食管胸部、气管胸部及胸导管和淋巴结、迷走神经、膈神经等。

2. **前纵隔**　内有少量淋巴结和疏松结缔组织。

3. **中纵隔**　位于前纵隔和后纵隔之间，为纵隔下部最宽阔的部分，其内有心包、心和与出入心的大血管、膈神经、主支气管的起始部等。

4. **后纵隔**　内有主支气管、食管胸部、胸主动脉、胸导管、奇静脉及其属支、迷走神经、胸交感干、淋巴结等。

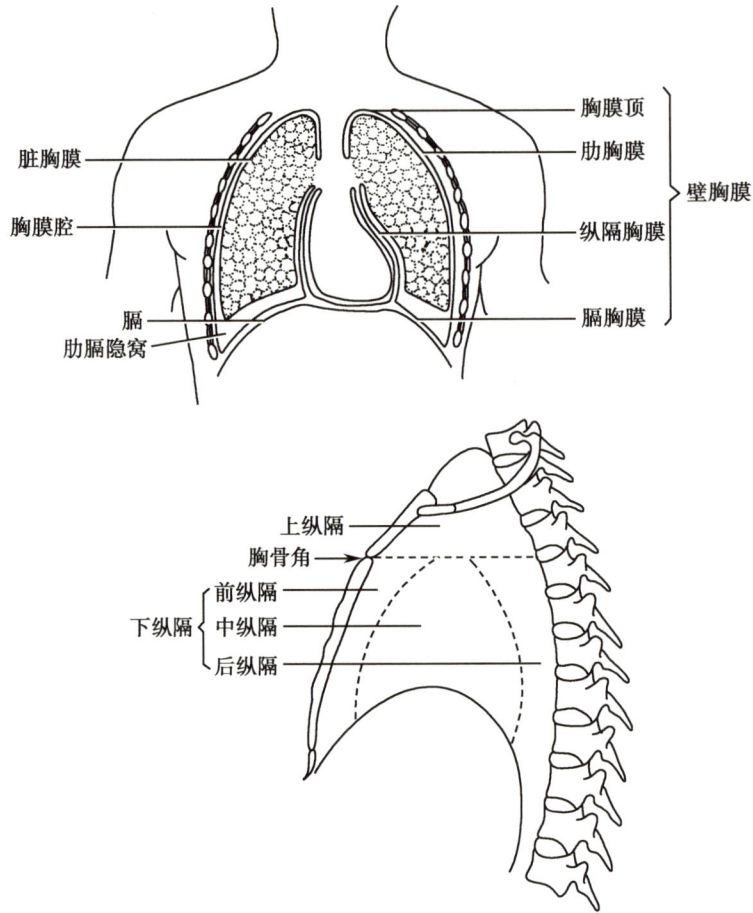

图 5-18　纵隔的区分

（付广权）

## ? 复习思考题

1. 为何临床上鼻旁窦炎以上颌窦炎较多见？
2. 小儿哭闹时为何不宜喂食？
3. 外界空气经哪些管道到达肺泡？
4. 胸膜腔穿刺术常在何处进行？穿刺针由浅入深依次经过哪些结构？

扫一扫，测一测

# 第六章 泌尿系统

## 学习目标

    掌握泌尿系统的组成,肾的形态、位置、微细结构,输尿管的行程和狭窄;膀胱的形态、位置和膀胱壁的构造,女性尿道的特点。

    熟悉肾的被膜,肾的内部结构,膀胱的毗邻。

    了解肾的血管和血液循环特点。

## 第一节 概　　述

### 一、泌尿系统的组成

泌尿系统由肾、输尿管、膀胱和尿道组成(图 6-1)。

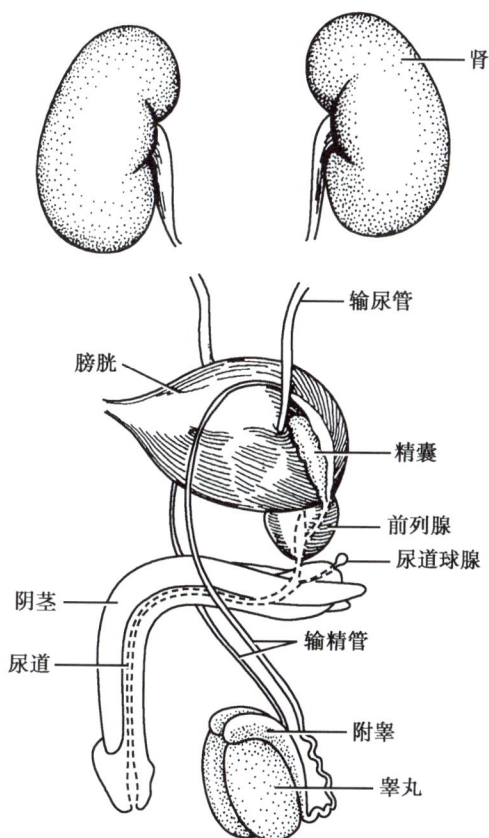

图 6-1　男性泌尿生殖系统概观

## 二、泌尿系统的主要功能

泌尿系统的主要功能是产生尿液,通过尿液排出可溶于水的代谢产物,如尿素、尿酸等,保持机体内环境的平衡与稳定。肾产生的尿液,由输尿管输送至膀胱内贮存,最后经尿道排出体外。

肾还有内分泌功能,能产生红细胞生成素和肾素,对促进红细胞的生成和调节血压有重要作用。

在病理情况下,肾的泌尿功能发生障碍,代谢废物将蓄积于体内,破坏了机体内环境的稳定,影响人体新陈代谢的正常进行,严重时可造成肾衰竭,出现尿毒症,危及生命。

# 第二节　肾

## 一、肾的形态

肾(kidney)是成对的实质性器官,形如蚕豆。新鲜肾呈红褐色,质柔软,表面光滑。

肾可分为上、下两端,前、后两面,内侧、外侧两缘。肾的上、下端钝圆。肾的前面较凸,朝向前外侧;后面较扁平,紧贴腹后壁。肾的外侧缘隆凸;内侧缘中部凹陷,称肾门,是肾盂、肾动脉、肾静脉、淋巴管和神经等出入肾的部位。出入肾门的结构被结缔组织包裹合称肾蒂。肾门向肾内凹陷扩大形成的腔隙称肾窦,窦内含有肾动脉的分支、肾静脉的属支、肾小盏、肾大盏、肾盂、淋巴管、神经和脂肪组织等。

## 二、肾的位置

肾位于腹腔后上部,贴于腹后壁,居脊柱两侧,前面覆盖腹膜,是腹膜外位器官。一般左肾上端平第 11 胸椎体下缘,下端平第 2 腰椎体下缘;右肾由于受肝的影响,位置比左肾约低半个椎体。左侧第 12 肋斜过左肾后方的中部,右侧第 12 肋斜过右肾后方的上部(图 6-2、图 6-3)。肾门约平第 1 腰椎平面,距正中线约 5cm。

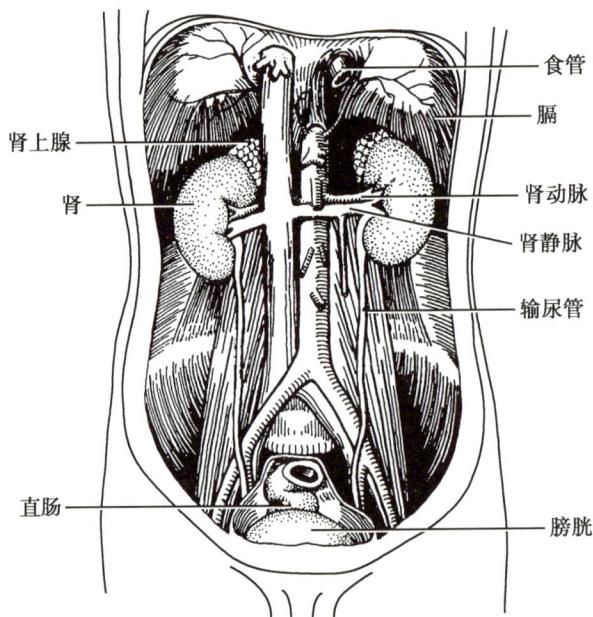

图 6-2　肾和输尿管的位置(前面)

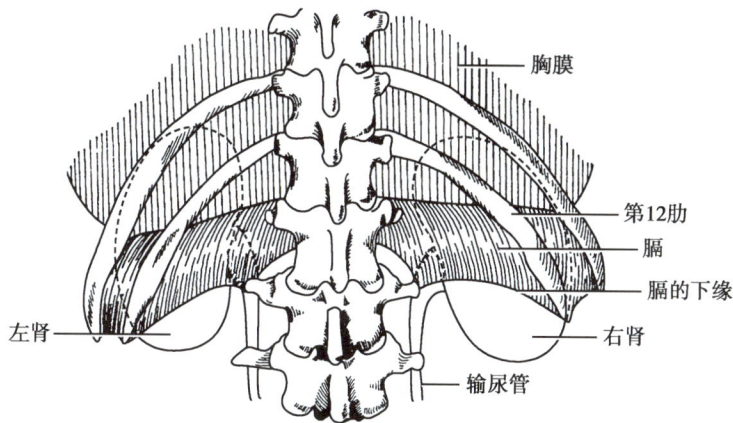

图6-3 肾的位置(后面)

肾门的体表投影位于竖脊肌外侧缘与第 12 肋之间的部位,称肾区。肾有疾患时,该区可出现叩疼。

两肾上端邻肾上腺。右肾前上部与肝相邻,下部与结肠右曲相接触,内侧比邻十二指肠降部。左肾前上部与胃底后面相邻,中部前面有胰尾,下部邻结肠左曲和空肠。

## 三、肾 的 被 膜

肾的表面有三层被膜(图6-4、图6-5),由内向外依次为纤维囊、脂肪囊和肾筋膜。

### (一)纤维囊

纤维囊是薄而坚韧的致密结缔组织膜,包于肾表面。正常状态下,纤维囊容易与肾实质剥离,但在肾有病变时,则可与肾实质发生粘连,不易剥离。在修复肾破裂或行肾部分切除术时,需缝合纤维囊。

### (二)脂肪囊

脂肪囊是位于纤维囊外面的囊状脂肪层。脂肪囊对肾起弹性垫样的保护作用。临床上作肾囊封闭,就是将药物注入肾脂肪囊内。

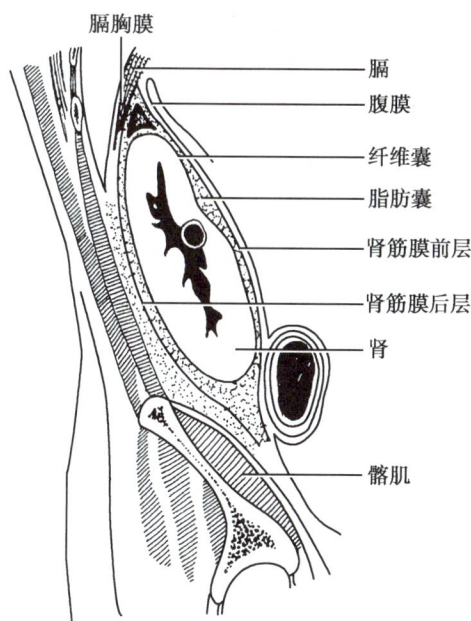

图6-4 肾的被膜(矢状切面)

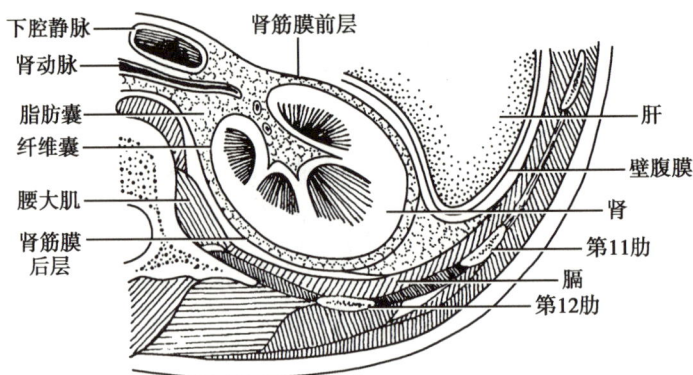

图 6-5　肾的被膜（横切面）

### （三）肾筋膜

肾筋膜位于脂肪囊的外面，分前、后两层包被肾和肾上腺。在肾的外侧及上方，两层肾筋膜互相融合；在肾的下方，前、后两层肾筋膜分离，其间有输尿管通过；在肾的内侧，两侧肾筋膜前层互相连续，后层与腰大肌筋膜融合。

肾的正常位置依赖于肾的被膜、肾的血管、肾的近邻器官、腹膜及腹内压等多种因素维持。肾的固定装置不健全时，即可发生肾移位造成肾下垂或游走肾。

## 四、肾的内部结构

在肾的冠状切面上，可见肾实质分为肾皮质和肾髓质两部分（图 6-6）。

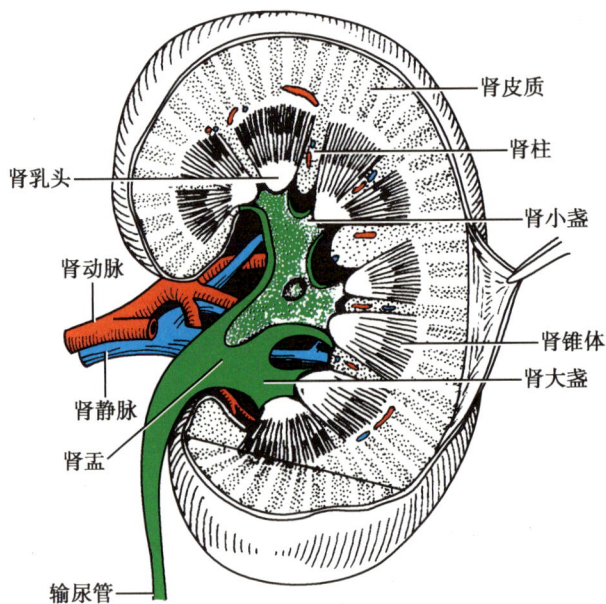

图 6-6　肾的内部结构（右肾的额状切面）

### （一）肾皮质

肾皮质主要位于肾的浅层，富含血管，新鲜标本呈红褐色。肾皮质深入肾髓质内的部分称肾柱。

### （二）肾髓质

肾髓质位于肾皮质的深层，血管较少，颜色较浅，约占肾实质厚度的 2/3。肾髓质由 15～

20个肾锥体组成。肾锥体呈圆锥形,其底朝向皮质;尖端钝圆,称肾乳头。肾乳头上有许多乳头孔,为乳头管向肾小盏的开口。尿液经乳头孔流入肾小盏内。

肾小盏包绕于肾乳头周围,每侧有7～8个。2～3个肾小盏汇合成一个肾大盏,每侧有2～3个。肾大盏再汇合成肾盂。肾盂呈前后略扁的漏斗状,出肾门后逐渐变细,向下弯行,移行为输尿管。

## 五、肾的微细结构

肾实质主要由大量泌尿小管构成,其间的血管、淋巴管、神经和少量结缔组织构成肾间质。泌尿小管是形成尿的结构,可分为肾单位和集合小管两部分(表6-1)。

表6-1 泌尿小管的组成

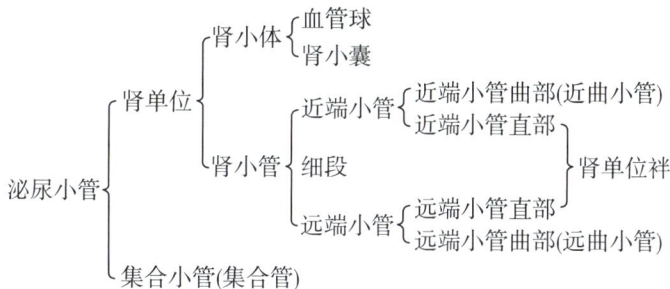

```
                              ┌血管球
                   ┌肾小体    ┤
                   │          └肾小囊
                   │                ┌近端小管┌近端小管曲部(近曲小管)
           ┌肾单位 ┤                │        └近端小管直部    ┐
           │       └肾小管          ┤细段                     ├肾单位袢
泌尿小管   ┤                        │        ┌远端小管直部    ┘
           │                        └远端小管┤
           │                                 └远端小管曲部(远曲小管)
           └集合小管(集合管)
```

### (一)肾单位

肾单位是肾结构和功能的基本单位。每个肾有100万～150万个肾单位。肾单位由肾小体和肾小管两部分构成。

**1.肾小体** 呈球形,故又称肾小球,位于肾皮质内。肾小体由血管球和肾小囊两部分组成(图6-7),主要作用是滤过血浆形成原尿。

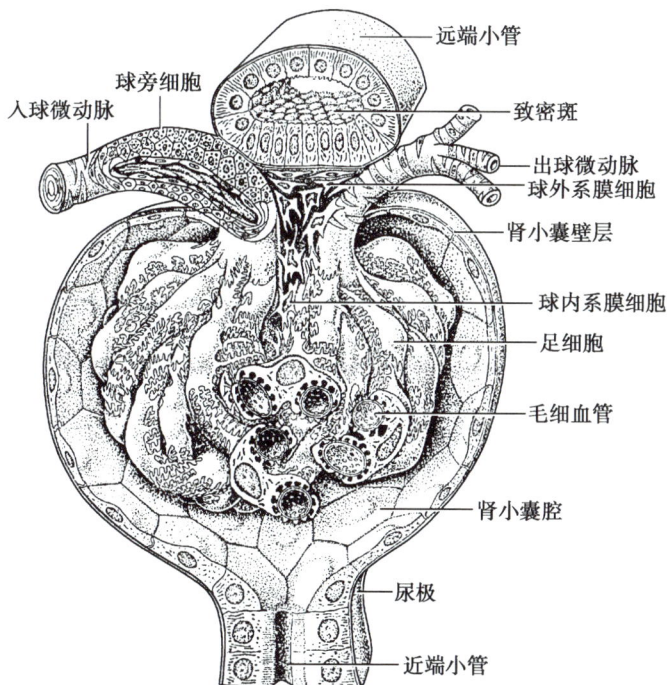

图6-7 肾小体结构模式图

（1）血管球：是包在肾小囊内的一团蟠曲成球状的动脉性毛细血管。血管球的一侧连有入球微动脉和出球微动脉。入球微动脉进入肾小囊内反复分支，形成血管球，毛细血管汇成一条出球微动脉离开肾小囊。入球微动脉的管径较出球微动脉粗，所以血管球内的压力较高，有利于血浆的滤过。在电镜下观察，血管球的毛细血管壁仅由一层有孔的内皮细胞及其外面的基膜组成。

（2）肾小囊：是肾小管的起始部膨大并凹陷形成的双层囊。肾小囊的外层称肾小囊壁层，是单层扁平上皮，与近端小管相续；肾小囊的内层称肾小囊脏层，紧包在血管球毛细血管的外面，其上皮是由单层有突起的足细胞构成。脏、壁两层之间的腔隙称肾小囊腔。在电镜下观察，足细胞的胞体较大，从胞体上伸出几个较大的初级突起，每个初级突起又发出许多次级突起。相邻足细胞的次级突起互相交错，突起之间有约 25nm 的裂隙，称裂孔（图6-7、图6-8）。裂孔上覆盖薄膜，称裂孔膜。

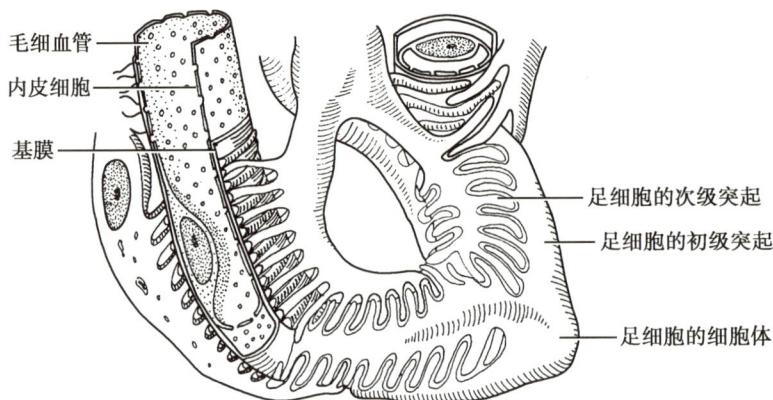

图6-8　足细胞与毛细血管超微结构模式图

滤过膜：血管球有孔的内皮细胞、基膜及足细胞裂孔膜这三层结构称滤过膜或称滤过屏障。当血液从入球微动脉流经血管球时，血液中除了血细胞、蛋白质和一些大分子物质外，血浆内的水分和小分子物质均可透过血管球有孔的内皮细胞、基膜及足细胞裂孔膜而滤入肾小囊腔（图6-9）。经滤过膜进入肾小囊的液体称原尿。成年人，每24小时两肾产生原尿约180L。

在病理情况下，若滤过膜受损，则血液中的大分子物质，甚至蛋白质和血细胞都可滤出到肾小囊腔内，形成蛋白尿或血尿。

**2. 肾小管**　与肾小囊外层相连续，并与肾小囊腔相连通。肾小管分为近端小管、细段和远端小管三部分（图6-10）。近端小管与肾小囊相连；远端小管连接集合小管。肾小管具有重吸收、分泌和排泄功能。

（1）近端小管：近端小管起始部盘曲在肾小体附近，称近端小管曲部（近曲小管），然后直行入髓质，为近端小管直部。

近端小管管壁上皮为单层立方上皮，细胞分界不清，胞质嗜酸性。上皮游离面有发达的微绒毛形成的刷状缘，基部有质膜内褶形成纵纹，细胞侧面有许多侧突相互嵌合，使细胞分界不清。上皮细胞的微绒毛、质膜内褶扩大了细胞的表面积，有利于重吸收活动的完成及物质交换。

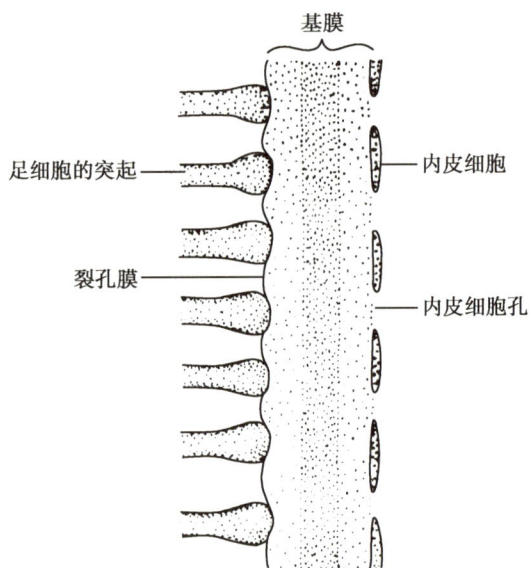

图6-9　滤过膜模式图

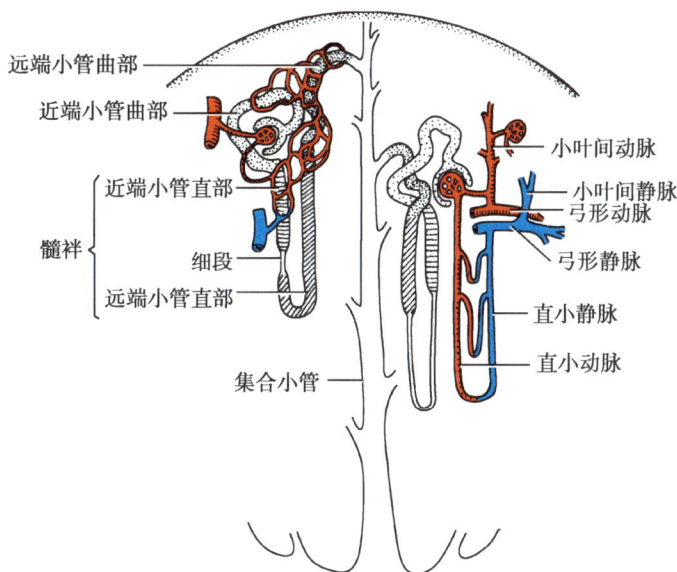

**图 6-10 泌尿小管和肾血管模式图**

原尿在流经近端小管时,原尿中大部分的钠离子和水分、全部的葡萄糖、氨基酸和小分子的蛋白质以及维生素等均在此重吸收。

(2)细段:为肾小管中最细的一段,一端与近端小管直部相连,另一端与远端小管直部相连,三者共同形成肾单位袢(髓袢)。

肾单位袢的主要功能是减缓原尿在肾小管中的流速,有利于吸收原尿中的水分和无机盐。

(3)远端小管:连接在细段和集合小管之间。远端小管直行向皮质的部分,称远端小管直部,至肾小体附近呈盘曲状的部分称远端小管曲部(远曲小管)。

远端小管管壁由单层立方上皮组成,着色浅,细胞分界清楚,无刷状缘,基部纵纹显明。

远端小管是离子交换的重要部位,细胞有重吸收水、钠离子和排出钾离子、氢离子等的功能,对调节机体的水盐平衡和维持体液的酸碱平衡起重要作用。

## (二)集合小管

集合小管续接远端小管曲部(图 6-10),自肾皮质行向肾髓质,沿途有多条远端小管曲部汇入。至肾锥体的肾乳头时,几条集合小管再汇合成乳头管,开口于肾乳头。

集合小管也有重吸收水、钠离子和排出钾离子的功能,对尿液浓缩和维持体液的酸碱平衡起重要作用。

肾小体形成的原尿,流经肾小管各段和集合小管后,原尿中约 99% 的水分、营养物质和无机盐等被重新吸收入血液,部分离子在此进行了交换,肾小管还分泌和排泄出部分代谢产物。原尿经进一步浓缩,最终形成终尿,经乳头管排入肾小盏。终尿量仅为原尿量的 1%,成人每天为 1.5~2.0L。肾在生成尿液的过程中不仅排出了机体的代谢废物,并且对于维持机体的水盐代谢、酸碱平衡及内环境的稳定起着重要的调节作用。

## (三)球旁复合体

球旁复合体主要由球旁细胞和致密斑组成(图 6-11)。

**1. 球旁细胞** 是入球微动脉近肾小体处管壁中的平滑肌细胞上皮样变形成。其功能是合成和分泌肾素。肾素能引起小动脉收缩,使血压升高;肾素还促使肾上腺皮质分泌醛固酮,使远端小管和集合小管重吸收钠离子和排出钾离子,同时重吸收水分,致血容量增大,血压升高。

**2. 致密斑** 是远端小管曲部近肾小体一侧的管壁上皮细胞增高、聚集形成的椭圆形结构。一般认为致密斑是一种离子感受器,可感受远端小管内尿液中钠离子浓度的变化。当钠离子浓度降低时,将信息传递给球旁细胞促进其分泌肾素。

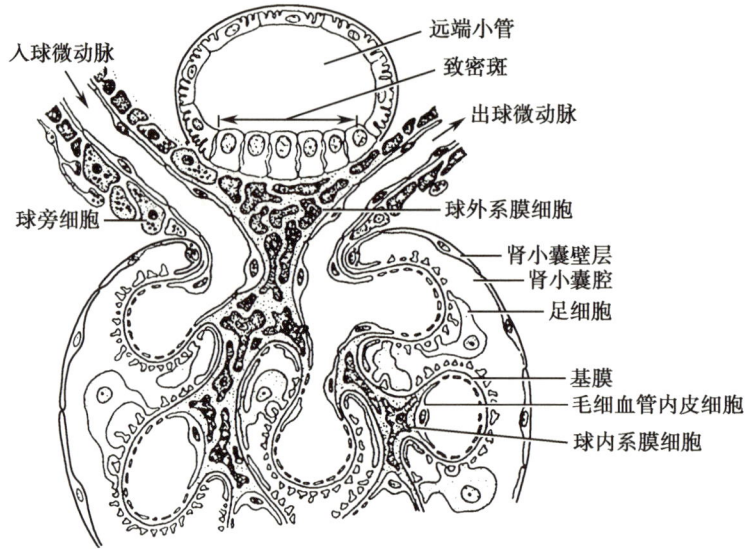

图6-11　球旁复合体模式图

## 六、肾的血管和血液循环特点

### （一）肾的血管

肾动脉直接由腹主动脉发出，于肾门处分支形成肾段动脉，再分支形成叶间动脉，叶间动脉在肾柱内走行，分支呈弓状走行于皮质和髓质交界处，称弓形动脉，弓形动脉分出若干小叶间动脉，行向肾皮质，小叶间动脉沿途分出许多入球微动脉进入肾小体，形成血管球，血管球汇合成出球微动脉出肾小体，出球微动脉离开肾小体后在肾小管周围再次形成毛细血管网，称球后毛细血管网，球后毛细血管网依次汇合成小叶间静脉、弓形静脉、叶间静脉，最后形成肾静脉出肾（图6-12）。

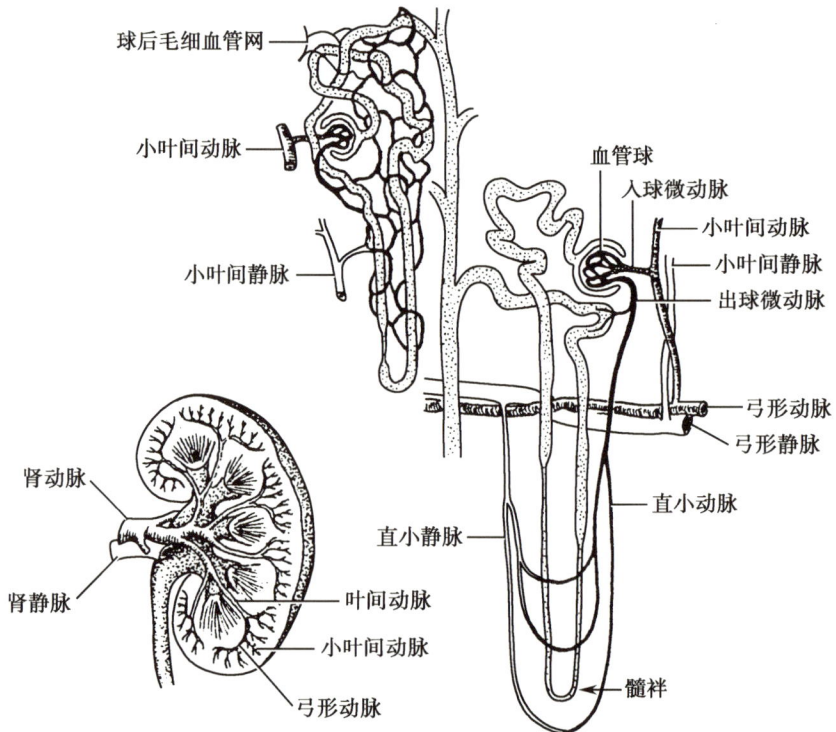

图6-12　肾的血液循环通路

### （二）肾的血液循环特点

肾的血液循环有两种作用，一是营养肾组织，二是参与尿的生成。肾的血液循环有如下特点：①肾动脉直接发自腹主动脉，血管粗短，故血压高，流速快，血流量大，每4～5分钟人体内血液全部流经肾内而被滤过一遍。②血管球的入球微动脉较出球微动脉粗，使血管球内形成较高的压力。这有利于血管球的滤过作用，可以及时清除血液中的废物和有害物质。③肾的血液循环中动脉两次形成毛细血管网，第一次是入球微动脉形成血管球，第二次是出球微动脉在肾小管周围形成球后毛细血管网。前者起滤过作用，有利于原尿的形成，后者有利于肾小管重吸收的物质进入血液。

# 第三节　输　尿　管

输尿管是一对细长的肌性管道，起于肾盂，终于膀胱，全长25～30cm。

## 一、输尿管的位置

输尿管上端起于肾盂，在腹膜后方沿腰大肌前面下行，至小骨盆上口处，左输尿管越过左髂总动脉末端的前方，右输尿管越过右髂外动脉起始部的前方，进入盆腔。入盆腔后，男性输尿管沿盆腔侧壁弯曲向前，在输精管后方并与之交叉后转向前内，而后达膀胱底；女性输尿管行于子宫颈的外侧，在子宫颈外侧约2cm处，从子宫动脉的后下方经过，而后至膀胱底。在膀胱底的外上角处，输尿管向内下斜穿膀胱壁，开口于膀胱（图6-2）。

## 二、输尿管的分段和狭窄

根据输尿管的位置和行程，可将输尿管分为腹段、盆段和壁内段三段。腹段为输尿管起始部至越过髂血管处的一段；盆段为越过髂血管处与膀胱壁之间的一段；壁内段为位于膀胱壁内的一段（图6-13）。

输尿管全长有三处生理性狭窄：第一处狭窄位于输尿管的起始处，即肾盂与输尿管移行处；第二处狭窄位于小骨盆的上口处，即越过髂血管处；第三处狭窄在穿膀胱壁处。这些狭窄是尿路结石易滞留的部位，当结石在输尿管下降通过狭窄处或输尿管阻塞时，可引起剧烈疼痛及尿路梗阻等病症。

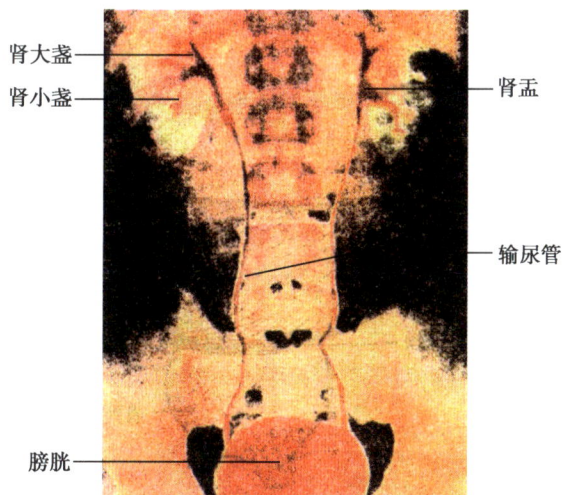

图6-13　输尿管（造影）

# 第四节  膀  胱

膀胱是一个肌性囊状的贮尿器官，有较大的伸缩性。成人膀胱的容量为 300～500ml，最大容量为 800 毫升。新生儿膀胱的容量约为 50ml（图 6-14、图 6-15）。膀胱的形态、位置及壁的厚度随尿液的充盈程度而异。

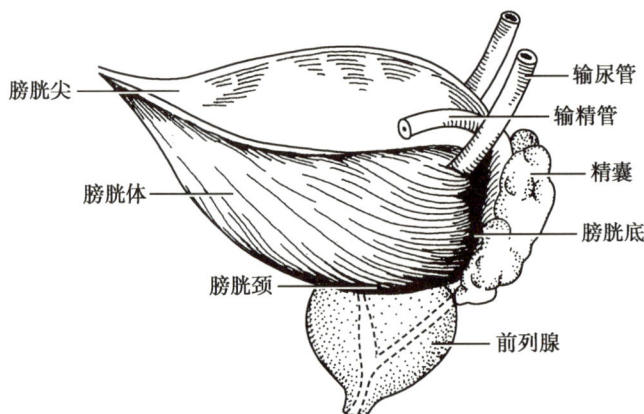

图 6-14　膀胱侧面观

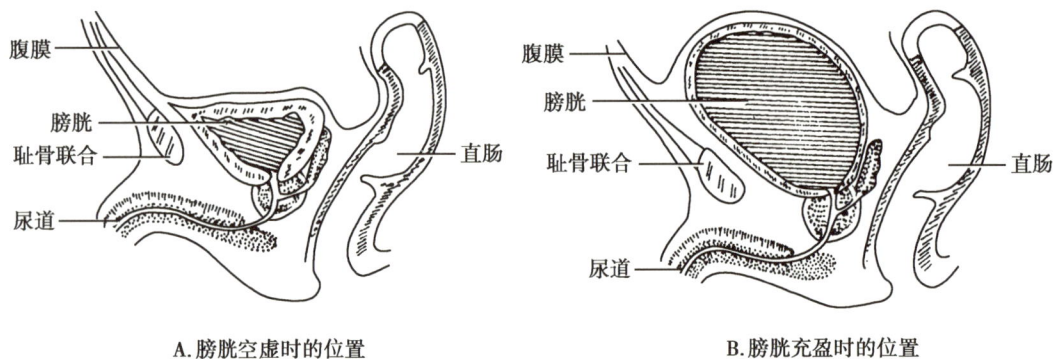

A. 膀胱空虚时的位置

B. 膀胱充盈时的位置

图 6-15　膀胱的位置

## 一、膀胱的形态

膀胱充盈时略呈卵圆形；膀胱空虚时呈锥体形，可分为膀胱尖、膀胱底、膀胱体和膀胱颈四部分。膀胱尖细小，朝向前上方；膀胱底略呈三角形，朝向后下方；膀胱尖与膀胱底之间的大部分称膀胱体；膀胱的最下部，称膀胱颈。膀胱颈的下端有尿道内口通尿道（图 6-14）。

## 二、膀胱的位置和毗邻

成年人的膀胱位于盆腔的前部、耻骨联合的后方。膀胱空虚时，全部位于盆腔内，膀胱尖一般不超过耻骨联合的上缘；膀胱充盈时，其上部可膨入腹腔，膀胱的前下壁直接与腹前壁相贴。新生儿的膀胱位于腹腔内，随着年龄的长大，逐渐下降（图 6-15），至青春期达成年人位置。

膀胱底的后方，在男性与精囊、输精管末端和直肠相邻；在女性则与子宫和阴道相邻。膀胱的下方，男性邻接前列腺；女性相邻尿生殖膈（图 6-16、图 6-17）。

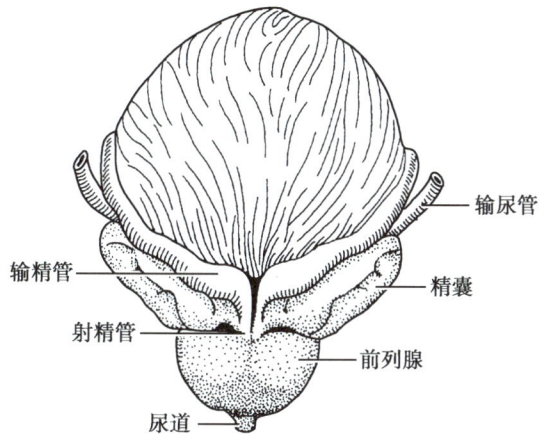

图 6-16 男性膀胱后面的毗邻

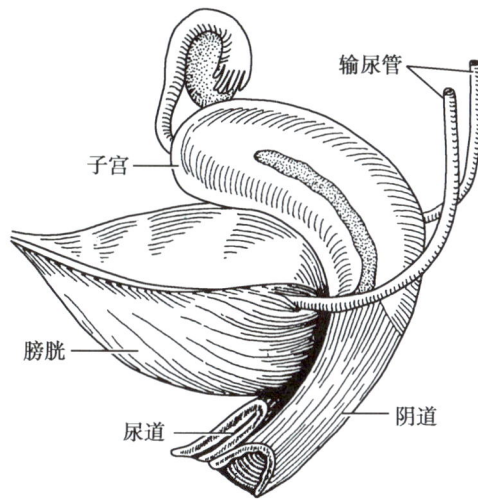

图 6-17 女性膀胱后面的毗邻

膀胱空虚时只有上面盖有腹膜。膀胱充盈时，膀胱尖上升至耻骨联合上缘以上，膀胱大部分覆有腹膜。由于腹前壁返折向膀胱的腹膜也随膀胱的充盈上移，膀胱的前下壁与腹前壁直接相贴（图 6-15）。此时，在耻骨联合上方进行膀胱穿刺或行膀胱手术，可不经腹膜腔直接进入膀胱，以避免损伤腹膜和污染腹膜腔。

## 三、膀胱壁的构造

膀胱壁分三层，由内向外依次是黏膜、肌层和外膜（图 6-18、图 6-19）。

### （一）黏膜

黏膜由上皮和固有层构成。黏膜的上皮是变移上皮，膀胱空虚时，有 8~10 层细胞；膀胱充盈时，上皮变薄，仅 3~4 层细胞。固有层内含较多胶原纤维和弹性纤维。

膀胱空虚时，黏膜形成许多皱襞，充盈时则消失。膀胱底的内面，两输尿管口和尿道内口之间的三角形区域，称膀胱三角。此区无论膀胱处于空虚或充盈时，黏膜均光滑无皱襞。膀胱三角是肿瘤和结核的好发部位。两输尿管口之间的横行皱襞，称输尿管间襞，膀胱镜下所见为一苍白带，是临床上膀胱镜检时寻找输尿管口的标志。

### （二）肌层

膀胱的肌层由平滑肌构成，大致分为内纵、中环、外纵三层，这三层肌束相互交错，共同构成逼尿肌。在尿道内口处，环行肌层增厚形成膀胱括约肌。

## （三）外膜

膀胱上面的外膜为浆膜（腹膜），其他部分为纤维膜（图 6-19）。

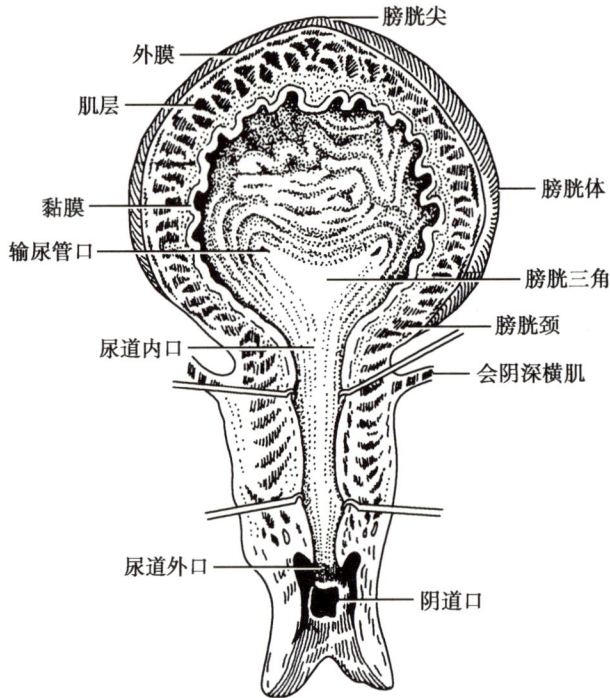

图 6-18　女性膀胱和尿道的额状切面

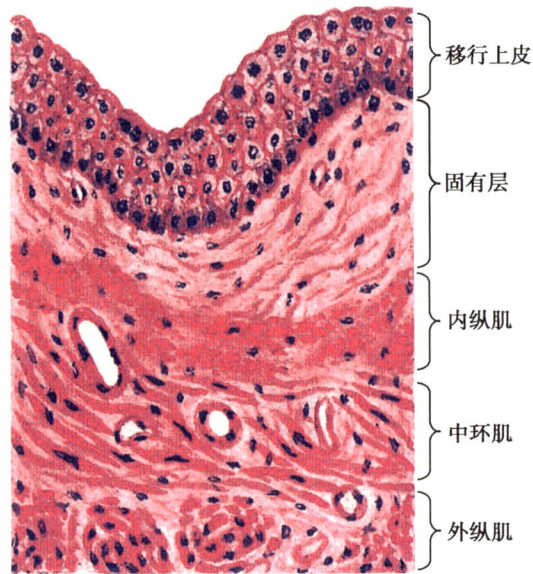

图 6-19　膀胱的微细结构

# 第五节　尿　　道

尿道是膀胱通往体外的排尿管道。尿道起于膀胱尿道内口，终于尿道外口。

女性尿道宽而短，行程较直，长约 5cm，仅有排尿功能。女性尿道始于膀胱尿道内口，穿过尿生殖膈,终于尿道外口。女性尿道宽、短而直,尿道外口开口阴道前庭,距离阴道和肛门较近,故易引起逆行性泌尿系统感染。

男性尿道与生殖系统关系密切,也是男性生殖系统的一部分,故在男性生殖系统叙述。

(何世洪)

## ❓ 复习思考题

1. 泌尿系统的组成和主要功能如何?
2. 简述肾的形态和位置。
3. 肾单位由哪些结构组成?
4. 输尿管有几个狭窄?各位于何处?
5. 简述膀胱的形态和位置。
6. 简述尿液的产生和排出途径。

ER-6-3

扫一扫,测一测

# 第七章　生殖系统

　　掌握男、女性生殖系统的组成、主要功能,睾丸的位置、形态和微细结构,前列腺的位置、形态和功能,男性尿道的分部和形态特点,卵巢的位置、形态和微细结构,输卵管的位置和形态,子宫的形态、位置、固定装置和子宫壁的微细结构。

　　熟悉附睾的位置、形态和功能,精索的概念,输精管的行程,射精管的组成和开口部位,阴茎的形态、结构,女性乳房的结构。

　　了解精囊的位置、形态和功能,阴囊的形态、结构,阴道的位置、形态、毗邻关系,会阴的概念和分区,女阴的形态结构。

## 第一节　概　　述

### 一、生殖系统的组成

　　生殖系统包括男性生殖系统和女性生殖系统。男、女性生殖系统均包括内生殖器和外生殖器两部分。内生殖器多位于盆腔内,包括生殖腺、生殖管道和附属腺;外生殖器显露于体表(表7-1)。

表7-1　生殖系统组成

| 分部 | | 男性生殖器 | 女性生殖器 |
|---|---|---|---|
| 内生殖器 | 生殖腺 | 睾丸 | 卵巢 |
| | 生殖管道 | 附睾、输精管、射精管、男性尿道 | 输卵管、子宫、阴道 |
| | 附属腺 | 精囊、前列腺、尿道球腺 | 前庭大腺 |
| 外生殖器 | | 阴囊、阴茎 | 女阴 |

　　男性生殖腺是睾丸,是产生男性生殖细胞(精子)和分泌男性激素的器官;生殖管道包括附睾、输精管、射精管和男性尿道;附属腺包括精囊、前列腺和尿道球腺;外生殖器包括阴囊和阴茎。睾丸产生的精子,先储存在附睾内,当射精时经输精管、射精管和尿道排出体外。附属腺的分泌物参与组成精液,供给精子营养并有利于精子的活动。

　　女性生殖腺是卵巢,是产生女性生殖细胞(卵子)和分泌女性激素的器官;生殖管道包括输卵管、子宫和阴道;附属腺是前庭大腺;外生殖器即女阴。从青春期开始,卵巢内卵泡开始生长发育,卵泡成熟后破裂,把卵子排出至腹膜腔,经输卵管腹腔口进入输卵管,在输卵管内受精后游移至子宫,植入子宫内膜发育成胎儿。分娩时,胎儿出子宫口,经阴道娩出。

## 二、生殖系统的主要功能

生殖系统的主要功能是产生生殖细胞，繁殖后代；分泌性激素，有促进生殖器官的发育、维持两性的性功能、形成并保持第二性征的作用。

### 知识链接

#### 中医学对生殖系统的有关记载

中医学对生殖系统的记载甚多，《素问·上古天真论》中有"丈夫……二八肾气盛……精气溢泻……""女子……二七而天癸至，任脉通，太冲脉盛，月事以时下……"又说："七七……天癸竭……故形坏而无子也。"说明男子在十六岁左右，女子在十四岁左右，开始具备了生殖能力，又指出妇女到 49 岁左右，月经停止，失去生育能力。此外，历代医籍中提到的"胞宫""女子胞"以及"精室"和"玉茎"等器官名称，即现代解剖学所指的"子宫""睾丸"和"阴茎"等。

# 第二节　男性生殖系统

## 一、内　生　殖　器

### （一）睾丸

**1. 睾丸的位置和形态**　睾丸左、右各一，位于阴囊内。

睾丸呈扁椭圆形，表面光滑，分上、下两端，前、后两缘和内侧、外侧两面。睾丸的上端和后缘有附睾贴附，血管、神经和淋巴管经后缘进出睾丸（图 7-1、图 7-2）。睾丸的下端和前缘游离。内侧面较平坦，与阴囊中隔相邻；外侧面较隆突，与阴囊壁相贴。新生儿的睾丸相对较大，青春期前发育缓慢，而后随着性成熟迅速生长，成人两睾丸重 20～30g，老年人的睾丸随着性功能的衰退而萎缩变小。

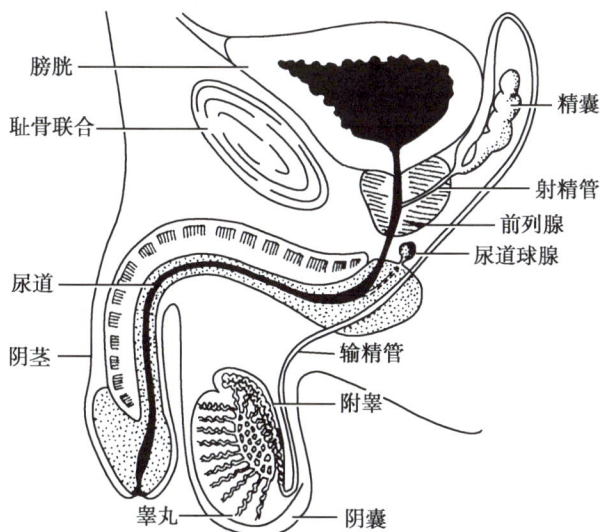

图 7-1　男性生殖系统概观

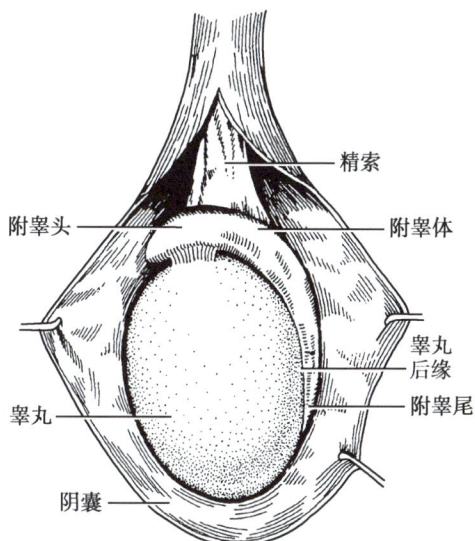

图 7-2　睾丸和附睾

　　睾丸除后缘外均包被有腹膜，称睾丸鞘膜。睾丸鞘膜分脏、壁两层，脏层紧贴睾丸的表面；壁层贴附于阴囊的内面。睾丸鞘膜的脏、壁两层在睾丸后缘处相互移行，构成一个封闭的腔，称鞘膜腔。鞘膜腔内含有少量浆液，起润滑作用。如鞘膜腔内因炎症液体增多，临床上称为睾丸鞘膜积液。

　　**2.睾丸的微细结构**　睾丸的表面有一层坚厚的致密结缔组织膜，称白膜。白膜坚韧而缺乏弹性，当睾丸发生急性炎症肿胀或受外力打击时，由于白膜限制而产生剧痛。

　　睾丸白膜在睾丸后缘增厚，并延伸到睾丸内形成睾丸纵隔。从睾丸纵隔又发出许多睾丸小隔，呈放射状伸入睾丸实质并与白膜相连，将睾丸实质分成100～200个呈锥体形的睾丸小叶。

　　每个睾丸小叶内含有2～4条细长蟠曲的生精小管（精曲小管）。生精小管之间的组织，称睾丸间质。生精小管在近睾丸纵隔处变为短而直的精直小管。精直小管进入睾丸纵隔相互吻合成睾丸网，从睾丸网发出12～15条睾丸输出小管，出睾丸的后缘上部进入附睾（图7-3）。

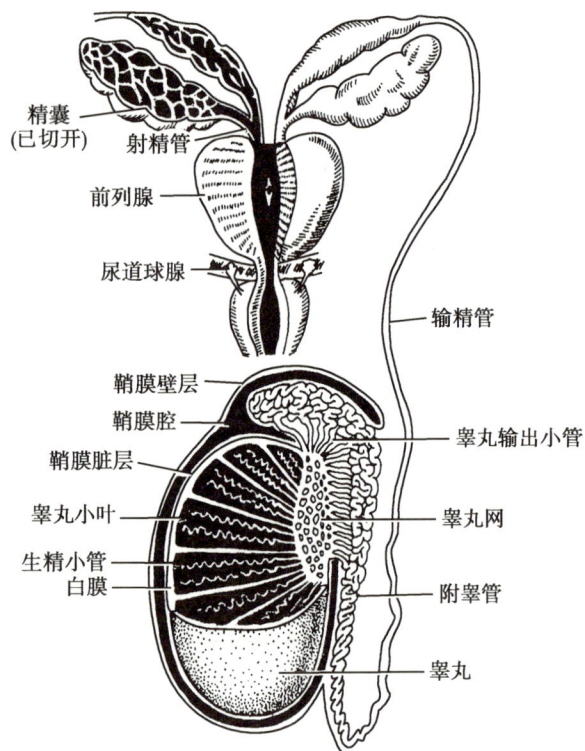

图 7-3　睾丸、附睾的结构和排精途径模式图

　　（1）生精小管：是产生精子的部位。生精小管的管壁主要由生精上皮构成，生精上皮由支持细胞和5～8层生精细胞组成（图7-4）。

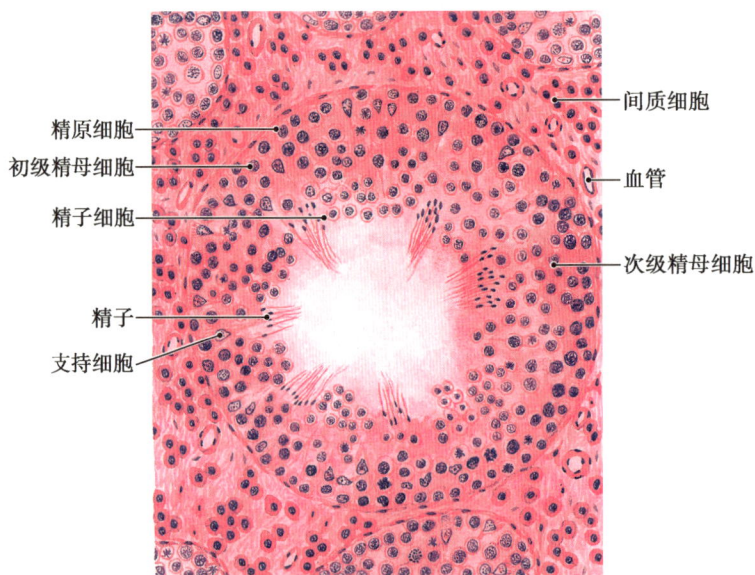

图 7-4　睾丸的微细结构

　　1）支持细胞：细胞较大，略呈长锥体形，细胞基底部贴于基膜，顶端伸向生精小管管腔。光镜下，细胞轮廓不清，胞核呈不规则形，染色浅，核仁明显。支持细胞表面镶嵌着各级生精细胞，对生精细胞有支持和营养等作用。

2）生精细胞：是一系列不同发育阶段的男性生殖细胞的总称。细胞多呈圆形，由基膜到管腔面，呈多层排列，依次为精原细胞、初级精母细胞、次级精母细胞、精子细胞和精子。

①精原细胞：是最幼稚的生精细胞。精原细胞紧靠基膜排列，细胞体积较小，呈圆形或卵圆形，细胞核圆形，染色浅。精原细胞分 A、B 两型。从青春期开始，A 型精原细胞经不断分裂增殖，一部分细胞继续作为干细胞，仍保留分裂产生新的精原细胞的能力，另一部分细胞分化为 B 型精原细胞。B 型精原细胞经多次分裂，体积增大，形成初级精母细胞。

②初级精母细胞：位于精原细胞近腔侧，细胞呈圆形，体积较大，细胞核大而圆，染色体组型为 46，XY。初级精母细胞经过 DNA 复制后，进行第一次成熟分裂，形成两个次级精母细胞。

③次级精母细胞：位于初级精母细胞近腔侧，细胞体积较小，细胞核圆形，染色较深，染色体组型为 23，X 或 23，Y。每条染色体由 2 条染色单体组成，通过着丝粒相连。次级精母细胞不再进行 DNA 复制，迅速进入第二次成熟分裂，染色体的着丝粒分开，染色单体分离，移向细胞两极，次级精母细胞形成两个精子细胞。

④精子细胞：位于生精小管的近腔面，细胞体积较小，数量多，细胞核圆形，染色深，染色体组型为 23，X 或 23，Y。精子细胞不再分裂，它经过复杂的形态变化，由圆形逐渐变为蝌蚪形的精子。

⑤精子：形似蝌蚪，可分为头、尾两部分。精子头内主要有一个染色质高度浓缩的细胞核，核的前 2/3 有顶体覆盖。顶体为一扁平囊，囊内含有透明质酸酶和蛋白分解酶等。在受精时，精子释放顶体内的酶，分解卵细胞的表面结构，使精子进入卵子。精子的尾细长，能摆动，使精子向前游动（图 7-5）。

一个初级精母细胞经过两次成熟分裂和一次变形，形成了四个精子，其中两个精子的染色体核型为 23，X，另两个精子的染色体核型为 23，Y。

从青春期开始，在垂体促性腺激素的作用下，精原细胞不断分裂增殖发育成精子。精子生成后，游动于生精小管内，经精直小管、睾丸网、睾丸输出小管，入附睾储存。

生精细胞的增殖十分活跃，容易受一些理化因素、环境因素和激素的影响，如放射线照射、酒精中毒、高温、内分泌失调等都可直接或间接地影响生殖细胞的增殖分化过程，可导致精子畸形或功能障碍，引起不育症。

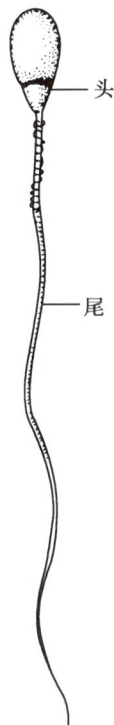

图 7-5 精子的形态

（2）睾丸间质：是生精小管之间富含血管和淋巴管的疏松结缔组织。在睾丸间质内含有睾丸间质细胞。睾丸间质细胞成群分布，细胞体积较大，呈圆形或多边形，核圆形，位于细胞中央，细胞质嗜酸性。

从青春期开始，睾丸间质细胞合成和分泌雄激素。雄激素有促进男性生殖器官发育、促进精子的生成以及激发和维持男性性功能和第二性征的作用。

（二）附睾

附睾紧贴于睾丸的上端和后缘（图 7-2）。

附睾呈新月形，可分为三部分：上端膨大为附睾头，中部扁圆为附睾体，下端较细为附睾尾。附睾尾向后上弯曲移行为输精管。

附睾头由睾丸输出小管盘曲而成，各输出小管相互汇合形成一条附睾管。附睾管迂回盘曲构成附睾体和尾。附睾管末端向上弯曲移行为输精管。

附睾具有储存和输送精子的功能，还可分泌液体，供给精子营养，促进精子进一步发育成熟。附睾为男性生殖器结核的好发部位。

（三）输精管和射精管

输精管是附睾管的延续，长约 50cm，管壁较厚，活体触摸时呈坚实的细索状。

输精管依行程可分为睾丸部、精索部、腹股沟管部和盆部。睾丸部最短，起自附睾尾，沿睾丸后缘上行至睾丸上端。精索部是睾丸上端至腹股沟管皮下环之间，此段位置表浅，易于触及，是临床输精管结扎术（男性绝育术）常选取的部位。腹股沟管部位于腹股沟管内。盆部为最长的一段，经腹股沟管腹环进入盆腔，弯向内下，沿盆腔内侧壁行向后下，至膀胱底的后方，与精囊的排泄管汇合成射精管（图7-1、图7-6）。

精索为柔软的圆索状结构，从腹股沟管深环经腹股沟管延至睾丸上端。精索的主要结构有输精管、睾丸动脉、蔓状静脉丛、输精管动脉、输精管静脉、淋巴管和神经等。精索表面包有三层被膜，从内向外依次为精索内筋膜、提睾肌和精索外筋膜。

### （四）射精管

射精管是输精管末端与精囊的排泄管汇合而成的管道，长约2cm，向前下穿入前列腺实质，开口于尿道的前列腺部（图7-1）。

### （五）精囊

精囊又称精囊腺，位于膀胱底的后方、输精管末端的外侧，左右各一（图7-6）。

精囊为长椭圆形的囊状器官，表面凹凸不平，下端缩细为排泄管，与输精管末端汇合成射精管。

精囊分泌淡黄色液体，参与精液的组成。

### （六）前列腺

前列腺位于膀胱颈与尿生殖膈之间，包绕尿道的起始部。前列腺的前面为耻骨联合，后面与直肠相邻（图7-10）。

前列腺形似前后稍扁的栗子，底向上，尖向下，后面正中有一纵行浅沟为前列腺沟（图7-6）。活体直肠指诊可触及此沟，患前列腺肥大时，此沟消失。

前列腺为一实质性器官，主要由腺组织、平滑肌和结缔组织构成，其内有尿道和射精管穿过。前列腺的排泄管开口于尿道前列腺部。

小儿的前列腺较小，腺组织不发育，主要由平滑肌和结缔组织构成。至青春期，腺组织迅速生长。中年以后腺组织逐渐退化，前列腺体积逐渐缩小。老年人前列腺内结缔组织增生，形成前列腺肥大，压迫尿道，引起排尿困难。

前列腺分泌乳白色液体，参与精液的组成。

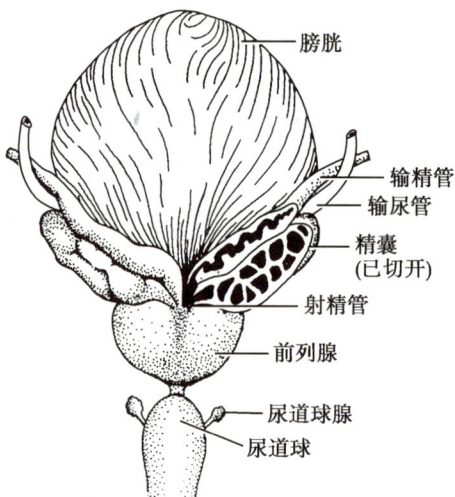

图7-6　精囊、前列腺和尿道球腺

### （七）尿道球腺

尿道球腺位于尿生殖膈内，为一对豌豆大的球形腺体（图7-6）。尿道球腺的排泄管开口于尿道球部。尿道球腺的分泌物参与精液的组成。

精液为乳白色的液体，呈弱碱性。精液由生殖管道和附属腺体的分泌物和精子共同组成。正常成年男性一次射精2～5ml，含精子3亿～5亿个。每毫升精液含精子1亿～2亿个，若每毫升精液含精子的数量低于400万个，常可导致不育症。

输精管结扎后，阻断了精子的排出途径，但输精管道和附属腺体分泌物的排出不受影响，因此，射精时仍有精液排出，但其内无精子。

## 二、外生殖器

### （一）阴囊

阴囊位于阴茎的后下方，为一皮肤囊袋。它由阴囊中隔分为左、右两部，容纳睾丸、附睾和精索下部（图7-7）。

阴囊壁由皮肤和肉膜构成。阴囊皮肤薄而柔软，颜色深暗，有少量阴毛。皮肤的深面为肉膜，即阴囊的浅筋膜，内含有平滑肌纤维。平滑肌纤维可随外界温度的变化而舒缩，使阴囊皮肤松弛或皱缩，从而调节阴囊内的温度，使阴囊内的温度低于体温 $1\sim2℃$，以适应精子的发育和生存。

### （二）阴茎

阴茎悬垂于耻骨联合的前下方。

阴茎呈圆柱形，可分为阴茎根、阴茎体和阴茎头三部分。阴茎后端为阴茎根，固定于耻骨下支和坐骨支；阴茎前端膨大，称阴茎头，其尖端有尿道外口，呈矢状位；阴茎根和阴茎头之间的部分为阴茎体，呈圆柱状，悬于耻骨联合的前下方（图7-8）。

阴茎主要由两条阴茎海绵体和一条尿道海绵体构成，外面包有筋膜和皮肤（图7-8）。

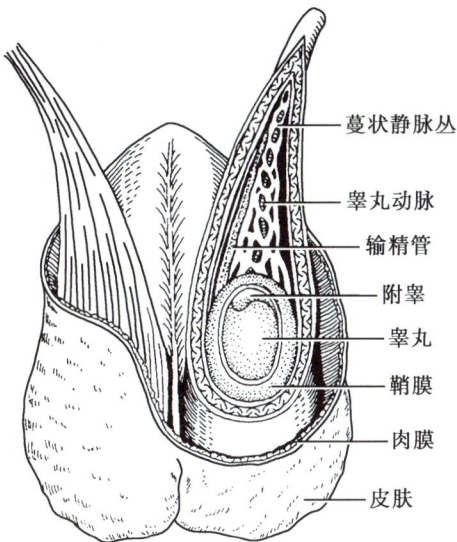

图 7-7 阴囊和精索

阴茎海绵体位于阴茎的背侧，左、右各一，紧密结合，前端较细，嵌入阴茎头后面的凹陷内；后端分开，形成左、右阴茎脚，附着于耻骨弓。尿道海绵体位于阴茎海绵体的腹侧，尿道贯穿其全长。尿道海绵体中部呈圆柱形，前端膨大为阴茎头，后端膨大为尿道球。

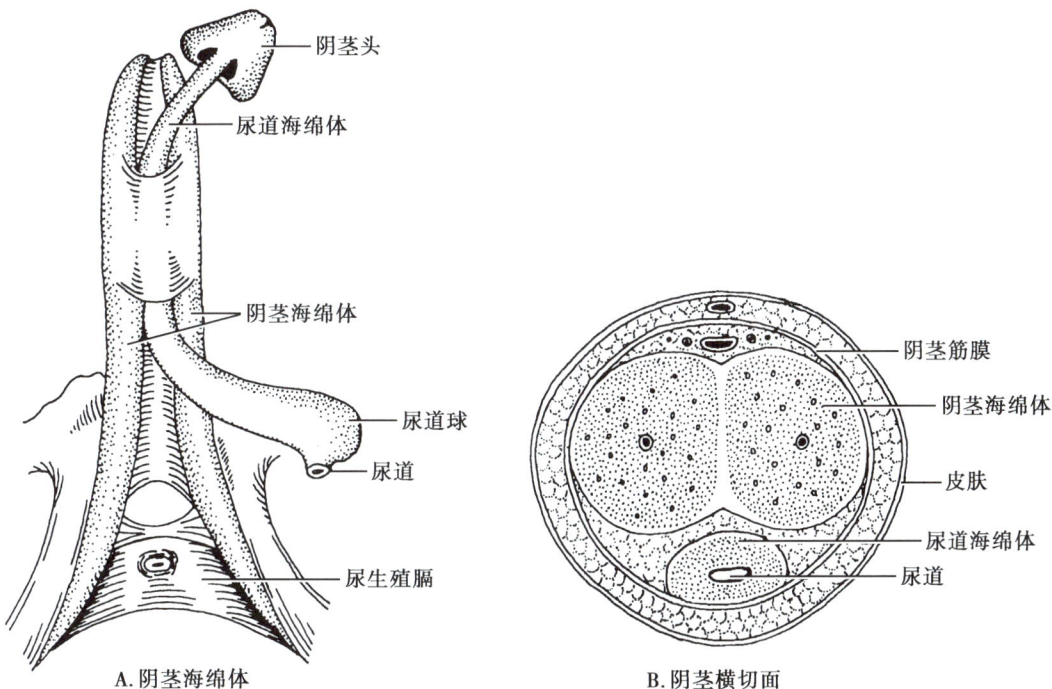

A. 阴茎海绵体　　　　B. 阴茎横切面

图 7-8 阴茎的构造

阴茎的皮肤薄而柔软，富有伸展性。它在阴茎体的前端形成双层游离的环形皱襞，包绕阴茎头，称阴茎包皮。包皮前端围成包皮口。阴茎包皮与阴茎头的腹侧中线处连有一条皮肤皱襞，称包皮系带。

幼儿阴茎的包皮较长，包着整个阴茎头。随着年龄的增长，由于阴茎的不断增大使包皮逐渐向后退缩，阴茎头显露于包皮口外。若成年男子阴茎头仍被包皮包覆，能够上翻暴露阴茎头者称包皮过长；不能上翻暴露阴茎头者称包茎。包茎易藏包皮垢，长期刺激可诱发阴茎癌，故包茎患者应进行包皮环切术。手术时需注意勿损伤包皮系带，以免术后影响阴茎正常的勃起。

### （三）男性尿道

男性尿道是尿液和精液排出体外所经过的管道。它起始于膀胱的尿道内口，终于阴茎头的尿道外口，成人长16～22cm（图7-9、图7-10）。

**1. 男性尿道的分部**　男性尿道全长可分为前列腺部、膜部和海绵体部三部分。临床上将尿道海绵体部称为前尿道，将尿道膜部和前列腺部合称为后尿道（图7-10）。

（1）前列腺部：为尿道穿经前列腺的部分，长约3cm，其后壁有射精管及前列腺排泄管的开口。

（2）膜部：为尿道穿经尿生殖膈的部分，长约1.5cm，其周围有尿道外括约肌环绕。尿道外括约肌舒缩，可控制排尿。膜部位置比较固定，当骨盆骨折时，易损伤此部。

（3）海绵体部：为尿道穿经尿道海绵体的部分，长12～17cm。此部的起始段位于尿道球内，管腔稍扩大，称尿道球部，有尿道球腺的开口。阴茎头内的尿道扩大成尿道舟状窝。

**2. 男性尿道的形态特点**　男性尿道行程中粗细不一，有三处狭窄、三处扩大和两个弯曲（图7-10）。

（1）三处狭窄：分别位于尿道内口、尿道膜部和尿道外口，以尿道外口最为狭窄。尿道结石常易嵌顿在这些部位。

（2）三处扩大：分别位于尿道前列腺部、尿道球部和尿道舟状窝。

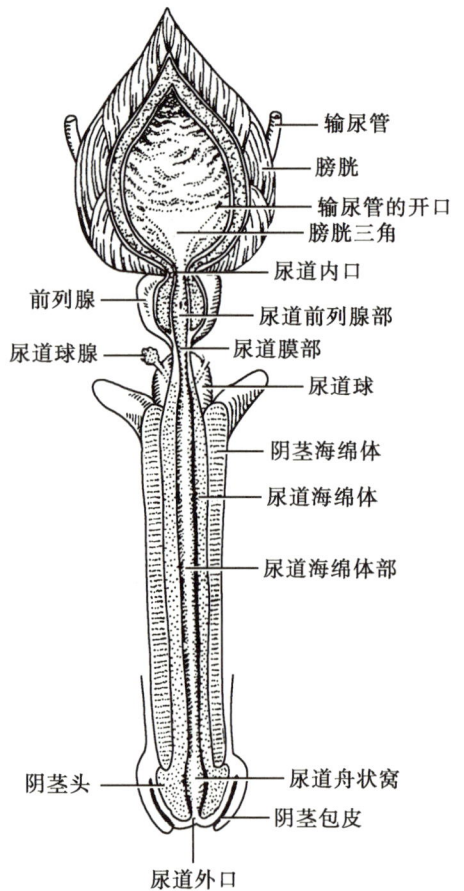

图7-9　男性尿道

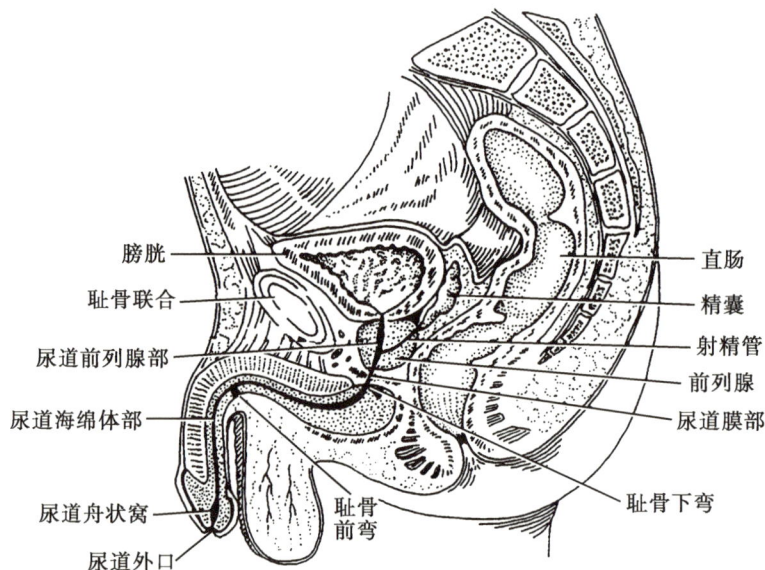

图7-10　男性盆腔正中矢状切面

（3）两个弯曲：阴茎自然悬垂时，尿道呈现两个弯曲，一个是耻骨下弯，在耻骨联合的下方，凹向前上方，位于尿道前列腺部、膜部和海绵体部的起始段，此弯曲恒定不变；另一个是耻骨前弯,在耻骨联合的前下方,凹向后下方,位于尿道海绵体部,如将阴茎向上提起,此弯曲即可变直。

临床行膀胱镜检查或导尿时,应注意这些解剖特点。

---

**知识链接**

**导尿术**

导尿术就是从尿道外口插入导尿管进入膀胱,导出尿液。常用于以下情况:①解除尿潴留;②用于某些术前的常规导尿;③检查膀胱功能,测定膀胱残余量;④采集不污染的尿液标本做检查。女性因尿道短直,导尿较容易。男性尿道长而弯曲,导尿难度较大。男性导尿时,需要将阴茎向上拉直,消除耻骨前弯曲,当导尿管插入到耻骨下水平时,再将阴茎拉向前,以减小耻骨下弯度,导尿管顺耻骨下弯进入。

# 第三节 女性生殖系统

## 一、内 生 殖 器

### (一)卵巢

**1.卵巢的位置和形态** 卵巢左、右各一,位于盆腔内,子宫的两侧,紧贴小骨盆侧壁(图7-11)。

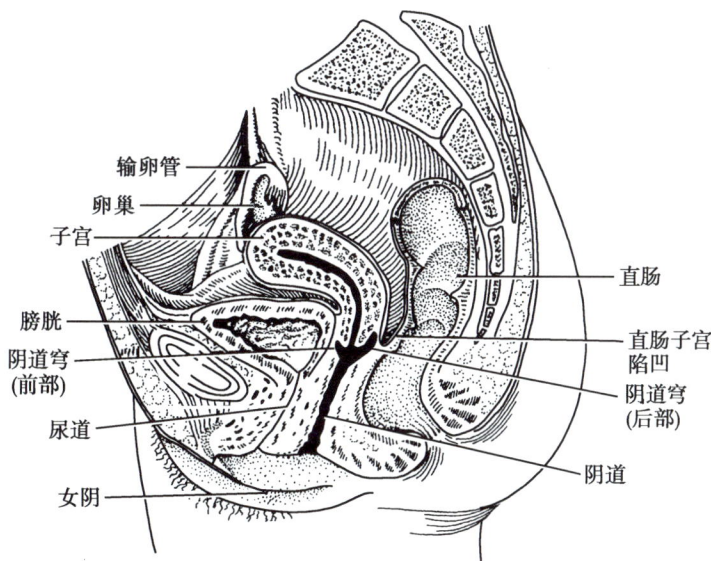

图 7-11 女性盆腔正中矢状切面

卵巢呈扁椭圆形,灰红色。卵巢分上、下两端,前、后两缘和内侧、外侧两面。上端借卵巢悬韧带连于骨盆侧壁,并与输卵管伞相接触;下端借卵巢固有韧带连于子宫底的两侧;前缘借卵巢系膜连于子宫阔韧带,其中部有卵巢血管、神经和淋巴管经系膜出入卵巢,称卵巢门;后缘游离;内侧面朝向骨盆,与小肠相邻;外侧面与小骨盆侧壁相依。

卵巢的大小和形态因年龄而异,幼女的卵巢较小,表面光滑;性成熟期卵巢体积最大,如拇指头大小,由于多次排卵,卵巢表面形成许多瘢痕,凹凸不平;35～40岁卵巢开始缩小;约50岁以后逐渐萎缩,月经随之停止(图7-12)。

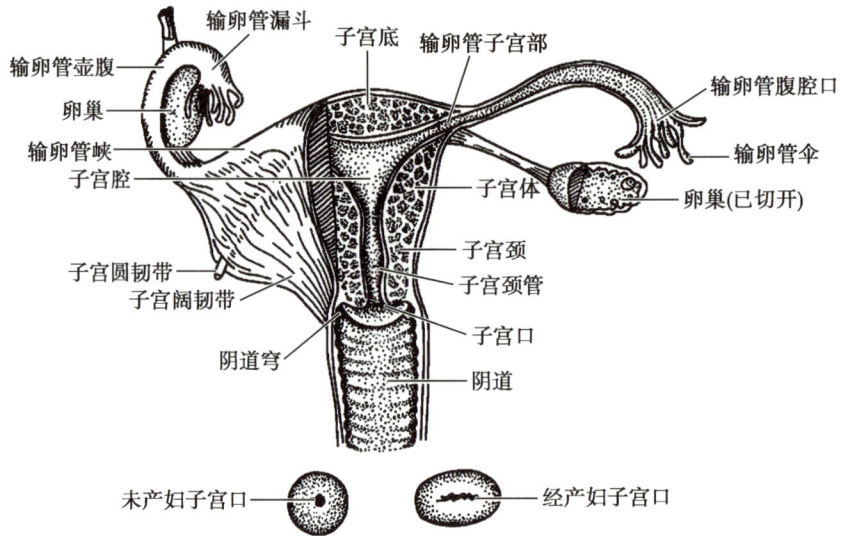

图 7-12    女性内生殖器

**2.卵巢的微细结构**    卵巢的表面被覆有单层扁平上皮。上皮的深面为薄层致密结缔组织，称白膜。

卵巢实质的周围部称皮质，中央部称髓质，两者无明显分界。皮质较厚，含有不同发育阶段的卵泡；髓质由疏松结缔组织、血管、淋巴管和神经等构成（图 7-13）。

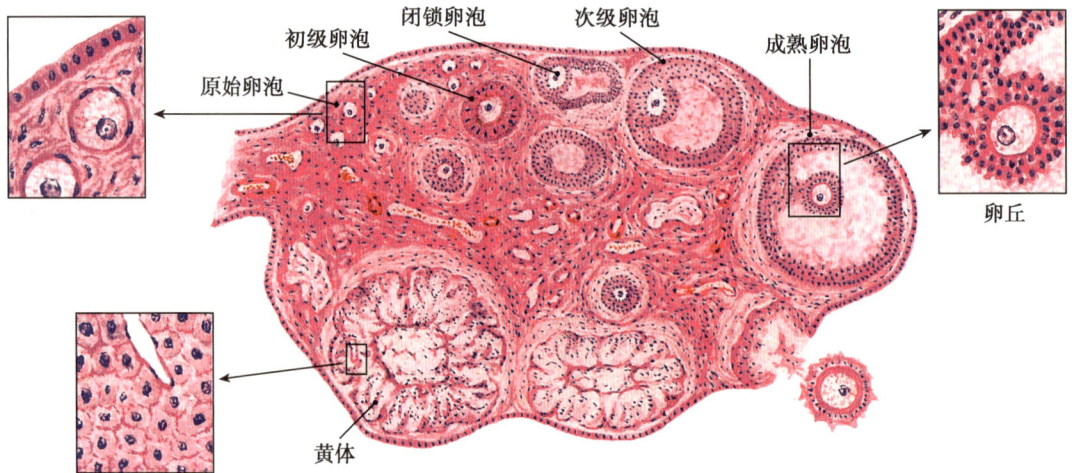

图 7-13    卵巢的微细结构

新生儿两侧卵巢皮质中有 70 万～200 万个原始卵泡，7～9 岁时约有 30 万个，青春期时约 4 万个。从青春期至围绝经期 30～40 年的生育期内，卵巢在促性腺激素的影响下，每个月经周期有 15～20 个卵泡生长发育，但通常只有 1 个卵泡发育成熟并排出 1 个卵细胞。女性一生中共排卵 400～500 个，其余卵泡均在发育的不同阶段退化为闭锁卵泡。绝经期以后，卵巢一般不再排卵。

（1）卵泡的发育：卵泡呈球形，由中央的一个卵母细胞和包绕在其周围的多个卵泡细胞组成。卵泡的生长发育是一个连续的过程，一般可分为原始卵泡、初级卵泡、次级卵泡和成熟卵泡三个阶段。

1）原始卵泡：是处于静止状态的卵泡，位于卵巢皮质的浅层，体积小，数量多。原始卵泡的中央是一个较大的初级卵母细胞，周围是单层扁平的卵泡细胞。初级卵母细胞是卵细胞的幼稚阶段。卵泡细胞对卵母细胞起支持和营养作用。

2）初级卵泡：青春期开始，在垂体促性腺激素的作用下，部分原始卵泡开始生长发育成初级卵泡。初级卵泡由中央的初级卵母细胞和周围的单层或多层卵泡细胞构成。当原始卵泡开始生长时，初级卵母细胞逐渐增大，并在其周围出现一层嗜酸性膜，称透明带；卵泡细胞分裂增殖，由一层变为多层，由扁平变为立方或柱状。

随着卵泡的发育，卵泡周围的结缔组织形成富含细胞和血管的卵泡膜。

3）次级卵泡：是初级卵泡发育形成。此时，卵泡细胞分裂增殖到6～12层，在卵泡细胞之间出现一些小腔隙，继而融合成卵泡腔，腔内液体称卵泡液。在卵泡腔的形成过程中，靠近初级卵母细胞的卵泡细胞逐渐变为柱状，围绕透明带呈放射状排列，称放射冠；卵泡腔周围的卵泡细胞构成了卵泡壁。由于卵泡液不断增多，卵泡腔不断增大，将初级卵母细胞、透明带和其周围的卵泡细胞挤到卵泡腔的一侧，形成卵丘。

4）成熟卵泡：是卵泡发育的最后阶段，卵泡体积显著增大，直径可达2cm以上，并向卵巢表面隆起。在排卵前，初级卵母细胞完成第一次成熟分裂，形成一个较大的次级卵母细胞和一个小的细胞，小的细胞称第一极体。接着次级卵母细胞迅速进入第二次成熟分裂，停止于分裂中期。

（2）排卵：成熟卵泡的卵泡液剧增，体积增大，更向卵巢表面隆起，卵泡壁、白膜和卵巢表面上皮逐渐变薄，最终破裂。成熟卵泡壁破裂，次级卵母细胞连同周围的透明带、放射冠和卵泡液从卵巢排出，进入腹膜腔的过程称排卵。

次级卵母细胞在排卵后24小时内若不受精，便退化并被吸收；若受精，则继续完成第二次成熟分裂，产生一个成熟的卵细胞和一个第二极体。经过两次成熟分裂的卵细胞，其染色体组型为23，X。

在生育年龄，一般每隔28天左右排卵一次，一次只排一个卵，通常发生在月经周期的第12～16天（第14天左右）。

卵泡细胞和卵泡膜的细胞分泌雌激素。雌激素有促进女性生殖器官发育、促进子宫内膜增生、激发和维持女性性功能和第二性征的作用。

（3）黄体的形成与退化：成熟卵泡排卵后，残留的卵泡壁塌陷，卵泡膜和血管随之陷入，在黄体生成素的作用下，逐渐发育成一个富含血管的内分泌细胞团，新鲜时呈黄色，称黄体。

黄体发育、维持的时间取决于排出的卵细胞是否受精。若卵未受精，黄体在排卵后2周便退化，这种黄体称月经黄体；若卵受精并妊娠，黄体继续发育增大，可维持6个月，甚至更长时间，这种黄体称妊娠黄体。两种黄体退化后均被结缔组织代替，变成白色瘢痕，称白体。

黄体能分泌孕激素（黄体酮）和少量雌激素。孕激素有抑制子宫平滑肌收缩和促进子宫内膜增生、子宫腺分泌以及促进乳腺发育等作用。

### （二）输卵管

输卵管是一对输送卵细胞的肌性管道，长10～14cm。

**1. 输卵管的位置** 输卵管自卵巢上端连于子宫底的两侧，包裹在子宫阔韧带的上缘内（图7-12）。输卵管内侧端以输卵管子宫口与子宫腔相通；外侧端以输卵管腹腔口开口于腹膜腔，并与卵巢相邻。故女性腹膜腔经输卵管、子宫、阴道与外界相通。

**2. 输卵管的形态和分部** 输卵管呈长而弯曲的喇叭形，由内侧向外侧可分为以下四部分：

（1）输卵管子宫部：为输卵管穿过子宫壁的部分，以输卵管子宫口通子宫腔。

（2）输卵管峡：紧接子宫底外侧，短而狭细，血管较少，是临床输卵管结扎术（女性绝育术）的常选部位。

（3）输卵管壶腹：约占输卵管全长的2/3，粗而弯曲。卵细胞通常在此部受精。

与精子结合后的受精卵经输卵管子宫口入子宫，植入子宫内膜中发育成胎儿。若受精卵未能移入子宫，而在输卵管或腹膜腔内发育，即成为异位妊娠。

（4）输卵管漏斗：为输卵管外侧端的膨大部分，呈漏斗状。漏斗末端的中央有输卵管腹腔口，开口于腹膜腔，卵巢排出的卵细胞即由此进入输卵管；漏斗末端的边缘有许多细长指状突起，称输卵管伞，覆盖于卵巢表面。临床手术时，常以输卵管伞作为识别输卵管的标志。

### （三）子宫

子宫是产生月经和受精卵发育成长为胎儿的场所，是一壁厚腔小的肌性器官。

**1. 子宫的形态**　成年未孕的子宫，呈前后略扁、倒置的梨形，长 7～9cm，最宽径 4～5cm，厚 2～3cm。子宫可分为子宫底、子宫体和子宫颈三部分（图 7-12）：①子宫底，是两侧输卵管子宫口上方的圆凸部分。②子宫颈，是子宫下部缩细呈圆柱状的部分。子宫颈可分为两部分：子宫颈伸入阴道内的部分称子宫颈阴道部，是炎症和肿瘤的好发部位；子宫颈在阴道以上的部分称子宫颈阴道上部。③子宫体，是子宫底与子宫颈之间的大部分。子宫颈与子宫体相接的部位稍狭细，称子宫峡，在非妊娠期，子宫峡不明显；在妊娠期，子宫峡逐渐伸展延长，形成子宫的下段，妊娠末期可长达 7～11cm。产科常在子宫峡处进行剖宫取胎术，可避免进入腹膜腔，减少感染的机会。子宫与输卵管相接处称子宫角。

子宫的内腔较为狭窄，可分为上、下两部：上部在子宫体内，称子宫腔，呈前后略扁的三角形，两侧角通输卵管；尖向下通子宫颈管。下部在子宫颈内，称子宫颈管，呈梭形。子宫颈管上口通子宫腔，下口通阴道，称为子宫口。未产妇的子宫口为圆形，经产妇的子宫口呈横裂状（图 7-12）。

**2. 子宫的位置**　子宫位于骨盆腔的中央，膀胱和直肠之间，下端伸入阴道，两侧有输卵管和卵巢。临床上将输卵管和卵巢统称为子宫附件，附件炎即指输卵管炎和/或卵巢炎。当膀胱空虚的时候，成年女性子宫的正常位置呈前倾前屈位。前倾是指子宫整体向前倾斜，子宫的长轴与阴道的长轴形成向前开放的钝角，稍大于 90°；前屈是指子宫颈与子宫体构成凹向前的弯曲，也呈钝角，约为 170°（图 7-14）。

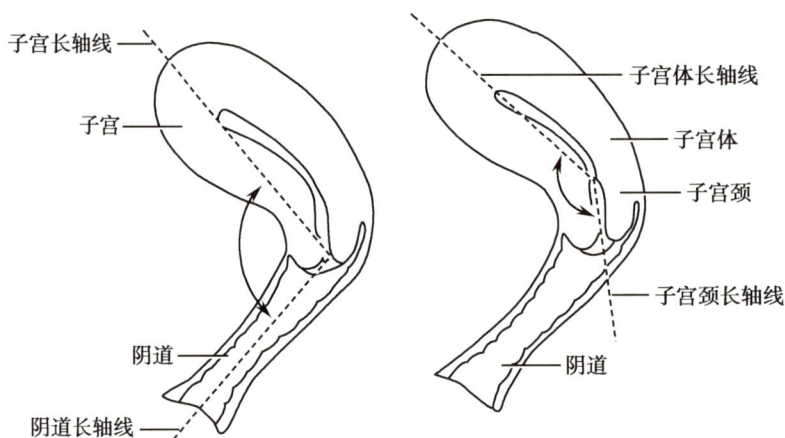

图 7-14　子宫前倾、前屈位示意图

**3. 子宫的固定装置**　子宫正常位置的保持依赖于盆底肌的承托和韧带的牵拉与固定。维持子宫正常位置的韧带如下（图 7-15）：

（1）子宫阔韧带：位于子宫两侧，略成冠状位，是由子宫前、后面的腹膜自子宫两侧缘延伸至骨盆腔侧壁而成的双层腹膜皱襞。其上缘游离，包裹输卵管。在子宫阔韧带内还有卵巢、子宫圆韧带、血管、淋巴管和神经等。子宫阔韧带可限制子宫向两侧移动。

（2）子宫圆韧带：是一对由结缔组织和平滑肌构成的圆索状韧带，起于子宫体前面的上外侧缘，子宫角的前下方，在子宫阔韧带两层之间行向前外方，达骨盆腔侧壁，继而穿过腹股沟管，止于阴阜和大阴唇皮下。子宫圆韧带是维持子宫前倾位的主要结构。

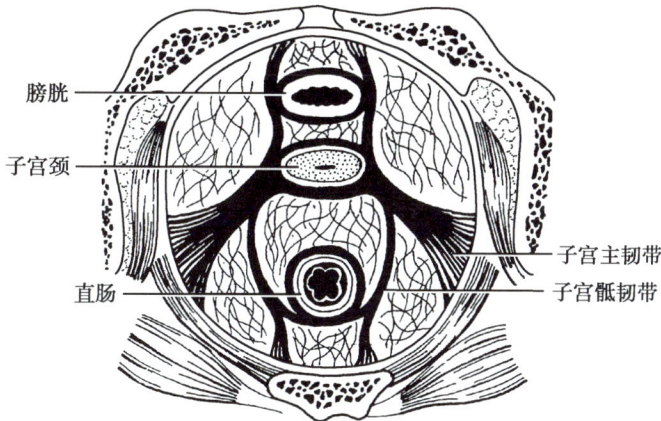

图 7-15 女性盆底的韧带模式图

（3）子宫主韧带：位于子宫阔韧带的下方，自子宫颈两侧缘连于骨盆侧壁，由结缔组织和平滑肌构成，较强韧。子宫主韧带的主要作用是固定子宫颈，防止子宫向下脱垂。

（4）子宫骶韧带：由结缔组织和平滑肌构成，起于子宫颈的后面，向后绕过直肠的两侧，附着于骶骨前面。子宫骶韧带牵引子宫颈向后上，与子宫圆韧带协同维持子宫的前屈位。

如果子宫的固定装置薄弱或损伤，可引起子宫位置的异常，形成不同程度的子宫脱垂。

**4. 子宫壁的微细结构** 子宫壁由内向外可分为内膜、肌层和外膜三层（图 7-16）。

（1）内膜：由单层柱状上皮和固有层构成。上皮由大量的分泌细胞和较少的纤毛细胞构成。固有层由增殖能力较强的结缔组织构成，内含子宫腺和丰富的血管，其小动脉呈螺旋状走行，称螺旋动脉。

子宫内膜按其功能特点可分为浅、深两层。浅层称功能层，深层称基底层。功能层自青春期开始，在卵巢激素的作用下，可发生周期性变化。每次月经来潮时功能层发生脱落，约 28 天为一个周期，脱落的子宫内膜与血液一起经阴道排出，即为月经。受精卵也在功能层植入并在其中生长发育为胎儿。基底层较薄，不发生脱落，有增生、修复功能层的能力。

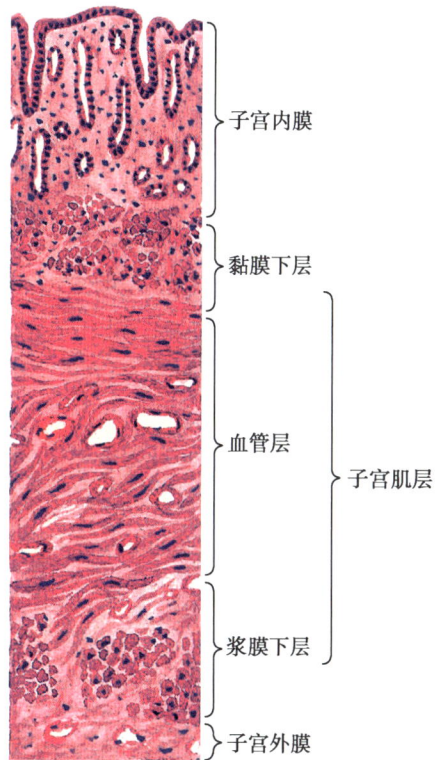

图 7-16 子宫壁的微细结构

（2）肌层：很厚，主要由大量分层排列的平滑肌和少量结缔组织构成。妊娠时，平滑肌纤维增生肥大，数量增多。平滑肌的收缩，有助于经血排出以及胎儿的娩出。

（3）外膜：大部分为浆膜，只有子宫颈部分为纤维膜。

**（四）阴道**

阴道是连接子宫和外生殖器的肌性管道，富有伸展性，是排出月经和娩出胎儿的通道。阴道前壁较短，后壁较长，前、后壁经常处于相贴状。

阴道上部较宽阔，包绕子宫颈阴道部，两者之间形成环状间隙，称阴道穹。阴道穹分前部、后部和两侧部，阴道穹后部较深，与子宫直肠陷凹紧邻，两者之间仅隔以阴道后壁和腹膜。临床上可经阴道穹后部穿刺，以帮助引流子宫直肠陷凹内的积液或积血，进行诊断和治疗。阴道的下端以阴道口开口于阴道前庭。处女的阴道口周围有处女膜。处女膜破裂后，阴道口周围留有处女膜痕。

阴道位于骨盆腔的中央，前邻膀胱和尿道，后邻直肠（图7-11）。临床上可隔直肠前壁对子宫直肠陷凹、子宫颈和子宫口进行触诊。

### （五）前庭大腺

前庭大腺成对，形如豌豆，位于阴道口后外侧的深部，其导管向内侧开口于阴道前庭（图7-17）。前庭大腺分泌黏液，有润滑阴道口的作用。如果炎症导致前庭大腺导管阻塞，可形成前庭大腺囊肿。

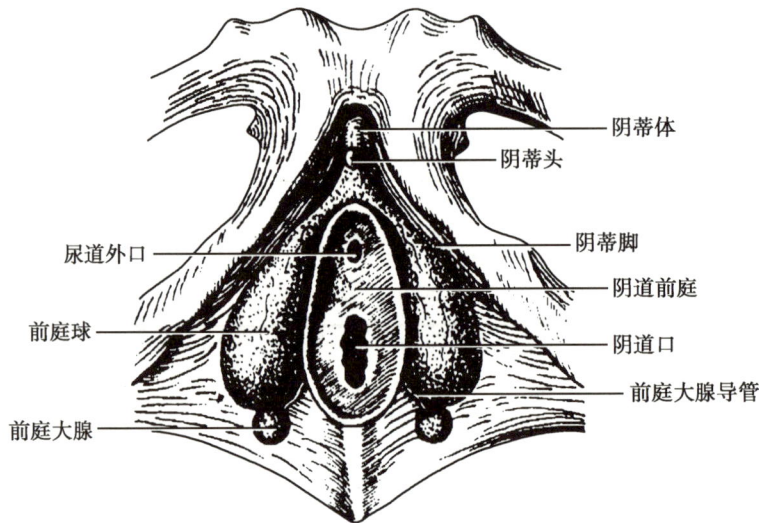

图 7-17　阴蒂、前庭球和前庭大腺

## 二、外生殖器

女性外生殖器即女阴，包括阴阜、大阴唇、小阴唇、阴道前庭、阴蒂和前庭球（图7-18）。

### （一）阴阜

阴阜是耻骨联合前面的皮肤隆起，深面有较多的脂肪组织。青春期后皮肤生有阴毛。

### （二）大阴唇

大阴唇位于阴阜的后下方，是一对纵行的皮肤皱襞，外侧面皮肤富有色素，前部生有阴毛。大阴唇前端和后端相互连合，形成唇前连合和唇后连合。

### （三）小阴唇

小阴唇是位于大阴唇内侧的一对较薄的皮肤皱襞，表面光滑无阴毛。小阴唇前端包绕阴蒂形成阴蒂包皮和阴蒂系带。

### （四）阴道前庭

阴道前庭是位于两侧小阴唇之间的裂隙，其前部有尿道外口，后部有阴道口。

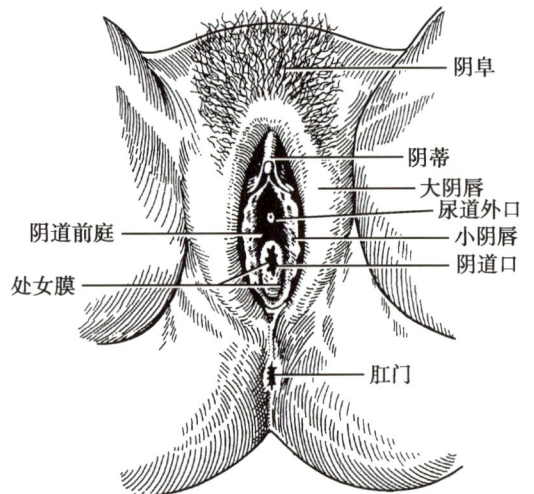

图 7-18　女性外生殖器

## （五）阴蒂

阴蒂位于唇前连合的后方，由两条阴蒂海绵体构成。阴蒂后端以两个阴蒂脚附于耻骨下支和坐骨支，两脚在前方结合成阴蒂体，表面覆以阴蒂包皮。阴蒂露于表面的部分为阴蒂头，富有感觉神经末梢，感觉灵敏（图 7-17）。

## （六）前庭球

前庭球呈蹄铁形，分为中间部和两个外侧部（图 7-17）。中间部位于尿道外口与阴蒂体之间的皮下，外侧部位于大阴唇的皮下。

# 第四节　乳　房

乳房为人类和哺乳类动物特有的结构。人的乳房为成对器官。女性乳房于青春期后开始发育生长，妊娠和哺乳期有分泌活动。男性乳房不发达，乳头位置较恒定，多位于第 4 肋间隙，常作为定位的标志。

## 一、乳房的位置

乳房位于胸前部，在胸大肌及其胸筋膜的表面，女性乳房上起自第 2～3 肋，下至第 6～7 肋，内侧至胸骨旁线，外侧可达腋中线。

## 二、乳房的形态

成年未哺乳女子的乳房呈半球形，紧张而富有弹性。乳房中央有乳头，位置因发育程度和年龄有异，通常在第 4 肋间隙或第 5 肋与锁骨中线相交处。乳头顶端有输乳管的开口。乳头周围环形的色素沉着区，称乳晕。乳头和乳晕的皮肤薄弱，易于损伤，哺乳期尤应注意卫生，以防感染（图 7-19）。

妊娠和哺乳期，乳腺增生，乳房增大；停止哺乳后，乳腺萎缩，乳房变小；老年时，乳腺萎缩而下垂。

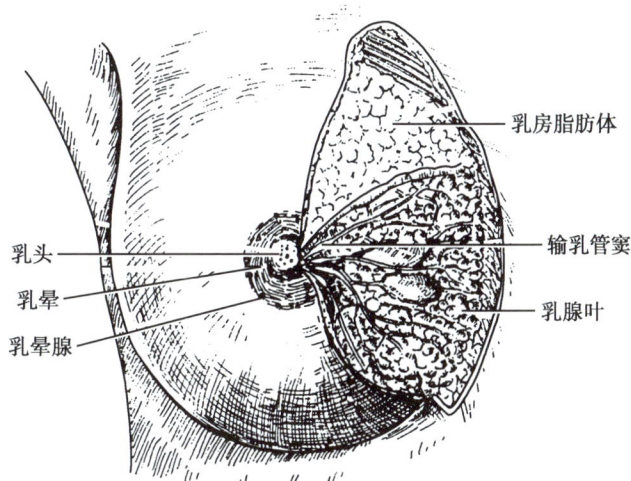

图 7-19　女性乳房

### 三、乳房的结构

乳房由皮肤、乳腺、致密结缔组织和脂肪组织构成(图 7-20)。乳腺被脂肪组织和致密结缔组织分隔成 15～20 个乳腺叶,乳腺叶以乳头为中心呈放射状排列。每个乳腺叶有一条排出乳汁的输乳管,开口于乳头。由于乳腺叶和输乳管以乳头为中心呈放射状排列,乳房手术时,应尽量采取放射状切口,以减少对乳腺叶和输乳管的损伤。

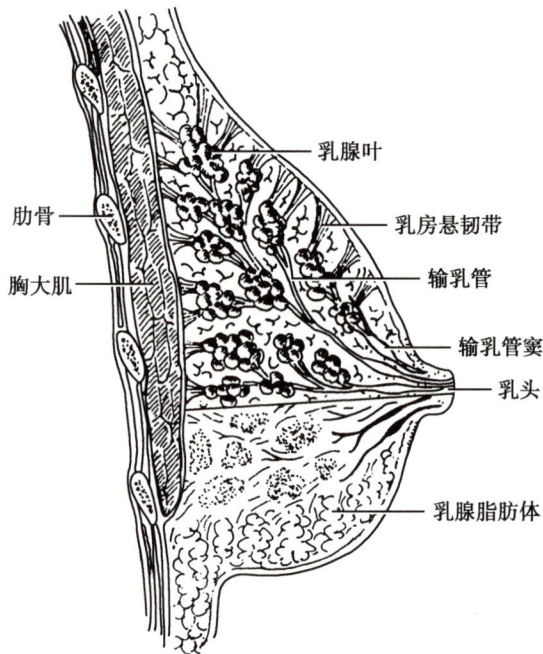

图 7-20    女性乳房的结构(模式图)

乳房表面的皮肤、胸肌筋膜和乳腺之间连有许多结缔组织小束,称乳房悬韧带(Cooper 韧带),对乳房起支持和固定作用。乳腺癌患者,由于癌组织浸润,乳房悬韧带可受侵犯而缩短,牵拉皮肤向内凹陷,临床上称为"酒窝征";另外,淋巴回流受阻引起皮肤淋巴水肿,可使局部皮肤呈橘皮样改变。

# 第五节    会    阴

## 一、会阴的概念

会阴有广义和狭义之分。

广义会阴是指封闭骨盆下口的全部软组织。

临床上,常将肛门与外生殖器之间狭小区域的软组织称为会阴,即所谓的狭义会阴,也称为产科会阴。产科会阴在产妇分娩时伸展扩张较大,结构变薄,应注意保护,避免撕裂。

## 二、会阴的分区

广义会阴其境界呈菱形,与骨盆下口一致,前方为耻骨联合下缘,后方为尾骨尖,两侧为耻骨弓、坐骨结节和骶结节韧带。以两侧坐骨结节的连线为界,可将会阴分为前、后两个三角形区域(图 7-21)。前方的称尿生殖区(尿生殖区三角),男性有尿道通过,女性则有尿道和阴道通过;后方的称肛区(肛门三角),有肛管通过。

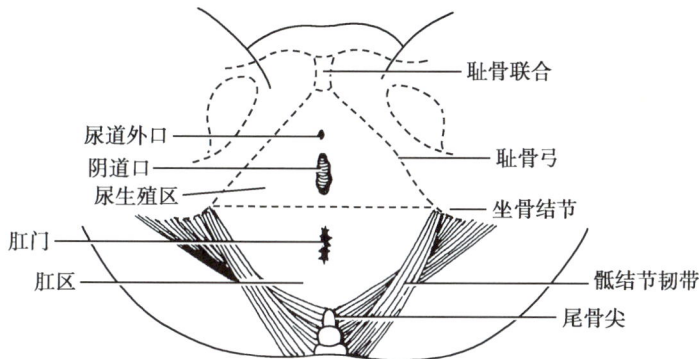

图 7-21 会阴的分区

会阴的结构,除男、女性外生殖器以外,主要是肌肉和筋膜。

(马丹霞)

**? 复习思考题**

1. 简述生殖系统的组成和主要功能。
2. 精子由何处产生?经何途径排出?
3. 为男性患者插导尿管时,依次经过哪些狭窄和弯曲?
4. 输卵管分哪几部?各部的意义如何?
5. 简述子宫的形态、位置与固定装置。

ER-7-3

扫一扫,测一测

# 第八章　脉　管　系　统

掌握脉管系统的组成、主要功能；心血管系统的组成，体循环、肺循环的途径，心的位置、外形、心腔结构、心的传导系统，主动脉的起始、分部，主动脉各部的主要分支概况，上肢动脉干的名称、位置和分布，胸主动脉、腹主动脉的位置和分支概况，腹腔干、肠系膜上动脉、肠系膜下动脉的分支和分布概况，下肢动脉干的名称、位置和主要分支，上腔静脉的组成和收集范围，上肢浅静脉的名称和起止部位，下腔静脉的组成和收集范围，下肢浅静脉的名称和起止部位，肝门静脉的组成、主要属支及侧支循环；胸导管的起始、行程和注入部位，脾的位置和形态。

熟悉血管的微细结构，微循环的组成；心壁的构造、心的血管、心包和心的体表投影，肺循环的血管，颈外动脉的主要分支及其分布，盆部动脉干的名称及其主要分支、分布，子宫动脉行程及其与输尿管的关系；全身主要淋巴结群的名称、位置和收集范围。

了解颈内静脉、颈外静脉的起始、注入部位，上肢深静脉、下肢深静脉的名称及移行关系；右淋巴导管的组成及注入部位，淋巴干的名称及其收集范围，淋巴结的形态、微细结构和功能，脾的微细结构和功能，单核吞噬细胞系统的概念、组成和功能。

# 第一节　概　　述

## 一、脉管系统的组成

脉管系统由一套密闭和连续的管道所组成，包括心血管系统和淋巴系统两部分。心血管系统由心和血管组成，其内流动着血液；淋巴系统由淋巴管道、淋巴器官和淋巴组织组成，其管道内流动着淋巴，淋巴最后注入心血管系统。

## 二、脉管系统的主要功能

脉管系统的主要功能是运输物质，即将消化系统吸收的营养物质、肺吸入的氧气和内分泌腺分泌的激素等运输到全身各器官、组织和细胞；同时将器官、组织和细胞的代谢产物如二氧化碳、尿素和水等运输到肺、肾和皮肤等器官排出体外，以保证人体新陈代谢的正常进行。因此，脉管系统在人体的功能活动中，占有十分重要的地位。

**中医学对脉管系统的有关记载**

中医学早在 2000 余年前就对脉管系统有过记载,如《灵枢·邪气脏腑病形》中记载:"经络之相贯,如环无端。"《素问·痿论》:"心主身之血脉。"《素问·六节藏象论》:"心者,生之本,神之变也,其华在面,其充在血脉。"《难经·十八难》:"脉有三部九候,各何主之,然三部者,寸关尺也,九候者,浮中沉也。"这些记载对脉管系统做了较深刻的论述。

# 第二节　心血管系统

## 一、概　述

### (一)心血管系统的组成

心血管系统由心和血管组成。

**1. 心**　是推动血液在心血管系统内循环的动力器官。心是中空的肌性器官,有四个腔,即右心房、右心室、左心房和左心室。左、右心房间有房间隔分隔,左、右心室间有室间隔分隔,因此,左、右心房之间及左、右心室之间互不相通。同侧的心房和心室之间有房室口相通,即右心房与右心室之间,左心房与左心室之间,分别有右房室口和左房室口相通。

心在神经和体液的调节下,通过有节律地收缩和舒张,像泵一样不停地将血液从静脉吸入,由动脉射出,推动血液在心血管系统内不停地循环流动,终生不止。

**2. 血管**　血管分为动脉、毛细血管和静脉。

(1)动脉:是由心室发出输送血液出心室的血管。动脉自心室发出后,在行程中不断分支为大动脉、中动脉和小动脉,最后移行于毛细血管。

(2)静脉:是输送血液回心房的血管。小静脉起于毛细血管的静脉端,在回心途中逐渐汇集成中静脉、大静脉,最后注入心房。

(3)毛细血管:是连通于小动脉与小静脉之间的微细血管,互相连接呈网状,是血液同组织器官进行物质交换的场所。

### (二)血液循环的途径

血液由心射出,经动脉、毛细血管

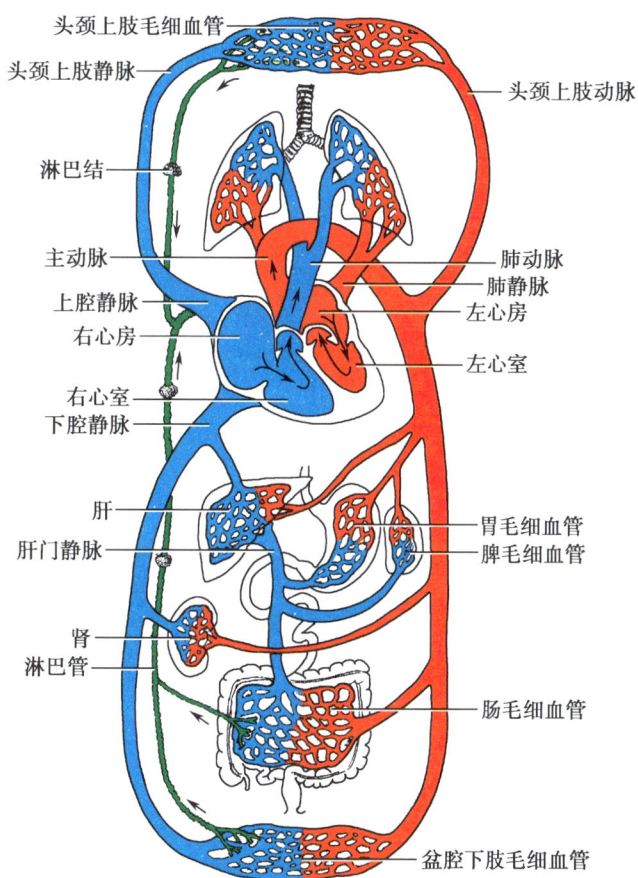

图 8-1　血液循环示意图

和静脉,再返回心,周而复始,形成血液循环。根据血液在心血管系统循环途径的不同,可将血液循环分为体循环和肺循环两部分(图 8-1)。两个循环同时进行,彼此连通。

**1. 体循环（大循环）**　当左心室收缩时，由左心室射出的富含氧和营养物质的动脉血入主动脉，经主动脉的各级分支到达全身各部的毛细血管，血液在此与周围的组织细胞进行物质交换，把氧和营养物质输送给组织细胞，同时又把组织细胞在代谢过程中产生的二氧化碳和其他废物回收进入血液，于是鲜红色的动脉血转化为暗红色的静脉血。静脉血经过小静脉、中静脉，最后经过上、下腔静脉及冠状窦流回右心房。这个循环途径称体循环。体循环的特点是流程长，流经范围广，主要功能是实现物质交换。

**2. 肺循环（小循环）**　当右心室收缩时，由右心室射出的静脉血入肺动脉干，经肺动脉干的各级分支到达肺泡周围的毛细血管，血液在此与肺泡内的气体进行气体交换，排出二氧化碳，吸收氧气，于是暗红色的静脉血转化为鲜红色的动脉血。动脉血经肺静脉的各级属支，再经肺静脉流回左心房。这个循环途径称肺循环。肺循环的特点是流程短，只流经肺，主要功能是实现气体交换。

### （三）血管吻合及侧支循环

人体的血管之间存在着广泛的吻合，吻合形式具有多样性。人体的血管除经动脉 - 毛细血管 - 静脉相连通之外，在动脉与动脉之间、静脉与静脉之间，甚至动脉和静脉之间，均可借吻合支互相吻合，分别形成动脉间吻合（如动脉网、动脉弓、动脉环）、静脉间吻合（如静脉网、静脉弓、静脉丛）和动静脉吻合。血管吻合对保证器官的血液供应，维持血液循环的正常进行有着重要作用。

有些较大的动脉在行程中常发出与主干平行的侧副管。侧副管自主干的近侧端发出，与同一主干远侧端所发出的返支相通形成侧支吻合。

在正常情况下，侧支吻合的管腔很小，血流量也很小。如果血管主干血流受阻（如结扎或血栓形成），侧支吻合的管腔变粗，血流量增大，血流可经扩大了的侧支吻合到达阻塞部位以下的血管主干，使血管受阻区的血液供应得到不同程度的恢复。这种通过侧支吻合建立的循环称侧支循环。侧支循环的建立对于器官在病理情况下的血液供应具有重要的意义（图 8-2）。

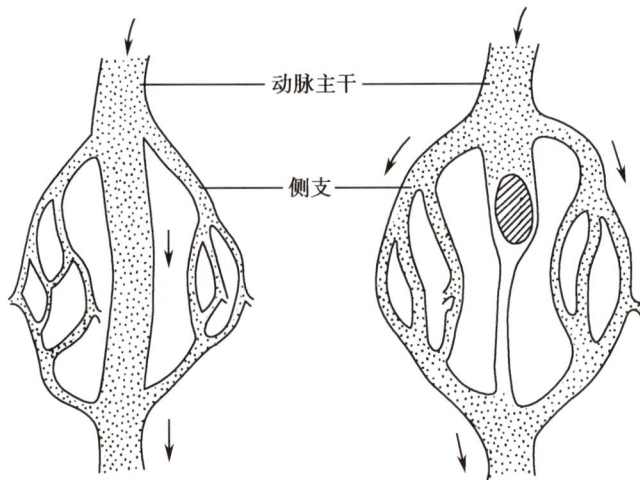

图 8-2　侧支循环模式图

### （四）血管的微细结构

根据血管管径的大小，动脉和静脉都可以分为大、中、小三级。各级动脉、静脉之间逐渐移行，没有明显的界线。

大动脉是指接近心的动脉，如主动脉和肺动脉干等；管径小于 1mm 的动脉属小动脉，其中接近毛细血管的小动脉称微动脉；管径介于大、小动脉之间的属中动脉（除大动脉外，其余凡在解剖学中有名称的动脉），如桡动脉和尺动脉等。

大静脉的管径大于 10mm，如上腔静脉和下腔静脉等；管径小于 2mm 的静脉属小静脉，其中与毛细血管相连的小静脉称微静脉；管径介于大、小静脉之间的属中静脉（除大静脉外，其余凡在解剖学中有名称的静脉）。

血管除毛细血管外,其管壁结构由内向外依次分为内膜、中膜和外膜三层。

**1. 动脉** 动脉管壁较厚,管径较小,弹性大(图8-3、图8-4)。

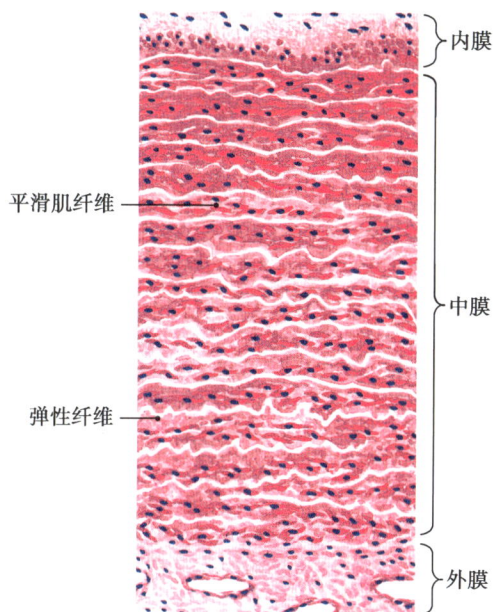

图8-3 大动脉横切面 HE 染色低倍

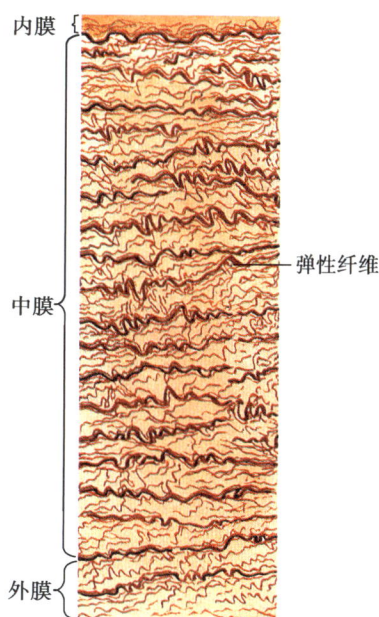

图8-4 大动脉弹性 HE 染色低倍

（1）内膜：内膜最薄,由内皮、内皮下层和内弹性膜组成。内皮是单层扁平上皮,表面光滑,可减少血液流动的阻力。内皮下层是薄层结缔组织,内含少量胶原纤维、弹性纤维和少许平滑肌纤维。内弹性膜是一层由弹性蛋白构成的膜,富有弹性。

（2）中膜：中膜最厚,由平滑肌和弹性纤维等构成。

大动脉的中膜以弹性纤维为主,其间有少许平滑肌。大动脉管壁有较大的弹性,因而大动脉也称弹性动脉,弹性纤维有使扩张的血管回缩的作用,当心室收缩射血时,大动脉扩张;心室射血停止时,大动脉可借弹性回缩,推动血管内的血液持续流动。

中、小动脉的中膜以平滑肌为主,肌间有弹性纤维和胶原纤维,故中、小动脉也称肌性动脉。小动脉平滑肌的舒缩,可明显改变血管的口径,影响其灌流器官的血流量,而且可改变血液流动的外周阻力,影响血压。

（3）外膜：外膜较厚,主要由疏松结缔组织构成。外膜中有小血管、淋巴管和神经分布。

**2. 静脉** 静脉与各级相应的动脉比较,管壁较薄,管径较大,弹性小。静脉的管壁也分内膜、中膜和外膜,但三层的分界不明显。静脉的内膜薄,由一层内皮和结缔组织构成;中膜稍厚,主要由一些环行平滑肌构成;外膜最厚,由疏松结缔组织构成。大静脉的外膜内还含有较多的纵行平滑肌。

**3. 毛细血管** 除软骨、角膜、晶状体、毛发、牙釉质和被覆上皮外,毛细血管遍布于全身各处,互相连通成网,是进行物质交换的部位。毛细血管的管径很细,直径7~9μm。毛细血管的管壁结构简单,主要由一层内皮和基膜构成。

根据毛细血管内皮细胞的结构特点,可将毛细血管分为以下三类：

（1）连续毛细血管：其特点是内皮细胞紧密连接成一层连续性内皮,基膜完整。连续毛细血管主要分布于结缔组织、肌组织、肺和中枢神经系统等处。

（2）有孔毛细血管：其特点是内皮细胞不含核的部分很薄,有许多贯穿细胞的孔,孔的直径为60~80nm。有孔毛细血管主要分布于某些内分泌腺、胃肠黏膜和肾血管球等处。

（3）血窦：或称窦状毛细血管,其特点是管腔较大,形状不规则。血窦主要分布于肝、脾、骨髓和某些内分泌腺中。

### （五）微循环

微循环是指微动脉与微静脉之间微细血管中的血液循环。通过微循环，血液向组织细胞提供氧和营养物质，运走细胞代谢所产生的代谢产物。所以微循环是实施脉管系统功能的基本单位（图8-5）。微循环对机体组织进行正常生理活动十分重要，微循环功能衰竭，将导致组织器官功能不全或衰竭。

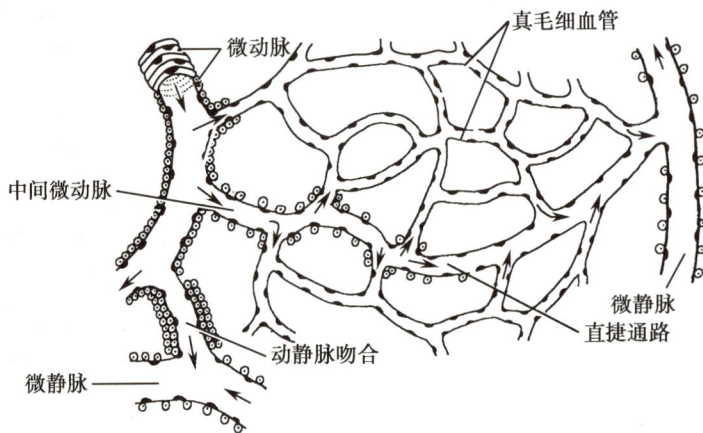

图 8-5　微循环模式图

微循环一般包括微动脉、中间微动脉、真毛细血管、直捷通路、动静脉吻合和微静脉六个部分。

**1. 微动脉**　是小动脉的分支。其管壁结构由内向外主要为内皮、1～2层环行平滑肌和少量结缔组织。微动脉管壁平滑肌的舒缩可调节进入微循环的血流量，有总闸门之称。

**2. 中间微动脉**　是微动脉的分支，管壁的平滑肌稀少，不连续成层。

**3. 真毛细血管**　即通常所说的毛细血管，它是中间微动脉的分支。在真毛细血管起始处有少量环行平滑肌，称毛细血管前括约肌，它的舒缩可以调节真毛细血管内的血流量，是调节微循环的分闸门。一般情况下，只有小部分真毛细血管开放，当局部组织代谢增强时，毛细血管前括约肌松弛，真毛细血管的血流量增加。真毛细血管是实现物质交换的主要部位。

**4. 直捷通路**　是中间微动脉直接和微静脉相通的部分。其管壁结构与毛细血管相同。直捷通路较短直，血流量较快。当组织处于静止状态时，中间微动脉内的血液大部分经直捷通路进入微静脉。

**5. 动静脉吻合**　是微动脉和微静脉之间直接连通的血管。动静脉吻合收缩时，血液由微动脉进入毛细血管；动静脉吻合舒张时，微动脉血液经此直接流入微静脉。动静脉吻合也是调节局部组织血流量的重要结构。

**6. 微静脉收集**　真毛细血管、直捷通路和动静脉吻合等的血液，将微循环的血液导入小静脉（表8-1）。

表 8-1　微循环血管的连续关系

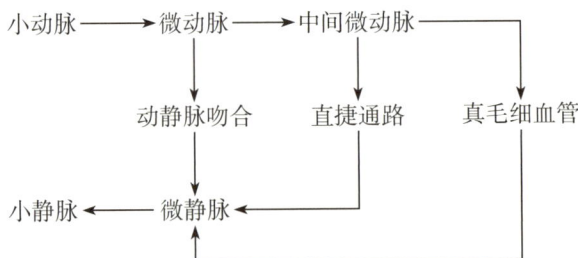

# 二、心

## （一）心的位置

心位于胸腔的中纵隔内,约 2/3 在身体正中线的左侧,1/3 在正中线的右侧。心的周围裹以心包。

心的上方与出入心的大血管相连;心的下方是膈;心的前方大部分被肺和胸膜所遮盖,只有小部分与胸骨体和左侧第 2～6 肋软骨相邻,临床上进行心内注射时,为了不伤及肺和胸膜,常在左侧第四肋间隙靠近胸骨左缘处进针,将药物注射到右心室内;心的后方有食管和胸主动脉等;心的两侧与纵隔胸膜、胸膜腔和肺相邻(图 8-6)。

## （二）心的外形

心的形状像倒置的、前后略扁的圆锥体,大小相当于本人的拳头。心具有一尖、一底、两面、三缘和三条沟(图 8-7、图 8-8)。

一尖:心尖朝向左前下方,由左心室构成,其体表投影位置在左侧第五肋间隙左锁骨中线内侧 1～2cm 处,在此处可触摸到心尖的搏动。

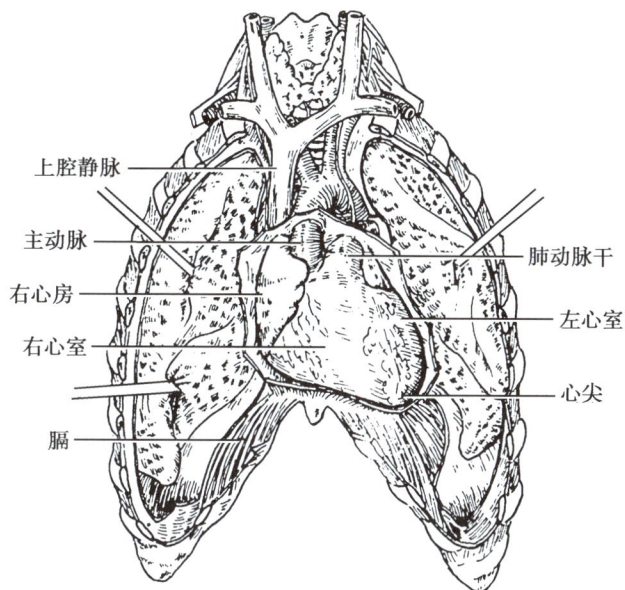

图 8-6　心的位置

一底:心底朝向右后上方,主要由左心房和小部分的右心房构成,并与出入心的大血管相连。上、下腔静脉分别从上、下方开口于右心房。左、右两对肺静脉分别从两侧注入左心房。

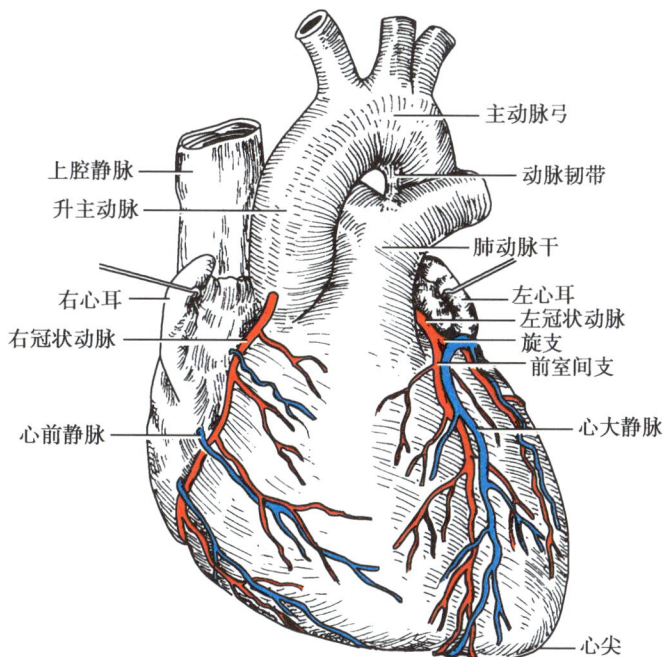

图 8-7　心的外形与血管（前面）

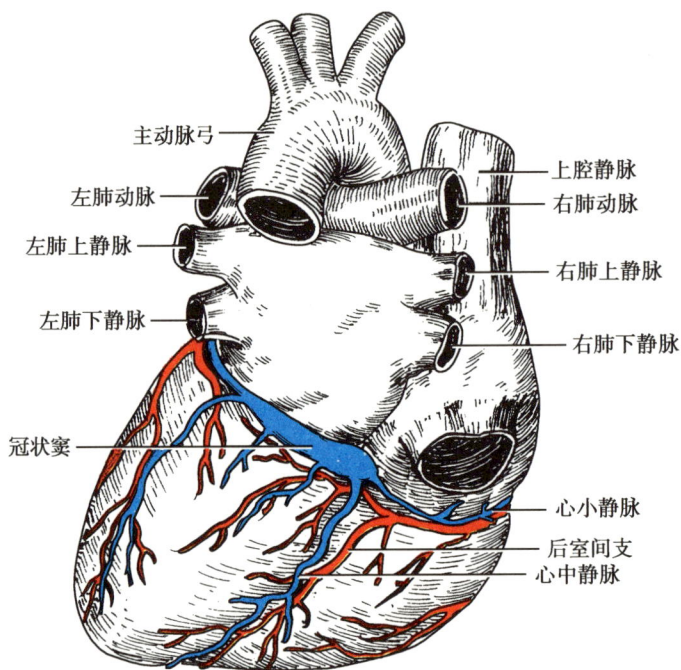

图8-8  心的外形与血管（后面）

两面：心的前面朝向胸骨体和肋软骨，称胸肋面，大部分由右心房和右心室构成，小部分由左心耳和左心室构成；心的下面邻膈，称膈面，大部分由左心室构成，小部分由右心室构成。

三缘：心的右缘垂直向下，由右心房构成；左缘钝圆，主要由左心室构成；下缘接近水平位，由右心室和心尖构成。

三条沟：心的表面近心底处有一几乎成环形的冠状沟，是心房与心室在心表面的分界标志。心的胸肋面和膈面各有一条自冠状沟延伸到心尖稍右侧的浅沟，分别称为前室间沟和后室间沟。前、后室间沟是左、右心室在心表面的分界标志。后室间沟与冠状沟的相交处称房室交点，是解剖和临床上常用的一个重要标志。

**（三）心的各腔**

**1. 右心房**    位于心的右上部。它向左前方的突出部分称右心耳。右心房有三个入口：上部有上腔静脉口；下部有下腔静脉口；在下腔静脉口与右房室口之间有冠状窦口。这些入口分别导入人体上半身、下半身和心壁的静脉血。右心房的出口为右房室口，位于右心房的前下部，通向右心室（图8-9）。

右心房接受全身回流的静脉血，并把血液自右房室口输入右心室。

右心房的后内侧壁主要由房间隔构成，在房间隔下部有一卵圆形浅窝，称卵圆窝，是胎儿时期的卵圆孔于生后闭合的遗迹。房间隔缺损多在卵圆窝处发生，是先天性心脏病的一种。

**2. 右心室**    位于右心房的左前下方，构成胸肋面的大部分。右心室的入口即右房室口。右心室的出口位于右心室的前上部，叫肺动脉口，通向肺动脉干（图8-10）。

右心室经右房室口接受由右心房流入的静脉血，并把血液自肺动脉口输入肺动脉干。

**3. 左心房**    位于右心房的左后方，构成心底的大部分。左心房向右前方的突出部分称左心耳，因其与二尖瓣邻近，为心外科常用的手术入路之一。左心房有四个入口，位于左心房后壁的两侧，左、右各两个，称肺静脉口，分别称为左肺上、下静脉口和右肺上、下静脉口，导入由肺回流至心的动脉血。左心房的出口是左房室口，在左心房的前下部，通向左心室（图8-11）。

左心房接受由肺回流至心的动脉血，并把血液自左房室口输入左心室。

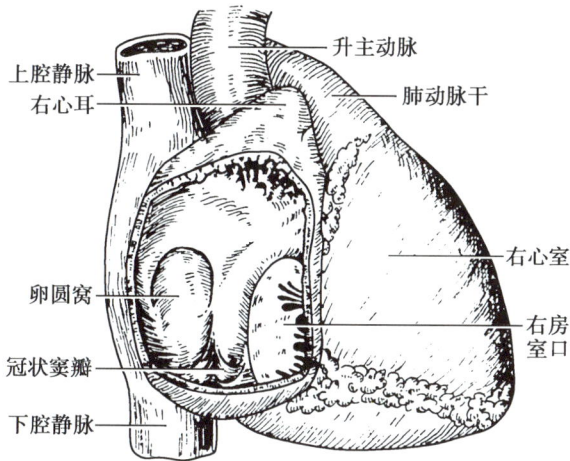

图8-9 右心房

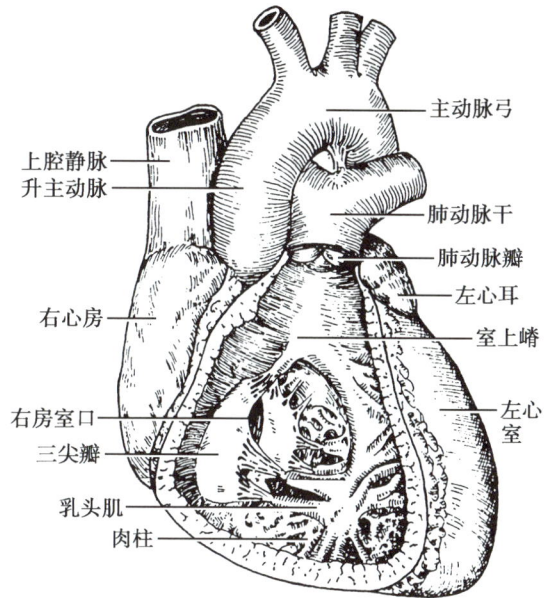

图8-10 右心室

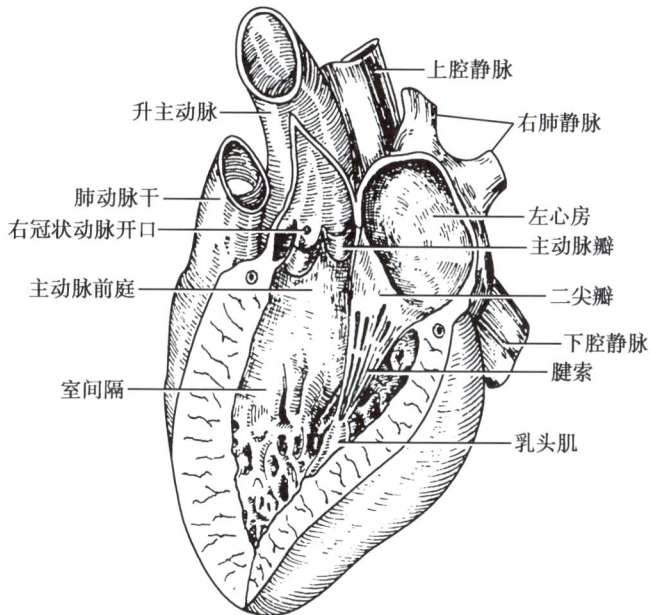

图8-11 左心房和左心室

**4．左心室** 位于右心室的左后下方。左心室的入口即左房室口。左心室的出口称主动脉口，位于左房室口的右前方，通向主动脉（图8-11）。

左心室经左房室口接受由左心房流入的动脉血，并把血液自主动脉口输入主动脉。

**5．心的瓣膜** 在心的房室口和动脉口都附有心瓣膜，房室口附有房室瓣，动脉口附有动脉瓣（图8-12）。右房室口的周缘附有三片瓣膜，称三尖瓣；左房室口的周缘附有两片瓣膜，称二尖瓣；肺动脉口的周缘附有三片瓣膜，称肺动脉瓣；主动脉口的周缘附有三片瓣膜，称主动脉瓣。

三尖瓣和二尖瓣的每片瓣膜都略呈三角形，瓣膜的基底部附于房室口的周缘，瓣膜的游离缘都有数条细长的腱索连于心室壁的乳头肌上。乳头肌是从心室壁突入室腔的锥体形肌隆起。

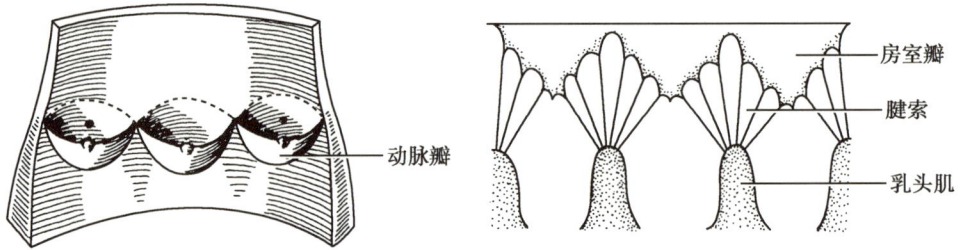

图 8-12    心瓣膜模式图

　　肺动脉瓣和主动脉瓣的每片瓣膜都呈袋口向上的半月形，瓣膜的基底部附于动脉口的周缘，袋口的方向朝向动脉。主动脉瓣的每片瓣膜与相对的主动脉壁之间的空隙称主动脉窦，可分为左、右、后三个窦，其中左、右窦分别有左、右冠状动脉的开口。

　　心瓣膜顺血流开放，逆血流关闭，保证了血液在心腔内的定向流动。心室收缩时，三尖瓣和二尖瓣关闭，肺动脉瓣和主动脉瓣开放，心室内血液射入动脉；心室舒张时，肺动脉瓣和主动脉瓣关闭，三尖瓣和二尖瓣开放，心房内血液射入心室（图 8-13）。

　　病理情况下，病变可侵犯心瓣膜，致使心瓣膜变硬或变形，导致瓣膜闭锁不全或粘连，造成血液循环的功能障碍。

### （四）心的构造

　　**1. 心壁的构造**　　心壁从内向外由心内膜、心肌膜和心外膜构成（图 8-14）。

　　（1）心内膜：是衬于心各腔内面的一层光滑的薄膜。心内膜由内皮、内皮下层和心内膜下层组成。内皮薄而光滑，与出入心的大血管的内皮相连续；内皮下层由较细密的结缔组织构成，含有较多的弹性纤维；心内膜下层由疏松结缔组织构成，内含小血管、神经和心的传导系统的分支。

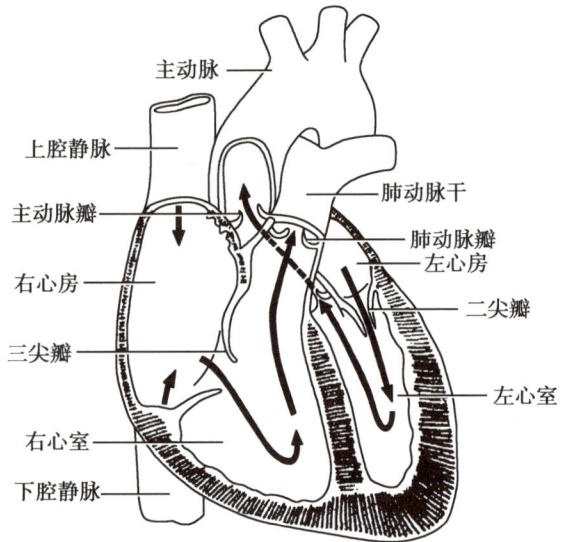

图 8-13    心各腔的血流方向

　　心内膜在房室口和动脉口处向心腔折叠形成心的瓣膜。

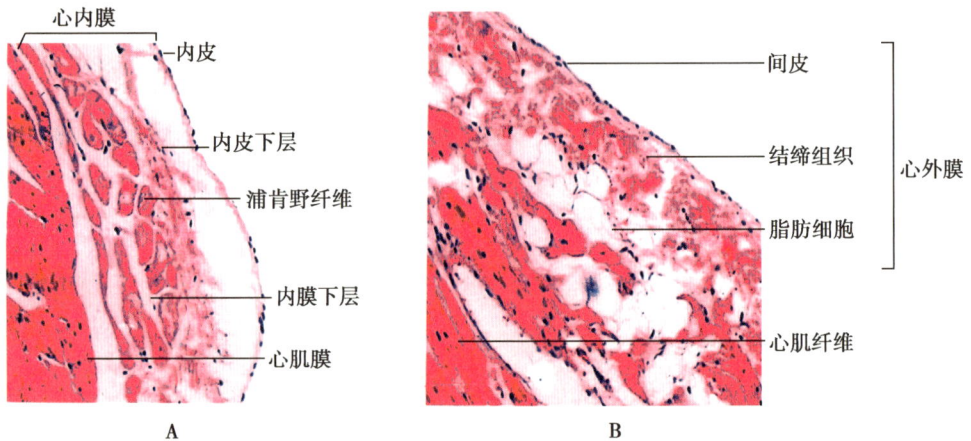

图 8-14    心壁的构造

（2）心肌膜：主要由心肌纤维组成，是心壁的主要组成部分。心肌膜包括心房肌和心室肌两部分。心房肌较薄，心室肌肥厚，左心室肌最厚。心室肌有三层，大致可分为内纵行、中环行和外斜行。心房肌和心室肌不相连续，分别附着于左、右房室口周围的纤维环上，因此心房肌和心室肌不同时收缩。

心的纤维环由致密结缔组织构成，它们构成心壁的纤维性支架。心纤维环共有四个，分别位于肺动脉口、主动脉口和左、右房室口的周围，环上除附有心房肌和心室肌外，还附有心瓣膜（图 8-15）。

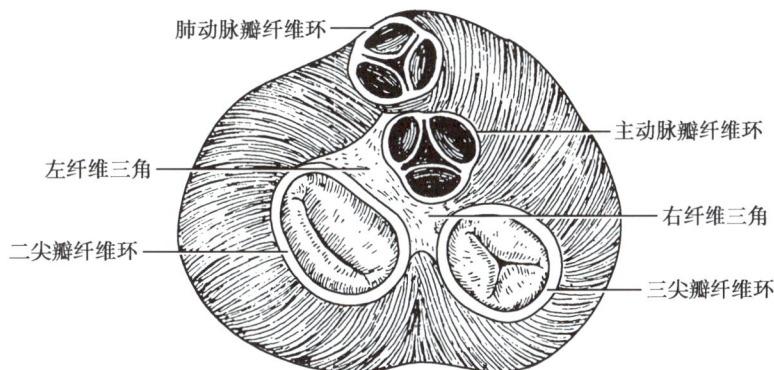

图 8-15　心的纤维环

（3）心外膜：是被覆在心肌膜外面的一层光滑的浆膜，为浆膜心包的脏层。其表面为一层间皮，间皮深面为薄层结缔组织。

**2．房间隔和室间隔**　心的间隔把心分隔为容纳动脉血的左半心和容纳静脉血的右半心，左、右心房之间有房间隔；左、右心室之间有室间隔（图 8-16）。

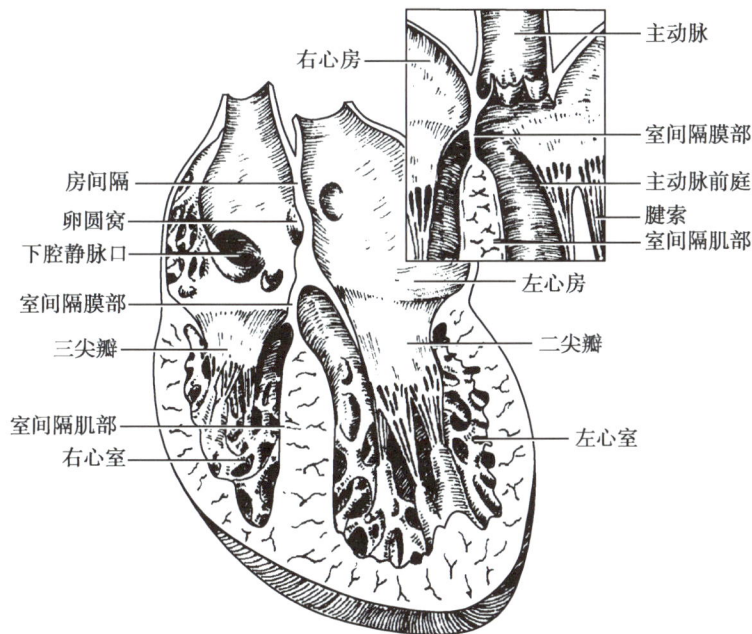

图 8-16　房间隔和室间隔

房间隔由两层心内膜夹少量心肌纤维和结缔组织构成，厚 1～4mm，卵圆窝处最薄，厚约 1mm。

室间隔由心内膜覆盖心肌构成，可分为两部分，其下方大部分是由心肌构成的肌部，厚 1～2cm；上方紧靠主动脉口下方的小部分缺乏肌质，称膜部，此处是室间隔缺损的好发部位。

**（五）心的传导系统**

心的传导系统位于心壁内，由特殊分化的心肌细胞构成。心的传导系统的主要功能是产生兴奋和传导冲动，维持心的正常节律性舒缩活动。心的传导系统包括窦房结、房室结、房室束、左束支和右束支以及蒲肯野（Purkinje）纤维网（图8-17）。

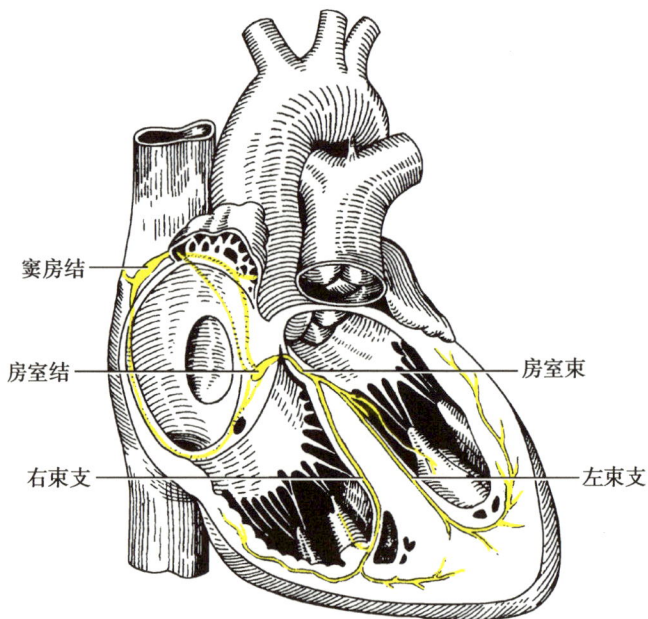

图8-17　心的传导系统

**1. 窦房结**　位于上腔静脉与右心耳之间的心外膜深面，略呈长椭圆形。窦房结是心自动节律性兴奋的发源地，是心的正常起搏点。

**2. 房室结**　位于房间隔下部、冠状窦口前上方的心内膜深面，呈扁椭圆形。房室结发出房室束入室间隔。房室结的功能是将窦房结传来的冲动传向心室，保证心房收缩后再开始心室收缩。

关于窦房结产生的兴奋如何传导到房室结，有学者认为窦房结和房室结之间有结间束相连，并从生理学上证实有结间束存在，但在形态学上的证据尚不充分。结间束有三条：前结间束、中结间束和后结间束，分别经心房到达房室结。

**3. 房室束**　又称希氏（His）束。房室束自房室结发出后入室间隔，在室间隔上部分为左束支和右束支。房室束是兴奋由心房传导到心室的唯一通路。

**4. 左束支和右束支**　左、右束支分别沿室间隔左、右侧心内膜深面下行到左、右心室。左束支在下行过程中又分为前支和后支，分别分布到左心室的前壁和后壁。

**5. 蒲肯野纤维网**　左束支和右束支的分支在心室的心内膜深面分为许多细小分支，交织成网，称蒲肯野纤维网，与心室肌细胞相连。

正常情况下，由窦房结发出的冲动，传至心房肌，引起心房肌的收缩，同时冲动也传至房室结，再经房室束、左束支和右束支及蒲肯野纤维网传至心室肌，引起心室肌收缩。如果心传导系统功能失调，就会出现心律失常。

### （六）心的血管

**1. 动脉**　营养心的动脉是左、右冠状动脉（图8-7、图8-8）。

（1）左冠状动脉：起自主动脉左窦，经左心耳与肺动脉干根部之间向左行，至冠状沟后，分为前室间支和旋支。前室间支沿前室间沟下行，绕过心尖右侧，至后室间沟下部与后室间支吻合；旋支沿冠状沟向左行，绕过心左缘到心的膈面。

左冠状动脉分支分布到左心房、左心室、室间隔前2/3和右心室前壁的一部分。

（2）右冠状动脉：起自主动脉右窦，经右心耳与肺动脉干根部之间向右行，绕过心的右缘至心的膈面，分为后室间支和左室后支。后室间支较粗，沿后室间沟下行，在心尖处与前室间支吻合。

右冠状动脉分支分布到右心房、右心室、室间隔后 1/3 和左心室后壁的一部分,还发出分支分布到窦房结和房室结。

临床上冠状动脉粥样硬化性心脏病(简称冠心病)是由于冠状动脉或其分支的病变引起血管腔狭窄,致使心肌血液供应不足的心脏病,可造成冠状动脉所分布区域的心肌坏死,即心肌梗死。

**2.静脉** 心的静脉绝大部分汇入冠状窦,经冠状窦口注入右心房。

冠状窦:位于心膈面的冠状沟内,其右端开口于右心房。冠状窦的主要属支有心大静脉、心中静脉和心小静脉(图8-7、图8-8)。

心大静脉在前室间沟内与前室间支伴行,向上至冠状沟,绕心左缘至心膈面,注入冠状窦左端。

心中静脉在后室间沟伴后室间支上行,注入冠状窦右端。

心小静脉在冠状沟内,伴右冠状动脉向左,注入冠状窦右端。

**(七)心包**

心包是包裹心和出入心的大血管根部的纤维浆膜囊。

心包分为外层的纤维心包和内层的浆膜心包两部分(图8-18)。

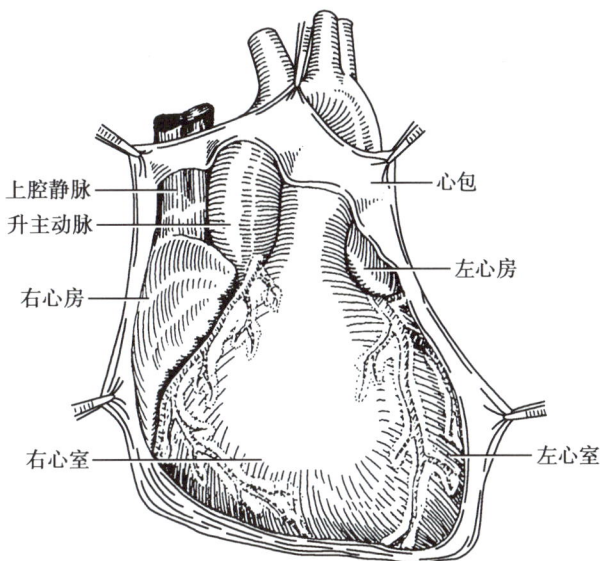

图8-18 心包

纤维心包是坚韧的结缔组织囊,它的上部与出入心的大血管外膜相延续,下部附于膈的中心腱。

浆膜心包可分为脏、壁两层,脏层覆盖于心肌表面,即心外膜;壁层贴在纤维心包的内面。

浆膜心包的脏层和壁层在出入心的大血管根部相互移行,两层之间的潜在性腔隙称心包腔。心包腔内有少量浆液,起润滑作用,可减少心在搏动时的摩擦。

心包有固定心和防止心过度扩张的功能。

**(八)心的体表投影**

心外形在胸前壁的体表投影可用四个点及其间的连线来确定(图8-19)。

**1.左上点** 在左侧第 2 肋软骨下缘,距胸骨左缘约 1.2cm 处。

**2.右上点** 在右侧第 3 肋软骨上缘,距胸骨右缘约 1cm 处。

**3.右下点** 在右侧第 6 胸肋关节处。

**4.左下点** 在左侧第 5 肋间隙,距前正中线 7～9cm 处(或在左锁骨中线内侧 1～2cm 处)。

左上点、右上点的连线为心的上界;左下点、右下点的连线为心的下界;右上点、右下点间微凸向右的连线为心的右界;左上点、左下点间微凸向左的连线为心的左界。了解心的体表投影,对诊断心脏疾病有实用意义。

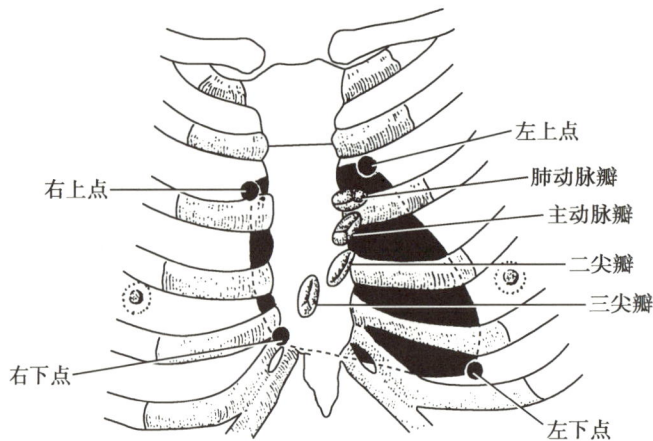

图 8-19    心的体表投影

# 三、血    管

## （一）肺循环的血管

**1.肺动脉干和肺动脉**    肺动脉干短而粗,起自右心室,向左后上方斜行,达主动脉弓的下方分为左、右肺动脉(图 8-7、图 8-8)。

左肺动脉较短,水平向左至左肺门,分上、下两支进入左肺上、下叶。

右肺动脉较长,水平向右至右肺门,分三支进入右肺上、中、下叶。

左、右肺动脉在肺内经多次分支,最后到达肺泡周围形成毛细血管网。

在肺动脉干分叉处的稍左侧与主动脉弓下缘之间连接一条结缔组织索,称动脉韧带。动脉韧带是胎儿时期动脉导管闭锁后的遗迹(图 8-7)。动脉导管如在出生后 6 个月不闭锁,则称为动脉导管未闭,是最常见的先天性心脏病之一。

**2.肺静脉**    肺的静脉起自肺泡周围的毛细血管网,在肺内逐级汇合,最后形成左、右各两条肺静脉,分别称左肺上、下静脉和右肺上、下静脉,出肺门后,注入左心房后壁的两侧。肺静脉将含氧量高的动脉血输送到左心房。

## （二）体循环的动脉

体循环的动脉主干为主动脉,是全身最粗大的动脉。

主动脉由左心室发出,先向右前上方斜行,达右侧第 2 胸肋关节高度,然后向左后方呈弓状弯曲,达第 4 胸椎体下缘水平,再沿脊

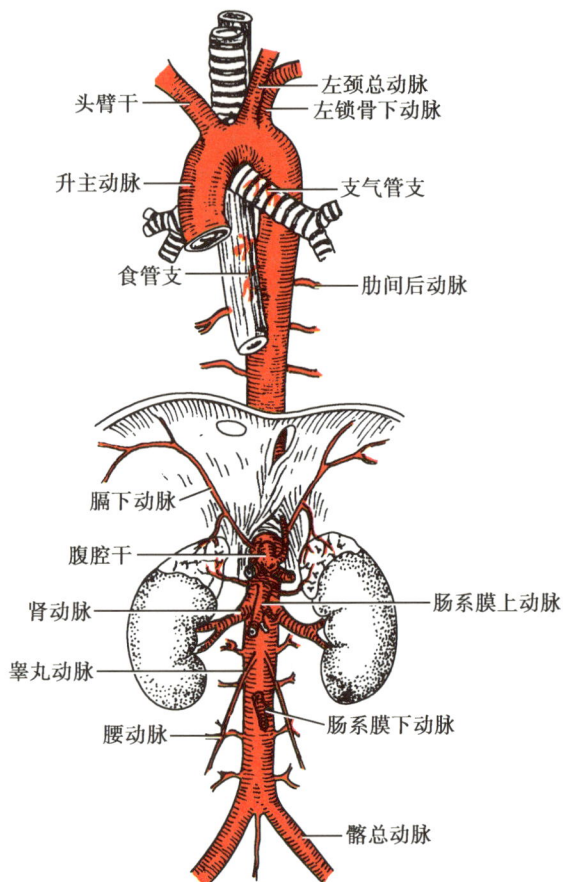

图 8-20    主动脉分部及其分支

柱的左前方下行,经膈的主动脉裂孔入腹腔,继续沿脊柱左前方下行,至第 4 腰椎体下缘水平分为左、右髂总动脉。主动脉全长以右侧第 2 胸肋关节和第 4 胸椎体下缘为界分为 3 段:升主动脉、主动脉弓和降主动脉。降主动脉以膈为界分为胸主动脉和腹主动脉(图 8-20)。

**1. 升主动脉**　起自左心室的主动脉口，向右前上方斜行，达右侧第 2 胸肋关节后方移行为主动脉弓。升主动脉的起始部发出左、右冠状动脉，分布于心。

**2. 主动脉弓**　是自右侧第 2 胸肋关节与第 4 胸椎体下缘之间呈弓状弯曲的一段动脉。主动脉弓位于胸骨柄的后方。

主动脉弓壁内有压力感受器，具有调节血压的作用。主动脉弓下方靠近动脉韧带处有 2～3 个粟粒状小体，称主动脉小球，是化学感受器，参与调节呼吸。

从主动脉弓的凸侧向上发出三个分支，自右向左依次为头臂干（无名动脉）、左颈总动脉和左锁骨下动脉。头臂干短而粗，向右上方斜行，至右侧胸锁关节后方分为右颈总动脉和右锁骨下动脉。

主动脉弓的分支主要分布于头颈部和上肢。

（1）颈总动脉：是头颈部的动脉主干。右颈总动脉起自头臂干，左颈总动脉起自主动脉弓。两侧颈总动脉均在食管、气管和喉的外侧上升，至甲状软骨上缘水平处分为颈内动脉和颈外动脉（图 8-21、图 8-22）。

在颈总动脉分为颈内动脉和颈外动脉的分叉处，有两个重要结构，即颈动脉窦和颈动脉小球。

颈动脉窦：是颈总动脉末端和颈内动脉起始处膨大的部分。窦壁内有压力感受器，能感受血压的变化。

当血压升高时，刺激主动脉弓和颈动脉窦壁内的压力感受器，可反射性地引起心跳减慢、末梢血管扩张，使血压下降。

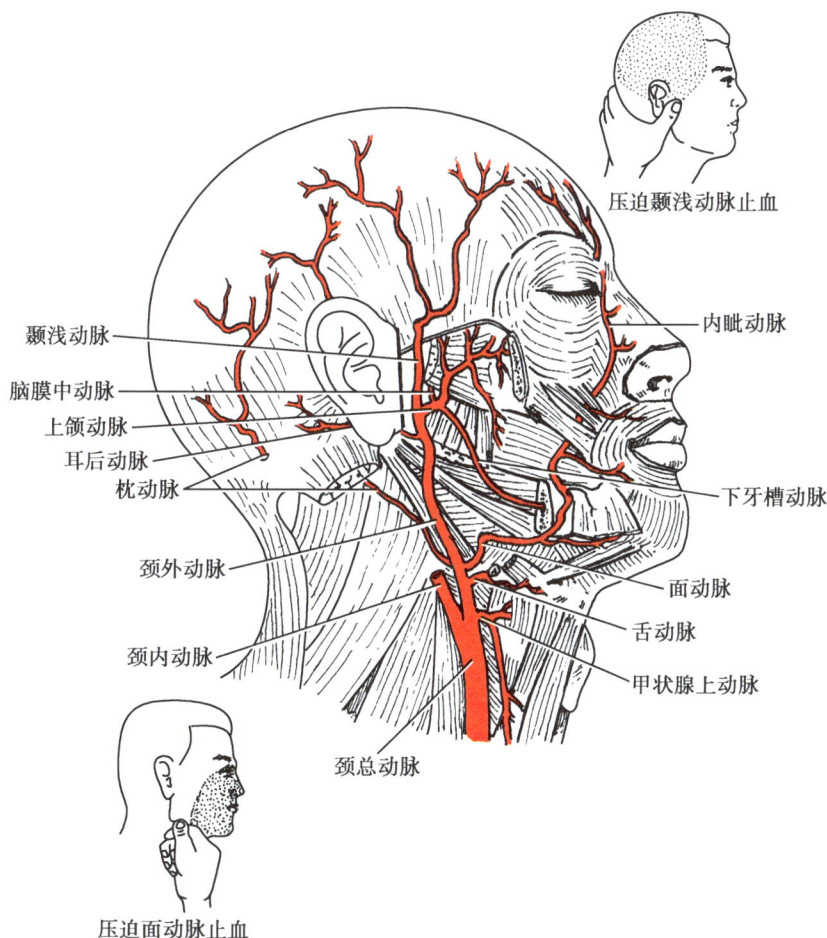

图 8-21　颈外动脉及其分支

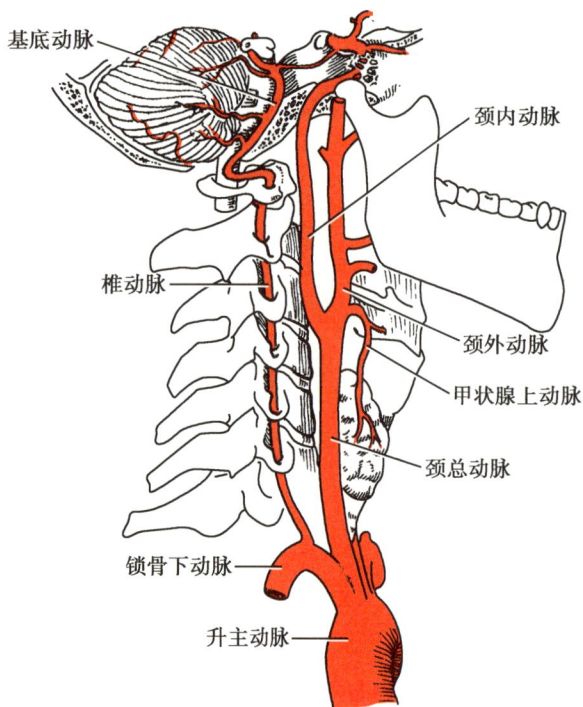

图 8-22　颈总动脉、颈内动脉与椎动脉

颈动脉小球：是位于颈总动脉分叉处后方的动脉壁上的一个椭圆形小体，为化学感受器，能感受血液中二氧化碳浓度的变化。

当血液中氧分压降低和二氧化碳分压增高时，颈动脉小球和主动脉小球可反射性地促使呼吸加深加快。

在环状软骨的两侧，可摸到颈总动脉的搏动，在此处将颈总动脉向后内方压迫到第六颈椎横突上，可进行一侧头颈部的临时性止血。

1）颈外动脉：自颈总动脉发出后在胸锁乳突肌的深面向上行，进入腮腺实质分为颞浅动脉和上颌动脉两个终支（图 8-21）。颈外动脉的主要分支如下：

①甲状腺上动脉：在颈外动脉的起始部发出，行向前下方，分布于甲状腺上部和喉。

②舌动脉：在甲状腺上动脉的稍上方发出，分布于舌、舌下腺和腭扁桃体。

③面动脉：在舌动脉稍上方发出，向前经下颌下腺深面，至咬肌前缘越过下颌骨下缘到面部，经口角和鼻翼外侧到达眼的内眦，改称内眦动脉。面动脉分支分布于腭扁桃体、下颌下腺和面部。

面动脉在下颌骨下缘与咬肌前缘交界处位置表浅，可摸到其搏动，在此处将面动脉压向下颌骨，可进行面部的临时性止血（图 8-21）。

④颞浅动脉：在外耳门前方上行，越过颧弓根部到颞部，分支分布于腮腺、额部、颞部及颅顶部软组织。

在外耳门前方颧弓根部可摸到颞浅动脉的搏动，在此处压迫颞浅动脉，可进行额部、颞部和颅顶部的临时性止血（图 8-21）。

⑤上颌动脉：在下颌支深面向内前方行走。上颌动脉分支较多，主要分布于口腔、鼻腔和硬脑膜等处。

上颌动脉有一重要分支叫脑膜中动脉，向上穿颅底的棘孔入颅腔，分前、后两支，分布于硬脑膜。脑膜中动脉前支经过颅骨翼点内面，当翼点处骨折时，易损伤脑膜中动脉前支而致硬膜外血肿。

2）颈内动脉：由颈总动脉发出后向上行，经颅底颈动脉管入颅腔，分支分布于脑和视器（图 8-22），详见第十一章第二节中枢神经系统。

（2）锁骨下动脉：右锁骨下动脉起自头臂干，左锁骨下动脉起自主动脉弓。锁骨下动脉经胸廓上口到颈根部，呈弓状经胸膜顶前方，穿斜角肌间隙，到第一肋的外缘移行为腋动脉（图 8-22、图 8-23）。

在锁骨上窝中点可摸到锁骨下动脉的搏动，于此处将锁骨下动脉向后下方压在第一肋上，可进行上肢的临时性止血。

锁骨下动脉的主要分支如下：

1）椎动脉：自锁骨下动脉发出后向上行，穿经上六个颈椎的横突孔，经枕骨大孔入颅腔，分支分布于脑和脊髓（详见第十一章第二节中枢神经系统）。

2）胸廓内动脉：自锁骨下动脉发出后向下行入胸腔，在距胸骨外侧缘约 1cm 处，沿第 1～7 肋软骨的后面下行，分支分布于胸前壁、心包、膈和乳房等处。其终支叫腹壁上动脉，穿过膈肌入腹直肌鞘内，沿腹直肌的后面下降，分布于腹直肌和腹膜等处。

3）甲状颈干：是一短干，发出后立即分为数支至颈部和肩部。其主要分支甲状腺下动脉，分支分布于甲状腺和喉等处。

（3）腋动脉：为锁骨下动脉的延续。腋动脉位于腋窝内，向外下方行走，至背阔肌下缘移行为肱动脉。

腋动脉的分支主要分布于肩肌、胸肌、背阔肌和乳房等处（图8-23）。

（4）肱动脉：是腋动脉的延续，沿肱二头肌内侧沟下行，至肘窝平桡骨颈高度分为桡动脉和尺动脉。

肱动脉沿途发出分支分布于上臂和肘关节（图8-23）。

在肘窝稍上方肱二头肌腱的内侧，肱动脉位置表浅，可触及其搏动，是测量血压时的听诊部位。在上臂中份肱二头肌内侧沟内将肱动脉压向肱骨，可进行压迫点以下的上肢临时性止血（图8-24）。

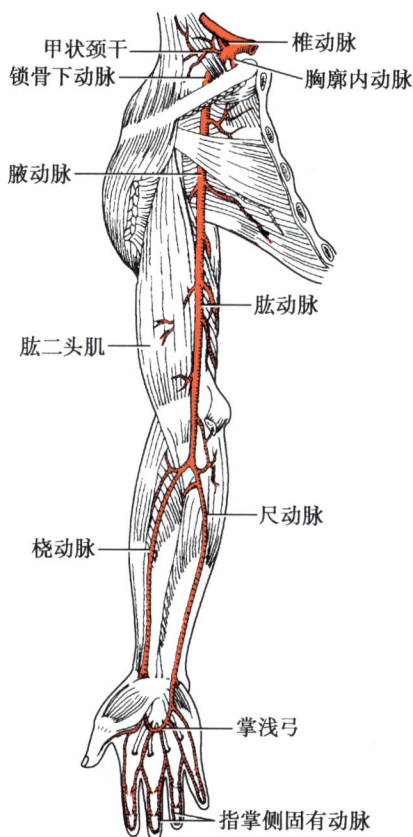

图8-23　上肢的动脉

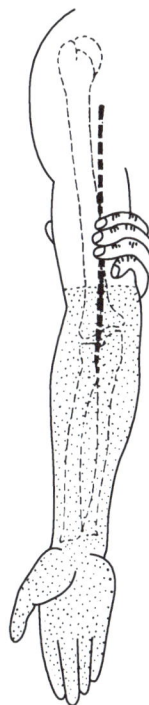

图8-24　肱动脉的压迫止血点

（5）桡动脉：自肱动脉发出，先经肱桡肌与旋前圆肌之间，继而在肱桡肌与桡侧腕屈肌之间下行，在桡腕关节上方绕桡骨茎突至手背，穿第一掌骨间隙入手掌侧深面，与尺动脉的掌深支吻合，构成掌深弓（图8-23）。桡动脉的主要分支有拇主要动脉和掌浅支。

桡动脉沿途分支主要分布于前臂桡侧的肌和皮肤等。

桡动脉在桡腕关节上方行于肱桡肌腱与桡侧腕屈肌腱之间，位置表浅，可触及其搏动，是临床切脉和计数脉搏的常用部位。

（6）尺动脉：自肱动脉发出，先斜向内下，然后下行于尺侧腕屈肌和指浅屈肌之间，至桡腕关节处，经豌豆骨桡侧入手掌，发出掌深支，其终支与桡动脉的掌浅支吻合，构成掌浅弓（图8-23）。

尺动脉沿途分支主要分布于前臂尺侧的肌和皮肤等。

（7）掌浅弓和掌深弓：桡动脉和尺动脉的终支在手掌互相吻合，形成掌浅弓和掌深弓（图8-25）。

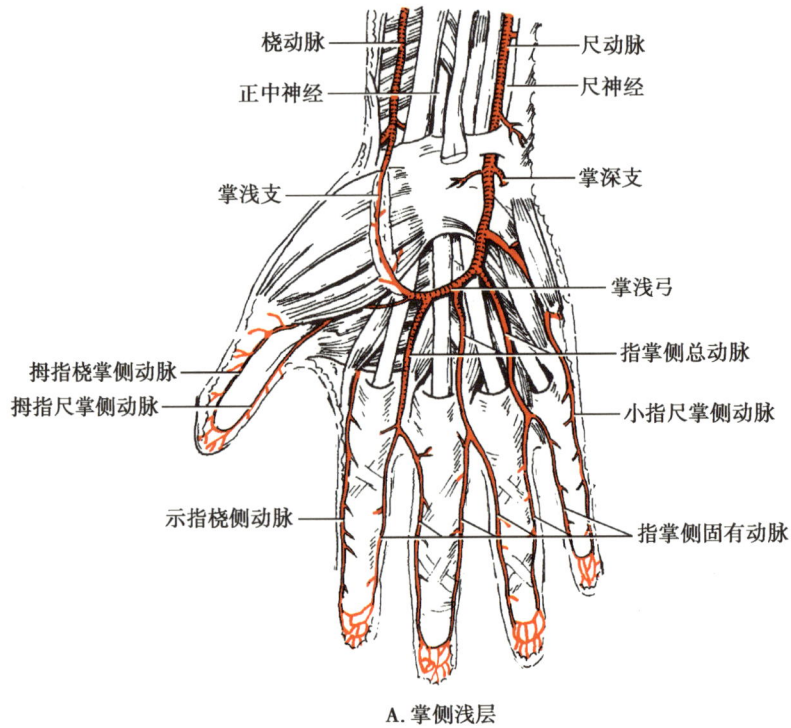

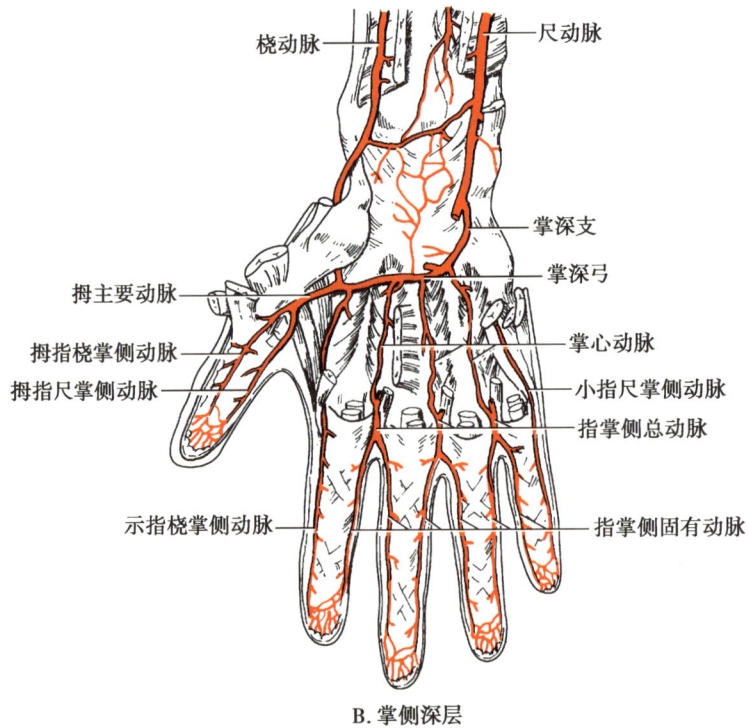

桡动脉　　　　　　　　　　　　　尺动脉
正中神经　　　　　　　　　　　　尺神经
掌浅支　　　　　　　　　　　　　掌深支
　　　　　　　　　　　　　　　　掌浅弓
　　　　　　　　　　　　　　　　指掌侧总动脉
拇指桡掌侧动脉　　　　　　　　　小指尺掌侧动脉
拇指尺掌侧动脉
示指桡侧动脉　　　　　　　　　　指掌侧固有动脉

A. 掌侧浅层

桡动脉　　　　　　　　　　　　　尺动脉
　　　　　　　　　　　　　　　　掌深支
　　　　　　　　　　　　　　　　掌深弓
拇主要动脉　　　　　　　　　　　掌心动脉
拇指桡掌侧动脉　　　　　　　　　小指尺掌侧动脉
拇指尺掌侧动脉　　　　　　　　　指掌侧总动脉
示指桡掌侧动脉　　　　　　　　　指掌侧固有动脉

B. 掌侧深层

图8-25　手的动脉（右侧）

掌浅弓由尺动脉终支和桡动脉的掌浅支吻合而成，位于掌腱膜与指屈肌腱的浅面。掌浅弓发出 3 条指掌侧总动脉和 1 条小指尺掌侧动脉。

掌深弓由桡动脉终支和尺动脉的掌深支吻合而成，位于指屈肌腱的深面。掌深弓发出 3 条掌心动脉，分别与指掌侧总动脉吻合。

掌浅弓和掌深弓的分支分布于手掌和手指。

在手指根部两侧血管的行经部位进行压迫，可阻止手指的出血。

**3．胸主动脉**　是胸部的动脉主干，位于脊柱的左前方。胸主动脉的分支分为脏支和壁支（图 8-26）。

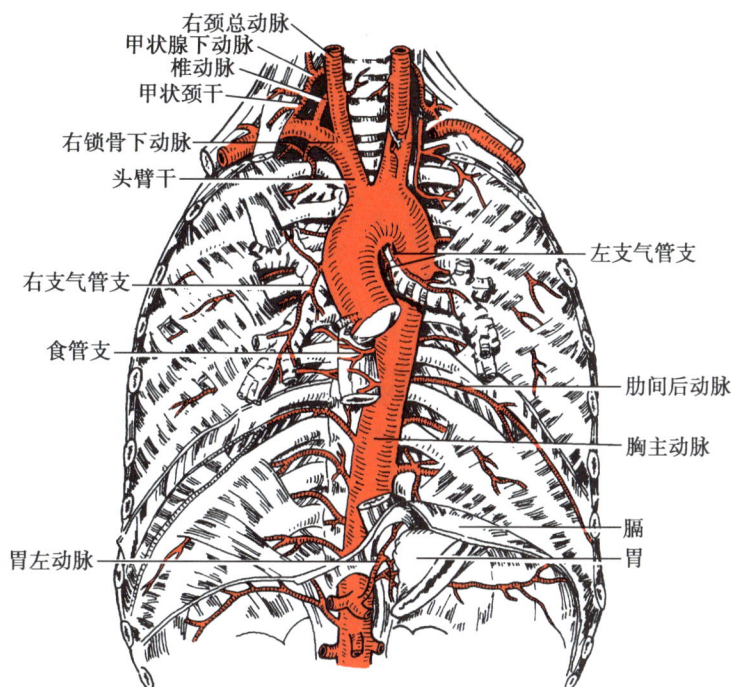

图 8-26　胸主动脉及其分支

（1）脏支：主要有支气管支、食管支和心包支，分别分布于气管、主支气管、肺和食管及心包。

（2）壁支：主要有肋间后动脉和肋下动脉。第 1、2 对肋间后动脉发自锁骨下动脉，第 3～11 对肋间后动脉和肋下动脉发自胸主动脉。肋间后动脉行于相应的肋间隙的肋沟内，肋下动脉沿第 12 肋下缘走行。肋间后动脉和肋下动脉主要分布到胸壁、腹壁上部的肌和皮肤等处。

**4．腹主动脉**　是腹部的动脉主干，位于脊柱的前方。腹主动脉的分支也分为脏支和壁支（图 8-27）。

（1）脏支：分不成对脏支和成对脏支两类。不成对脏支有腹腔干、肠系膜上动脉和肠系膜下动脉。成对脏支主要有肾上腺中动脉、肾动脉和睾丸动脉（卵巢动脉）等。

1）腹腔干：为一短干，在主动脉裂孔的稍下方，约平第 12 胸椎高度起自腹主动脉的前壁，立即分为胃左动脉、肝总动脉和脾动脉（图 8-28、图 8-29）。

①胃左动脉：先向左上方行至胃的贲门，然后沿胃小弯向右行走，与胃右动脉吻合，分支分布于食管腹段、贲门和胃小弯附近的胃壁。

②肝总动脉：向右走行，进入肝十二指肠韧带内，到十二指肠上部的上方分为肝固有动脉和胃十二指肠动脉。

肝固有动脉在肝十二指肠韧带内上行，至肝门附近分为左、右两支，经肝门入肝。右支在进入肝门前发出胆囊动脉，分布于胆囊。肝固有动脉在其起始处还发出胃右动脉，沿胃小弯向左行，与胃左动脉吻合，分支分布于十二指肠上部和胃小弯附近的胃壁。

肝静脉

膈下动脉

肾上腺上动脉

肾上腺中动脉

肾上腺下动脉

左肾上腺

腹腔干

脾动脉

左肾

左肾动脉

左睾丸动脉

左输尿管

腰动脉

髂总动脉

髂腰动脉

髂内动脉

闭孔动脉

腹壁下动脉

髂外动脉

骶外侧动脉

直肠

膀胱

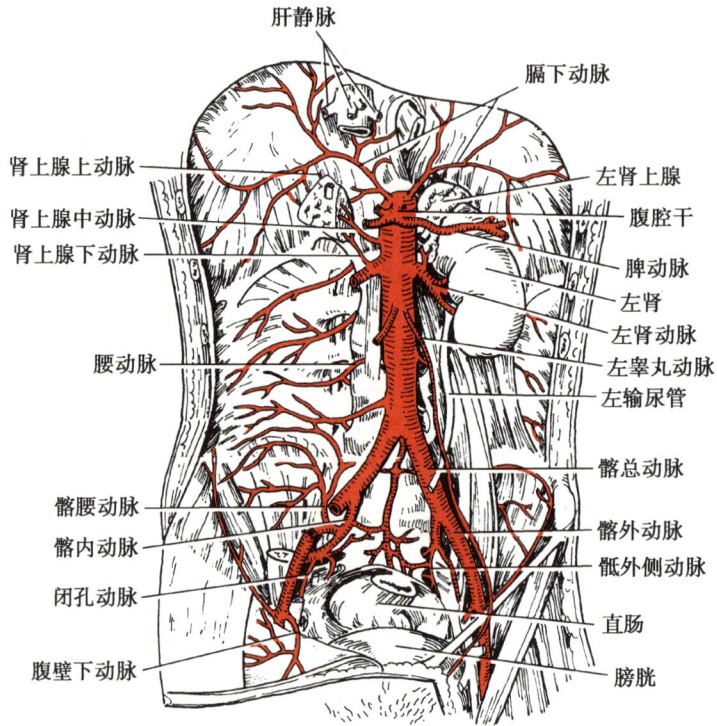

图 8-27　腹主动脉及其分支

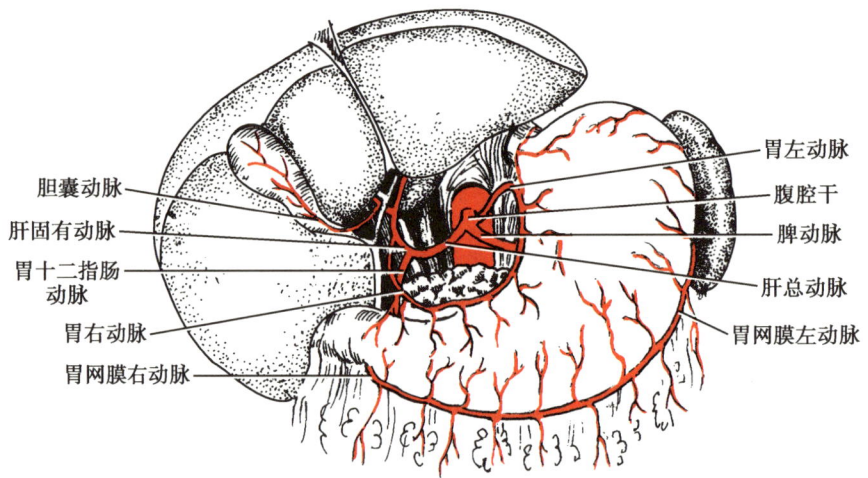

胆囊动脉

肝固有动脉

胃十二指肠
动脉

胃右动脉

胃网膜右动脉

胃左动脉

腹腔干

脾动脉

肝总动脉

胃网膜左动脉

图 8-28　腹腔干及其分支（胃前面）

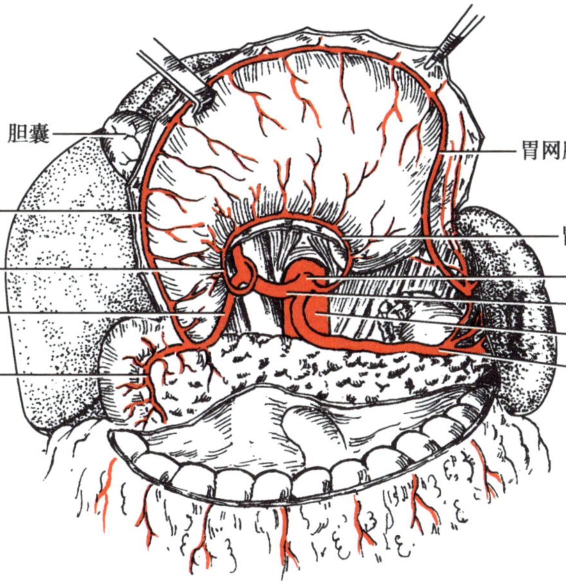

图 8-29　腹腔干及其分支(胃后面)

胃十二指肠动脉经幽门后方下行,在幽门下缘分为胃网膜右动脉和胰十二指肠上动脉。胃网膜右动脉沿胃大弯向左行,沿途分支分布到胃大弯附近的胃壁和大网膜。胰十二指肠上动脉走行于十二指肠降部与胰头之间,分支分布于胰头和十二指肠。

③脾动脉:沿胰的上缘向左行,至脾门处分为数支入脾。脾动脉的主要分支有胰支、胃短动脉、胃网膜左动脉和脾支等。胰支为多条细小的分支,分布于胰体和胰尾。胃短动脉有 3~5 支,在近脾门处发出,分布于胃底。胃网膜左动脉沿胃大弯向右行,与胃网膜右动脉吻合,分支分布于胃大弯附近的胃壁和大网膜。脾支为数支,经脾门入脾。

腹腔干的分支主要分布到食管的腹段、胃、十二指肠、肝、胆囊、胰、脾和大网膜等处。

2)肠系膜上动脉:在腹腔干起始处的稍下方,约平第 1 腰椎高度起自腹主动脉的前壁,向下经胰头和十二指肠水平部之间,进入小肠系膜根内,呈弓形行向右下方至右髂窝(图 8-30)。

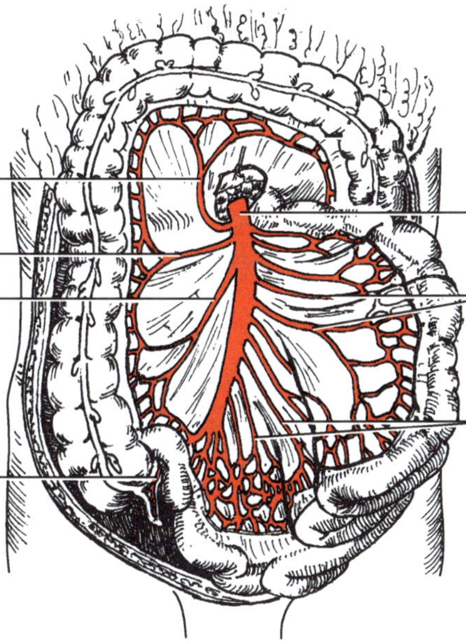

图 8-30　肠系膜上动脉及其分支

肠系膜上动脉的主要分支如下：

①胰十二指肠下动脉：行于胰头与十二指肠之间，分支分布于胰和十二指肠。

②空肠动脉和回肠动脉：空肠动脉和回肠动脉共有12～16支，行于小肠系膜两层之间，分布于空肠和回肠。

③回结肠动脉：为肠系膜上动脉右侧壁最下方的分支，分布于回肠末端、盲肠、阑尾和升结肠的一部分。其中至阑尾的分支称阑尾动脉，经回肠末端的后方下降进入阑尾系膜，分布于阑尾。

④右结肠动脉：在回结肠动脉的上方发出，分布于升结肠。

⑤中结肠动脉：在右结肠动脉的上方发出，行于横结肠系膜两层之间，分布于横结肠。

肠系膜上动脉的分支主要分布于胰、十二指肠、空肠、回肠、盲肠、阑尾、升结肠和横结肠。

3）肠系膜下动脉：约在第3腰椎平面起自腹主动脉的前壁，沿腹后壁行向左下方（图8-31）。

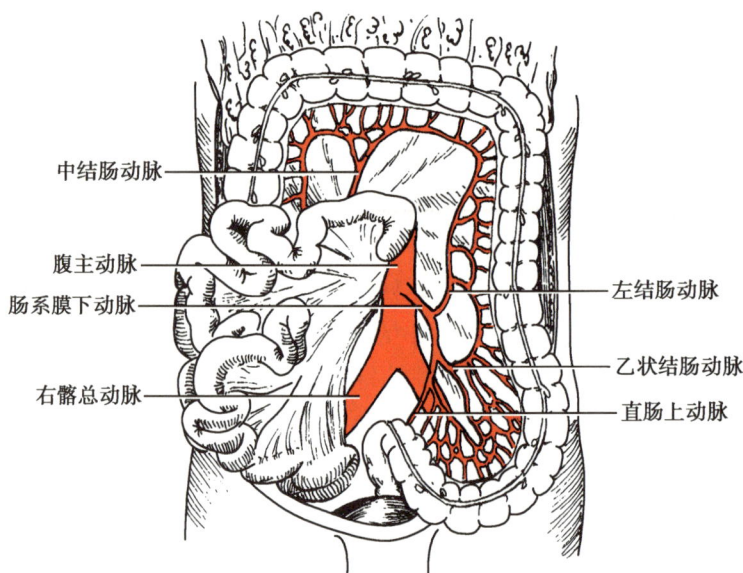

图 8-31　肠系膜下动脉及其分支

肠系膜下动脉的主要分支如下：

①左结肠动脉：沿腹后壁横行向左，至降结肠附近分为升、降两支，分布于降结肠。

②乙状结肠动脉：有2～3支，斜向左下方，进入乙状结肠系膜，分布于乙状结肠。

③直肠上动脉：是肠系膜下动脉的直接延续，行于直肠后面，至第3骶椎处分为两支，沿直肠上部两侧下降，分布于直肠上部。

肠系膜下动脉的分支主要分布于降结肠、乙状结肠和直肠上部。

4）肾上腺中动脉：约在第1腰椎高度起自腹主动脉，分布于肾上腺。

5）肾动脉：约在第1、2腰椎之间起自腹主动脉的侧壁，横行向外侧，分4～5支经肾门入肾。

6）睾丸动脉：在肾动脉起始处的稍下方起自腹主动脉的前壁，沿腰大肌前面斜向外下方，经腹股沟管入阴囊，分布于睾丸和附睾。在女性此动脉称卵巢动脉，分布于卵巢和输卵管。

（2）壁支：主要有腰动脉和膈下动脉。

1）腰动脉：共4对，起自腹主动脉的侧壁，横行向外，分布于腰部和腹前外侧壁的肌和皮肤，并有小支进入椎管营养脊髓。

2）膈下动脉：左、右各一，自腹主动脉的上端发出，行向外上方，分布于膈，并发出肾上腺上动脉至肾上腺。

**5. 髂总动脉** 髂总动脉左、右各一，在平第 4 腰椎体下缘自腹主动脉分出，沿腰大肌内侧向外下方行，至骶髂关节的前方分为髂内动脉和髂外动脉（图 8-32、图 8-33）。

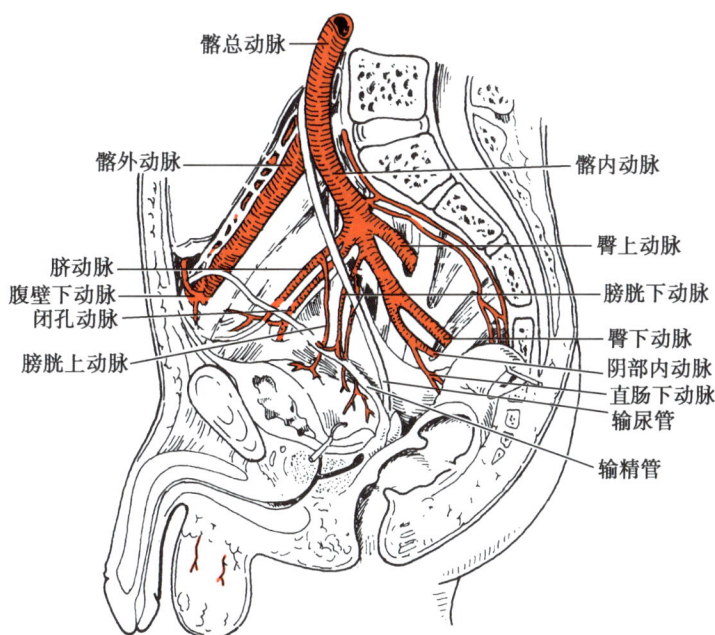

图 8-32 男性盆腔的动脉

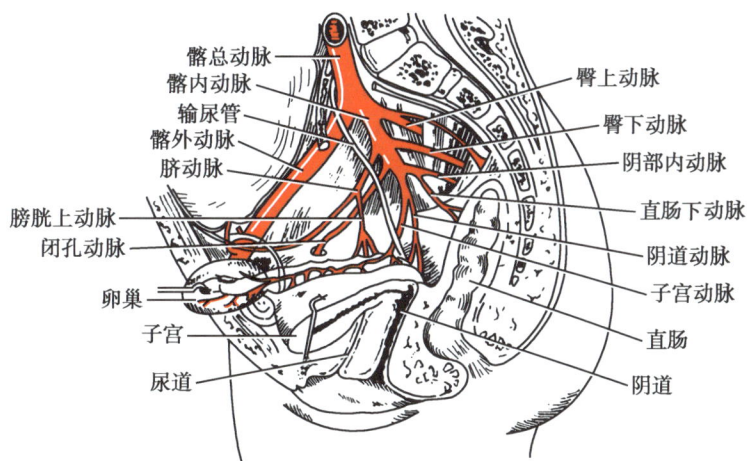

图 8-33 女性盆腔的动脉

（1）髂内动脉：是盆部的动脉主干，为一短干，下行入盆腔，发出脏支和壁支。

1）脏支：分布到盆腔各脏器和外生殖器，主要分支如下：

①脐动脉：是胎儿时期输送胎儿血到胎盘的动脉干，出生后远侧段闭锁，近侧段仍保留管腔，发出 2～3 支膀胱上动脉，分布于膀胱。

②膀胱下动脉：沿盆腔侧壁下行。男性分布于膀胱、精囊和前列腺等处。女性分布于膀胱和阴道。

③直肠下动脉：行向内下方，分布于直肠下部，并与直肠上动脉和肛动脉吻合。

④子宫动脉：自髂内动脉发出后，向内下行进入子宫阔韧带两层之间，在子宫颈外侧约 2cm 处，越过输尿管的前方至子宫侧缘，分支分布于子宫、阴道、卵巢和输卵管等。

⑤阴部内动脉：从梨状肌下孔出盆腔，进入会阴深部，分支分布于肛门、会阴和外生殖器。分布于肛门周围的肌和皮肤的分支叫肛动脉。

2）壁支：分布于臀部和大腿肌内侧群等处，主要分支如下：

①闭孔动脉：沿骨盆侧壁向前，穿闭孔出骨盆至大腿内侧部，分布于大腿肌内侧群等。

②臀上动脉：经梨状肌上孔出骨盆至臀部，分布于臀中肌和臀小肌等处。

③臀下动脉：经梨状肌下孔出骨盆至臀部，分布于臀大肌等处。

（2）髂外动脉：沿腰大肌内侧缘下行，经腹股沟韧带中点深面至股前部，移行为股动脉。

髂外动脉在腹股沟韧带的上方发出腹壁下动脉，经腹股沟管腹环内侧行向内上方，进入腹直肌鞘，分布于腹直肌，并与腹壁上动脉吻合。

（3）股动脉：接续髂外动脉，是下肢的动脉主干。股动脉在股三角内下行，至股三角下部穿向背侧到腘窝，移行为腘动脉（图8-34）。

股动脉的分支分布于大腿肌和髋关节。

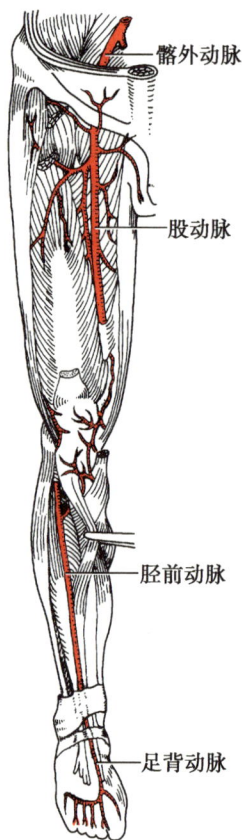

图8-34　下肢的动脉（前面）

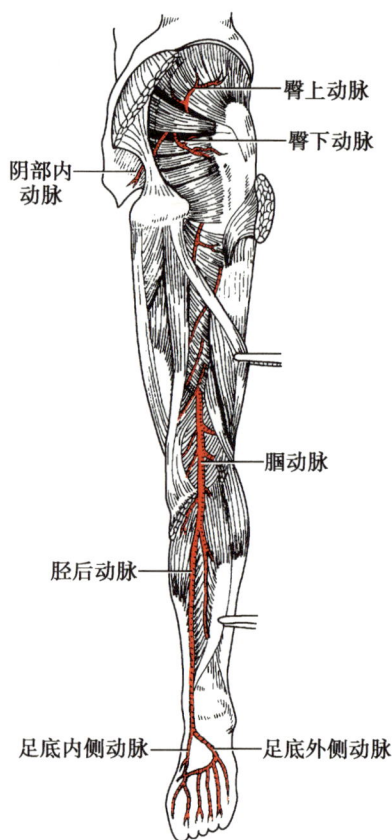

图8-35　下肢的动脉（后面）

在腹股沟韧带中点稍内侧的下方，股动脉位置表浅，可触及其搏动，于此处将股动脉压向耻骨，可进行下肢的临时性止血（图8-36）。

股动脉是动脉穿刺和插管最方便的血管。

（4）腘动脉：在腘窝深部下行，到腘窝下角处分为胫前动脉和胫后动脉（图8-35）。

腘动脉分支分布于膝关节及其周围的肌。

在腘窝加垫、屈膝包扎，可压迫腘动脉，进行小腿和足的止血。

（5）胫前动脉：由腘动脉分出后，向前进入小腿前部，在小腿肌前群内下行，经踝关节的前方到足背，移行为足背动脉（图8-34）。

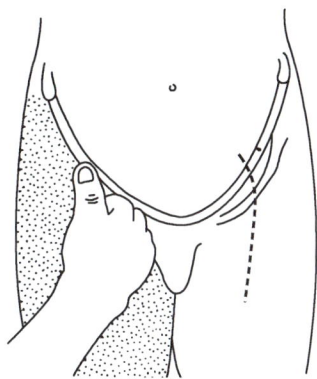

图 8-36 股动脉的压迫止血点

足背动脉在踝关节前方接胫前动脉，经拇长伸肌腱和趾长伸肌腱之间前行，至第一跖骨间隙近侧端分为第一趾背动脉和足底深动脉，沿途分支分布于足背、足趾等处。

胫前动脉和足背动脉的分支分布于小腿肌前群和足背、足趾等处。

在踝关节的前方，内踝与外踝连线的中点处易触及足背动脉的搏动。足背部出血时，可在此处向深部压迫足背动脉进行止血。当下肢脉管炎时，足背动脉的搏动可减弱或消失。

（6）胫后动脉：在小腿肌后群浅、深两层之间下行，经内踝后方入足底，分为足底内侧动脉和足底外侧动脉（图8-35）。

胫后动脉的分支分布于小腿肌后群、外侧群和足底肌等处。

## （三）体循环的静脉

静脉是运送血液回心的血管，它始于毛细血管，逐级汇合，最后汇成大静脉注入心房。与伴行的动脉相比，静脉具有以下特点：

①静脉内血流缓慢，压力低，管壁较薄，管腔比相应的动脉大。

②静脉管壁的内面大多有静脉瓣。瓣膜呈半月形小袋，袋口朝向心脏，可阻止血液倒流（图8-37）。四肢的浅静脉静脉瓣数量较多，大静脉、肝门静脉和头颈部的静脉一般无静脉瓣。

③体循环的静脉在配布上分为浅静脉和深静脉。浅静脉位于皮下组织内，故又称皮下静脉。由于浅静脉位置表浅，临床上常通过它们做静脉内注射、输液和输血。深静脉位于深筋膜的深面或体腔内，多与同名动脉伴行，其名称、行程和导血范围大多数与伴行的动脉相同。

④静脉之间有丰富的吻合。浅静脉之间，深静脉之间，以及浅、深静脉之间均存在广泛的吻合。体表的浅静脉多吻合成静脉网，深静脉在某些器官周围或壁内常吻合成静脉丛。

体循环的静脉可分为上腔静脉系、下腔静脉系和心静脉系。心静脉系已在前文"心的血管"中叙述。

**1. 上腔静脉系** 上腔静脉系由上腔静脉及其属支组成。上腔静脉系主要收集头部、颈部、胸部（心除外）和上肢的静脉血。

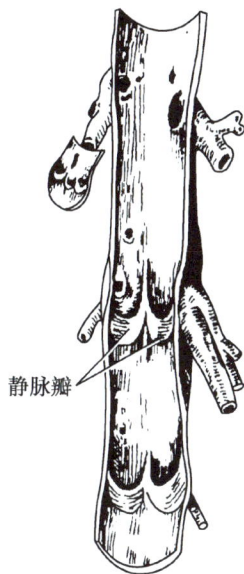

静脉瓣

图 8-37 静脉瓣

（1）上腔静脉：是上腔静脉系的主干。它是一条短而粗的静脉干，由左、右头臂静脉在右侧第一胸肋关节的后方汇合而成，沿升主动脉右侧垂直下降，注入右心房。上腔静脉注入右心房前有奇静脉注入（图8-38）。

（2）头臂静脉：又称无名静脉，左、右各一，在胸锁关节的后方由同侧的颈内静脉和锁骨下静脉汇合而成。颈内静脉和锁骨下静脉汇合处的夹角称静脉角，是淋巴导管注入静脉的部位。头臂静脉的主要属支有颈内静脉和锁骨下静脉。

1）颈内静脉：是头颈部静脉回流的主干，上端在颈静脉孔处接乙状窦，先后在颈内动脉和颈总动脉外侧下行，至胸锁关节后方与锁骨下静脉汇合成头臂静脉。

颈内静脉的属支有颅内支和颅外支两类。颅内支通过硬脑膜窦收集脑和视器等处的静脉血。颅外支主要收集面部、颈部、咽和甲状腺等处的静脉血（图8-39）。

颈内静脉在颅外的主要属支是面静脉。

面静脉：在眼内眦处起自内眦静脉，伴面动脉下行，至舌骨平面汇入颈内静脉。面静脉收集面部软组织的静脉血。

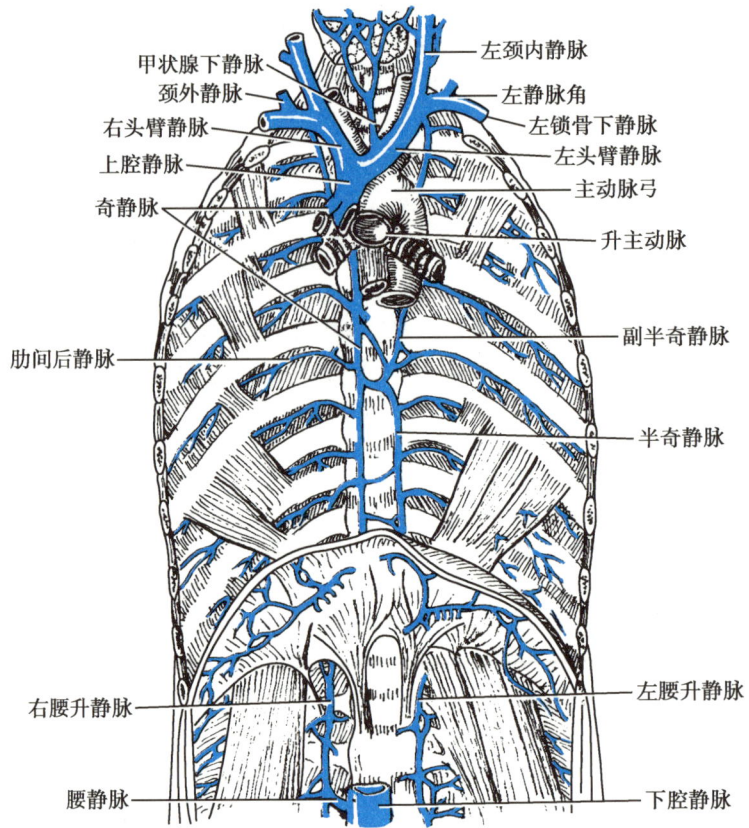

图 8-38　上腔静脉及其属支

甲状腺下静脉
颈外静脉
右头臂静脉
上腔静脉
奇静脉
肋间后静脉
右腰升静脉
腰静脉

左颈内静脉
左静脉角
左锁骨下静脉
左头臂静脉
主动脉弓
升主动脉
副半奇静脉
半奇静脉
左腰升静脉
下腔静脉

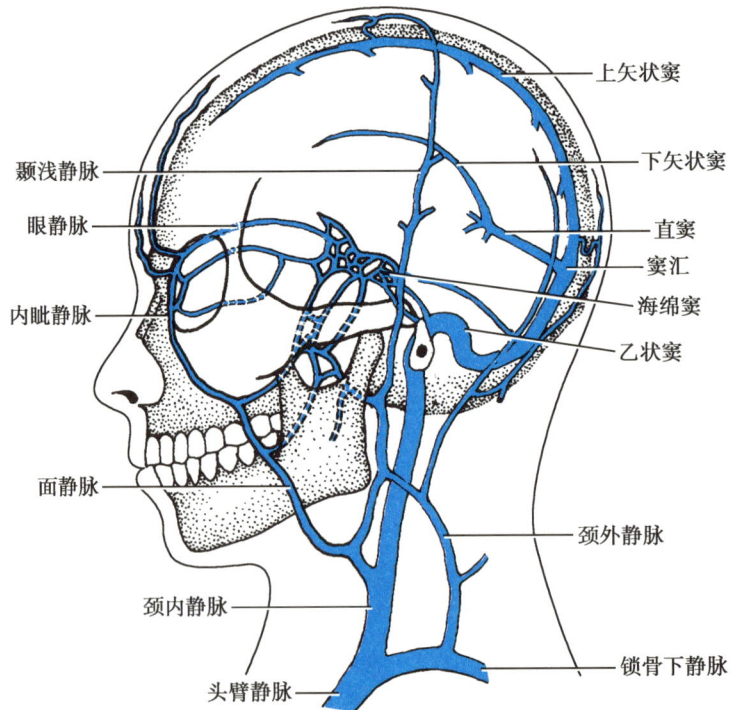

图 8-39　头颈部的静脉

颞浅静脉
眼静脉
内眦静脉
面静脉
颈内静脉
头臂静脉

上矢状窦
下矢状窦
直窦
窦汇
海绵窦
乙状窦
颈外静脉
锁骨下静脉

面静脉通过内眦静脉、眼静脉与颅内海绵窦相交通。面静脉在平口角以上的部分一般无静脉瓣。故面部尤其是鼻根至两侧口角间的三角区(临床上称此区为危险三角)发生化脓性感染时,切忌挤压,以免细菌经内眦静脉和眼静脉进入颅内,引起颅内感染。

2)锁骨下静脉:在第一肋外缘处接腋静脉,向内行至胸锁关节后方与颈内静脉汇合成头臂静脉(图8-38)。锁骨下静脉主要收集上肢及颈浅部的静脉血。

锁骨下静脉的属支除腋静脉外,还有颈外静脉。

颈外静脉:是颈部最大的浅静脉,其主干在下颌角平面起始于腮腺的下方,沿胸锁乳突肌表面下行至其下端后方,在锁骨中点上方2cm处穿深筋膜注入锁骨下静脉。颈外静脉主要收集枕部和颈浅部的静脉血(图8-39)。

颈外静脉位置表浅而恒定,故临床儿科常做颈外静脉穿刺。正常人站位或坐位时,颈外静脉常不显露,右心衰竭的病人或上腔静脉阻塞引起颈外静脉回流不畅时,在体表可见静脉充盈轮廓,称颈外静脉怒张。

3)上肢的静脉:上肢的静脉分深静脉和浅静脉。

①上肢的深静脉:从手掌至腋窝的深静脉都与同名动脉伴行,而且多为两条。桡静脉和尺静脉汇合成肱静脉,两条肱静脉汇合成一条腋静脉,腋静脉收集上肢浅、深静脉的血液,跨过第一肋骨外缘后续为锁骨下静脉。

②上肢的浅静脉:手的浅静脉在手背形成手背静脉网,继续向心回流途中汇成三条主要静脉,即头静脉、贵要静脉和肘正中静脉(图8-40)。

头静脉:起自手背静脉网的桡侧部,沿前臂桡侧和上臂外侧上行,经三角肌与胸大肌之间至锁骨下窝,穿深筋膜注入腋静脉。

贵要静脉:起自手背静脉网的尺侧部,沿前臂尺侧和上臂内侧上行,到上臂的中部,穿深筋膜注入肱静脉。

肘正中静脉:位于肘窝皮下,自头静脉向内上方连到贵要静脉。肘正中静脉常接受前臂正中静脉。前臂正中静脉起自手掌静脉丛,沿前臂前面上行,注入肘正中静脉。

临床上常选手背静脉网、头静脉、贵要静脉和肘正中静脉和前臂正中静脉作静脉穿刺,是临床输液、注射和抽血的常选部位。

(3)胸部的静脉:胸部的静脉主干为奇静脉,奇静脉的主要属支有半奇静脉、副半奇静脉等。

1)奇静脉:位于胸后壁,由右腰升静脉向上穿过膈延续而成,沿脊柱右侧上行,至第4~5胸椎高度向前弯曲,过右肺根上方,注入上腔静脉。奇静脉收集右肋间后静脉、食管静脉、支气管静脉和半奇静脉等的静脉血(图8-38)。

2)半奇静脉:由左腰升静脉向上穿过膈延续而成,沿脊柱左侧上行至第9胸椎高度,向右横过脊柱前方注入奇静脉。半奇静脉收集左侧下部的肋间后静脉及副半奇静脉的静脉血。

3)副半奇静脉:收集左侧上部的肋间后静脉的静脉血,沿脊柱左侧下行,注入半奇静脉。

**2.下腔静脉系**　下腔静脉系由下腔静脉及其属支组成。下腔静脉系主要收集下肢、盆部和腹部的静脉血。

(1)下腔静脉:是下腔静脉系的主干。下腔静脉为人体最大的静脉,在第5腰椎的水平由左、右髂总静脉汇合而成,沿脊柱右前方、腹主动脉的右侧上行,经肝的后方,穿膈的腔静脉孔进入胸腔,注入右心房(图8-41)。

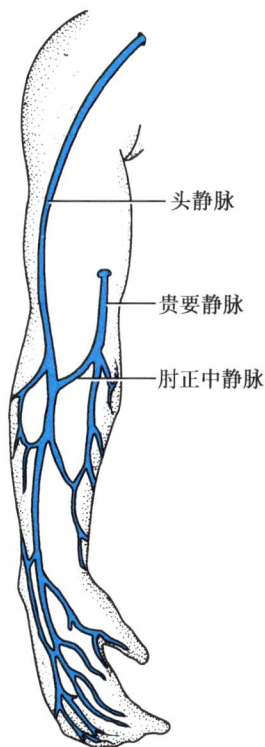

头静脉

贵要静脉

肘正中静脉

图8-40　上肢的浅静脉

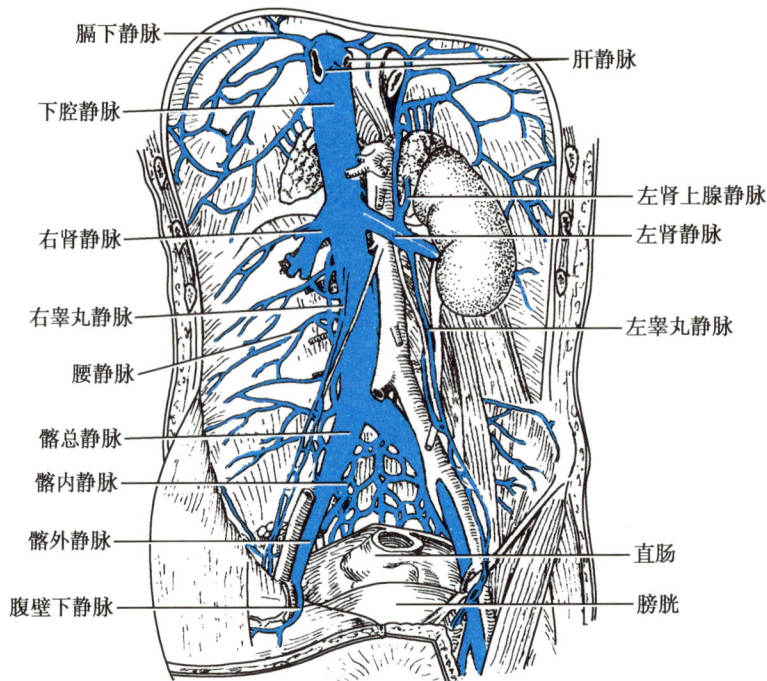

图 8-41  下腔静脉及其属支

下腔静脉的属支除左、右髂总静脉外，还有诸多直接注入下腔静脉干的腹部、盆部的属支。

（2）髂总静脉：在骶髂关节的前方由髂内静脉和髂外静脉汇合而成，向内上方斜行，至第5腰椎水平，左、右髂总静脉汇成下腔静脉。

1）髂内静脉：是盆部的静脉主干，在小骨盆侧壁的内面上行，与同侧髂外静脉汇合成髂总静脉。髂内静脉收集盆腔器官和盆壁的静脉血。

髂内静脉的属支分脏支和壁支两种。脏支包括膀胱下静脉、直肠下静脉、子宫静脉和阴部内静脉等，分别收集同名动脉分布区域的静脉血。壁支包括闭孔静脉、臀上静脉和臀下静脉等，分别收集同名动脉分布区域的静脉血。

2）髂外静脉：在腹股沟韧带深面接续股静脉，沿髂内动脉内侧向内上方行，与髂内静脉汇合成髂总静脉。髂外静脉主要收集下肢和腹前壁下部的静脉血。

3）下肢的静脉：也分深静脉和浅静脉。

①下肢的深静脉：从足底起始至小腿的深静脉都有两条，并与同名动脉伴行。胫前静脉和胫后静脉上行到腘窝汇合成一条腘静脉。腘静脉上行延续为股静脉。股静脉位于股动脉的内侧，上行达腹股沟韧带的深面移行为髂外静脉。

股静脉在腹股沟韧带深面位于股动脉内侧，位置恒定而且可借股动脉搏动而定位。故临床行股静脉穿刺时，常在腹股沟韧带中点稍内侧的下方，先触知股动脉的搏动，然后在它的内侧进针于股静脉。

②下肢的浅静脉：足背皮下的浅静脉形成足背静脉弓，由弓的两端向上延续为两条浅静脉，即大隐静脉和小隐静脉（图 8-42、图 8-43）。

大隐静脉：是全身最长的浅静脉，在足背的内侧缘起自足背静脉弓的内侧端，经内踝前方，沿小腿内侧和大腿的内侧面上行，于耻骨结节外下方 3～4cm 处，穿深筋膜注入股静脉。大隐静脉在内踝的前方位置表浅，临床上常在内踝前上方作大隐静脉穿刺或大隐静脉切开术。

小隐静脉：在足背的外侧缘起自足背静脉弓的外侧端，经外踝后方，沿小腿后面上行到腘窝，穿深筋膜注入腘静脉。

下肢的浅静脉好发静脉曲张。

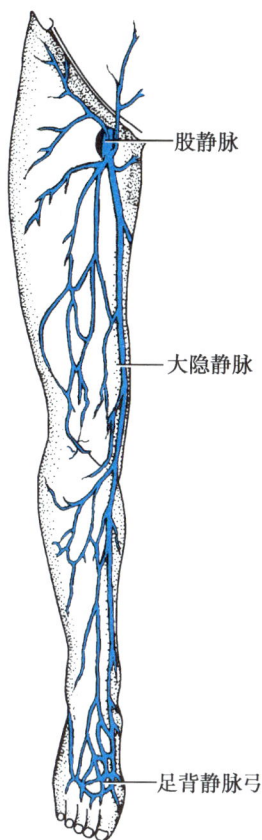

图8-42　大隐静脉

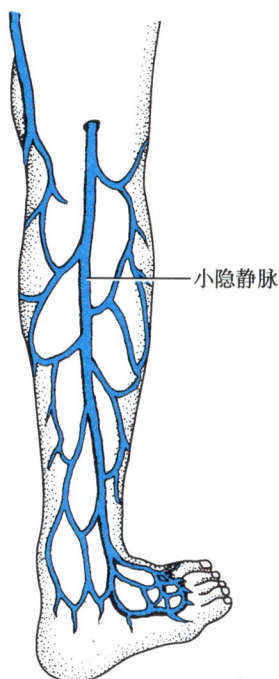

图8-43　小隐静脉

（3）腹部的静脉：腹部静脉的主干为下腔静脉，直接注入下腔静脉的属支分壁支和脏支两种。

1）壁支：主要是4对腰静脉和1对膈下静脉，与同名动脉伴行，直接注入下腔静脉。

2）脏支：主要有睾丸静脉、肾静脉和肝静脉等。

①睾丸静脉：起自睾丸和附睾，呈蔓状缠绕睾丸动脉组成蔓状静脉丛，由此丛向上汇合成一条睾丸静脉，右睾丸静脉以锐角注入下腔静脉，左睾丸静脉以直角注入左肾静脉，故睾丸静脉曲张多见于左侧。

在女性此静脉称为卵巢静脉，其流注关系与男性相同。

②肾静脉：起自肾门，在肾动脉前方横行向内侧，注入下腔静脉。左肾静脉还接受左肾上腺静脉和左睾丸静脉。

③肝静脉：肝内的小叶下静脉逐级汇合，最后合成肝静脉。肝静脉有三条，均包埋于肝实质内，在肝的后缘注入下腔静脉。肝静脉收集肝门静脉及肝固有动脉输送到肝内的血液。

（4）肝门静脉系：由肝门静脉及其属支组成。肝门静脉系收集食管下段、胃、小肠、大肠（至直肠上部）、胰、胆囊和脾等腹腔内不成对器官（肝除外）的静脉血。

1）肝门静脉的组成：肝门静脉是一条粗短的静脉干，长6～8cm，由肠系膜上静脉和脾静脉在胰头后方汇合而成。肝门静脉向右上方斜行进入肝十二指肠韧带内，经肝固有动脉和胆总管的后方上行，到肝门处分左、右两支进入肝左、右叶（图8-44）。肝门静脉在肝内反复分支，最后注入肝血窦。

2）肝门静脉的主要属支

①肠系膜上静脉：与同名动脉伴行，收集同名动脉分布区域的静脉血。

②脾静脉：与同名动脉伴行，除收集同名动脉分布区域的静脉血外，还收纳肠系膜下静脉。

③肠系膜下静脉：与同名动脉伴行，收集同名动脉分布区域的静脉血，注入脾静脉。

④胃左静脉：与同名动脉伴行，收集同名动脉分布区域的静脉血。

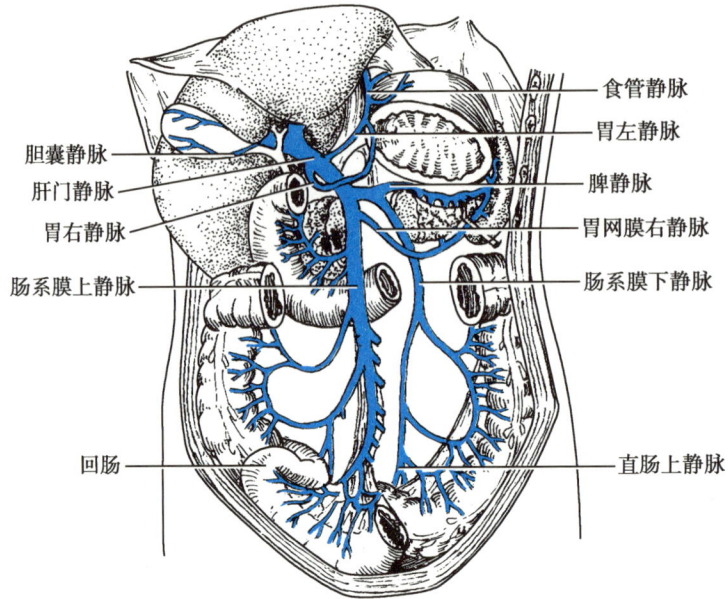

图 8-44　肝门静脉及其属支

⑤附脐静脉：为数条细小静脉，起于脐周静脉网，沿肝圆韧带走行，注入肝门静脉。

3）肝门静脉系与上、下腔静脉系之间的吻合部位：肝门静脉系与上、下腔静脉系之间存在丰富的吻合，主要的吻合部位如下（图 8-45）：

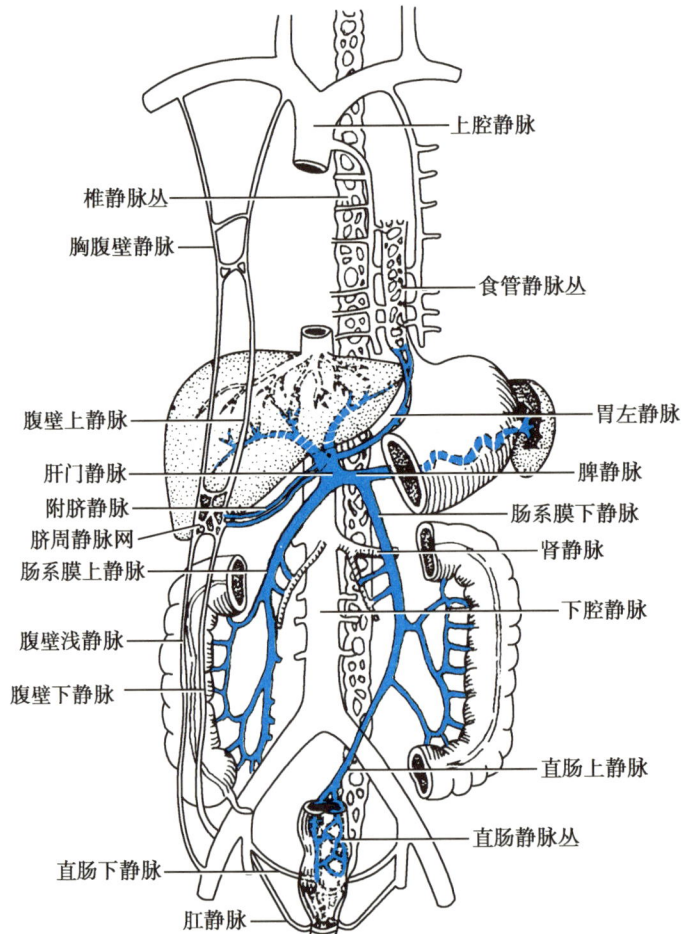

图 8-45　肝门静脉及其侧支循环（模式图）

①食管静脉丛：位于食管下段的黏膜下层内。肝门静脉系的胃左静脉与上腔静脉系的食管静脉通过食管静脉丛相互吻合交通。

②直肠静脉丛：位于直肠下段的黏膜下层内。肝门静脉系的直肠上静脉与下腔静脉系的直肠下静脉和肛静脉通过直肠静脉丛相互吻合交通。

③脐周静脉网：位于脐周围的皮下组织内。肝门静脉系的附脐静脉与上腔静脉系的胸壁的浅、深静脉通过脐周静脉网相互吻合交通、与下腔静脉系的腹壁的浅、深静脉相互吻合交通。

4）肝门静脉系的侧支循环：正常情况下，肝门静脉系和上、下腔静脉系之间的吻合支细小，血流量少，各属支分别将血液引流向所属的静脉系。如果肝门静脉回流受阻（如肝硬化等），血液不能经肝门静脉畅流入肝，此时肝门静脉的血液可经肝门静脉系与上、下腔静脉系之间的吻合建立侧支循环，分别经上、下腔静脉回流入心。肝门静脉系的侧支循环途径主要有以下三条（图8-45）：

①肝门静脉——胃左静脉——食管静脉丛——食管静脉——奇静脉——上腔静脉。

②肝门静脉——脾静脉——肠系膜下静脉——直肠上静脉——直肠静脉丛——直肠下静脉和肛静脉——髂内静脉——髂总静脉——下腔静脉。

③肝门静脉——附脐静脉——脐周静脉网 { 胸壁的浅、深静脉——腋静脉——锁骨下静脉——头臂静脉——上腔静脉。 腹壁的浅、深静脉——股静脉——髂外静脉——髂总静脉——下腔静脉。

由于侧支循环的建立，血流量增多，可造成吻合部位的细小静脉曲张，甚至破裂。如果食管静脉丛曲张、破裂，可引起呕血；直肠静脉丛曲张、破裂，可引起便血；由于血液逆流，可引起脐周静脉网和腹壁静脉明显曲张。也可引起脾和胃肠瘀血等，出现脾肿大和腹水等。

# 第三节　淋 巴 系 统

## 一、概　述

### （一）淋巴系统的组成

淋巴系统由淋巴管道、淋巴器官和淋巴组织组成。淋巴管道可分为毛细淋巴管、淋巴管、淋巴干和淋巴导管。淋巴器官包括淋巴结、脾、胸腺和腭扁桃体等。淋巴组织是含有大量淋巴细胞的网状组织，主要分布于消化管和呼吸道的黏膜下。

### （二）淋巴的形成和淋巴系统的主要功能

当血液经动脉运行到毛细血管的动脉端时，水及营养物质透过毛细血管壁滤出，进入组织间隙形成组织液。组织液与细胞进行物质交换后，大部分经毛细血管静脉端被吸收入静脉，小部分则进入毛细淋巴管成为淋巴。淋巴为无色透明的液体。淋巴沿淋巴管道向心流动，最后汇入静脉。

淋巴管道是静脉的辅助管道，有协助静脉导引体液回流入心的功能。淋巴器官和淋巴组织具有过滤淋巴、产生淋巴细胞、参与机体的免疫等功能（图8-46）。

## 二、淋 巴 管 道

### （一）毛细淋巴管

毛细淋巴管是淋巴管道的起始部分，以膨大的盲端起于组织间隙。毛细淋巴管由单层内皮细胞构成，管壁的通透性大于毛细血管，一些大分子物质，如蛋白质、细菌、异物和癌细胞等较易进入毛细淋巴管。毛细淋巴管分布广泛，除脑、脊髓、上皮、软骨、牙釉质、角膜、晶状体等处无毛细淋巴管分布外，毛细淋巴管遍布全身。

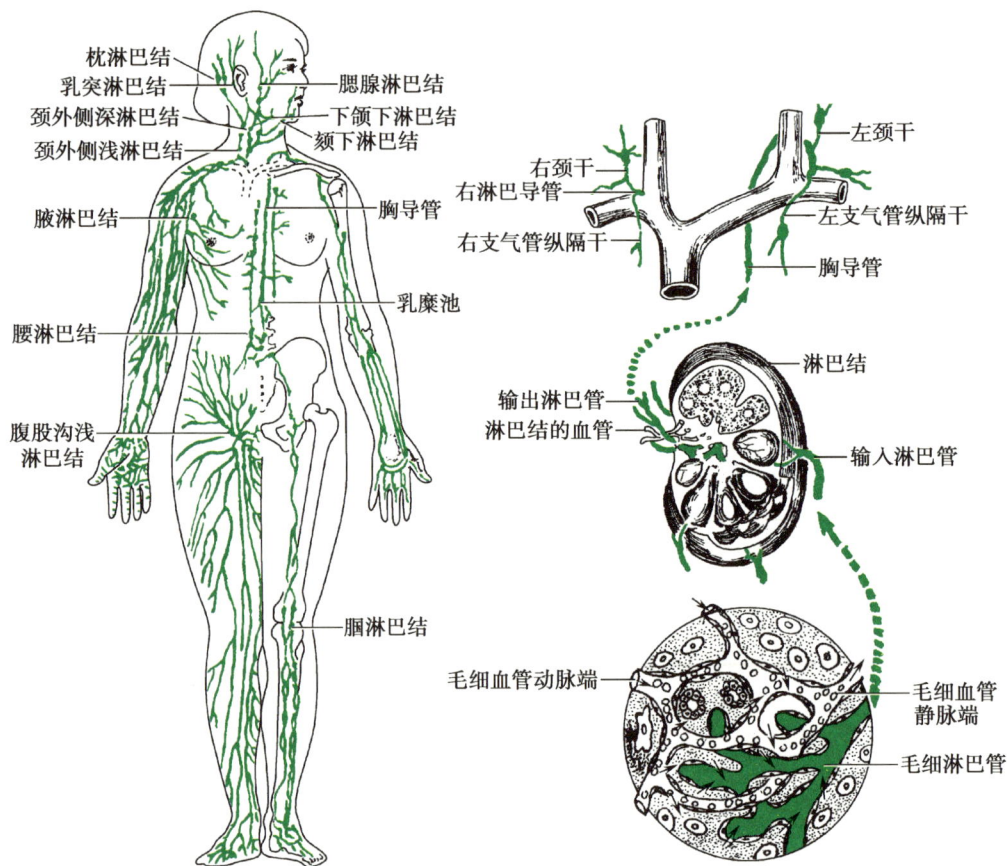

图 8-46 淋巴系统模式图

## （二）淋巴管

淋巴管由毛细淋巴管汇合而成。管壁结构与小静脉相似，也有丰富的瓣膜。淋巴管在向心的行程中，一般都经过一个或多个淋巴结。淋巴管根据所在的位置，可分为浅淋巴管和深淋巴管两种。浅淋巴管行于皮下，多与浅静脉伴行，深淋巴管与深部的血管伴行。浅、深淋巴管之间有小支相交通。

## （三）淋巴干

全身的淋巴管逐渐汇合成较大的淋巴干。全身共有九条淋巴干（图 8-47）：①左、右颈干，由头颈部的淋巴管汇合而成。②左、右锁骨下干，由上肢的淋巴管汇合而成。③左、右支气管纵隔干，由胸腔脏器的淋巴管汇合而成。④左、右腰干，由下肢、盆部和腹腔内成对脏器的淋巴管汇合而成。⑤肠干，由腹腔内不成对脏器的淋巴管汇合而成。

## （四）淋巴导管

全身九条淋巴干汇集成两条大的淋巴导管，即右淋巴导管和胸导管（图 8-47）。

**1. 胸导管**　是全身最大的淋巴管道，长 30～40cm。胸导管下端起于乳糜池。乳糜池位于第一腰椎体前面，是胸导管起始部的膨大处，由左、右腰干和一条肠干汇合而成。胸导管自乳糜池起始后，上行经膈的主动脉裂孔入胸腔，在食管的后方，沿脊柱的前方上行，到左颈根部，呈弓形向前下弯曲注入左静脉角。胸导管在注入左静脉角前，接受左颈干、左锁骨下干和左支气管纵隔干。

胸导管收集两下肢、盆部、腹部、左半胸、左上肢和左半头颈的淋巴。

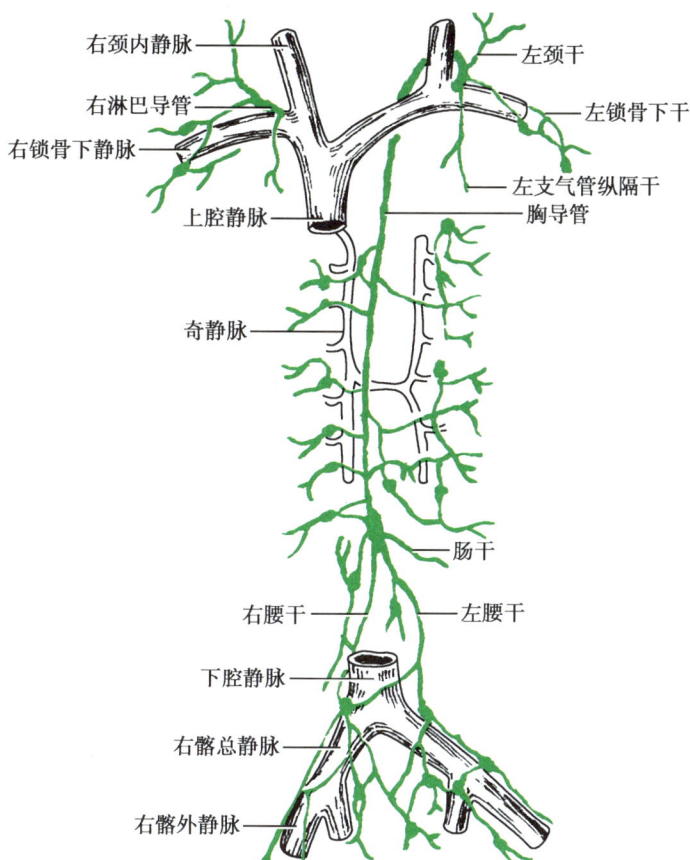

图 8-47 淋巴干和淋巴导管

**2. 右淋巴导管** 为一短干,长约 1.5cm,由右颈干、右锁骨下干和右支气管纵隔干汇合而成,注入右静脉角。

右淋巴导管收集右半胸、右上肢和右半头颈的淋巴。

# 三、淋 巴 器 官

## (一)淋巴结

**1. 淋巴结的形态** 为圆形或椭圆形小体,质软,色灰红。淋巴结的一侧隆凸,有数条输入淋巴管进入;另一侧向内凹陷为淋巴结门,有 1~2 条输出淋巴管穿出,还有血管、神经出入。

**2. 淋巴结的微细结构** 淋巴结的表面有结缔组织构成的被膜,被膜的结缔组织向实质伸入许多小隔叫小梁。淋巴结的实质由淋巴组织构成,可分为周边部染色较浅的皮质和中央部染色较深的髓质两部分(图 8-48)。

(1)皮质:位于被膜下方,一般可以区分为浅层皮质、副皮质区及皮质淋巴窦三部分。

1)浅层皮质:位于皮质浅层,淋巴细胞密集成团,形成许多淋巴小结。淋巴小结为直径 1~2mm 的球形小体,主要由 B 淋巴细胞构成。在细菌、病毒等抗原的刺激下,淋巴小结中央部的 B 淋巴细胞能分裂、分化,形成生发中心,产生新的 B 淋巴细胞。

2)副皮质区:位于皮质深层,是一片弥散的淋巴组织。副皮质区主要由 T 淋巴细胞构成。

3)皮质淋巴窦:是淋巴结内淋巴流经的管道,窦壁由内皮细胞构成,窦内有许多巨噬细胞和网状细胞等。淋巴在淋巴窦内流动缓慢,有利于巨噬细胞对异物的清除。

(2)髓质:由髓索及其间的髓质淋巴窦构成。

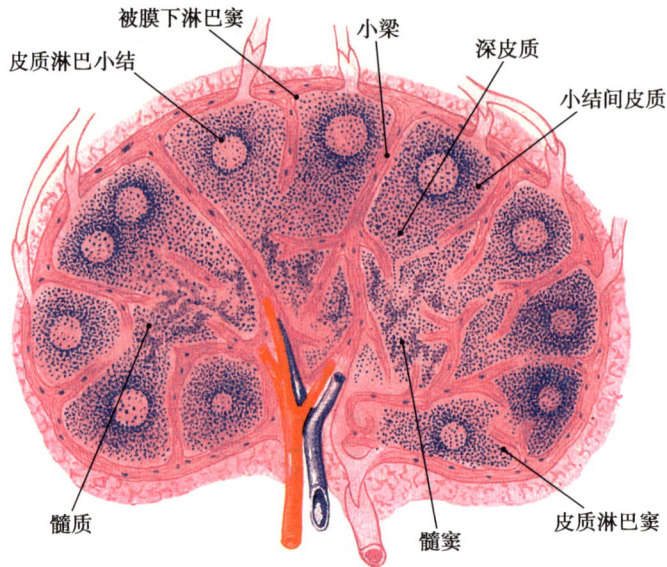

图 8-48    淋巴结的微细结构

1）髓索：是淋巴组织构成的条索，彼此互相连接成网。髓索主要由 B 淋巴细胞、浆细胞和巨噬细胞等构成。

2）髓质淋巴窦：也称髓窦，互相连接成网，其结构与皮质淋巴窦相似，但腔较宽大，腔内的巨噬细胞较多，故有较强的滤过功能。

**3. 淋巴结的功能**

（1）过滤淋巴：当淋巴流经淋巴结时，淋巴窦内的巨噬细胞可以将细菌等异物吞噬清除，起到过滤淋巴的作用。

（2）产生淋巴细胞：淋巴结内的淋巴细胞，可以分裂繁殖产生新的淋巴细胞。

（3）参与机体的免疫：淋巴结内的 B 淋巴细胞能转化为浆细胞，产生抗体。淋巴结内的 T 淋巴细胞可转变为具有杀伤异体细胞能力的细胞。淋巴结是人体的重要免疫器官。

**4. 全身主要的淋巴结群**    淋巴结一般成群分布于人体的一定部位。人体某个器官或某一部位的淋巴引流至一定的淋巴结，该组淋巴结则被称为这个器官或部位的局部淋巴结。当某个器官或某部位发生病变时，细菌、毒素、寄生虫或癌细胞等可沿淋巴管侵入相应的局部淋巴结，该淋巴结能清除这些细菌、毒素、寄生虫或癌细胞，从而阻止病变的扩散。此时，淋巴结发生细胞分裂繁殖，引起淋巴结的肿大。因此，局部淋巴结肿大常反映其引流范围有病变存在。

（1）头颈部的淋巴结群：主要有下颌下淋巴结、颈外侧浅淋巴结和颈外侧深淋巴结。

1）下颌下淋巴结：位于下颌下腺附近。下颌下淋巴结收纳面部和口腔的淋巴管，其输出管注入颈外侧深淋巴结（图 8-49、图 8-50）。面部和口腔有感染或肿瘤时，常引起该淋巴结肿大。

2）颈外侧浅淋巴结：位于胸锁乳突肌的浅面，沿颈外静脉排列（图 8-49）。颈外侧浅淋巴结收纳耳后部、枕部和颈浅部的淋巴管，其输出管注入颈外侧深淋巴结。颈外侧浅淋巴结是结核的好发部位。

3）颈外侧深淋巴结：沿颈内静脉排列，数目多达 10～15 个（图 8-50）。颈外侧深淋巴结直接或间接地收集头颈部诸淋巴结的输出管。

颈外侧深淋巴结上部的淋巴结位于鼻咽部和舌根后方，称咽后淋巴结，患鼻咽癌和舌根癌时，癌细胞首先转移到该淋巴结。颈外侧深淋巴结下部的淋巴结除位于颈内静脉下段周围外，还延伸到锁骨上方，沿锁骨下动脉和臂丛排列，这部分淋巴结又称锁骨上淋巴结（图 8-50）。胃癌或食管癌患者，癌细胞可经胸导管经左颈干逆流转移到左锁骨上淋巴结，引起该淋巴结肿大。

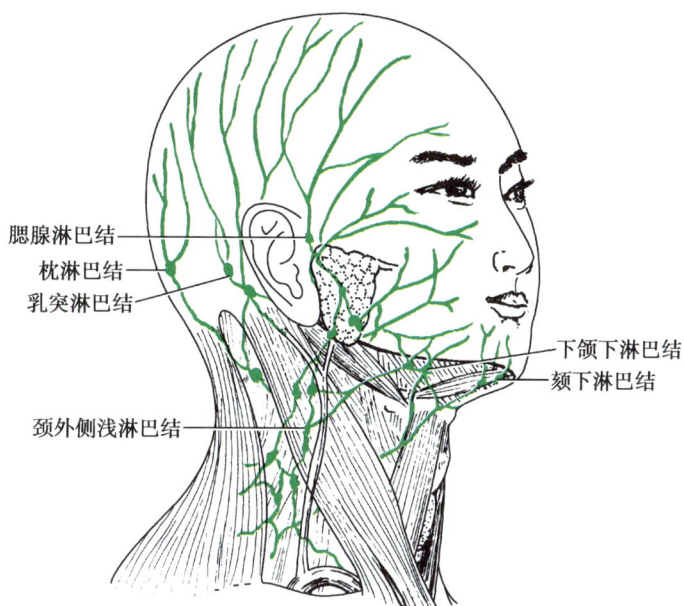

图 8-49 头颈部浅淋巴管和淋巴结图

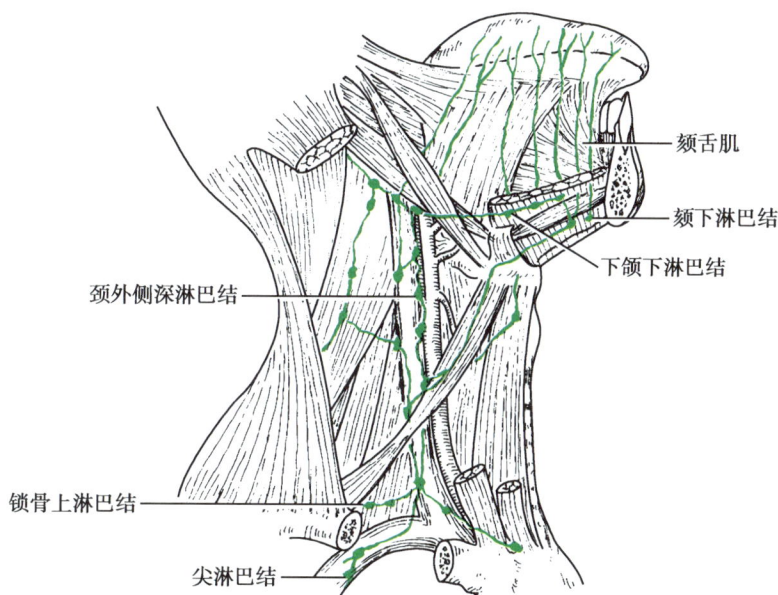

图 8-50 头颈部深层的淋巴管和淋巴结

（2）上肢的淋巴结群：主要有腋淋巴结。

腋淋巴结：位于腋窝内，有 15～20 个。腋淋巴结收纳上肢、胸壁和乳房等处的浅、深淋巴管。当上肢感染或乳腺癌转移时，腋淋巴结常肿大（图 8-51）。

（3）胸部的淋巴结群：主要有胸骨旁淋巴结和支气管肺淋巴结。

1）胸骨旁淋巴结：沿胸廓内动脉排列。胸骨旁淋巴结收纳胸前壁、腹前壁上部和乳房内侧部等处的淋巴。

2）支气管肺淋巴结：又称肺门淋巴结，位于肺门处。支气管肺淋巴结收纳肺的淋巴管（图 8-52）。肺部病变（如肺癌、肺结核）时，常引起肺门淋巴结肿大。

（4）腹部的淋巴结群：主要有腰淋巴结、腹腔淋巴结、肠系膜上淋巴结和肠系膜下淋巴结。

1）腰淋巴结：位于腹主动脉和下腔静脉的周围。腰淋巴结收纳髂总淋巴结的输出管和腹腔

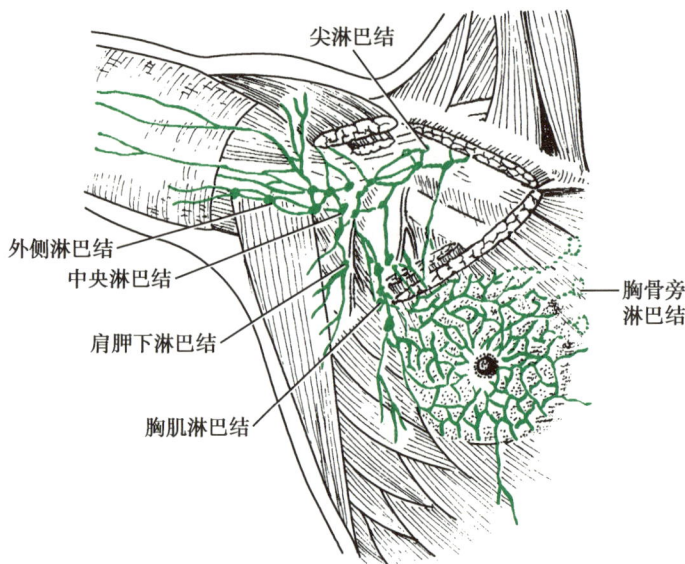

图 8-51　腋淋巴结和乳房的淋巴管

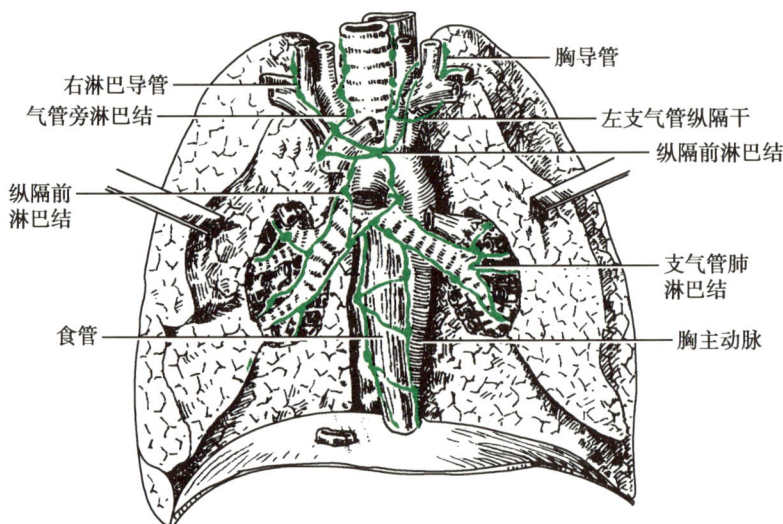

图 8-52　胸腔脏器的淋巴结

成对脏器的淋巴管（图 8-53）。

2）腹腔淋巴结：位于腹腔干周围。腹腔淋巴结收纳腹腔干分布区的淋巴管（图 8-53）。

3）肠系膜上淋巴结和肠系膜下淋巴结：均位于同名动脉根部的周围。它们分别收纳同名动脉分布区的淋巴管。

（5）盆部的淋巴结群：沿髂内、外血管和髂总血管排列，分别称髂内淋巴结、髂外淋巴结和髂总淋巴结。它们分别收纳同名动脉分布区的淋巴管（图 8-53）。

（6）下肢的淋巴结群：主要有腹股沟浅淋巴结和腹股沟深淋巴结。

1）腹股沟浅淋巴结：位于腹股沟皮下、腹股沟韧带下方，沿大隐静脉末端排列。腹股沟浅淋巴结收纳腹前壁下部、臀部、会阴、外生殖器的淋巴管和下肢的浅淋巴管（图 8-53、图 8-54）。

2）腹股沟深淋巴结：位于股静脉根部周围，收纳腹股沟浅淋巴结的输出管和下肢的深淋巴管，其输出管注入髂外淋巴结。

**（二）脾**

**1.脾的位置**　脾位于左季肋区，在胃底与膈之间，相当于第 9～11 肋的深面，其长轴与第 10 肋一致。正常脾在左肋弓下不能触及（图 8-55）。

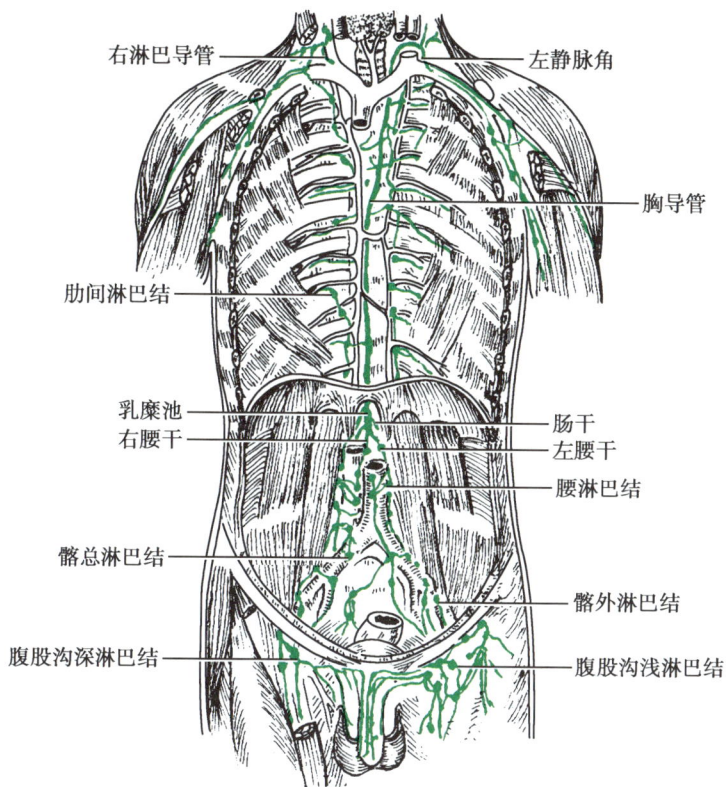

图 8-53　胸导管及腹、盆部的淋巴结

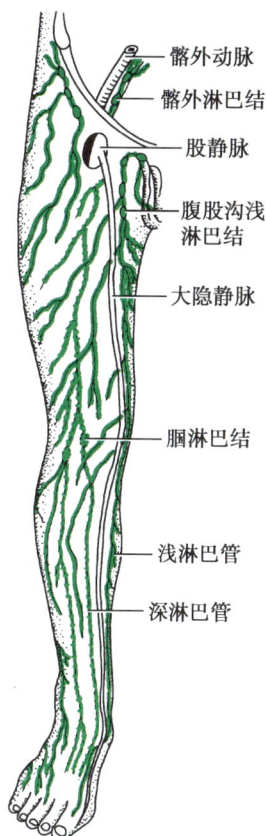

图 8-54　下肢的淋巴管和淋巴结

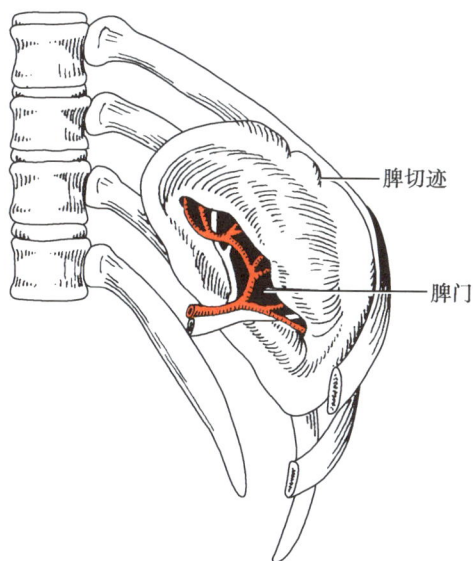

图 8-55　脾的位置和形态

**2. 脾的形态**　脾略呈扁椭圆形，色暗红，质软而脆，受暴力打击时容易破裂。

脾可分为膈、脏两面，前、后两端和上、下两缘。脾的膈面平滑隆凸，与膈相贴；脏面凹陷，与腹腔内脏器相邻，脏面近中央处为脾门，是脾的血管、神经出入之处。脾的前端较宽阔，朝向前外下方；后端钝圆，朝向后内方。脾的下缘较钝，朝向后下方；脾的上缘较锐，朝向前上方，有 2～3 个切迹，称脾切迹。脾肿大时，脾切迹可作为触诊脾的标志。

**3. 脾的微细结构**　脾的表面有一层间皮，间皮深面为一层较厚的致密结缔组织构成的被膜。脾的实质主要由淋巴组织构成，分为红髓和白髓，在脾的切面上观察，脾的实质大部分呈暗红色，称为红髓；在红髓中散在有 1～2mm 大小的灰白色小点，称为白髓（图8-56）。

（1）红髓：由脾索与脾血窦构成。

脾索呈索状，互相连接成网。脾索内主要是 B 淋巴细胞，并有网状细胞、巨噬细胞、浆细胞和红细胞等。

脾血窦是位于脾索之间的形状和大小不规则的毛细血管，在窦壁的内、外均有巨噬细胞。

（2）白髓：散在红髓内，包括动脉周围淋巴鞘和淋巴小结两部分。

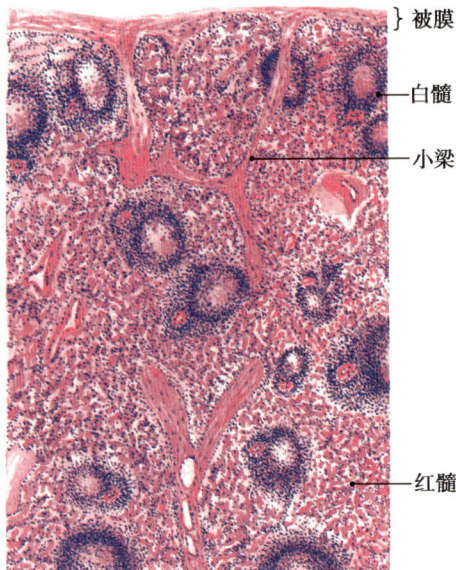

图 8-56　脾的微细结构

动脉周围淋巴鞘是位于中央动脉（脾动脉从脾门入脾后分支进入小梁，称为小梁动脉，小梁动脉分支离开小梁进入周围淋巴鞘内，称为中央动脉。）周围的弥散淋巴组织，主要是大量 T 淋巴细胞和少量巨噬细胞。

淋巴小结位于动脉周围淋巴鞘的一侧，其形态与淋巴结内的淋巴小结相同，主要是 B 淋巴细胞。

**4. 脾的功能**

（1）滤血：血液流经脾时，脾内的巨噬细胞可吞噬血液中的细菌、异物以及体内衰老的红细胞和血小板等。当脾肿大或功能亢进时，可因其吞噬过度而引起红细胞和血小板的减少，导致贫血。

（2）造血：胚胎时期，脾能产生各种血细胞。出生后，脾主要产生淋巴细胞，同时脾保持有产生多种血细胞的潜能，当严重贫血或某些病理状态下，能重新产生多种血细胞。

（3）储血：脾内的血窦可储存大约 40ml 的血液。当机体需要时可将储存的血液输入血液循环。

（4）参与免疫反应：脾内的 T 淋巴细胞、B 淋巴细胞和巨噬细胞都能参与机体的免疫反应。当细菌等抗原物质侵入血液时，可引起脾内 T、B 淋巴细胞的免疫应答。

## 附　单核吞噬细胞系统

单核吞噬细胞系统是人体内除血液里的中性粒细胞外，所有具有吞噬功能的细胞的总称。它包括结缔组织中的巨噬细胞、血液中的单核细胞、肝内的巨噬细胞、肺内的巨噬细胞、神经系统内的小胶质细胞和淋巴结、脾、骨髓中的巨噬细胞等。

单核吞噬细胞系统在形态结构上无直接联系，但它们均起源于血液中的单核细胞，而且它们的功能也相同。单核吞噬细胞系统具有吞噬和清除侵入人体内的病菌、异物和体内衰老死亡的细胞的功能，并参与免疫反应，对人体具有重要的防御作用。

### 🌐 知识链接

**胸外心脏按压术的相关解剖学知识**

胸外心脏按压术主要是通过有节奏地将心挤压于胸骨与脊柱之间，使血液从左、右心室射出，放松时胸骨及两侧肋借助回缩弹性而恢复原来的位置，此时胸腔负压增加，静脉血向心回流，心充盈。如此反复按压以推动血液循环，借助此机械刺激使心自动节律恢复。胸外心脏按压术适用于各种创伤、电击、溺水、窒息、心疾病或药物过敏而引起的心搏骤停。此项技术是抢救心搏骤停病人的一项基本技术。

具体方法为：患者仰卧在硬板上或地上，如系软床应加垫木板。术者一手掌根部放于患者胸骨中下 1/3 交界处或两乳头连线中点的胸骨上，另一手重叠于上，两臂伸直，依靠术者身体重力向脊柱方向做垂直而有节律的按压。按压时用力须适度，略带冲击性，每次按压使胸骨向下压陷 5cm 左右，随后放松，使胸骨复原，以利心脏舒张。按压频率每分钟 100～120 次，直至心跳恢复。

（胡俊义　胡霞）

## ❓ 复习思考题

1. 脉管系统的组成和主要功能如何？

2. 简述体循环和肺循环的途径。

3. 心的各腔各有哪些开口？心的瓣膜各位于何处？心瓣膜有何功能？

4. 主动脉弓、胸主动脉、腹主动脉各发出哪些主要分支？

5. 腹腔干、肠系膜上动脉、肠系膜下动脉、锁骨下动脉、腋动脉、肱动脉、桡动脉、尺动脉、股动脉、腘动脉、胫前动脉、胫后动脉的起始和分布如何？

6. 简述颈总动脉、面动脉、颞浅动脉、锁骨下动脉、肱动脉、桡动脉、股动脉、足背动脉的摸脉点和压迫止血点。

7. 简述上腔静脉、下腔静脉的组成、注入部位和收集范围。

8. 上、下肢的浅静脉各有哪些？它们的起始、行程如何？

9. 肝硬化病人的晚期为什么会出现呕血、便血和脐周静脉曲张？

10. 叙述胸导管的起始、行程、注入和收集范围。

11. 简述下颌下淋巴结、颈外侧深淋巴结、腋淋巴结、腹股沟淋巴结的位置和收集范围。

12. 从大隐静脉注入药物，经哪些主要途径到达肾？

13. 在臀部进行肌内注射，药物经哪些主要途径到达阑尾？

ER-8-3

扫一扫，测一测

# 第九章 感 觉 器

掌握眼的组成，眼球壁的层次、结构，视网膜的形态结构和组织结构，房水的产生、循环和功能，晶状体的位置、形态和功能，眼球外肌的名称和作用；耳的组成，鼓室的位置，椭圆囊斑、球囊斑、壶腹嵴和螺旋器的位置和功能，声波的传导途径。

熟悉玻璃体的结构和功能，眼睑的形态、结构，结膜的结构和分部，泪器的组成，外耳道、鼓膜的形态，幼儿咽鼓管的形态特点。

了解眼的血管，耳郭的形态，乳突小房的位置，皮肤的微细结构及附属器。

## 第一节 概 述

### 一、感觉器的组成

感觉器由感受器及其附属器构成，是机体接受刺激的装置。感觉器主要有眼（视器）和耳（前庭蜗器）等。

感受器是机体感受内、外环境各种刺激并产生神经冲动的结构。

根据感受器所在的部位和所接受刺激的来源，感受器可分为三类：①外感受器，分布于皮肤、黏膜、眼和耳等处，感受来自外界环境的刺激，如痛觉、温度觉、触觉、压觉、光波和声波等的刺激。②内感受器，分布于内脏和心血管等处，感受来自内环境的物理或化学刺激，如压力、渗透压、温度、离子和化合物浓度等的刺激。③本体觉感受器，分布于肌、肌腱、关节和内耳位觉器等处，感受机体运动和平衡变化时所产生的刺激，如位置觉、振动觉、运动觉。

皮肤具有多种功能，因它与感觉功能相关，故也在本章一并叙述。

### 二、感觉器的主要功能

感觉器不能产生感觉，它只感受刺激，产生神经冲动。感受器感受刺激后，把刺激转变为神经冲动，该冲动经感觉神经传入中枢神经系统，到达大脑皮质的感觉中枢，产生相应的感觉。

知识链接

**中医学对感觉器的有关记载**

中医学对感觉器的研究是比较早的。《灵枢·脉度》中有"肺气通于鼻，肺和则鼻能知臭香矣"；"肝气通于目，肝和则目能辨五色矣"；"肾气通于耳，肾和则耳能闻五音矣"。唐代孙思邈在《备急千金要方》中论及服用羊肝和猪肝治疗夜盲症；王焘所著《外治秘要》中已经介绍了白内障的手术疗法和青光眼是由于眼孔不通所致等。这些论述说明中医学对感觉器的解剖部位、功能意义和治疗方法都早已有一定的研究和认识。

# 第二节　眼

眼又称视器，是感受可见光刺激的视觉器官，由眼球及眼副器两部分组成。眼球的主要功能是感受光波的刺激并转变为神经冲动，经视觉传导通路传导到大脑皮质视觉中枢，产生视觉。眼副器包括眼睑、结膜、泪器和眼球外肌等，对眼球有保护、运动和支持的作用。

## 一、眼　球

眼球是视器的主要部分，位于眼眶内，后端通过视神经连于间脑。两眼眶呈四棱锥形，内侧壁近乎平行，外侧壁向后相交成90°角。眼球近似球形，是眼的主要部分。眼球由眼球壁和眼球内容物组成（图9-1）。

### （一）眼球壁

眼球壁由外向内依次分为眼球纤维膜、眼球血管膜和视网膜三层。

**1. 眼球纤维膜**　为眼球壁的外层，由厚而坚韧的致密纤维结缔组织构成，具有保护眼球内容物和维持眼球形态的作用。纤维膜可分为角膜和巩膜两部分。

（1）角膜：占眼球纤维膜的前1/6，略向前凸，无色透明，富有弹性，无血管，有丰富的感觉神经末梢，感觉敏锐。光线可穿过角膜进入眼球内，角膜有屈光作用。

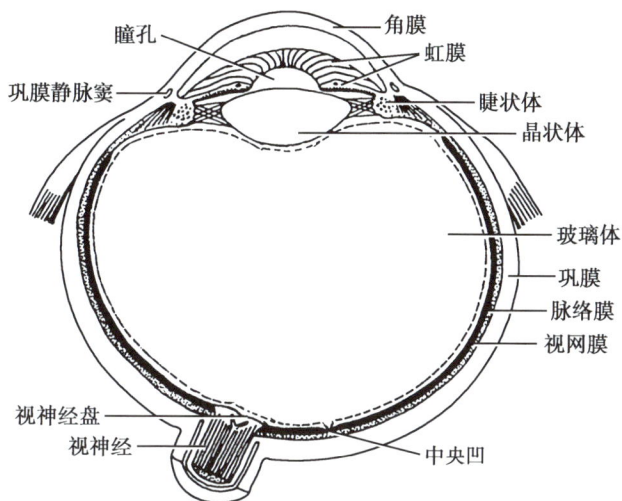

图9-1　眼球的构造

角膜发生病变时，疼痛剧烈。角膜炎症或溃疡可致角膜混浊，痊愈后形成瘢痕，使角膜失去透明性，影响视觉。

### 思政元素

#### 捐献角膜　传递光明

据世界卫生组织的2010年《视力残疾全球数据报告》显示，中国共有盲人800多万。而角膜病是仅次于白内障的第二大致盲眼病。目前世界上约有6000万名角膜盲患者，中国大约有400万患者，并以每年10万人的速度递增，其中重症角膜盲患者占10%。然而，我国每年接受角膜移植手术的患者不足1万人。角膜供体缺乏是一个重要原因，很多人往往因为等不到角膜材料而只能沉入黑暗。近年来，中国有捐献意愿的人数也在不断提升，尤其是年轻人群体。点燃他人生命之光，既是一种爱的传递，也是一种生命的延续。

（2）巩膜：占眼球纤维膜的后5/6，乳白色，不透明，有保护眼内容物和维持眼球形态的作用。巩膜与角膜交界处的深部有一环形小管，称巩膜静脉窦，是房水回流的通道。

巩膜前部露于眼裂的部分，正常呈乳白色，如黄色常是黄疸的重要体征。

**2. 眼球血管膜**　为眼球壁的中层，主要由疏松结缔组织构成，含有丰富的血管和色素细胞，呈棕黑色，具有营养眼球内组织及遮光作用。血管膜从前向后分为虹膜、睫状体和脉络膜三部分

（图 9-1、图 9-2）。

（1）虹膜：位于血管膜的前部、角膜后方。虹膜呈圆盘形，中央有一圆孔，称瞳孔，是光线进入眼内的孔道。正常成人瞳孔直径约为 4mm，其变化范围在 1.5～8.0mm 之间，若小于 2mm 则为瞳孔缩小，大于 5mm 则为瞳孔散大。

虹膜内有两种排列方向不同的平滑肌：以瞳孔为中心向四周呈放射状排列的称瞳孔开大肌，收缩时可使瞳孔开大；在瞳孔周围呈环形排列的称瞳孔括约肌，收缩时可使瞳孔缩小。瞳孔开大或缩小可调节进入眼球内光线的多少，在弱光下或视远物时，瞳孔开大；在强光下或视近物时，瞳孔缩小。在活体上，透过角膜可见虹膜及瞳孔，虹膜的颜色取决于色素的多少，有种族差异，白色人种呈浅黄色或浅蓝色；有色人种虹膜色深，呈棕褐色。

（2）睫状体：位于虹膜的外后方，是眼球血管膜的增厚部分。睫状体前部有许多向内突出呈放射状排列的皱襞，称睫状突。睫状突发出许多睫状小带与晶状体相连（图 9-2）。

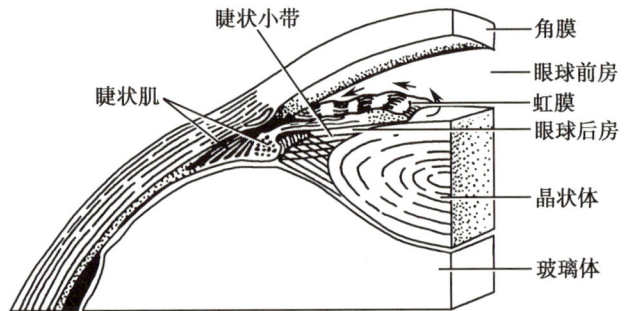

图 9-2　睫状体和晶状体

睫状体内含有平滑肌，称睫状肌，该肌收缩与舒张，牵动睫状小带松弛或紧张，以调节晶状体的曲度。

睫状体还有产生房水的功能。

（3）脉络膜：续于睫状体后部，占眼球血管膜的后 2/3，外面与巩膜疏松相连，内面紧贴视网膜的色素层。脉络膜含有丰富的血管和色素细胞，有营养眼球、吸收眼内散射光线的作用。

**3．视网膜**　为眼球壁的内层，贴附于眼球血管膜的内面。视网膜可分为两部分：贴在脉络膜内面的部分有感光作用，称视网膜视部；贴在虹膜和睫状体内面的部分无感光作用，称视网膜盲部。

在视网膜后部中央稍偏鼻侧处、视神经的起始处有一白色圆盘形隆起，称视神经盘（视神经乳头）。视神经盘边缘隆起，中央有视神经和视网膜中央动静脉穿过。视神经盘处无感光作用，故又称盲点。在视神经盘的颞侧约 3.5mm 处，有一黄色区域，称黄斑，黄斑中央凹陷，称中央凹，此区无血管，是感光和辨色最敏锐的部位（图 9-3）。

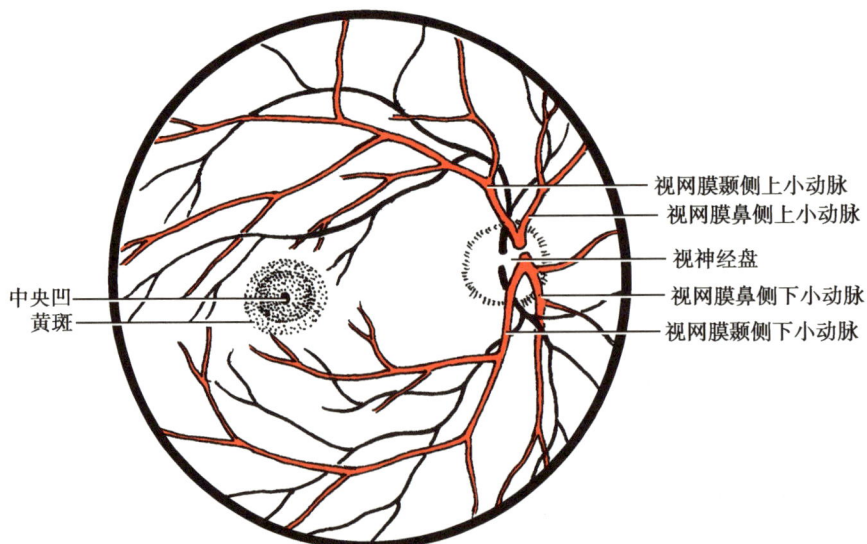

图 9-3　右眼眼底

视网膜视部是高度特化的神经组织,其组织结构分内、外两层(图9-4),外层为色素上皮层,内层为神经层。

(1)色素上皮层:由单层矮柱状的色素上皮细胞构成。色素上皮细胞的胞体和突起内含有丰富的黑色素颗粒,其突起伸入神经层。色素上皮细胞有吸收光线的作用,可保护视细胞免受过强光线的刺激。

(2)神经层:由三层神经细胞构成,由外向内依次为视细胞、双极细胞和节细胞。

1)视细胞:是感光细胞,分为视锥细胞和视杆细胞两种。视锥细胞的形态似圆锥状,有感受强光和辨色的能力;视杆细胞的形态似杆状,仅能感受弱光,不能辨色。

2)双极细胞:是连接视细胞和节细胞的联络神经元,其树突与视细胞形成突触,轴突与节细胞的树突形成突触。

3)节细胞:是多极神经元,其树突与双极细胞形成突触,轴突向视神经盘集中,穿出眼球壁后构成视神经。

视网膜的色素上皮层和神经层两层之间连接疏松。病理情况下,视网膜的色素上皮层和神经层发生分离,临床上称视网膜脱离。

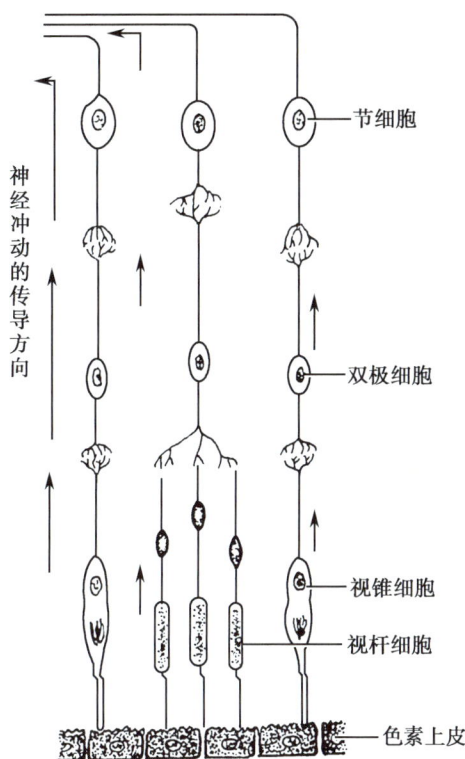

图9-4 视网膜的结构(示意图)

人和绝大多数哺乳类动物的视网膜内含有三种视锥细胞,分别感受红、绿、蓝三种颜色。临床上的色盲患者,都是由于缺乏相应的特殊视锥细胞所致,其中以红色盲和绿色盲较为多见,而蓝色盲则极少见。

视杆细胞含有的能感受弱光刺激的感光物质,称视紫红质。维生素A是合成视紫红质的原料之一,如果长期摄入维生素A不足,视紫红质合成减少,将导致弱光视力减退,引起夜盲症。

### (二)眼球内容物

眼球内容物包括房水、晶状体和玻璃体。这些结构无色透明、无血管,具有屈光作用。

**1.眼房和房水**

(1)眼房:是角膜与晶状体之间的腔隙,被虹膜分隔为眼球前房和眼球后房,前房与后房借瞳孔相通。眼球前房的周边部,即虹膜与角膜之间的夹角,称虹膜角膜角(前房角)。

(2)房水:充满于眼房内,为无色透明的液体。

房水由睫状体产生,充填于眼球后房,经瞳孔至眼球前房,经虹膜角膜角渗入巩膜静脉窦,最后汇入眼静脉。

房水除了具有屈光作用,还有营养角膜和晶状体以及维持眼内压的功能。

若因虹膜与晶状体粘连或前房角狭窄等原因造成房水循环发生障碍,则引起眼内压增高,导致视力减退甚至失明,临床上称为青光眼。

**2.晶状体** 位于虹膜和玻璃体之间(图9-2)。晶状体呈双凸透镜状,无色透明,具有弹性,无血管和神经。晶状体表面包有一层透明而有弹性的薄膜,称晶状体囊。晶状体实质由平行排列的晶状体纤维所组成。晶状体借睫状小带连于睫状体。

晶状体具有屈光功能,是眼球屈光系统的主要组成部分。晶状体的屈光功能,可随睫状肌的收缩和舒张而变化。视近物时,睫状肌收缩,睫状体向前内移位,睫状小带松弛,晶状体依其本身弹性变凸，屈光力增强。视远物时，睫状肌舒张，睫状体向后外移位，睫状小带拉紧，晶状体变扁，屈光力减弱。通过睫状肌对晶状体的调节，从不同距离的物体反射过来的光线进入眼球后，都能在视网膜上形成清晰的物像。

随着年龄的增长，晶状体逐渐硬化而失去弹性，睫状肌对晶状体的调节功能减退，看近物时，晶状体屈光度不能相应增大，导致视物不清，称老花眼。若晶状体因疾病或创伤等原因而混浊，影响视力，临床上称白内障。

**3. 玻璃体**　位于晶状体与视网膜之间，为无色透明的胶状物质，表面被覆有玻璃体膜。玻璃体具有屈光和支撑视网膜的作用。若玻璃体混浊，可影响视力。

角膜、房水、晶状体和玻璃体都具有屈光作用，它们共同组成眼的屈光系统。外界物体发射或反射的光线，经屈光系统投射到视网膜上，引起视细胞兴奋，产生冲动，冲动依次经双极细胞、节细胞和视神经等传入脑，产生视觉。

外界物体的光线，经过眼的屈光系统后，在视网膜上形成清晰的物像，这种视力称为正视。如果眼球的前后径过长或眼的屈光系统的屈光率过大，看远物时物象落在视网膜之前，所以看不清远处的物体，称为近视。反之，如果眼球的前后径过短或眼的屈光系统的屈光率过小，看近物时物象落在视网膜之后，则称为远视。如果角膜不是正圆的球面，屈光率不一，平行光线不能聚成单一的焦点，则视物不清，物象变形，临床上称为散光。

# 二、眼副器

眼副器包括眼睑、结膜、泪器和眼球外肌等，对眼球有保护、运动和支持的作用。

## （一）眼睑

眼睑俗称眼皮，位于眼球的前方，具有保护眼球的功能。眼睑分上睑和下睑，上、下睑之间的裂隙称为睑裂。睑裂的内侧角叫内眦，外侧角叫外眦。眼睑的游离缘称睑缘，生有睫毛，可防止灰尘进入眼内和减弱强光照射的作用（图9-5）。睫毛的根部有皮脂腺，称睑缘腺，开口于睫毛毛囊。睑缘腺的急性炎症临床上称为睑腺炎（麦粒肿）。

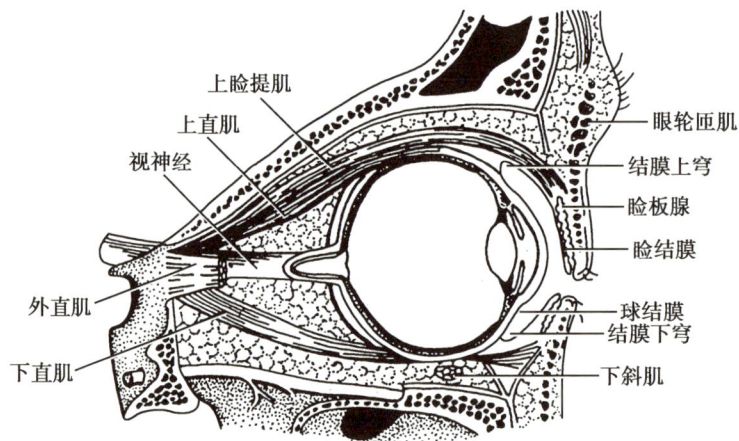

图9-5　眶（矢状切面）

眼睑的组织结构自外向内依次可分为5层（图9-6）：①皮肤：细薄而柔软。②皮下组织：组织疏松，易发生水肿。③肌层：主要为眼轮匝肌和上睑提肌。④睑板：略呈半月形，由致密结缔组织构成，较硬，对眼睑有支撑作用。睑板内含有睑板腺，开口于睑缘，其分泌物有润滑睑缘和防止泪液外溢等作用。当睑板腺的导管阻塞时，分泌物在腺内潴留，可形成睑板腺囊肿，亦称霰粒肿。⑤睑结膜：贴附在睑板内面，为一层很薄的黏膜。

## （二）结膜

结膜是一层薄而透明的黏膜，富有血管（图9-6）。结膜按所在部位，可分为三部分：①睑结膜：是贴附于上、下眼睑内面的部分；②球结膜：是覆盖于巩膜前部表面的部分；③结膜穹隆：是介于球结膜与睑结膜之间的移行部分，分别形成结膜上穹和结膜下穹（图9-5）。当睑裂闭合时，各部分结膜围成的囊状腔隙，称结膜囊，通过睑裂与外界相通。

## （三）泪器

泪器包括泪腺和泪道（图9-7）。泪道包括泪点、泪小管、泪囊和鼻泪管。

**1.泪腺** 位于眶上壁前外侧部的泪腺窝内，有10～20条排泄管，开口于结膜上穹的外侧部。泪腺分泌泪液。泪液具有湿润角膜、冲洗异物和杀菌等作用。

**2.泪道** 包括泪点、泪小管、泪囊和鼻泪管。

（1）泪点：上、下睑缘的内侧端各有一个乳头状隆起，中央有一小孔，叫泪点，是泪小管的入口。

（2）泪小管：为连接泪点与泪囊的小管，分为上泪小管和下泪小管，先分别向上或向下，然后转向内侧，汇合开口于泪囊。

（3）泪囊：为一膜性囊，位于泪囊窝内，上端为盲端，下端续于鼻泪管。

（4）鼻泪管：为连接泪囊下端的膜性管道，位于骨性鼻泪管内，下端开口于下鼻道。

泪腺不断地分泌泪液，泪液借助眨眼活动涂抹于眼球表面，湿润和清洁角膜，且可冲洗微尘，多余的泪液经泪点、泪小管进入泪囊，再经鼻泪管到鼻腔。

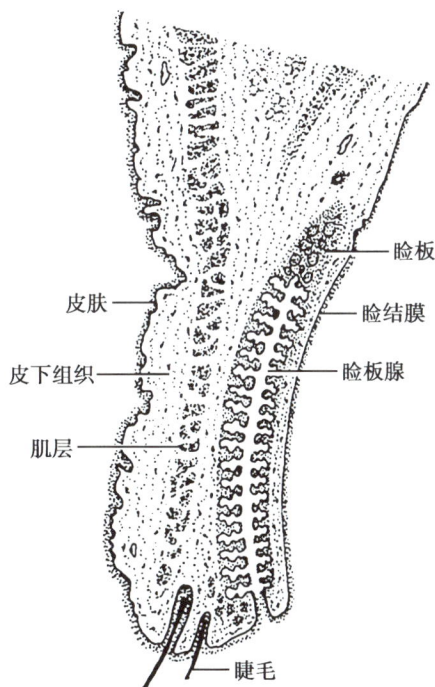

图9-6 眼睑的结构

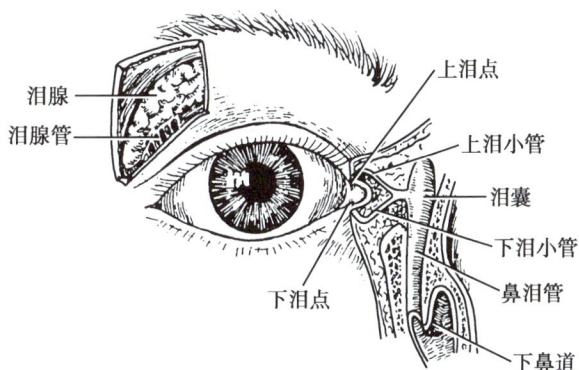

图9-7 泪器

## （四）眼球外肌

眼球外肌配布在眼球周围，为骨骼肌，包括6块运动眼球的肌和1块运动眼睑的肌（图9-8）。

运动眼球的肌有上直肌、下直肌、内直肌、外直肌、上斜肌和下斜肌。上直肌使眼球转向上内方；下直肌使眼球转向下内方；内直肌和外直肌可分别使眼球转向内侧和外侧。上斜肌使眼球转向下外方。下斜肌使眼球转向上外方（图9-9）。

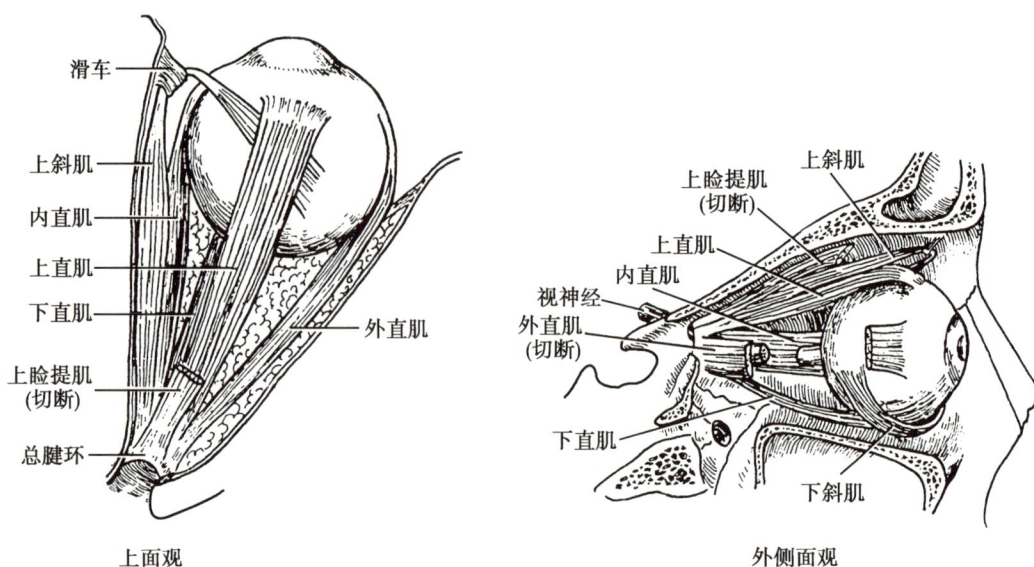

图9-8　眼球外肌（右眼）

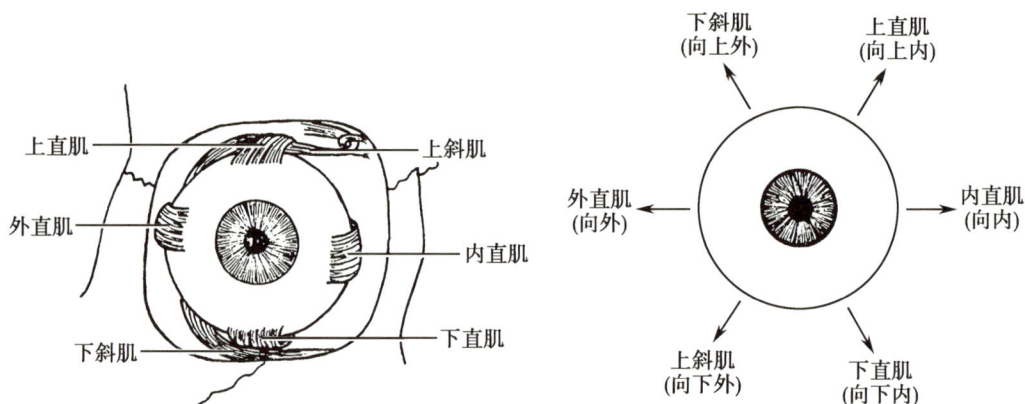

图9-9　眼球外肌的作用示意图（右眼）

　　运动上眼睑的是上睑提肌，起自总腱环，沿眶上壁向前，以腱膜止于上睑，收缩时可上提上睑。上睑提肌麻痹时可引起上睑下垂。

　　正常情况下，运动眼球的6块眼球外肌互相协调，使眼球保持正常眼位。例如：侧视是一侧的外直肌和另一侧的内直肌同时收缩；聚视中线时，两眼内直肌则是同时收缩。当某一块眼球外肌麻痹时，在其拮抗肌的作用下，眼球形成斜视和发生复视。

## 三、眼 的 血 管

### （一）眼的动脉

　　分布到眼的动脉是眼动脉。眼动脉是颈内动脉在颅内的一个分支，与视神经共同经视神经管入眶，在眶内分支分布于眼球、眼球外肌、泪器和眼睑等处（图9-10）。眼动脉的重要分支为视网膜中央动脉。它在眼球后方穿入视神经，随视神经向前行至视神经盘处分为四支，即视网膜颞侧上小动脉、视网膜颞侧下小动脉和视网膜鼻侧上小动脉、视网膜鼻侧下小动脉，分布于视网膜（图9-3）。视网膜中央动脉阻塞可导致眼全盲。

### （二）眼的静脉

　　眼的静脉主要有眼上静脉和眼下静脉，收集眼球和眼副器的静脉血，向后经眶上裂入颅腔，主要注入海绵窦。其中视网膜中央静脉及其属支与同名动脉及其分支伴行,经视神经盘出视网膜后,离开视神经,注入眼静脉。眼的静脉无静脉瓣,向前经内眦静脉与面静脉相交通,向后经眶上裂入颅,注入颅内的海绵窦,故面部感染有可能经此途径侵入颅内。

视网膜中央动脉的分支和视网膜中央静脉的属支以及视神经盘、黄斑等结构都可利用检眼镜观察到,借此可协助诊断某些疾病。例如,用检眼镜观察视网膜中央动脉的分支形态,可协助对动脉硬化等疾病进行早期诊断。

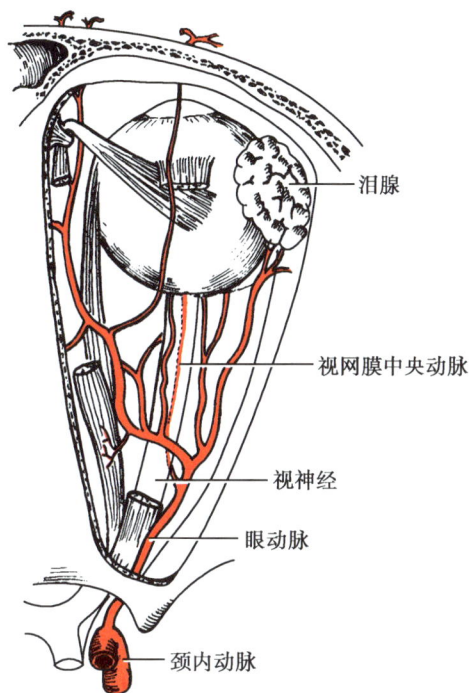

泪腺

视网膜中央动脉

视神经

眼动脉

颈内动脉

图 9-10　眼的动脉

# 第三节　耳

耳又称前庭蜗器,是位置觉和听觉器官,包括前庭器(位觉器)和蜗器(听觉器)两部分结构,两者在功能上不同,但在结构上关系密切。

耳按部位分为外耳、中耳和内耳三部分(图 9-11)。外耳和中耳是收集和传导声波的结构;内耳有位置觉和听觉感受器,能分别接受位置变化、运动以及声波刺激。

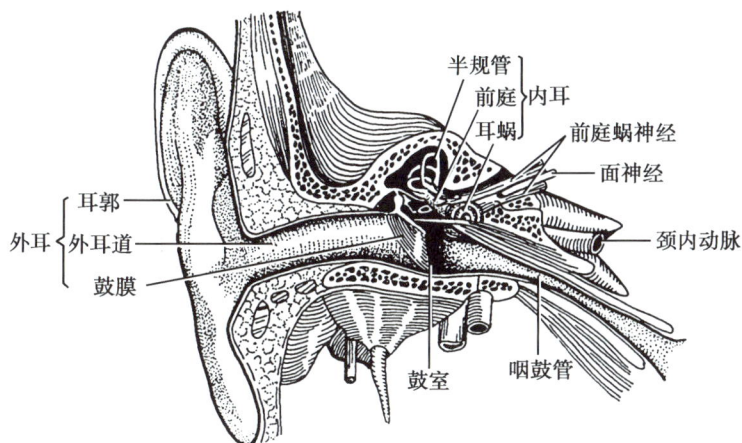

半规管
前庭　内耳
耳蜗
前庭蜗神经
面神经
颈内动脉

耳郭
外耳　外耳道
鼓膜

鼓室
咽鼓管

图 9-11　耳全貌

# 一、外　耳

外耳包括耳郭、外耳道和鼓膜三部分。

## （一）耳郭

耳郭又称耳廓，位于头部两侧。耳郭主要由弹性软骨作支架，外覆皮肤而成，皮下组织很少，但血管、神经丰富（图 9-12）。耳郭有收集声波的作用。

耳郭的前外面凹凸不平，后内面凸隆。耳郭前外面的中部凹陷，凹底有外耳门。耳郭的游离缘卷曲，称耳轮，以耳轮脚起自外耳门的上方。耳轮的前方有一与其相平行的弓状隆起，称对耳轮。在对耳轮前方的深凹称耳甲，它被耳轮脚分为上方的耳甲艇和下方的耳甲腔。耳甲腔向内经外耳门通入外耳道。耳甲腔的前方有一结节状凸起，称耳屏。在对耳轮下端有一结节状突起，称对耳屏。耳郭下 1/3 无软骨，含有结缔组织和脂肪，有丰富的神经血管，称耳垂，是临床常用的采血部位。

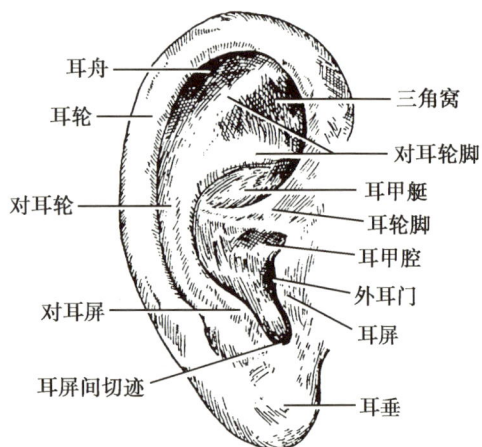

图 9-12　耳郭

耳郭的外部形态为耳针取穴的标志。耳针医疗实践证明，人体各部位和人体各脏器在耳郭上都有一定的代表区。当人体某个内脏器官或某部位患病时，会在耳郭的一定部位出现反应，这些部位就是耳针治疗的刺激点，称耳穴。因此，了解耳郭的形态，对临床诊断和治疗疾病具有一定意义。

## （二）外耳道

外耳道是外耳门至鼓膜之间的弯曲管道，长约 2.5cm。外耳道外侧 1/3 部以软骨为基础，为软骨部；内侧 2/3 部位于颞骨内，为骨部，两部交界处较狭窄。外耳道是一弯曲管道，从外向内，其方向是先斜向后上，后斜向前下。由于外耳道软骨部可被牵动，成人将耳郭向后上牵拉可使外耳道变直，便于观察鼓膜。但婴儿的外耳道较短而平直，鼓膜近于水平位，检查时须拉耳郭向后下方。

外耳道的皮肤较薄，含有毛囊、皮脂腺、耵聍腺和丰富的感觉神经末梢。耵聍腺的分泌物称耵聍，干燥后形成痂块。外耳道的皮下组织极少，皮肤与软骨膜或骨膜紧密结合，故外耳道发生疖肿时，疼痛剧烈。

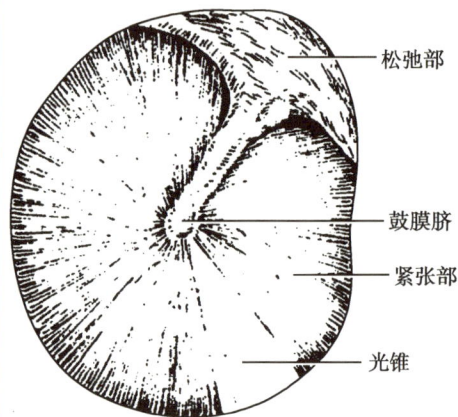

图 9-13　鼓膜

## （三）鼓膜

鼓膜位于外耳道与鼓室之间，呈倾斜位，外面朝向外、前、下方（图 9-13）。鼓膜为椭圆形半透明的薄膜。鼓膜的中心向内凹陷，称鼓膜脐。鼓膜上 1/4 部薄而松弛，称松弛部，下 3/4 部坚实紧张，称紧张部。紧张部前下部有三角形的反光区，称光锥。中耳的一些疾患可引起光锥改变或消失。

# 二、中　耳

中耳包括鼓室、咽鼓管、乳突窦和乳突小房。

### （一）鼓室

鼓室位于鼓膜与内耳之间，是颞骨岩部内含气的不规则小腔。鼓室有六个壁，室内有三块听小骨（图9-14）。鼓室的内面衬有黏膜，并与咽鼓管、乳突窦和乳突小房等处的黏膜相延续。

**1. 鼓室壁**

（1）上壁：称鼓室盖，为一薄层骨板，鼓室借此与颅中窝相邻。

（2）下壁：称颈静脉壁，也是一薄层骨板，将鼓室与颈内静脉起始部隔开。

（3）前壁：称颈动脉壁，即颈动脉管后壁，与颈内动脉邻近。此壁上部有咽鼓管的开口。

（4）后壁：称乳突壁，此壁上部有乳突窦的开口，乳突窦为一小腔，向后通乳突小房。

（5）外侧壁：称鼓膜壁，主要由鼓膜构成。

（6）内侧壁：称迷路壁，即内耳的外侧壁，其中部有圆形隆起，称为岬，岬的后上部有一卵圆形孔，称前庭窗，被镫骨底封闭；后下部有一圆孔，称蜗窗，被第二鼓膜封闭。前庭窗的后上方有一弓形隆凸，称面神经管凸，其深部有面神经管，管内有面神经通过（图9-14）。

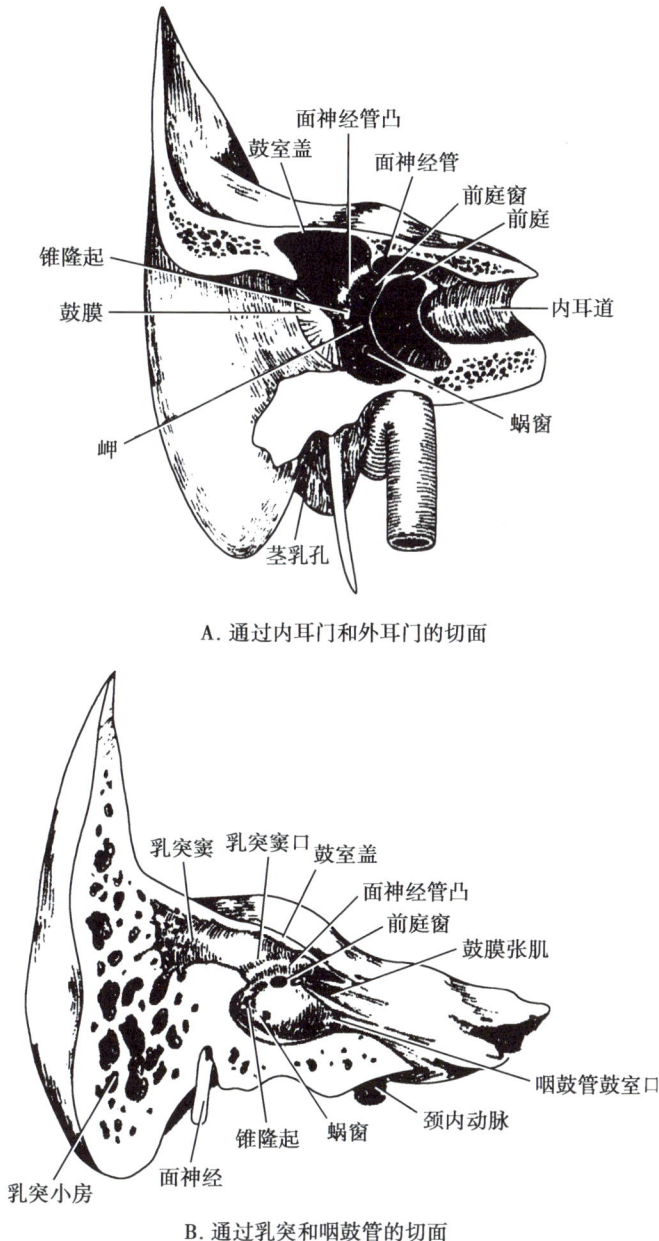

A. 通过内耳门和外耳门的切面

B. 通过乳突和咽鼓管的切面

图 9-14　颞骨经鼓室的切面

　　慢性化脓性中耳炎可侵蚀破坏鼓室壁的黏膜、骨膜和骨质，向邻近结构蔓延，引起各种并发症：向上侵蚀破坏鼓室盖，可引起颅内化脓性感染；向后蔓延到乳突窦和乳突小房，可引起乳突炎；向外侧侵蚀鼓膜可引起鼓膜穿孔；向内侧侵蚀内侧壁可引起迷路炎和损害面神经。

　　**2．听小骨**　有三块，由外向内为锤骨、砧骨、镫骨。锤骨形似鼓槌，锤骨柄附着于鼓膜内面。砧骨形如砧，分别与锤骨和镫骨相连。镫骨形如马镫，镫骨底封闭前庭窗。三块听小骨互以关节相连，构成听小骨链。运动听小骨的肌分别是鼓膜张肌和镫骨肌。当声波振动鼓膜时，振动通过听小骨链的传导，将声波的振动传入内耳（图9-15）。

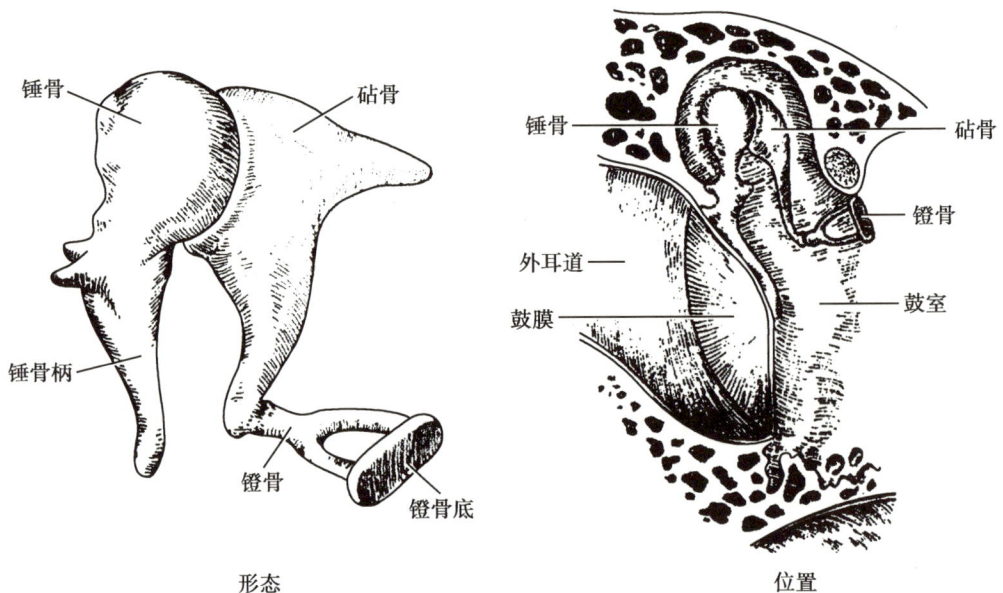

形态　　　　　　　　　　　　　位置

图 9-15　听小骨

　　中耳炎可引起听小骨粘连、韧带硬化等，使听小骨链的活动受到限制，致听力下降。

### （二）咽鼓管

　　咽鼓管是咽腔通连鼓室的管道。咽鼓管鼓室口开口于鼓室的前壁；咽鼓管咽口开口于鼻咽侧壁。咽鼓管咽口平时处于闭合状态，当吞咽或张大口时，咽口张开，空气沿咽鼓管进入鼓室，使鼓室的气压和外界的气压平衡，有利于鼓膜的正常振动。

　　幼儿的咽鼓管较成年人短而平直，腔径相对较大，故咽部感染易沿此管侵入鼓室，引起中耳炎。

　　当咽部有炎症时，咽鼓管因黏膜肿胀而阻塞，空气不能经咽鼓管进入鼓室，而鼓室内原有的空气被吸收，使鼓室内的气压形成负压，导致鼓膜内陷，病人常有耳内堵塞感及耳聋、耳鸣等症状。

### （三）乳突窦和乳突小房

　　乳突窦是介于鼓室与乳突小房之间的腔隙，向前开口于鼓室后壁的上部，向后下通乳突小房。

　　乳突小房是颞骨乳突内的许多含气小腔，相邻的小房相互通连。故中耳炎症可经乳突窦侵犯乳突小房而引起乳突炎。

## 三、内　　耳

　　内耳位于颞骨岩部内，在鼓室与内耳道底之间，是前庭蜗器的主要组成部分。内耳由构造复杂的管道组成,故称迷路。迷路由骨迷路和膜迷路两部分组成。骨迷路为颞骨岩部内的骨性隧道,膜迷路是套在骨迷路内的膜性小囊和小管。膜迷路内含有内淋巴,膜迷路与骨迷路之间的间隙内充满外淋巴。内、外淋巴互不相通。

## (一)骨迷路

骨迷路分为骨半规管、前庭和耳蜗三部分(图9-16)。它们互相通连。

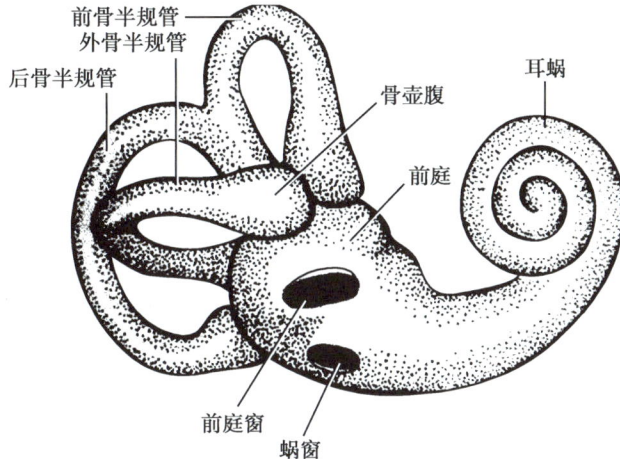

图9-16 骨迷路

**1.骨半规管** 为骨迷路的后部,是3个相互垂直排列的半环形小管。按其位置分别为前骨半规管、外骨半规管和后骨半规管。每个半规管有两个骨脚连于前庭,其中有一骨脚膨大,称骨壶腹。但有两个骨半规管的另一骨脚合并成一个总脚,因此3个骨半规管有5个骨脚开口于前庭。

**2.前庭** 为骨迷路的中部,是不规则的椭圆形空腔。前庭的外侧壁即鼓室的内侧壁,有前庭窗和蜗窗。前庭向前通耳蜗,向后通3个骨半规管。

**3.耳蜗** 为骨迷路的前部,形似蜗牛壳。耳蜗是由一骨性蜗螺旋管环绕蜗轴旋转两圈半构成。蜗轴是耳蜗的骨质中轴,它伸出骨螺旋板突入蜗螺旋管内,此板约达蜗螺旋管腔的一半,其缺损处由膜迷路(蜗管)填补封闭。故蜗螺旋管分为3个管道:上部的前庭阶、下部的鼓阶、中间的蜗管(图9-17)。前庭阶通前庭窗,鼓阶通向蜗窗。前庭阶和鼓阶在蜗顶相通。

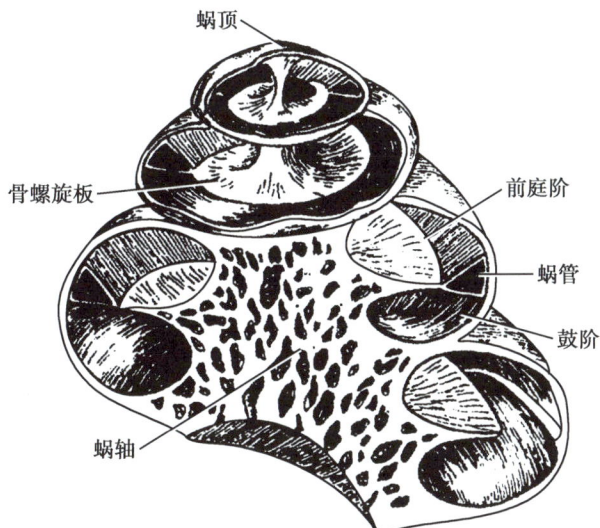

图9-17 耳蜗切面示意图

## （二）膜迷路

膜迷路也分三部分，即膜半规管、椭圆囊和球囊、蜗管（图9-18）。

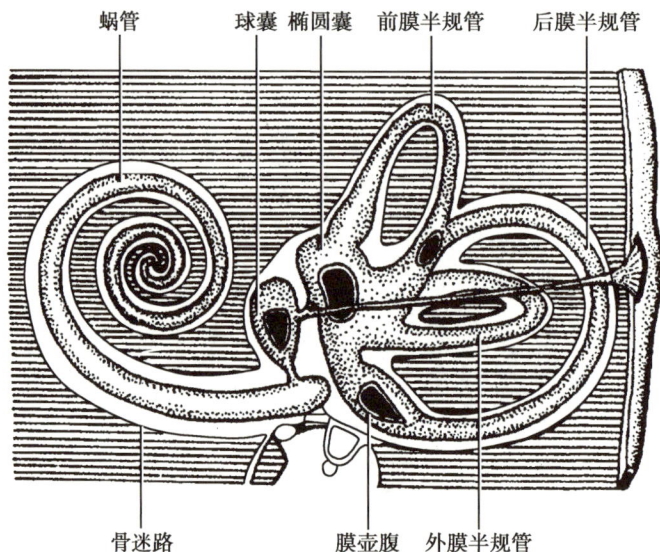

图9-18    膜迷路和骨迷路

**1. 膜半规管**    为3个半环形膜性小管，套在骨半规管内，形状和骨半规管相似，其中有一脚也膨大，称膜壶腹。

膜壶腹壁内面有一嵴状隆起，称壶腹嵴，是位置觉感受器，能感受头部旋转变速运动的刺激。

**2. 椭圆囊和球囊**    为位于前庭内的两个膜性小囊。椭圆囊位于后上方，连通3个膜半规管；球囊位于前下方，与蜗管相通。两囊之间有椭圆球囊管相连。

椭圆囊和球囊壁的内面各有一斑状隆起，分别称椭圆囊斑和球囊斑，是位置觉感受器，能感受头部静止的位置及直线加速或减速运动的刺激。

椭圆囊斑、球囊斑和3个壶腹嵴合称为前庭器。前庭器是位置觉感受器，对维持身体的平衡有重要作用。当人体位置变动时，椭圆囊、球囊和膜半规管内的内淋巴流动，刺激椭圆囊斑、球囊斑和3个壶腹嵴，产生冲动，由前庭神经传向中枢神经，经过分析综合，产生位置觉，从而进一步协调人体的姿势，维持身体的平衡。

**3. 蜗管**    为套在蜗螺旋管内的膜性管道。蜗管的横切面呈三角形，有上壁、外侧壁和下壁三个壁。上壁称前庭膜，外侧壁为蜗螺旋管内面骨膜的增厚部分，下壁由骨螺旋板和螺旋膜（基底膜）组成。

螺旋膜上有螺旋器，主要由支持细胞、毛细胞和盖膜构成，是听觉感受器，能感受声波刺激（图9-19）。当蜗管内的内淋巴振动引起盖膜振动时，可以引起毛细胞兴奋并产生神经冲动，神经冲动经蜗神经等传入大脑皮质的听觉中枢，形成听觉。

## 四、声波的传导途径

声波由外界传入内耳的感受器有两条途径，一是空气传导，二是骨传导。

### （一）空气传导

空气传导是指声波经外耳道引起鼓膜振动，经听小骨链和前庭窗传入内耳的过程。空气传导的主要途径是：声波→外耳道→鼓膜→听小骨链→前庭窗→前庭阶的外淋巴→前庭膜→蜗管的内淋巴→螺旋膜→螺旋器→蜗神经→中枢神经→大脑皮质听觉中枢（图9-20）。

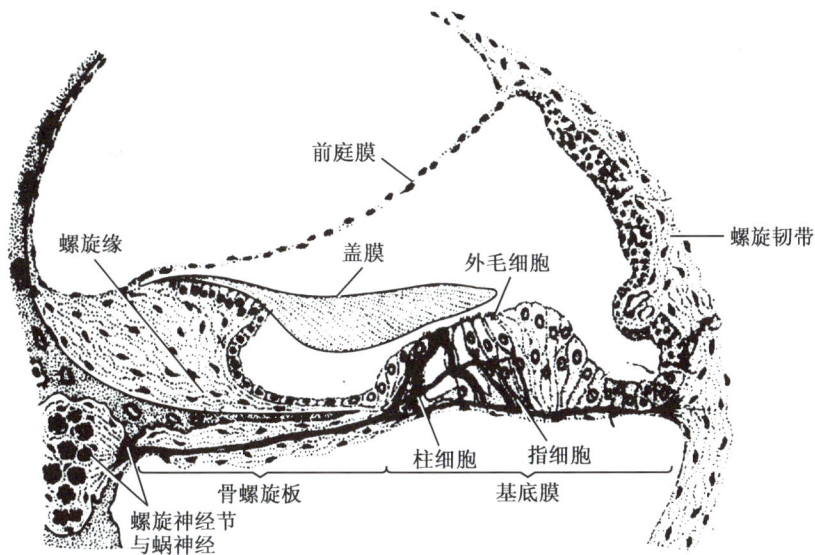

图 9-19　蜗管与螺旋器

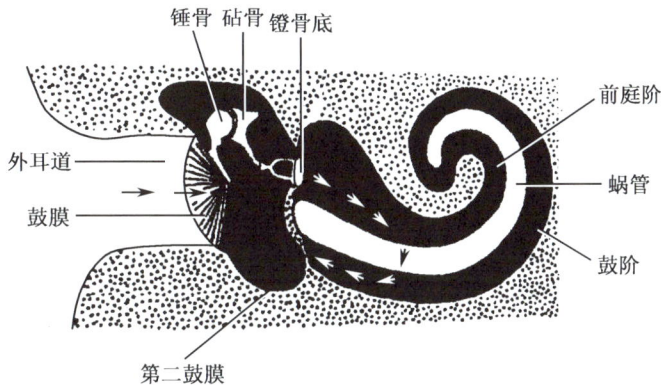

图 9-20　声波传导途径示意图

在鼓膜穿孔或听小骨链功能障碍的病人,声波可以经鼓室内空气引起第二鼓膜振动进行传导。声波→外耳道→鼓室内空气→蜗窗第二鼓膜→鼓阶的外淋巴蜗管的内淋巴→螺旋膜→螺旋器→蜗神经→中枢神经→大脑皮质听觉中枢。

这一途径的传导引起听力显著下降,但不会导致听力完全丧失。

### (二)骨传导

骨传导是指声波经颅骨(骨迷路)传入内耳的过程。骨传导的主要途径是:

声波→颅骨→骨迷路→前庭阶和鼓阶的外淋巴→蜗管的内淋巴→螺旋膜→螺旋器→蜗神经→中枢神经→大脑皮质听觉中枢。

在正常情况下声波的传导以空气传导为主,但在听力检查中可用到骨传导,对于鉴别传导性耳聋与神经性耳聋极为重要。

鼓膜、听小骨链损伤或功能障碍引起的听力下降,称传导性耳聋;内耳螺旋器、蜗神经和中枢神经病变引起的听力下降或障碍,称神经性耳聋。传导性耳聋经骨传导可以听到声音,神经性耳聋声波无论从何途径传入,都不能引起听觉。如聋哑病人多属神经性耳聋。

# 第四节　皮　　肤

皮肤覆盖于人体表面,借皮下组织与深部的结构相连。皮肤是人体最大的器官,约占成人体重的16%,总面积1.2～2.2m$^2$。

## 一、皮肤的微细结构

皮肤分为表皮和真皮两层(图9-21)。

### (一)表皮

表皮为皮肤的浅层,由复层扁平上皮构成,无血管分布。根据上皮细胞的分化程度和结构特点,表皮从基底到表面可分为五层:基底层、棘层、颗粒层、透明层和角质层。

**1. 基底层**　位于表皮的最深层,借基膜与深部的真皮相连。基底层是一层排列整齐的矮柱状细胞。基底层细胞有较强的分裂增殖能力,可不断产生新细胞,故基底层又称生发层。新生的细胞向浅层推移,逐渐分化成表皮的其余几层细胞。

**2. 棘层**　一般由4～10层多边形细胞构成。细胞表面有许多细小的棘状突起。

**3. 颗粒层**　由2～3层梭形细胞构成。细胞质内有较粗大的透明角质颗粒。

**4. 透明层**　为数层扁平细胞。细胞质呈均质透明状,细胞核已消失。

**5. 角质层**　由数层或数十层扁平的角质细胞构成。角质细胞是一些干硬的死细胞,已无细胞核和细胞器。角质层是皮肤的重要保护层,对摩擦、酸、碱等多种刺激都有较强的抵抗作用,并有阻挡病原体侵入和防止体内组织液丢失的作用。角质层表层细胞不断脱落,形成皮屑。

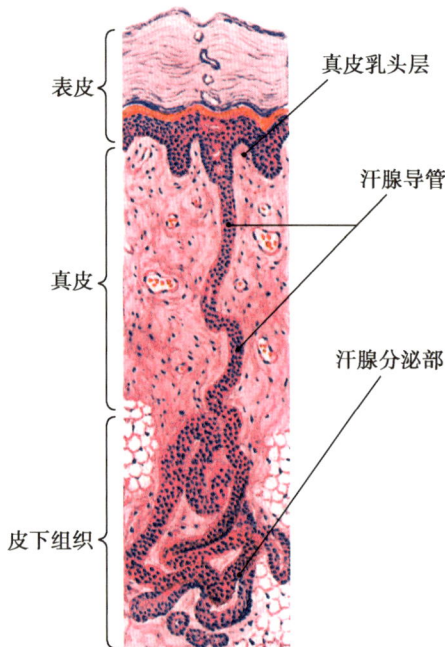

图 9-21　手指的皮肤

### (二)真皮

真皮位于表皮深面,由致密结缔组织构成。真皮分为乳头层和网织层。

**1. 乳头层**　紧靠表皮的基底层。结缔组织呈乳头状突向表皮。乳头内含有丰富的毛细血管和感受器,如游离神经末梢、触觉小体等。

**2. 网织层**　较厚,在乳头层的深面,两者无明显分界。网织层的结构较致密,结缔组织纤维束互相交织成网,使皮肤具有较强的韧性和弹性。网织层含有较多的小血管、淋巴管和神经,以及毛囊、皮脂腺、汗腺和环层小体等。

真皮的深面为皮下组织,又称浅筋膜。皮下组织不属于皮肤结构,主要由疏松结缔组织和脂肪组织构成。皮下组织有保持体温和缓冲机械压力的作用。

## 二、皮肤的附属器

皮肤的附属器包括毛发、皮脂腺、汗腺和指(趾)甲(图9-22)。

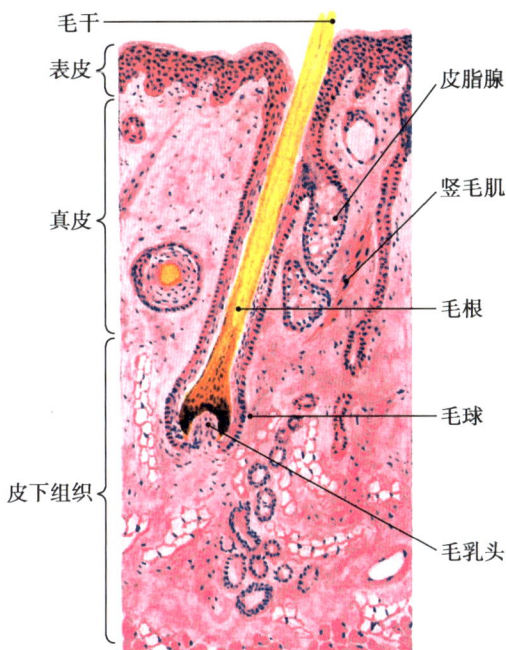

图 9-22 皮肤的附属器模式图

毛干
表皮
真皮
皮下组织

皮脂腺
竖毛肌
毛根
毛球
毛乳头

### （一）毛发

毛发可分毛干和毛根两部分。毛干是露出皮肤以外的部分，毛根是埋入皮肤以内的部分。毛根周围包有毛囊，由上皮组织和结缔组织构成。毛囊的一侧附有一束斜行的平滑肌，称立毛肌，收缩时，可使毛发竖立。

### （二）皮脂腺

皮脂腺位于毛囊和立毛肌之间，其导管开口于毛囊。皮脂腺的分泌物叫皮脂，对皮肤和毛有润滑作用。

### （三）汗腺

汗腺是弯曲的管状腺，分为分泌部和导管部。其分泌部位于真皮网织层内，蟠曲成团；导管经真皮到达表皮，开口于皮肤表面。汗腺遍布于全身大部分皮肤中，以手掌、足底和腋窝处最多。汗腺分泌汗液，可以调节体温和排泄废物。

腋窝、会阴等处的皮肤分布有一种顶泌汗腺，其分泌物较黏稠，经细菌作用后，可产生特殊的臭味，形成狐臭。

### （四）指（趾）甲

指（趾）甲位于手指和足趾远端的背面，由排列紧密的表皮角质层形成。甲的前部露于体表，称甲体；后部埋入皮肤内，称甲根。甲体两侧和甲根浅面的皮肤皱襞，叫甲襞。甲襞和甲体之间的沟，称甲沟。

## 三、皮肤的功能

皮肤具有多种功能：①防止体外物质（如病原微生物、化学物质等）的侵入，是人体免疫系统的第一道防线，对人体具有重要的屏障保护功能。②防止体液的丧失。③皮肤表面有汗腺的开口，可在排出汗液的同时调节体温和排泄废物。④皮肤内含有多种感受器，具有感受痛觉、温度觉、触觉和压觉等感觉功能。

### 知识链接

**皮内注射和皮下注射**

1. 皮内注射　皮内注射是将少量药液或生物制剂注入表皮与真皮之间的方法。皮内注射一般用于药物过敏试验、抗毒血清测敏试验，观察有无过敏反应，以及预防接种等。做过敏试验，注射部位多选择前臂掌侧下部；做预防接种，注射部位选择上臂三角肌下缘处。皮内注射穿经结构由浅入深依次为表皮角质层、透明层、颗粒层、棘层、基底层至表皮与真皮之间。

2. 皮下注射　皮下注射是将少量药液或生物制剂注入皮下组织的方法。

皮下注射一般用于预防接种；局部麻醉用药；需要迅速达到药效而不能或不宜经口服给药时，如胰岛素、阿托品、肾上腺素等药物的注射。皮下注射常选用上臂三角肌下缘，两侧腹壁、后背、大腿前侧和外侧。局部麻醉用药根据需要可在任何部位皮下注射。皮下注射穿经结构为表皮、真皮，达皮下组织。

（陈　壮）

**？ 复习思考题**

1. 简述视网膜的形态和组织结构。
2. 房水的产生和循环途径如何？
3. 视近物或视远物时，眼球内的有关结构是如何调节的？
4. 光线从外界进入眼球到达视网膜需经过哪些结构？
5. 简述声波的主要传导途径。

# 第十章　内分泌系统

ER-10-1

PPT 课件

ER-10-2

知识导览

## 学习目标

掌握内分泌系统的组成、主要功能,甲状腺的形态、位置和微细结构,肾上腺的形态、位置和微细结构,垂体的形态、位置、分部和微细结构。

熟悉甲状旁腺的形态、位置和微细结构,胸腺的位置,松果体的位置,甲状腺、肾上腺、垂体、甲状旁腺的主要功能。

了解胸腺、松果体的主要功能。

## 第一节　概　　述

### 一、内分泌系统的组成

内分泌系统由独立的内分泌器官和散在其他器官内的内分泌组织组成。内分泌器官即内分泌腺,如甲状腺、甲状旁腺、肾上腺、垂体、胸腺和松果体等。内分泌组织,是指内分泌细胞以细胞团为单位分散于机体的其他组织和器官内,如胰岛、睾丸间质细胞、卵巢内的卵泡和黄体,以及消化道、呼吸道管壁内、肾内等处的内分泌细胞等(图10-1)。

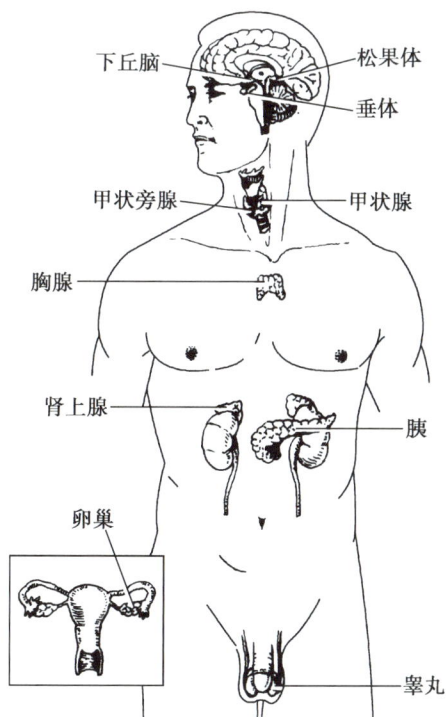

图10-1　内分泌系统概观

## 二、内分泌系统的主要功能

内分泌系统是机体的重要调节系统，它与神经系统协作，共同维持机体内环境的平衡和稳定，保证生命活动的正常进行。内分泌细胞的分泌物为激素，直接渗入毛细血管或毛细淋巴管，随血液循环运送至全身，可作用于特定器官或细胞，调节人体的新陈代谢、生长发育和生殖功能等。

内分泌系统与神经系统，两者在结构和功能上有密切联系。一方面内分泌腺直接或间接受神经系统的控制和调节，神经系统通过对内分泌腺的作用，间接地调节人体各器官的功能，这种调节称神经体液调节；另一方面内分泌腺也可以影响神经系统的功能，如甲状腺分泌的甲状腺素可影响脑的发育。

神经系统是借助神经元传导的电化学冲动调节着机体活动，作用迅速而短暂；内分泌系统则是借助血液将其分泌的化学物质运送到全身特定的靶细胞而实现调节功能，作用缓慢而持久，涉及面广。

# 第二节　甲　状　腺

## 一、甲状腺的形态和位置

甲状腺位于颈前部，质地柔软、呈棕红色，近似 H 形，分左、右两侧叶，中间以甲状腺峡相连（图 10-2）。

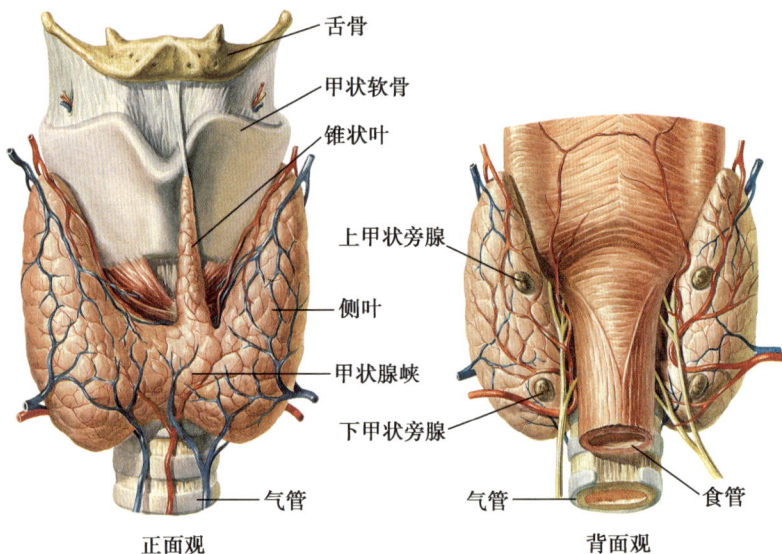

正面观　　　　　　背面观

**图 10-2　甲状腺及甲状旁腺的形态和位置**

甲状腺左、右侧叶呈锥体形，位于喉下部和气管上部的两侧，上端可达甲状软骨中部，下端可达第 5 或第 6 气管软骨高度。甲状腺峡位于第 2～4 气管软骨环的前方。甲状腺的表面有纤维囊包裹，并通过筋膜形成的韧带固定于喉和气管上，故吞咽时甲状腺可随喉上下移动，临床上可借此判断颈部肿块是否与甲状腺有关。

甲状腺左、右侧叶的后外方与颈部血管相邻，内侧面与喉、气管、咽、食管、喉返神经等相邻，故当甲状腺肿大时，可压迫以上结构，导致呼吸困难、吞咽困难和声音嘶哑等症状。

## 二、甲状腺的微细结构

甲状腺实质被深入的结缔组织被膜分为若干小叶，每个小叶内含有许多甲状腺滤泡，滤泡之间的结缔组织内有滤泡旁细胞（图10-3）。

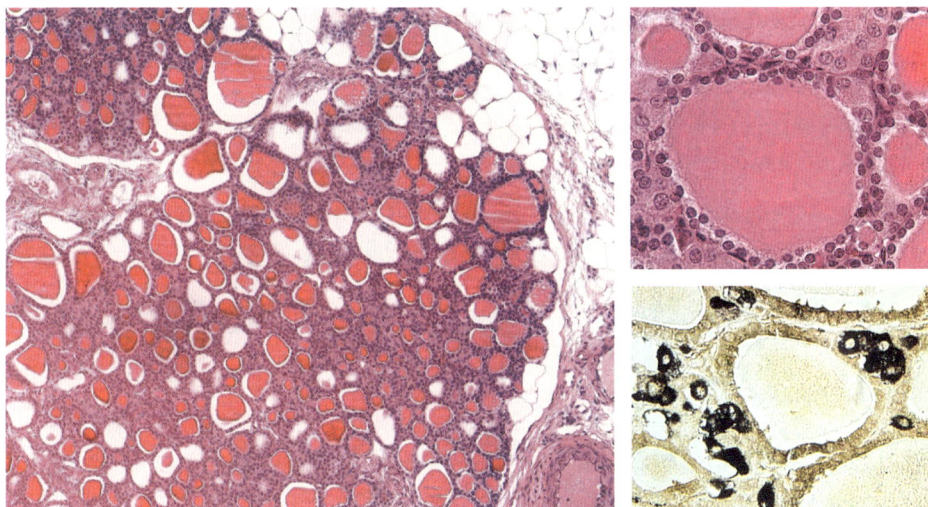

图10-3　甲状腺的微细结构（光镜）

### （一）甲状腺滤泡

甲状腺滤泡呈球形或不规则形，直径0.02～0.09mm，大小因生理功能状态和在甲状腺中的部位不同而变化。滤泡壁由单层滤泡上皮细胞围成。滤泡上皮细胞通常为立方形，细胞核圆形，位于细胞的中央，细胞质呈弱嗜碱性。滤泡腔内充满透明的胶质，是滤泡上皮细胞的分泌物，即碘化的甲状腺球蛋白。

### （二）滤泡旁细胞

滤泡旁细胞常单个嵌于滤泡上皮细胞之间或成群分布于滤泡之间的结缔组织内。细胞呈卵圆形或多边形，体积较大，HE染色切片中细胞质染色较浅，镀银染色切片中胞质可见黑色的嗜银颗粒。

## 三、甲状腺的主要功能

### （一）滤泡上皮细胞的功能

甲状腺滤泡上皮细胞可合成和分泌甲状腺素。

甲状腺素的主要功能是促进机体的新陈代谢，提高神经系统的兴奋性，促进机体的生长发育。甲状腺素对婴幼儿脑和骨骼的发育影响显著。甲状腺功能低下，甲状腺素分泌不足，在小儿可致身材矮小、脑发育障碍、智力低下等现象，称呆小症；在成人可引起新陈代谢率降低、精神呆滞、黏液样水肿等。如果甲状腺功能过强，甲状腺素分泌增多，称甲状腺功能亢进，机体新陈代谢率增高，可致突眼性甲状腺肿，病人常有心跳加速、神经过敏、体重减轻及眼球突出等症状。

### （二）滤泡旁细胞的功能

滤泡旁细胞可分泌降钙素。

降钙素能促进成骨细胞的活动，使骨盐沉着于骨质，并抑制胃肠道和肾小管吸收$Ca^{2+}$，使血钙浓度降低。

　　碘对甲状腺的活动有调节作用，如果缺碘，可导致甲状腺素合成的原料不足，长期缺碘，可导致甲状腺组织过度增生、肥大，形成单纯性甲状腺肿。

# 第三节　甲　状　旁　腺

## 一、甲状旁腺的形态和位置

　　甲状旁腺为棕黄色的扁椭圆形小体，大小似黄豆。甲状旁腺位于甲状腺侧叶的后面，上、下各一对，有时埋入甲状腺的实质内（图10-2）。

## 二、甲状旁腺的微细结构

　　甲状旁腺表面包有结缔组织被膜，被膜与少量结缔组织伸入腺体内形成小梁，小梁与其中的血管、神经等构成间质。甲状旁腺实质内腺细胞排列呈索状或团块状，主要由主细胞和嗜酸性细胞组成。

　　主细胞是甲状旁腺的主要细胞，数量最多，体积较小，呈多边形，胞核圆形，位于细胞的中央，HE染色胞质着色较浅。

　　嗜酸性细胞单个或成群存在于主细胞之间。嗜酸性细胞比主细胞大，核较小，染色深，胞质内含有许多嗜酸性颗粒（图10-4）。

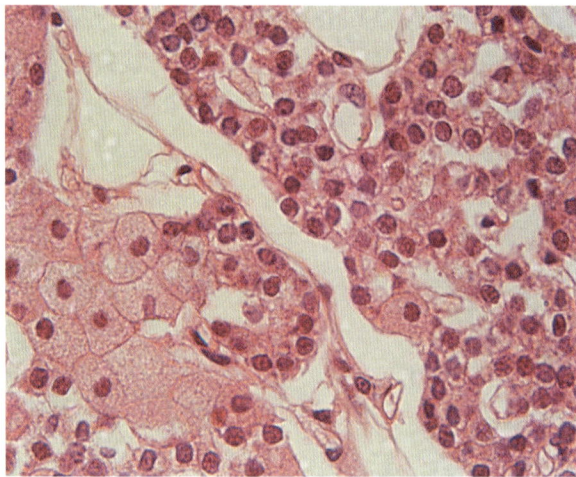

图10-4　甲状旁腺的微细结构（光镜）

## 三、甲状旁腺的主要功能

　　甲状旁腺的主细胞分泌甲状旁腺素。嗜酸性细胞的功能尚不明确。

　　甲状旁腺素的主要功能是增强破骨细胞和骨细胞的活动，使骨盐溶解，并能促进小肠及肾小管对$Ca^{2+}$的吸收，从而使血钙浓度升高。

　　甲状旁腺素和降钙素协同维持血钙浓度的稳定。钙在体内有多方面的作用，其中包括形成骨质、参与血凝、降低神经和骨骼肌的兴奋性等。

甲状旁腺素分泌不足时（如临床手术损伤或误切甲状旁腺），可导致血钙浓度降低，使神经、肌肉的兴奋性增高，引起手足抽搐。甲状旁腺功能亢进时，可引起骨质疏松，易发生骨折。

# 第四节　肾　上　腺

## 一、肾上腺的形态和位置

肾上腺位于腹膜后间隙内脊柱的两侧，两肾的内上方，左、右各一，质地柔软，呈淡黄色的实质性器官，左侧近似半月形，右侧呈三角形。肾上腺与肾共同包裹在肾筋膜内，但有独立的纤维囊和脂肪囊，一般不随肾下垂而下降（图10-5）。

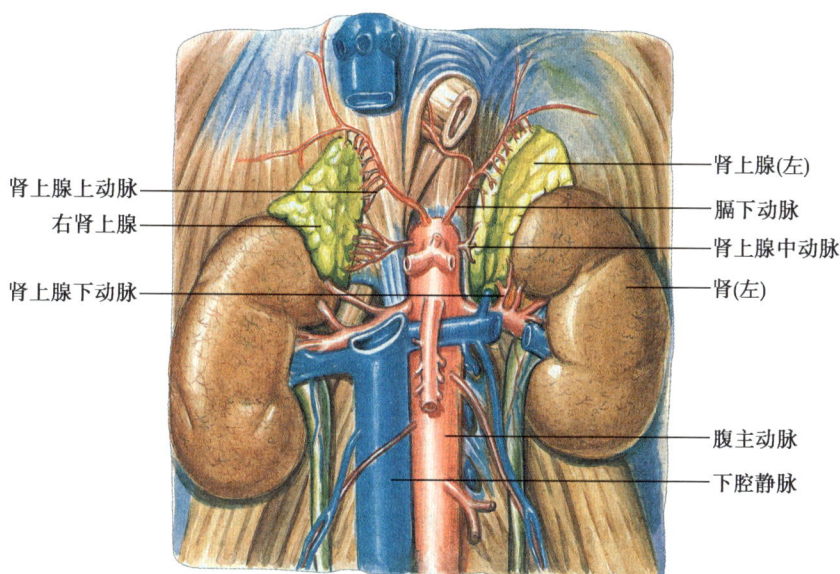

图10-5　肾上腺的位置、形态

## 二、肾上腺的微细结构

肾上腺的表面包有一层结缔组织被膜，肾上腺的实质分为皮质和髓质两部分（图10-6）。

### （一）肾上腺皮质

肾上腺皮质为肾上腺的周围部，占肾上腺体积的 $80\%\sim90\%$，根据细胞的形态和排列形式，皮质由外至内分为球状带、束状带和网状带。

**1. 球状带**　位于被膜下方，皮质浅层，较薄，细胞聚集成球状团块，细胞较小，呈锥形，核小染色深，细胞质较少呈弱嗜酸性。

**2. 束状带**　位于皮质中层，是皮质最厚的部分，细胞排列成索状。束状带细胞较大，呈立方形或多边形，细胞核圆形，较大，着色浅，细胞质呈空泡状内含大量脂滴。

**3. 网状带**　位于皮质最内层，细胞排列成索状并吻合成网。网状带细胞较小，呈多边形，细胞核小，着色深，细胞质呈嗜酸性，内含较多脂褐素和少量脂滴。

### （二）肾上腺髓质

肾上腺髓质位于肾上腺的中央部，细胞排列成团或索，其间为血窦和少量结缔组织，髓质中央有静脉。髓质细胞体积较大，呈多边形，细胞核圆形，核仁明显，细胞质内有许多易被铬盐染

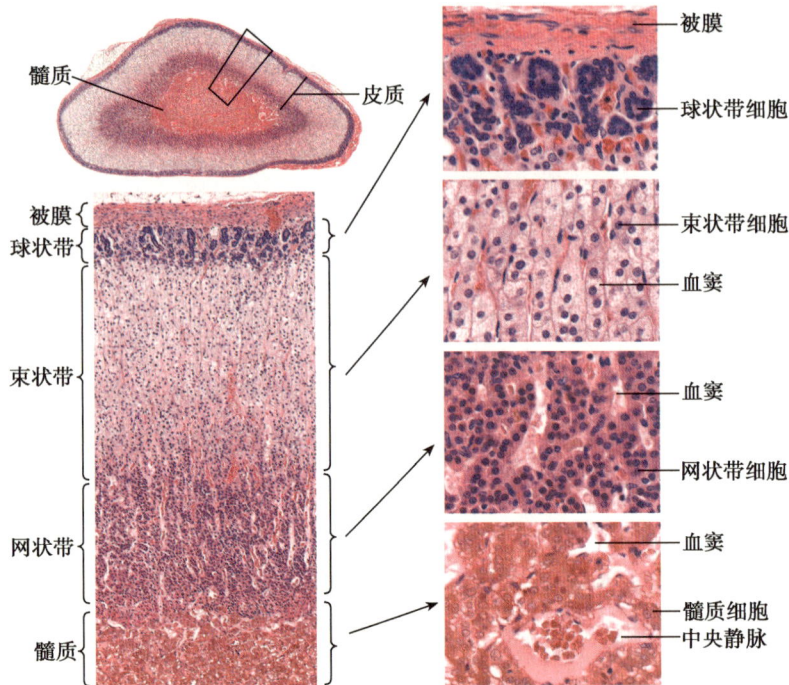

**图 10-6　肾上腺的微细结构（光镜）**

成棕黄色的颗粒，因而髓质细胞亦称嗜铬细胞。根据分泌颗粒内所含激素不同，髓质细胞又分为肾上腺素细胞和去甲肾上腺素细胞。

## 三、肾上腺的主要功能

### （一）肾上腺皮质的主要功能

肾上腺皮质细胞分泌盐皮质激素、糖皮质激素、雄激素和少量的雌激素。

肾上腺皮质球状带分泌盐皮质激素，主要成分是醛固酮，能调节体内的水、电解质代谢，如促进肾远曲小管和集合小管重吸收 $Na^+$ 和排出 $K^+$ 等，刺激胃黏膜吸收 $Na^+$，从而使血中 $Na^+$ 浓度升高，$K^+$ 浓度降低，调节体内钠、钾和水的平衡。若盐皮质激素分泌增多，可形成原发性或继发性醛固酮增多症，临床上出现高 $Na^+$、低 $K^+$、水肿及高血压等症状。

肾上腺皮质束状带分泌糖皮质激素，主要为皮质醇和皮质酮，能调节糖和蛋白质的代谢，促使蛋白质、脂肪分解并转换为糖；还可降低免疫反应及抗炎等作用。若糖皮质激素分泌过多或临床过量应用，患者可出现向心性肥胖、满月脸、多毛和腹壁紫纹等一系列库欣病症状。

肾上腺皮质网状带分泌性激素，以雄激素为主，也有少量的雌激素。正常情况下，肾上腺皮质分泌的性激素量很少，所以对机体作用不明显。在女性，若肾上腺皮质分泌的性激素量过多，则可表现为女性男性化和男性第二性征过早出现。

### （二）肾上腺髓质的主要功能

肾上腺髓质细胞分泌肾上腺素和去甲肾上腺素。

肾上腺素主要作用于心肌，使心率加快、心肌收缩力加强，心和骨骼肌的血管扩张，故临床上常用作强心剂。

去甲肾上腺素主要作用于小动脉的平滑肌，使平滑肌收缩，血压升高，故临床上常用作升压药。

# 第五节　垂　　体

## 一、垂体的形态和位置

垂体位于颅中窝蝶骨体上面的垂体窝内,上端通过漏斗连于下丘脑。垂体的前上方与视交叉相邻,当垂体有肿瘤时,可压迫视交叉,引起双眼视野颞侧半偏盲。

## 二、垂体的分部

垂体包括腺垂体和神经垂体。腺垂体包括远侧部、结节部和中间部。神经垂体包括神经部及漏斗(图 10-7)。通常将远侧部和结节部称垂体前叶,将中间部和神经部称垂体后叶。

垂体的分部列表如下:

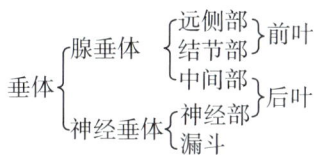

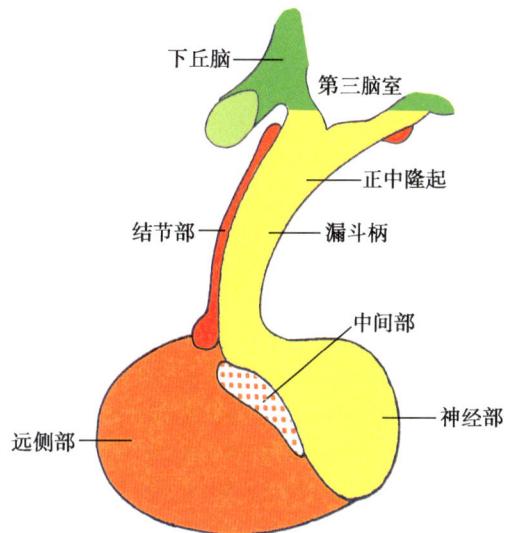

$$
\text{垂体}
\begin{cases}
\text{腺垂体}
\begin{cases}
\text{远侧部} \\
\text{结节部}
\end{cases}\text{前叶} \\
\quad\;\text{中间部}\;\;\text{\Big\}后叶} \\
\text{神经垂体}
\begin{cases}
\text{神经部} \\
\text{漏斗}
\end{cases}
\end{cases}
$$

图 10-7　垂体结构模式图

(下丘脑　第三脑室　正中隆起　结节部　漏斗柄　中间部　神经部　远侧部)

## 三、垂体的微细结构

### (一)腺垂体

腺垂体主要由腺细胞构成,腺细胞排列成索或团状,其间有丰富的血窦。在 HE 染色标本中,依据腺细胞着色的差异,可将腺垂体的腺细胞分为嗜酸性细胞、嗜碱性细胞和嫌色细胞(图 10-8)。

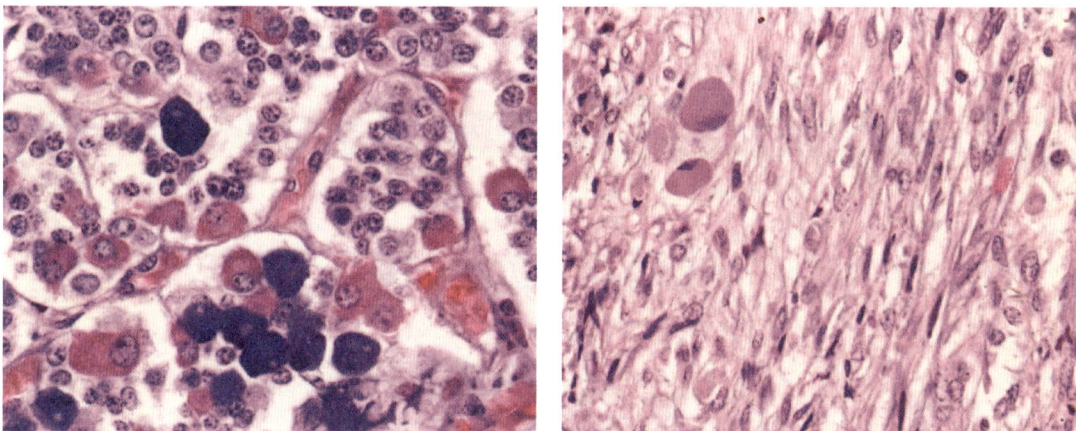

图 10-8　垂体的微细结构

1. **嗜酸性细胞**　数量较多,细胞呈圆形或椭圆性,体积较大,细胞质中含有许多粗大的嗜酸性颗粒。

**2. 嗜碱性细胞**　数量少,细胞呈圆形或多边形,体积大小不等,细胞质中含有嗜碱性颗粒。

**3. 嫌色细胞**　数量多,体积小,着色浅,胞质少,细胞界限不清。嫌色细胞胞质内含少量分泌颗粒,可能是脱颗粒的嗜酸性细胞和嗜碱性细胞,或是处于形成嗜酸性细胞和嗜碱性细胞的初级阶段。

### （二）神经垂体

神经垂体由无髓神经纤维和神经胶质细胞构成,其间有丰富的血窦,不含腺细胞,无内分泌功能。无髓神经纤维主要来自下丘脑的视上核和室旁核,并运输视上核和室旁核分泌的激素至神经垂体储存,待需要时释放入血。神经垂体的胶质细胞又称垂体细胞,其形状和大小不一。垂体细胞具有支持和营养神经纤维的作用。

## 四、垂体的主要功能

### （一）腺垂体的主要功能

腺垂体的腺细胞分泌多种激素。

**1. 嗜酸性细胞分泌两种激素**

（1）生长激素：能促进蛋白质、脂类和糖代谢,尤其是能促进骨骼的生长。

（2）催乳激素：能促进乳腺的发育,在妊娠晚期和哺乳期能促进乳汁的分泌。

在幼年时期,生长激素分泌不足,可引起身材矮小,称为侏儒症;生长激素分泌过多,引起身材异常高大,称为巨人症。在成年人,生长激素分泌过多,可引起手大、指粗、鼻高、下颌突出等体征,称为肢端肥大症。

**2. 嗜碱性细胞分泌三种激素**

（1）促甲状腺激素：能促进甲状腺滤泡的增生和甲状腺素的合成、释放。

（2）促肾上腺皮质激素：能促进肾上腺皮质束状带分泌糖皮质激素。

（3）促性腺激素：包括两种激素：①卵泡刺激素：在女性可促进卵泡的发育,在男性可促进精子的生成;②黄体生成素：在女性可促进黄体的形成,在男性称间质细胞刺激素,能促进睾丸间质细胞分泌雄激素。

### （二）神经垂体的主要功能

在下丘脑视上核及室旁核内合成、由神经垂体储存和释放的激素有抗利尿激素和催产素两种。

**1. 抗利尿激素（加压素）**　由视上核分泌,能促进肾小管和集合管对水的重吸收,使尿量减小,还能使小动脉的平滑肌收缩,血压升高,故也称加压素。如果下丘脑或垂体后叶有病变,抗利尿激素分泌不足,可出现"尿崩症",每天尿量可达几升或十几升之多。

**2. 催产素**　由室旁核分泌,能促进妊娠子宫平滑肌的收缩,加速胎儿娩出;也可促进乳腺分泌乳汁。

# 第六节　胸　　腺

## 一、胸腺的位置和形态

胸腺位于胸骨柄后方,上纵隔前部。

胸腺呈锥体形,分为不对称的左、右两叶（图10-9）,色灰红,质柔软。新生儿及幼儿胸腺相对较大,随年龄的增长,胸腺继续发育,性成熟后最大。成年后胸腺逐渐萎缩退化,常被结缔组织所代替。

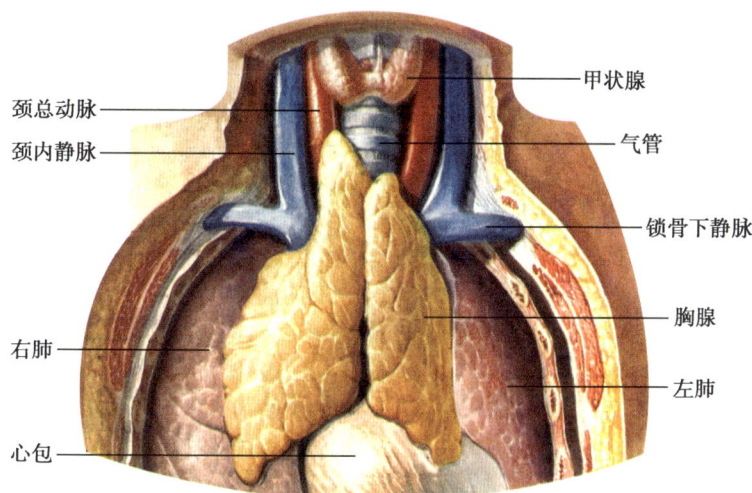

图 10-9 胸腺

## 二、胸腺的微细结构

胸腺表面的被膜伸入胸腺实质内,把胸腺分成许多小叶。小叶周边为皮质和深部的髓质。

胸腺的实质主要由上皮性网状细胞和淋巴细胞所构成。上皮性网状细胞又称胸腺上皮细胞,呈星形,有多个分支状突起,相邻细胞的突起互相连接成网。胸腺内的淋巴细胞为处于不同分化发育阶段的 T 淋巴细胞,又称胸腺细胞,密集排布于上皮性网状细胞的网眼中(图 10-10)。

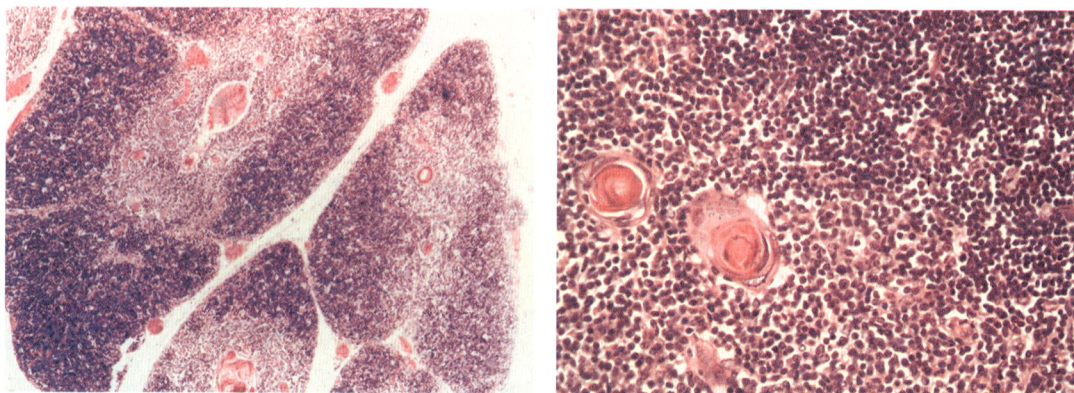

图 10-10 胸腺的微细结构

## 三、胸腺的主要功能

胸腺的主要功能是分泌胸腺素和产生 T 淋巴细胞。

胸腺素由上皮性网状细胞分泌,它可以使从骨髓来的造血干细胞分裂和分化,成为具有免疫活性的淋巴细胞,称胸腺依赖淋巴细胞,简称 T 淋巴细胞。T 淋巴细胞随血流离开胸腺,分布到淋巴结和脾等淋巴器官,成为这些器官 T 淋巴细胞的发生来源,因此胸腺是 T 淋巴细胞分化成熟的场所,是人体重要的免疫器官。当 T 淋巴细胞充分繁殖并分布到其他淋巴器官后,胸腺的重要性也就逐渐降低。

胸腺对于新生儿和婴幼儿淋巴组织的正常发育至关重要,这个时期如切除胸腺会导致周围淋巴器官的发育不全、退化,不能行使有效的免疫反应,可导致进行性致死后果。胸腺不发育或胸腺发育不全患者,因淋巴细胞数量减少,常在生命早期死于感染。胸腺过大或胸腺肿瘤会对气管、食管和颈部的大静脉造成压迫，导致声音嘶哑、吞咽困难和发绀等。

# 第七节  松  果  体

## 一、松果体的位置和形态

松果体位于上丘脑的后上方，以细柄连于第三脑室顶的后部。

松果体为一椭圆形小体，形似松果，色灰红。松果体在儿童时期比较发达，7 岁以后开始退化，成年后可部分钙化形成钙斑，常可在 X 线片上见到，临床上可作为头颅片的定位标志。

## 二、松果体的微细结构

松果体腺实质主要由松果体细胞、神经胶质细胞和无髓神经纤维等组成。在 HE 染色切片中，细胞体呈圆形或不规则形，细胞核大，细胞质少，细胞质呈弱嗜碱性。

## 三、松果体的主要功能

松果体细胞分泌褪黑激素。在哺乳动物，褪黑激素具有抑制生殖腺发育和性成熟的作用。褪黑激素的作用主要是通过抑制腺垂体分泌促性腺激素，从而间接抑制生殖腺的发育。

褪黑激素的合成与光照密切相关。白天，松果体几乎停止分泌活动，夜间才分泌褪黑激素。

松果体有病变破坏而功能不足时，可出现性早熟和生殖器官过度发育。

（黄海兵）

**? 复习思考题**

1. 简述内分泌系统的组成。
2. 临床上进行甲状腺次全切除术时，为什么要避免切除甲状腺侧叶的后部？
3. 肾上腺皮质根据细胞排列方式分为哪几个带？各带有哪些结构特点？
4. 简述垂体分泌和释放的激素。这些激素各有何主要功能？
5. 简述肾上腺髓质嗜铬细胞分类及主要功能。

ER-10-3

扫一扫，测一测

# 第十一章 神 经 系 统

## 学习目标

　　掌握神经系统的组成,神经系统的常用术语,脊髓的位置与外形,脊髓的内部结构,脑的分部,脑干的位置、组成、外形,小脑的位置和外形,间脑的位置和分部,下丘脑的组成,背侧丘脑、下丘脑的主要功能,后丘脑的组成及其功能,大脑半球的外形和内部结构,脑、脊髓被膜的分层及其结构,侧脑室、第三脑室、第四脑室的位置和交通,脑脊液的产生和循环途径,脊神经的构成,颈丛、臂丛、腰丛、骶丛的组成、位置、主要分支的行程和分布,胸神经前支的行程和分布,动眼神经、三叉神经、面神经、舌咽神经、迷走神经的分布概况,内脏运动神经的结构特点和分类,交感神经和副交感神经的区别,躯干和四肢的本体觉传导通路,躯干和四肢的浅感觉传导通路,头面部的浅感觉传导通路,视觉传导通路,锥体系。

　　熟悉神经系统的基本功能,反射的概念和反射弧的结构,脊髓节段及其与椎骨的对应关系,脊髓的功能,脑干的内部结构和功能,小脑的内部结构和功能,脑和脊髓的血管,血-脑屏障,十二对脑神经的名称、性质、连脑位置和分布概况,内脏神经的概念,交感神经和副交感神经的组成和分布概况,神经系统各部损伤的临床表现。

　　了解内脏感觉神经的特点和牵涉痛的概念,锥体外系的概念。

## 第一节　概　　述

### 一、神经系统的组成

　　神经系统由中枢神经系统和周围神经系统两部分组成,在形态和功能上是一个不可分割的整体(图 11-1)。

　　中枢神经系统包括脑和脊髓,分别位于颅腔和椎管内。

　　周围神经系统是指中枢神经系统以外的其他部分。周围神经系统按其与中枢神经系统的连接关系可分为与脑相连的 12 对脑神经和与脊髓相连的 31 对脊神经。周围神经系统按其分布的范围不同可分为躯体神经和内脏神经。躯体神经主要分布于皮肤、骨、关节和骨骼肌;内脏神经主要分布于内脏、心血管和腺体。躯体神经和内脏神经均含有感觉纤维和运动纤维。内脏运动神经依据其功能的不同,分为交感神经和副交感神经两部分。

### 二、神经系统的主要功能

　　神经系统是机体内起主导作用的系统,主要功能如下:

　　1. 控制和协调人体内部各系统的功能活动,使人体成为一个完整的统一体。例如,当人体进行激烈的活动时,随着骨骼肌的强烈收缩,同时会出现心跳加快、呼吸加深加快等一系列变

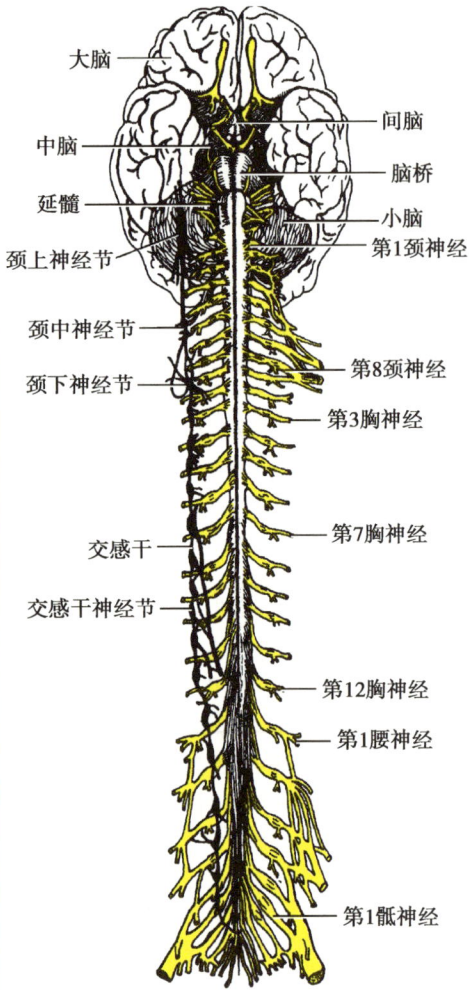

图 11-1　神经系统概观

化，这些都是在神经系统的协调和控制之下完成的。

2．通过感受各种刺激而调整机体的功能，使人体适应不断变化的外界环境，维持机体与外界环境的统一。例如，天气寒冷时，通过神经系统的调节，使周围小血管收缩，减少热量散发，使体温维持在正常水平。

3．大脑皮质是各种感觉和运动的最高中枢，而且是思维活动的物质基础。人类在长期的进化过程中，由于生产劳动、语言功能和社会活动的产生和发展，人类的大脑皮质高度发展，不仅是各种感觉和运动的最高中枢，而且是思维活动的物质基础。人脑作为高级神经活动的器官，又进一步推动了劳动和语言的发展。因此，人类不仅能适应外界环境的变化，并能主动地认识和改造客观世界。

## 三、神经系统的活动方式

神经系统的基本活动方式是反射。反射是指神经系统在调节机体的活动中对内、外界环境的刺激所做出的反应。

反射的结构基础是反射弧。反射弧包括感受器、传入神经、中枢、传出神经和效应器五部分（图11-2）。反射弧的任何部位受损，反射活动即出现障碍。临床常用检查反射活动来诊断神经系统的疾病。

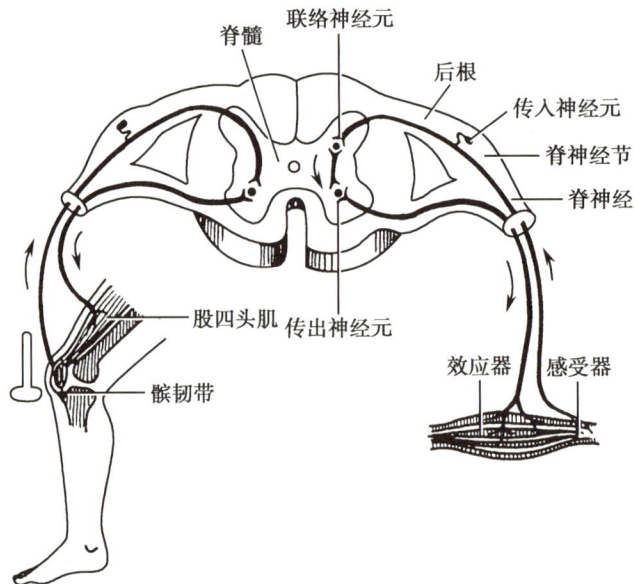

图 11-2　反射弧示意图

## 四、神经系统的常用术语

神经系统内神经元的胞体和突起在不同的部位常有不同的集聚方式,因而具有不同的术语名称。

### (一)灰质和白质

中枢神经系统内,神经元细胞体和树突聚集的部位,色泽灰暗,称灰质;中枢神经系统内,神经纤维聚集的部位,色泽白亮,称白质。位于大脑和小脑表层的灰质,特称皮质;位于大脑和小脑深部的白质,特称髓质。

### (二)神经核和神经节

中枢神经系统内,形态和功能相似的神经元的胞体聚集而成的团块,称神经核;周围神经系统内,形态和功能相似的神经元的胞体聚集而成的团块,称神经节。

### (三)纤维束和神经

中枢神经系统内,起止、行程与功能基本相同的神经纤维聚集成束,称纤维束;周围神经系统中,神经纤维聚集成粗细不等的神经纤维束,称神经。

### (四)网状结构

中枢神经系统内,神经纤维交织成网,灰质团块散在其中的部位,称网状结构。

---

**知识链接**

#### 中医学对神经系统的有关记载

早在《灵枢·大惑论》中有"则随眼系以入于脑"的记载。其中"眼系"即指视神经,正确地阐述了视神经自眼至脑的联系。《灵枢·海论》中有"脑为髓之海"。《素问·五脏生成》中有"诸髓者皆属于脑",可见当时已有了脑的概念。

清代王清任的《医林改错》中有"灵机记性,不在心在脑""两耳通脑,所听之声归于脑""两目即脑汁所生,两目系如线,长于脑,所见之物归于脑""鼻通于脑,所闻香臭归于脑"等说法,均符合近代解剖学和生理学。

# 第二节 中枢神经系统

## 一、脊 髓

### (一)脊髓的位置

脊髓位于椎管内,上端在枕骨大孔处与延髓相连,下端在成人约平第1腰椎体下缘,在新生儿约平第3腰椎体下缘。

### (二)脊髓的外形

脊髓呈前后略扁粗细不均的圆柱状,长42~45cm。脊髓全长有二处膨大,位于上部的称颈膨大,自脊髓第4颈节至脊髓第1胸节,连有分布到上肢的神经;位于下部的称腰骶膨大,自脊髓第2腰节至脊髓第3骶节,连有分布到下肢的神经。脊髓的末端变细,呈圆锥状,称脊髓圆锥。脊髓圆锥的下端延续为无神经组织的细丝,称终丝,向下止于尾骨的背面(图11-3)。

脊髓表面有6条纵行的沟裂。前面正中的深沟称前正中裂;后面正中的浅沟称后正中沟;前

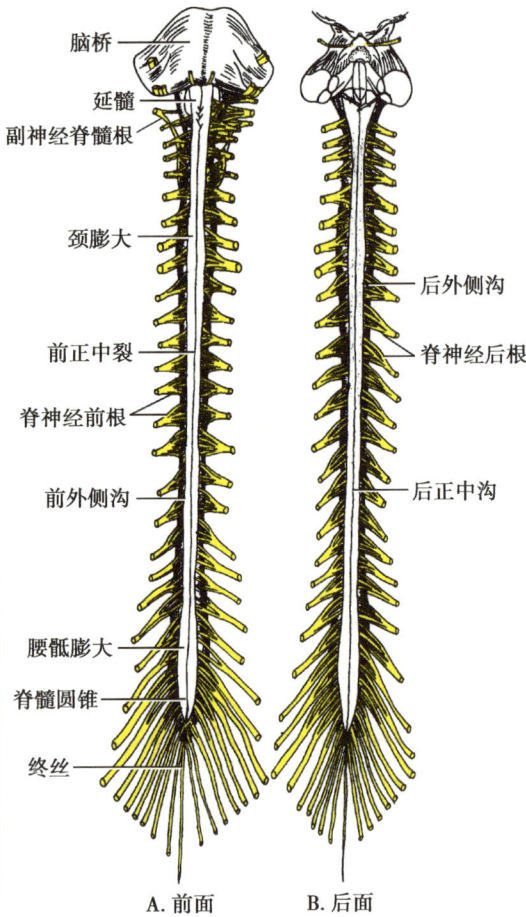

图 11-3　脊髓的外形

正中裂两侧有两条浅沟，称前外侧沟；后正中沟两侧有两条浅沟，称后外侧沟。前、后外侧沟分别连有脊神经前根和脊神经后根。脊神经后根上有膨大的脊神经节（图 11-4）。

### （三）脊髓节段及其与椎骨的对应关系

每对脊神经前、后根相连的一段脊髓，称为一个脊髓节段。脊髓两侧连有 31 对脊神经，因此，脊髓可相应分为 31 个节段，即颈髓（C）8 节、胸髓（T）12 节、腰髓（L）5 节，骶髓（S）5 节、尾髓（Co）1 节。

在胚胎 3 个月以前，脊髓与脊柱等长，脊髓各节段与相应的椎骨大致平齐，所有脊神经根都平齐伸向外出相应的椎间孔。从胚胎第 4 个月起，脊髓生长的速度慢于脊柱的生长速度，造成成年人脊髓与脊柱的长度不等。所以，脊髓节段与相应的椎骨并不完全对应。脊髓颈上部各节段与相应椎体的位置关系大致相当，但以下的脊髓各节段则逐渐高于相应的椎骨，脊神经根也向下斜行至相应椎间孔。腰、骶、尾部的脊神经根出椎间孔之前，在椎管内垂直下降，围绕终丝集聚成束，称马尾。成年人，在第 1 腰椎以下已无脊髓，故临床上腰椎穿刺常在第 3、4 或第 4、5 腰椎之间进行，以免损伤脊髓。

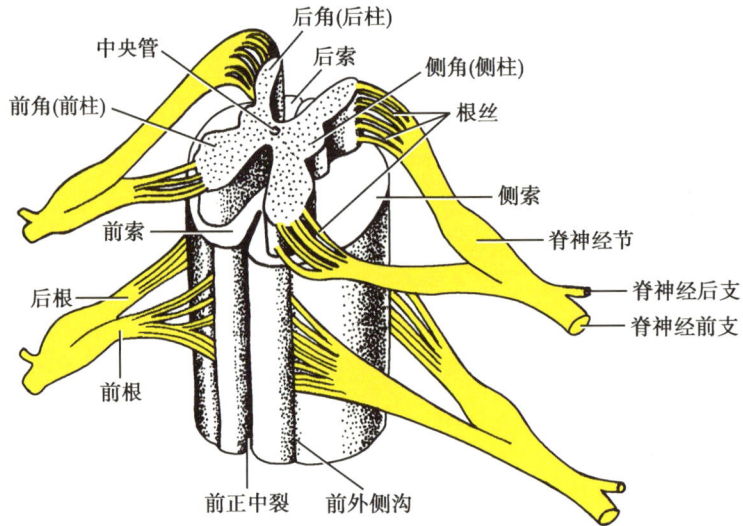

图 11-4　脊髓结构示意图

在成年人，脊髓节段与椎骨的对应关系大致是：颈髓上部脊髓节（C$_{1~4}$）和同序数椎骨相对应；颈髓下部脊髓节（C$_{5~8}$）和胸髓上部脊髓节（T$_{1~4}$）比同序数椎骨高一个椎体；胸髓中部脊髓节（T$_{5~8}$）比同序数椎骨高两个椎体；胸髓下部脊髓节（T$_{9~12}$）比同序数椎骨高三个椎体；全部腰髓脊髓节（L$_{1~5}$）平对第 10～12 胸椎体；骶髓脊髓节（S$_{1~5}$）和尾髓脊髓节（Co$_1$）平对第 1 腰椎体（表 11-1、图 11-5）。

表 11-1 脊髓节段与椎骨的对应关系

| 脊髓节段 | 相应的椎骨 | 推算举例 |
| --- | --- | --- |
| $C_{1\sim4}$ | 与相同序数的椎骨同高 | 第 3 颈节与第 3 颈椎体相对 |
| $C_5\sim T_4$ | 比同序数椎骨高 1 个椎体 | 第 5 颈节与第 4 颈椎体相对 |
| $T_{5\sim8}$ | 比同序数椎骨高 2 个椎体 | 第 6 胸节与第 4 胸椎体相对 |
| $T_{9\sim12}$ | 比同序数椎骨高 3 个椎体 | 第 10 胸节与第 7 胸椎体相对 |
| $L_{1\sim5}$ | 平对第 10～12 胸椎 | |
| $S_{1\sim5}$  $Co_1$ | 平对第 1 腰椎 | |

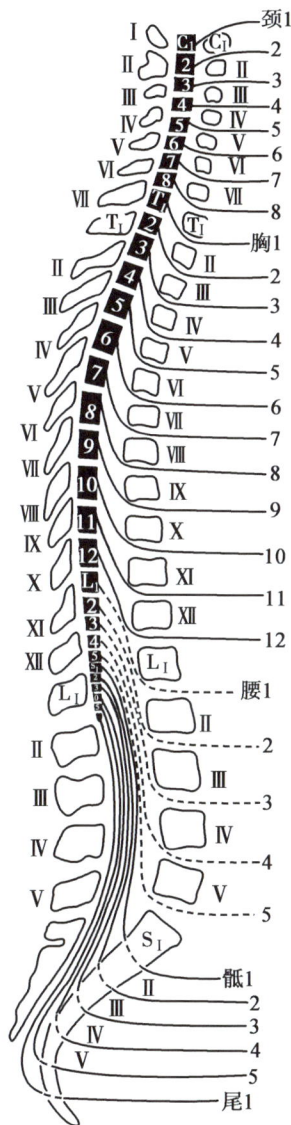

阿拉伯数字表示脊髓节段；罗马数字表示椎骨序数。
图 11-5 脊髓节段与椎骨的对应关系

　　了解脊髓节段与椎骨的对应关系，对确定脊髓和脊柱病变的位置和范围以及麻醉的定位有重要意义。

### （四）脊髓的内部结构

　　脊髓由灰质和白质构成。脊髓中央的纵行小管，称中央管。中央管的周围是灰质，灰质的周围是白质（图 11-6）。

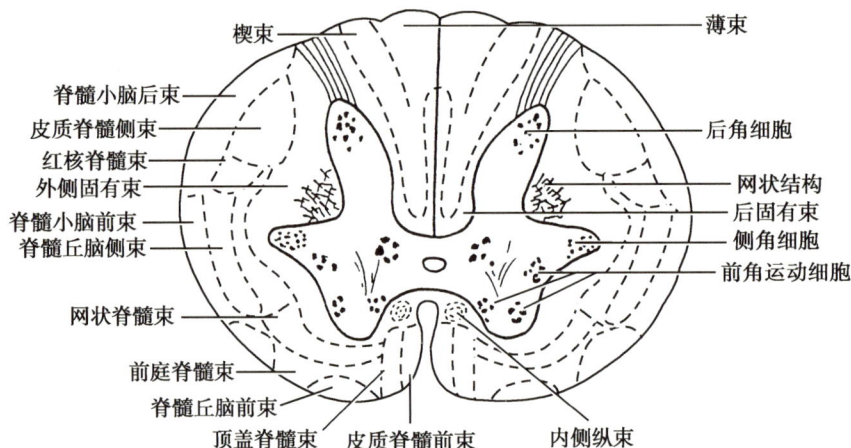

图 11-6　脊髓的内部结构

**1. 灰质**　在脊髓横切面上呈 H 形，每侧灰质前部扩大称前角（柱）；后部狭细称后角（柱）；胸 1～腰 3 脊髓节段的前、后角之间有向外侧突出的侧角（柱）。

（1）前角：内含躯体运动神经元的胞体，其轴突出脊髓，构成脊神经前根中的躯体运动成分，支配躯干和四肢的骨骼肌运动。根据形态和功能，前角运动神经元可分为大型的 α 运动神经元和小型的 γ 运动神经元。α 运动神经元支配骨骼肌的运动；γ 运动神经元与调节肌张力有关。

脊髓前角运动神经元受损（如脊髓灰质炎）时，表现为其所支配的骨骼肌的随意运动障碍、肌张力低下、腱反射消失、肌萎缩等，临床上称弛缓性瘫痪（软瘫）。

## 知识链接

### 脊髓灰质炎

脊髓灰质炎是一种由脊髓灰质炎病毒感染所致的急性传染病，因病毒主要累及脊髓灰质的前角，导致前角运动神经元受损而得名。因前角运动神经元发出的神经纤维构成脊神经支配骨骼肌，故前角受损时，其支配的相应骨骼肌出现弛缓性瘫痪，但无感觉障碍。本病好发于婴幼儿，故又称小儿麻痹症。本病可防难治，一旦引起肢体麻痹易造成终身残疾，甚至危及生命。脊髓灰质炎疫苗（糖丸）是预防和消灭脊髓灰质炎的有效手段。

## 思政元素

### "糖丸爷爷"顾方舟让中国儿童乘上远离脊髓灰质炎的"方舟"

1955 年，脊髓灰质炎在江苏南通发生大规模的暴发，全市 1 680 人突然瘫痪，大多为儿童，并有 466 人死亡。病毒随后迅速蔓延到青岛、上海、济宁、南宁等地，一时间全国多地暴发疫情，引起社会恐慌。1957 年，刚回国不久的顾方舟临危受命，开始脊髓灰质炎的研究工作，并成功分离出脊髓灰质炎病毒。面对未知风险，他以身试药，并喂儿试药，经过反复探索实验，把疫苗做成糖丸，首先解决了孩子们不喜欢吃的问题，同时，糖丸剂型比液体的保存期更长，保存的难题也迎刃而解，糖丸疫苗随后逐渐遍及了祖国的每个角落。1978 年糖丸正式列入计划免疫，1994 年中国最后一例脊髓灰质炎患者之后，没有再出现脊髓灰质炎。2000 年，"中国消灭脊髓灰质炎证实报告签字仪式"在卫生部举行，已经 74 岁的顾方舟作为代表，签下了自己的名字，中国成为无脊髓灰质炎国家。

从 1957 年到 2000 年，从无疫苗可用到消灭脊髓灰质炎，顾方舟一路艰辛跋涉整整 44 年。有人说，顾方舟是比院士还"院士"的科学家，而他却谦逊地说：我一生只做了一件事，就是做了一颗小小的糖丸。

（2）后角：内含联络神经元的胞体，它们接受脊神经后根感觉纤维传来的神经冲动，其轴突有的进入白质形成上行纤维束，将脊神经后根传入的神经冲动传导到脑；有的在脊髓的不同节段起联络作用。

（3）侧角：仅见于胸1～腰3脊髓节段。侧角内含交感神经元的胞体，它们的轴突出脊髓，构成脊神经前根中的交感神经纤维。

骶髓无侧角，在骶髓第2～4节段，相当于侧角的部位，有副交感神经元胞体组成的核团，称骶副交感核，其轴突也随脊神经前根走出。

**2. 白质** 位于脊髓灰质周围，每侧白质借脊髓的沟、裂分为3个索：前正中裂与前外侧沟之间的白质称前索；前、后外侧沟之间的白质称外侧索；后正中沟与后外侧沟之间的白质称后索。

白质主要由许多纤维束构成。在白质中向上传递神经冲动的纤维束称为上行（感觉）纤维束，向下传递神经冲动的纤维束称为下行（运动）纤维束。

（1）上行（感觉）纤维束：主要有薄束和楔束、脊髓丘脑束。

1）薄束和楔束：薄束和楔束上行于脊髓后索，都由脊神经节内假单极神经元的中枢突经脊神经后根进入脊髓同侧后索上延而成，这些脊神经节细胞的周围突，随脊神经分布到肌、腱、关节和皮肤等处的感受器。薄束位于后正中沟两侧，由来自于第5胸节以下的纤维组成；楔束在薄束外侧，由来自于第4胸节以上的纤维组成。

薄束和楔束传导躯干和四肢的本体感觉（来自肌、腱、关节等处的位置觉、运动觉和振动觉）和精细触觉（如辨别两点的距离和物体的纹理粗细等）的冲动（图11-7）。后索病变时，本体感觉和精细触觉的信息不能传入大脑皮质，致使患者闭目时，不能确定自己肢体的位置和运动状况，出现站立不稳，走路如踩棉花，也不能辨别物体的形状等。

2）脊髓丘脑束：上行于脊髓外侧索的前部和前索。脊髓丘脑束主要起自脊髓后角细胞，这些细胞发出的轴突交叉到对侧脊髓的外侧索和前索上行，经脑干终于背侧丘脑。在外侧索上行的纤维束称脊髓丘脑侧束，其功能是传导躯干和四肢的痛觉、温度觉的冲动；在前索中上行的纤维束称脊髓丘脑前束，其功能是传导躯干和四肢的粗触觉和压觉的冲动。

脊髓丘脑束传导来自对侧躯干和四肢的痛觉、温度觉、粗触觉和压觉的冲动（图11-8）。若一侧脊髓丘脑束损伤，可出现对侧损伤平面以下分布区域的痛、温觉的减退或者消失。

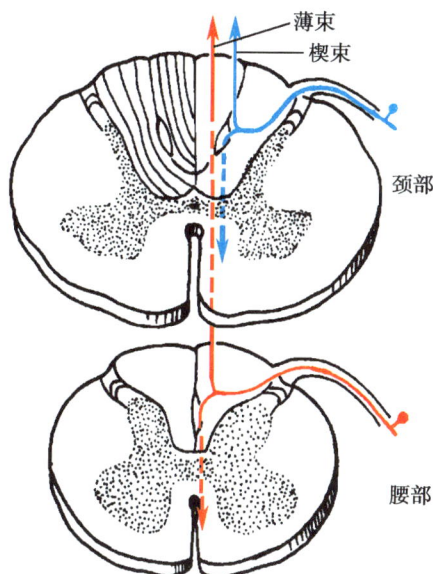

图 11-7 薄束和楔束

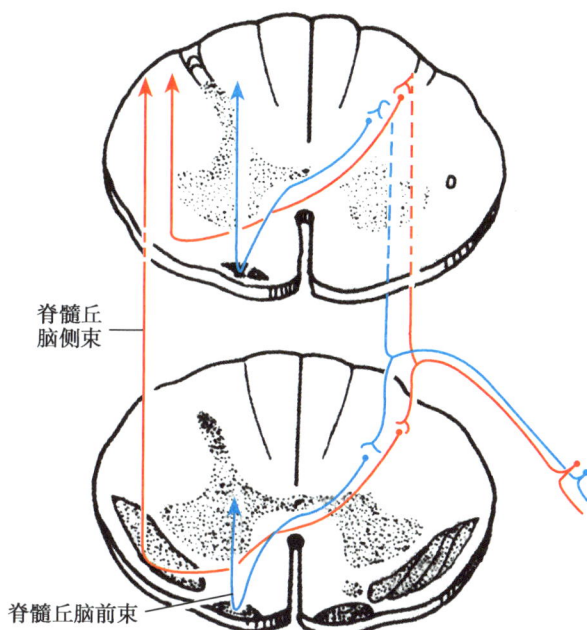

图 11-8 脊髓丘脑侧束和脊髓丘脑前束

（2）下行（运动）纤维束：主要有皮质脊髓束。

皮质脊髓束：下行于前索和外侧索内。皮质脊髓束起自大脑皮质躯体运动中枢的运动神经元，纤维下行经内囊和脑干，在延髓的锥体交叉处，大部分纤维交叉到对侧后，继续下行于脊髓外侧索后部，称皮质脊髓侧束，其纤维止于同侧脊髓前角细胞。皮质脊髓束的小部分纤维，在延髓的锥体交叉处不交叉，下行于同侧脊髓前索的前正中裂两侧，称皮质脊髓前束，其纤维止于双侧脊髓前角细胞。皮质脊髓前束一般不超过胸段。

皮质脊髓束将来自大脑皮质的神经冲动，传至脊髓前角运动神经元，管理躯干和四肢骨骼肌的随意运动（图11-9）。该束损伤，会出现同侧肢体痉挛性瘫痪，肌张力增高，腱反射亢进，并出现病理反射。

脊髓前角运动神经元主要接受对侧大脑半球的纤维，但也接受来自同侧的少量纤维。支配上肢、下肢肌的前角运动神经元只接受对侧大脑半球来的皮质脊髓束纤维，而支配躯干肌的前角运动神经元接受双侧皮质脊髓束的支配。因此，脊髓一侧的皮质脊髓束损伤后，只出现上肢和下肢肌的瘫痪，而躯干肌不瘫痪。

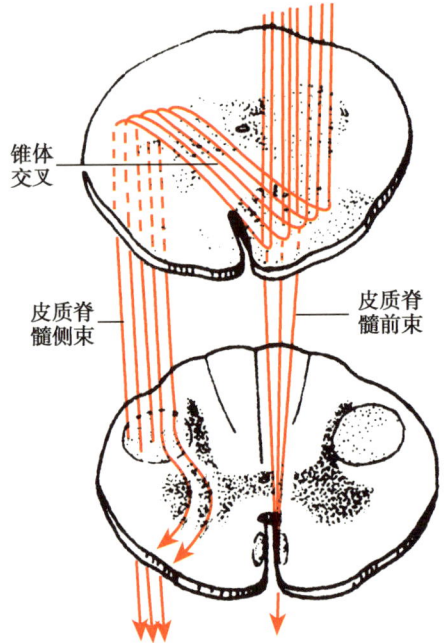

图 11-9　皮质脊髓侧束和皮质脊髓前束

### （五）脊髓的功能

**1．传导功能**　脊髓通过上行纤维束能将躯干和四肢的感觉冲动上传入脑，通过下行纤维束能将脑发放的运动冲动传至效应器。因此，脊髓成为脑与脊髓低级中枢和周围神经联系的通道。临床上脊髓横断损伤时，因纤维束全部阻断，脊髓失去高级中枢的调控，则损伤节段以下躯体的感觉和运动全部丧失，称截瘫。

**2．反射功能**　脊髓灰质内有许多反射活动的低级中枢。脊髓可完成一些反射活动，如腱反射（如膝跳反射）、排尿和排便反射等。

## 二、脑

脑位于颅腔内，可分为脑干、小脑、间脑和端脑四部分（图11-10）。成年人脑的平均重量约为1400g。

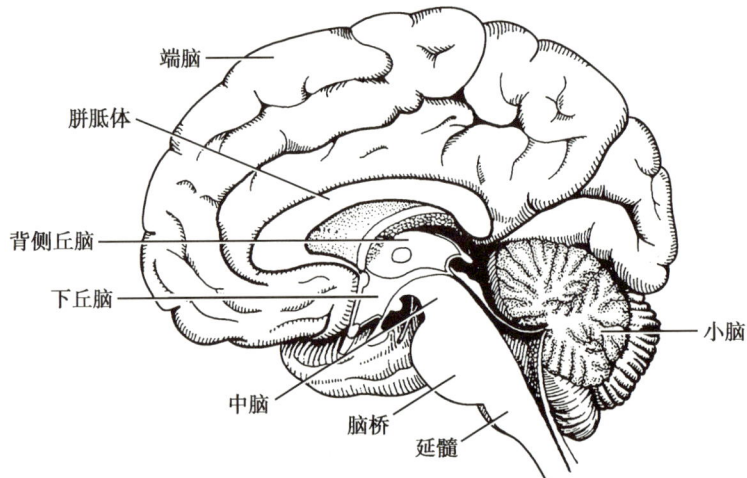

图 11-10　脑的正中矢状切面

## （一）脑干

**1．脑干的位置**　脑干伏于颅后窝枕骨大孔前方的骨面。

脑干自下而上由延髓、脑桥和中脑组成。延髓在枕骨大孔处下续脊髓，中脑向上接间脑，延髓和脑桥的背侧与小脑相连。

**2．脑干的外形**

（1）脑干的腹侧面：延髓位于脑干的最下部。延髓表面有脊髓向上延续的沟裂。在延髓上部前正中裂的两侧各有一纵行隆起，称锥体，其内有皮质脊髓束通过。锥体下方，皮质脊髓束的大部分纤维左、右交叉，构成锥体交叉。锥体的外侧是前外侧沟。

脑桥位于脑干的中部。脑桥下借延髓脑桥沟与延髓分界，上与中脑相连。脑桥的腹侧面膨隆，称脑桥基底部。基底部正中线上有一条纵行的浅沟，称基底沟，容纳基底动脉。基底部向两侧逐渐细窄，与背侧的小脑相连。

中脑位于脑干的上部。中脑腹侧面有一对柱状结构，称大脑脚，有锥体束等纤维通过。两脚之间的凹窝，称脚间窝（图11-11）。

（2）脑干的背侧面：延髓背侧面下部后正中沟的两侧，各有两个隆起，内侧的称薄束结节，外侧的称楔束结节，两者深面分别有薄束核和楔束核。楔束结节外侧缘的浅沟是后外侧沟。延髓上部形成菱形窝（第四脑室底）的下半部。

脑桥背侧面形成菱形窝的上半部。

中脑背侧面有两对隆起，上方的一对称上丘，是视觉反射中枢；下方的一对称下丘，是听觉反射中枢（图11-12）。

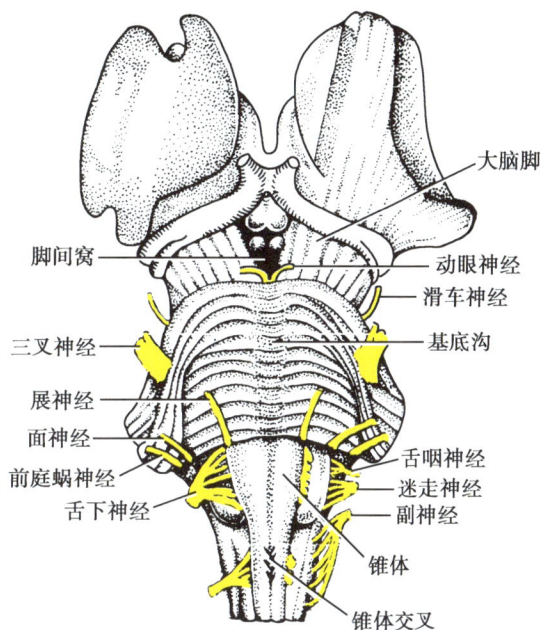

**图 11-11　脑干的外形（腹侧面）**

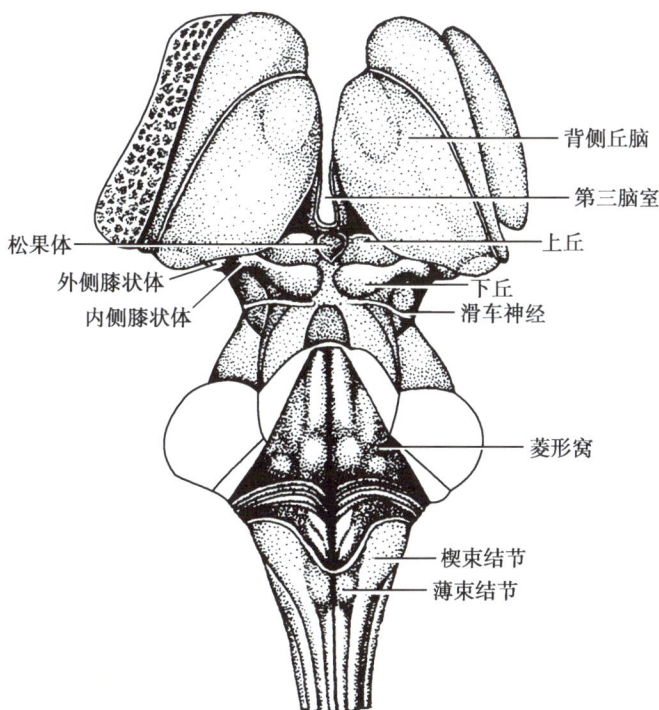

**图 11-12　脑干的外形（背侧面）**

脑神经共有 12 对,除第 1 对嗅神经和第 2 对视神经分别连于端脑和间脑外,其余 10 对脑神经均与脑干相连。

**3.脑干的内部结构**    脑干由灰质、白质和网状结构构成。脊髓中央管到延髓、脑桥背面与小脑之间扩展,形成第四脑室,在中脑内则为中脑水管。

(1)灰质:脑干的灰质配布与脊髓不同,它不形成连续的灰质柱,而是分散成团块,称神经核。脑干的神经核主要分为两大类。一类是与第 3~12 对脑神经相连的,称脑神经核。另一类不与脑神经相连,但参与各种神经传导通路或反射通路的组成,称非脑神经核。

1)脑神经核:脑神经核的名称多与其相连的脑神经名称一致(图 11-13)。如与动眼神经相连的脑神经核,称动眼神经核和动眼神经副核。

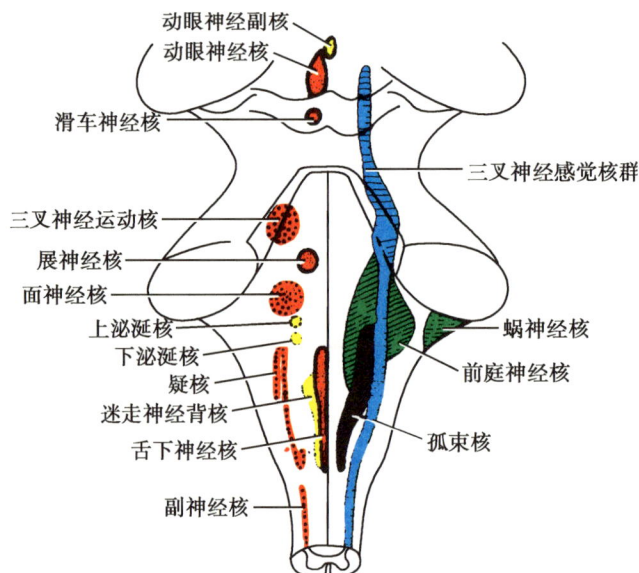

图 11-13    脑神经核在脑干背面的投影

各脑神经核在脑干内的位置,也多与其相连脑神经的连脑部位相对应。

中脑含有动眼神经核、动眼神经副核和滑车神经核。

脑桥内含有三叉神经运动核、三叉神经感觉核群、展神经核、面神经核、上泌涎核、前庭神经核和蜗神经核。

延髓内含有疑核、下泌涎核、孤束核、迷走神经背核、副神经核和舌下神经核。

脑神经核按其功能性质分为脑神经运动核和脑神经感觉核,运动核是脑神经运动纤维的起始核,包括躯体运动核和内脏运动核(副交感核),感觉核是脑神经感觉纤维的终止核,包括躯体感觉核和内脏感觉核。躯体运动核包括动眼神经核、滑车神经核、三叉神经运动核、展神经核、面神经核、疑核、副神经核、舌下神经核;内脏运动核包括动眼神经副核、上泌涎核、下泌涎核、迷走神经背核;躯体感觉核包括三叉神经感觉核群、前庭神经核、蜗神经核;内脏感觉核是孤束核(表 11-2)。

2)非脑神经核:非脑神经核主要有薄束核和楔束核、红核和黑质等核团。

①薄束核和楔束核:分别位于延髓薄束结节和楔束结节的深面,它们分别是薄束和楔束的终止核,是本体觉和精细触觉冲动传导通路的中继性核团。

②红核和黑质:位于中脑。红核富有血管,在新鲜脑干切面上呈红色;黑质细胞内含黑色素,故呈黑色。红核和黑质对调节骨骼肌的张力有重要作用。

黑质细胞主要合成多巴胺。黑质病变,多巴胺减少,可导致肌张力过高,运动减少,是引起震颤麻痹(帕金森病)的主要原因。

表 11-2 脑神经核的性质、名称、位置及功能

| 性质 | 名称 | 位置 | 分布（功能） |
|---|---|---|---|
| 躯体运动核 | 动眼神经核 | 上丘平面 | 上直肌、下直肌、内直肌、下斜肌、上睑提肌 |
| | 滑车神经核 | 下丘平面 | 下斜肌 |
| | 三叉神经运动核 | 脑桥中部 | 咀嚼肌 |
| | 展神经核 | 脑桥中部 | 外直肌 |
| | 面神经核 | 脑桥下部 | 面肌 |
| | 疑核 | 延髓 | 咽肌、喉肌 |
| | 副神经核 | 延髓 | 胸锁乳突肌、斜方肌 |
| | 舌下神经核 | 延髓 | 舌肌 |
| 内脏运动核 | 动眼神经副核 | 上丘平面 | 瞳孔括约肌、睫状肌 |
| | 上泌涎核 | 脑桥下部 | 泪腺、下颌下腺、舌下腺 |
| | 下泌涎核 | 延髓上部 | 腮腺 |
| | 迷走神经背核 | 延髓 | 胸、腹腔大部分脏器 |
| 躯体感觉核 | 三叉神经中脑核 | 中脑 | 面肌、咀嚼肌（深感觉） |
| | 三叉神经脑桥核 | 脑桥 | 头面部、口腔、鼻腔（触觉） |
| | 三叉神经脊束核 | 延髓 | 头面部（痛觉、温觉） |
| | 前庭神经核 | 脑桥、延髓 | 前庭器 |
| | 蜗神经核 | 脑桥、延髓 | 螺旋器 |
| 内脏感觉核 | 孤束核 | 延髓 | 胸、腹腔大部分脏器和味蕾 |

（2）白质：主要由上行（感觉）纤维束和下行（运动）纤维束组成。

1）上行纤维束

①内侧丘系：脊髓后索中的薄束和楔束上行至延髓，分别止于薄束核和楔束核。薄束核和楔束核发出的纤维在中央管前方左右交叉，称内侧丘系交叉。交叉后的纤维在中线的两侧上行，组成内侧丘系，上行终于背侧丘脑腹后外侧核。

②脊髓丘系：脊髓丘脑束由脊髓向上行至脑干构成脊髓丘系，行于内侧丘系背外侧，经过脑干各部，上行终于背侧丘脑腹后外侧核。

③三叉丘系：脑桥三叉神经感觉核群发出的纤维交叉至对侧，转而上行组成三叉丘系，行于内侧丘系的背外侧，终于背侧丘脑。三叉丘系传导来自对侧头面部皮肤、黏膜的痛、温、触、压觉的冲动。

2）下行纤维束：主要有锥体束。

锥体束是大脑皮质躯体运动中枢发出的支配骨骼肌随意运动的纤维束。锥体束下行途径内囊、中脑大脑脚、脑桥基底部，到延髓形成锥体。

锥体束包括皮质核束和皮质脊髓束：皮质核束在脑干下行中陆续止于各脑神经躯体运动核；皮质脊髓束通过脑干下降到脊髓，在脊髓下行过程中陆续止于脊髓前角运动神经元。

3）网状结构：脑干内除上述神经核和纤维束外，在脑干的中央区域，神经纤维交织成网，其间散在着大小不等的神经细胞核团，它们共同构成网状结构。

**4. 脑干的功能**

（1）传导功能：大脑皮质、间脑、小脑、脊髓相互联系的上行纤维束和下行纤维束，都经过脑干。因此脑干成为大脑、间脑、小脑、脊髓和周围神经联系的重要通道。

（2）反射功能：脑干内具有多个反射活动的低级中枢。如中脑内有瞳孔对光反射中枢；脑桥

内有角膜反射中枢；延髓内有调节呼吸运动和心血管活动的呼吸中枢、心血管运动中枢等"生命中枢"。如果"生命中枢"受损，可致呼吸、心跳和血压等的严重障碍，危及生命。

（3）网状结构的功能：脑干内的网状结构有保持大脑皮质觉醒、调节骨骼肌张力、维持生命活动等功能。

### （二）小脑

**1．小脑的位置**    小脑位于颅后窝内，在脑桥和延髓的后方，与脑干相连。小脑与脑干之间的腔隙即第四脑室。

**2．小脑的外形**    小脑中间部缩细称小脑蚓，两侧部膨大，称小脑半球。小脑上面平坦。小脑半球下面靠近小脑蚓的椭圆形隆起，称小脑扁桃体。

小脑扁桃体紧靠枕骨大孔，其腹侧邻近延髓（图11-14）。当颅内病变（脑炎、肿瘤、出血）引起颅内压增高时，小脑扁桃体可被挤入枕骨大孔内，从而压迫延髓，危及生命，临床上称为枕骨大孔疝或小脑扁桃体疝。

**3．小脑的内部结构**    小脑由皮质、髓质和小脑核构成（图11-15）。

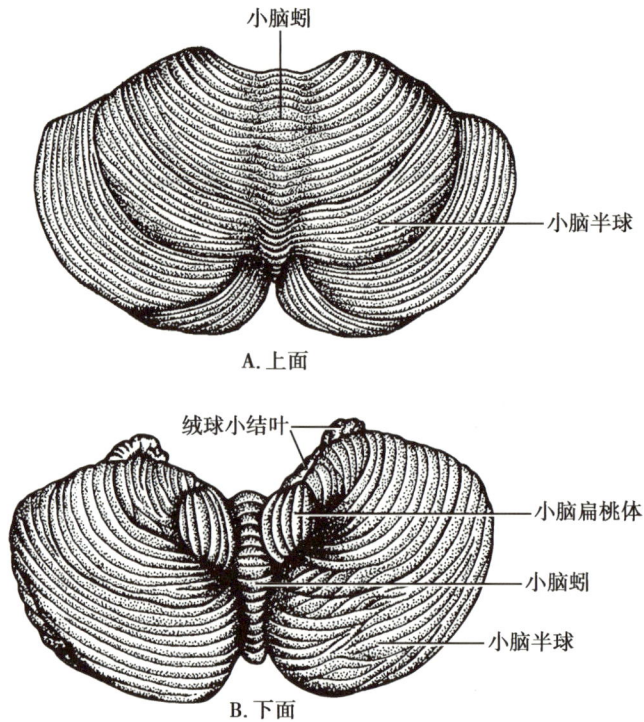

A. 上面

B. 下面

**图 11-14　小脑的外形**

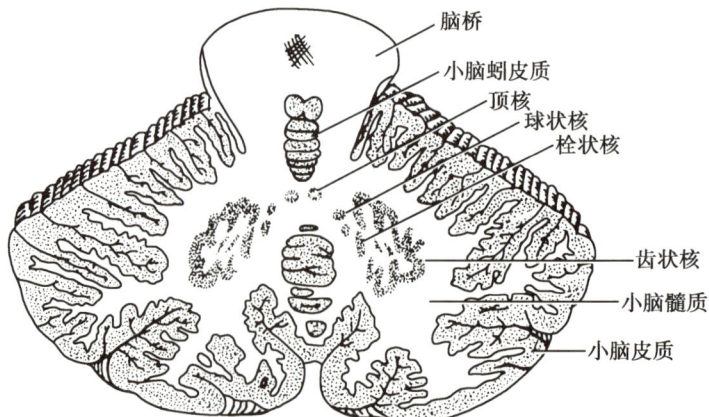

**图 11-15　小脑的内部结构**

小脑的表层为灰质，称小脑皮质；内部为白质，称小脑髓质。小脑髓质内有数对灰质核团称小脑核，其中最大的小脑核是齿状核。

**4. 小脑的功能** 小脑是一个重要的运动调节中枢。小脑的主要功能是维持身体的平衡、调节肌张力和协调骨骼肌的随意运动。

小脑损伤时，平衡失调，站立不稳，步态蹒跚；影响到肌张力时，常表现为肌张力降低；肢体随意运动不协调，走路时抬腿过高，取物时过度伸开手指等，令病人做指鼻试验时，动作不准确等，临床上称为"共济失调"。

**（三）间脑**

间脑位于中脑和端脑之间，大部分被大脑半球掩盖。间脑内的腔隙称第三脑室。间脑主要包括背侧丘脑、下丘脑和后丘脑等部分（图11-10）。

**1. 背侧丘脑** 又称丘脑，是一对卵圆形的灰质块，位于间脑的背侧份。

背侧丘脑被一Y形的白质板分隔为三个核群，即前核群、内侧核群和外侧核群（图11-16）。

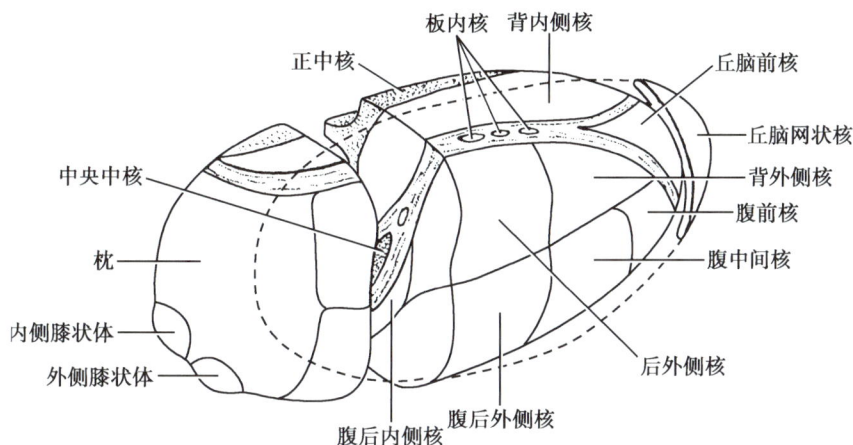

图 11-16 背侧丘脑核团模式图

背侧丘脑是感觉传导通路的中继站，是全身躯体浅感觉（痛、温、触、压觉）和深感觉（本体觉）传导通路第3级神经元胞体的所在处。背侧丘脑腹后核接受内侧丘系、脊髓丘系和三叉丘系的纤维，发出纤维组成丘脑皮质束，上传到大脑皮质的躯体感觉中枢。背侧丘脑也是一个复杂的分析器，为皮质下感觉中枢，一般认为痛觉在背侧丘脑即开始产生。

一侧背侧丘脑损伤，常见的症状是对侧半身感觉丧失、过敏或伴有剧烈的自发疼痛。

**2. 下丘脑** 位于背侧丘脑的前下方，构成第三脑室的下壁和侧壁的下部。

在脑底面，可见下丘脑主要包括视交叉、灰结节、漏斗、垂体和乳头体。视交叉前连视神经，向后延为视束。视交叉后方是灰结节，灰结节向下方延续为漏斗，漏斗下端连垂体。灰结节后方的一对圆形隆起为乳头体（图11-17）。

下丘脑的结构较为复杂，内有多个神经核群，其中重要的有视上核和室旁核（图11-17）。视上核位于视交叉上方，分泌加压素；室旁核位于第三脑室侧壁内，分泌催产素。视上核和室旁核分泌的激素，随各自神经元的轴突，经漏斗直接输送到神经垂体，由神经垂体释放入血液。

下丘脑是调节内脏活动和内分泌活动的皮质下中枢，对体温、摄食、生殖、水盐代谢和内分泌活动等起着重要的调节作用，同时也参与睡眠和情绪反应活动等。

**3. 后丘脑** 是位于背侧丘脑后端外下方的一对隆起，位于内侧的称内侧膝状体，位于外侧的称外侧膝状体（图11-16）。

（1）内侧膝状体：是听觉传导通路的中继站，接受听觉传导通路的纤维，发出纤维组成听辐射至大脑皮质的听觉中枢。

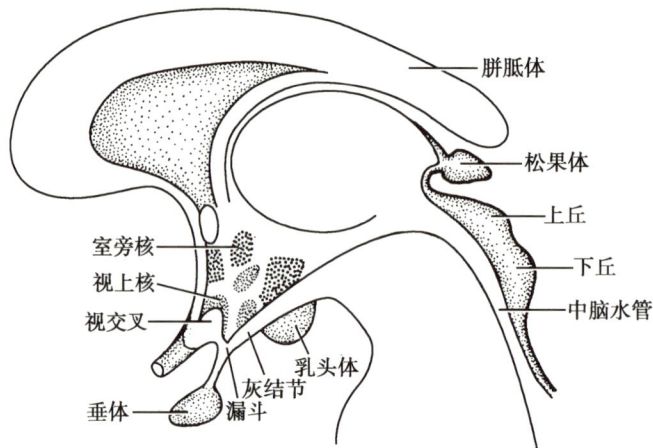

图 11-17    下丘脑的主要核团

（2）外侧膝状体：是视觉传导通路的中继站，接受视束的传入纤维，发出纤维组成视辐射至大脑皮质的视觉中枢。

### （四）端脑

端脑通常又称大脑，由左、右大脑半球构成。端脑覆盖于间脑、中脑和小脑的上面。

**1. 大脑半球的外形**    两侧大脑半球之间的裂隙，称大脑纵裂。两侧大脑半球后部与小脑之间的横行裂隙，称大脑横裂。大脑纵裂的底部为连接两侧大脑半球的横行纤维，称胼胝体。

大脑半球表面凹凸不平，有许多深浅不同的沟，称大脑沟。沟与沟之间的隆起称大脑回。

每侧大脑半球可分为上外侧面、内侧面和下面（底面）。

（1）大脑半球的分叶（图 11-18）：每侧大脑半球借 3 条沟分为 5 个叶。

三条沟是：①中央沟，在大脑半球的上外侧面，起自半球上缘中点稍后方，斜向前下方，几乎达外侧沟。②外侧沟，起自大脑半球下面，至大脑半球上外侧面，自前下向后上斜行。③顶枕沟，位于大脑半球内侧面的后部，自胼胝体后端的稍后方，由前下向后上，并略转至半球上外侧面。

五个叶是：①额叶，在外侧沟上方、中央沟前方的部分。②顶叶，在外侧沟上方、中央沟与顶枕沟之间的部分。③枕叶，在顶枕沟以后的部分。④颞叶，在外侧沟下方的部分。⑤岛叶，在外侧沟的深处（图 11-19）。

（2）大脑半球的主要沟和回

1）大脑半球的上外侧面（图 11-20）。

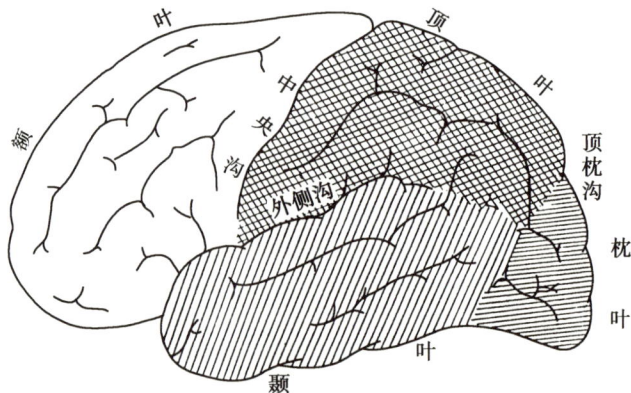

图 11-18    大脑半球的分叶

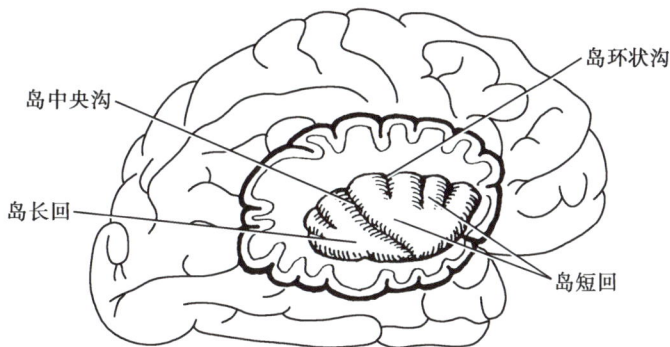

图 11-19　岛叶

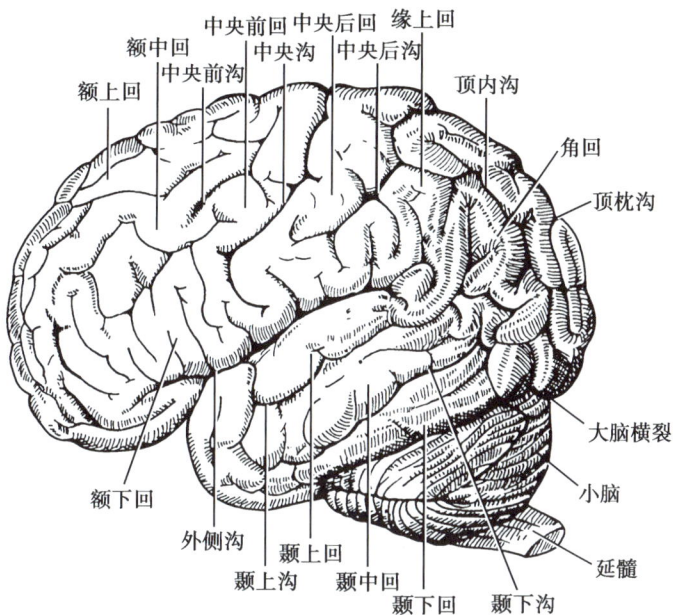

图 11-20　大脑半球的外形（上外侧面）

①额叶：在中央沟的前方，有与之相平行的中央前沟。中央沟与中央前沟之间的大脑回，称中央前回。自中央前沟的中部，向前发出上、下两条大致与半球上缘平行的沟，分别称额上沟和额下沟，两沟将额叶中央前沟之前的部分，分为额上回、额中回和额下回。

②顶叶：在中央沟后方，有一条与之平行的中央后沟。中央沟与中央后沟之间的大脑回，称中央后回。在顶叶下部，围绕外侧沟末端的大脑回称缘上回；围绕颞上沟末端的大脑回称角回。

③颞叶：颞叶上部有一条与外侧沟大致平行的颞上沟，外侧沟与颞上沟之间的大脑回称颞上回。在颞上回的后部，外侧沟的下壁上，有两条横行的大脑回，称颞横回。

2）大脑半球的内侧面（图 11-21）：在间脑上方有联络两侧大脑半球的胼胝体。胼胝体上方的大脑回称扣带回。扣带回中部的上方，有中央前回和中央后回自半球上外侧面延续到半球内侧面的部分，称中央旁小叶。

从胼胝体的后方，有一条向后走向枕叶后端的深沟，称距状沟。距状沟的前下方，有一自枕叶向前伸向颞叶的沟，称侧副沟。侧副沟内侧的大脑回，称海马旁回。海马旁回的前端向后弯曲的部分，称为钩。

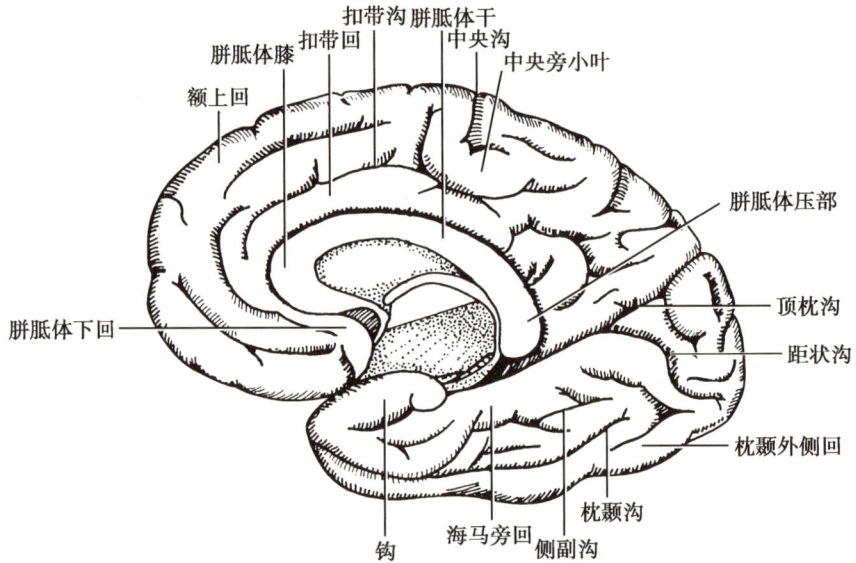

图 11-21　大脑半球的外形（内侧面）

扣带回、海马旁回和钩，几乎呈环形围于大脑半球与间脑交界处的边缘，故合称边缘叶。

3）大脑半球的下面：额叶下面前端有一椭圆形结构，称嗅球。嗅球接受嗅神经的纤维，向后延续为嗅束（图 11-35）。嗅球、嗅束与嗅觉冲动的传导有关。

**2．大脑半球的内部结构**　大脑由皮质、髓质和基底核构成。

大脑半球表面的灰质，称大脑皮质。皮质深层为白质，称大脑髓质。在大脑半球的基底部，髓质内埋有灰质团块，称基底核。大脑半球内的腔隙，称侧脑室（图 11-22）。

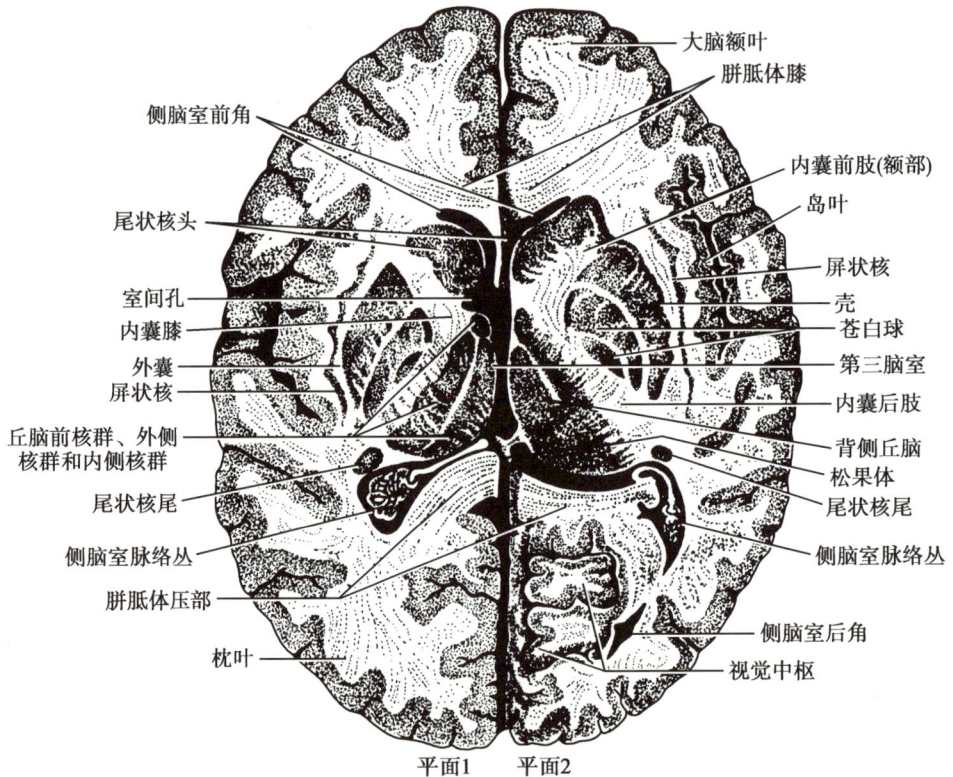

图 11-22　大脑水平切面

（1）大脑皮质及其功能定位：大脑皮质由大量的神经元、神经胶质细胞和神经纤维所构成。据估计，人类大脑皮质的总面积约 2 200cm²，约有 140 亿个神经元。大脑皮质的神经元和神经纤维均分层排列。在不同部位，各层的厚薄以及神经元的大小、形态各有差异，这是与不同部位皮质具有不同功能相联系的。

大脑皮质是神经系统的高级中枢。人体各部的感觉冲动传至大脑皮质，经大脑皮质的整合，或产生特定的意识性感觉，或产生运动冲动。随着大脑皮质的发育和分化，不同的皮质区具有不同的功能，将这些具有一定功能的皮质区称大脑皮质的功能定位，又称中枢（图 11-23、图 11-24）。

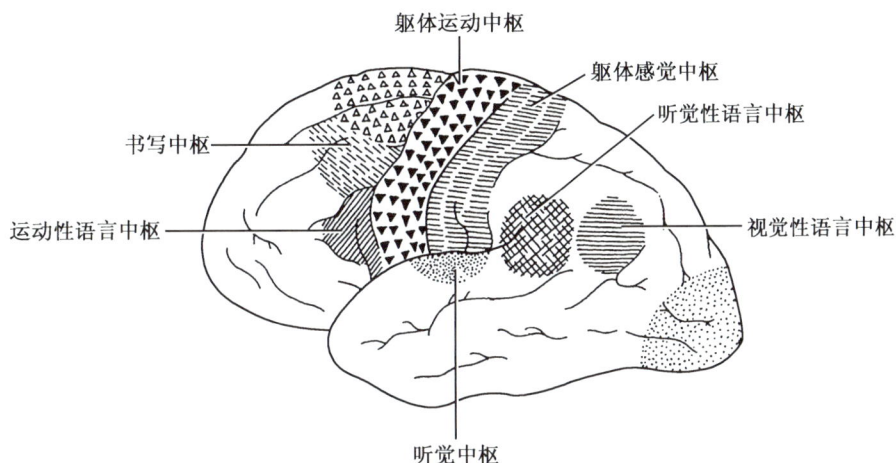

图 11-23　大脑皮质的中枢（上外侧面）

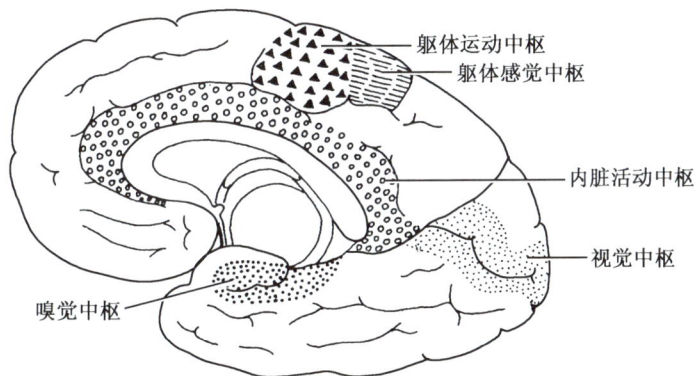

图 11-24　大脑皮质的中枢（内侧面）

大脑皮质重要的中枢如下：

1）第Ⅰ躯体运动中枢：主要位于中央前回和中央旁小叶前部。一侧的躯体运动中枢管理对侧半身的骨骼肌运动。

一侧躯体运动中枢某一局部损伤，可引起对侧半身相应部位的骨骼肌运动障碍。

2）第Ⅰ躯体感觉中枢：主要位于中央后回及中央旁小叶后部。一侧的躯体感觉中枢接受对侧半身浅感觉和深感觉的冲动。

一侧躯体感觉中枢某一局部损伤，可引起对侧半身相应部位的感觉障碍。

身体各部在躯体运动中枢和躯体感觉中枢的投射特点是：①呈倒置人形，但头部是正的。身体各部在躯体运动中枢的局部定位关系宛如一个倒置人形（头面部不倒），即中央旁小叶前部和中央前回上部支配下肢肌的运动；中央前回中部支配上肢肌、躯干肌的运动；中央前回下部支配头面部肌的运动（图 11-25）。和躯体运动中枢相似，身体各部在躯体感觉中枢也形成一个倒置

的人体投影（头面部不倒），自中央旁小叶后部开始依次是下肢、躯干、上肢、头面部的投射区（图
11-26）。②左、右交叉，即一侧大脑半球的躯体运动中枢管理对侧半身的骨骼肌运动；一侧半身
浅感觉和深感觉的冲动投射到对侧大脑半球的躯体感觉中枢。③身体各部分在大脑皮质的投射
区的大小与各部分形体大小无关，而取决于功能的重要性和复杂程度。手指、舌和唇的投射区面
积大。如拇指的投射区大于躯干或大腿的投射区。

  3）视觉中枢：位于枕叶内侧面距状沟两侧的皮质。一侧的视觉中枢接受同侧视网膜颞侧半

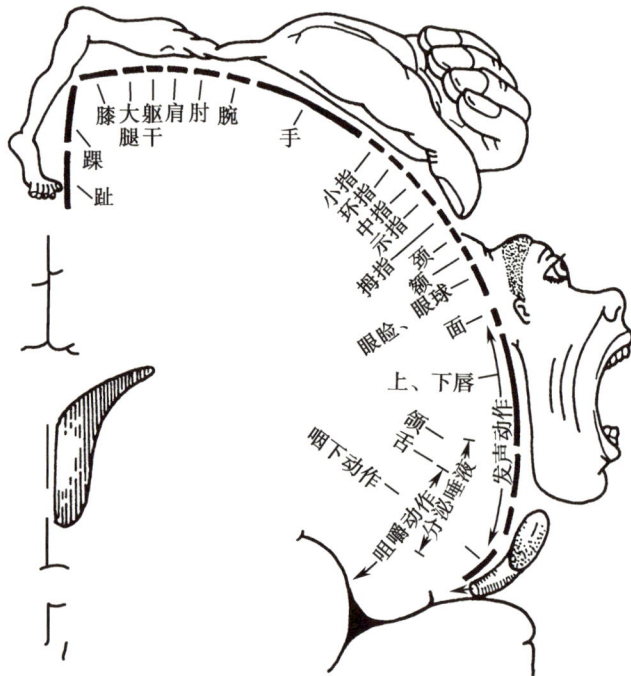

图 11-25 人体各部在躯体运动中枢的定位

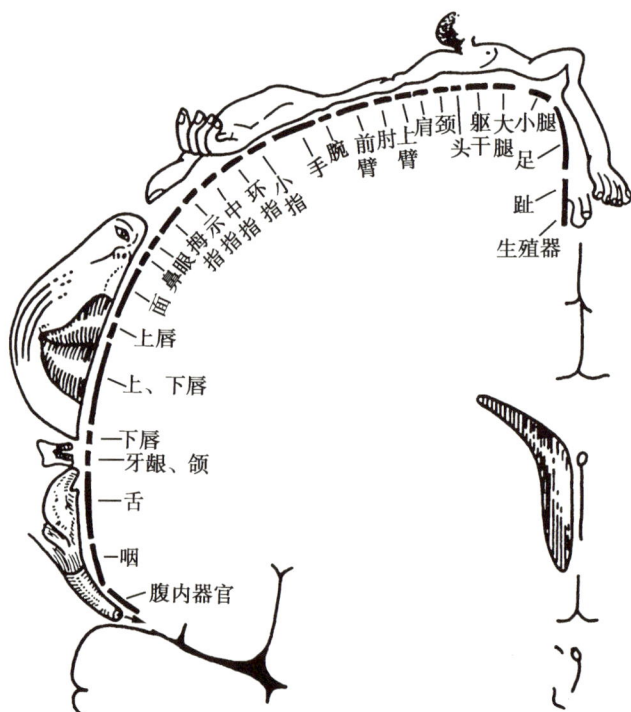

图 11-26 人体各部在躯体感觉中枢的定位

和对侧视网膜鼻侧半的视觉冲动。

一侧视觉中枢损伤，可引起双眼视野对侧同向性偏盲。

4）听觉中枢：位于颞横回。每侧听觉中枢都接受来自两耳的听觉冲动。一侧听觉中枢损伤，不会引起一侧耳全聋。

5）嗅觉中枢：位于海马旁回的钩附近。

6）内脏活动中枢：一般认为在边缘叶。

7）语言中枢：语言功能是人类在社会历史发展过程中逐渐形成的，是人类大脑皮质所特有的。所谓语言功能是指能理解他人说的话和写、印出来的文字，并能用口语或文字表达自己的思维活动。凡不是由听觉、视觉或骨骼肌运动障碍而引起的语言功能障碍，均称失语症。

语言中枢多存在于左侧大脑半球。语言中枢主要有以下四个（图11-23）：

①运动性语言中枢（说话中枢）：位于额下回后部。此中枢受损，喉肌等虽不瘫痪，但丧失说话能力，不能说出有意义的语言。称运动性失语症。

②书写中枢：位于额中回后部。此中枢受损，手的运动正常，但却丧失了书写文字符号的能力，称失写症。

③视觉性语言中枢（阅读中枢）：位于角回。此中枢受损，病人视觉无障碍，但不能阅读，亦不能理解文意，称失读症（字盲）。

④听觉性语言中枢（听话中枢）：位于颞上回后部。此中枢受损，听觉虽无障碍，即能听到别人的讲话，但不能理解其意义，称感觉性失语症（字聋）。

---

**知识链接**

### 左、右侧大脑半球各有优势

在长期的进化和发展过程中，大脑皮质的结构和功能得到了高度进化。由于人们常用右手劳动，使得语言中枢多位于左侧大脑半球，故左侧大脑半球被称为是语言区的"优势半球"。实际上，左、右侧大脑半球在发育上各有优势，左侧大脑半球与语言、意识、数学分析等密切相关；右侧大脑半球则主要感知非语言信息、音乐、图像和时空概念。所以从幼儿时期就要注意左、右脑的同步利用、开发。

---

（2）基底核：是埋藏在大脑底部髓质内的灰质核团，包括尾状核、豆状核和杏仁体等（图11-27）。

1）尾状核：弯曲如弓状，围绕在豆状核和背侧丘脑的上方，分头、体、尾三部，尾端与杏仁体相连。

2）豆状核：位于背侧丘脑的外侧，岛叶的深部。豆状核在水平切面上呈三角形，被穿行于其中的纤维分成三部分，外侧部最大，称壳；内侧两部分称苍白球。

在种系发生上，苍白球较古老，称旧纹状体；豆状核的壳与尾状核发生较晚，称新纹状体。尾状核与豆状核合称纹状体。

纹状体是锥体外系的重要组成部分，其主要功能是维持骨骼肌的张力，协调骨骼肌的运动。

3）杏仁体：连于尾状核的尾端，属于边缘系统，与调节内脏活动、内分泌活动和行为等有关。

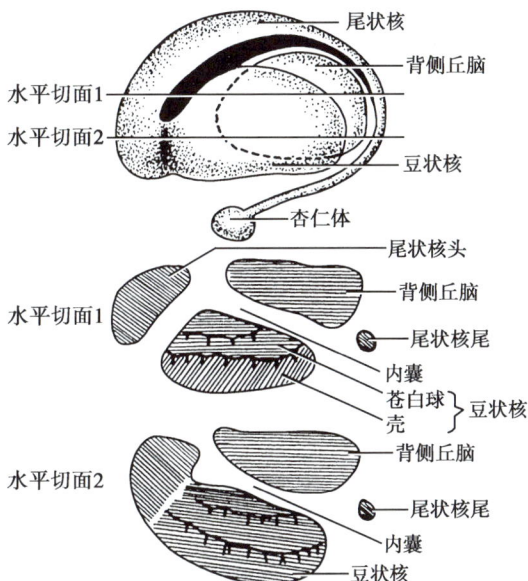

图11-27 纹状体和背侧丘脑示意图

（3）大脑髓质：位于大脑皮质的深面，由大量神经纤维组成。这些纤维可分为以下三种：

1）联络纤维：是联系同侧大脑半球皮质各叶或各回之间的纤维。

2）连合纤维：是连接左、右大脑半球皮质的纤维。其最主要者为胼胝体。

3）投射纤维：是联系大脑皮质与皮质下结构之间的上、下行纤维。投射纤维大部分经过内囊。

内囊位于背侧丘脑、尾状核与豆状核之间，由上行的感觉纤维束和下行的运动纤维束构成（图11-28）。

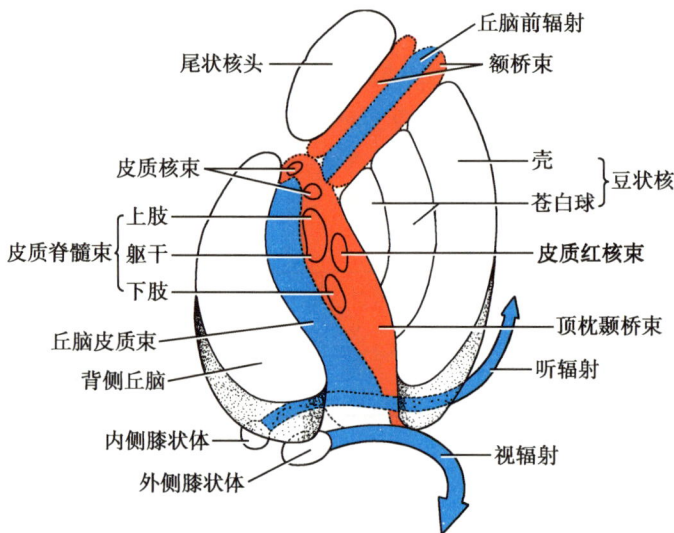

图 11-28　内囊示意图

在大脑两半球的水平切面上，双侧内囊略呈"〉〈"形。内囊可分为三部分：位于尾状核与豆状核之间的部分为内囊前肢；位于背侧丘脑与豆状核之间的部分为内囊后肢；前、后肢相交处为内囊膝。

经内囊膝的投射纤维有皮质核束；经内囊后肢的投射纤维主要有皮质脊髓束、丘脑皮质束、视辐射和听辐射等。

内囊是上行感觉纤维和下行运动纤维密集而成的白质区，当内囊发生病变时，可导致严重的后果。一侧内囊损伤，可导致对侧半身随意运动障碍（皮质核束和皮质脊髓束受损导致偏瘫）、对侧半身浅感觉和深感觉障碍（丘脑皮质束受损导致偏感）、双眼视野对侧同向性偏盲（视辐射受损导致偏盲），即临床所谓的"三偏"综合征。

**3. 边缘系统**　由边缘叶及其与之密切联系的皮质和皮质下结构（如杏仁体、下丘脑、背侧丘脑前核群等）所组成。边缘系统的功能与内脏活动、情绪和记忆等有关，所以又称"内脏脑"。

## 三、脑和脊髓的被膜

脑和脊髓的外面包有三层膜，由外向内依次为硬膜、蛛网膜和软膜。脑和脊髓的被膜有保护、支持脑和脊髓的作用。

### （一）硬膜

硬膜是一层坚韧的致密结缔组织膜，其包被于脊髓的部分称硬脊膜，包被于脑的部分称硬脑膜。

**1. 硬脊膜**　上端附着于枕骨大孔周缘，并与硬脑膜相续，下端自第2骶椎平面以下包裹终丝，末端附于尾骨的背面。

硬脊膜与椎管内面的骨膜之间的间隙称硬膜外隙。硬膜外隙内为负压,含疏松结缔组织、脂肪组织、淋巴管、静脉丛和脊神经根等(图11-29)。硬膜外隙不与颅内相通。

临床上把麻醉药注入硬膜外隙内,以阻滞脊神经根的神经传导,称硬膜外麻醉。

**2.硬脑膜** 与硬脊膜相比,硬脑膜有如下特点:

(1)硬脑膜由内、外两层构成,外层为颅骨内面的骨膜,兼具脑膜的作用,内层较坚厚。

硬脑膜与颅底骨连结紧密,当颅底骨折时,易将硬脑膜及蛛网膜同时撕裂,导致脑脊液外漏;硬脑膜与颅盖骨连结较疏松,故颅顶骨折时,可因硬脑膜血管破裂,形成硬膜外血肿。

(2)硬脑膜内层在某些部位折叠形成板状结构,伸入大脑的某些裂隙内,对脑有固定和承托作用,其中重要的如下(图11-30):

①大脑镰:形似镰刀,伸入大脑纵裂内。

②小脑幕:伸入大脑横裂内。小脑幕的前缘游离,呈一弧形切迹,称小脑幕切迹。

小脑幕切迹前方邻中脑;小脑幕切迹上方的两侧邻海马旁回和钩。当小脑幕上方发生颅脑损伤引起颅内压增高时,海马旁回和钩可被挤入小脑幕切迹内,压迫中脑的大脑脚和动眼神经,临床上称为小脑幕切迹疝。

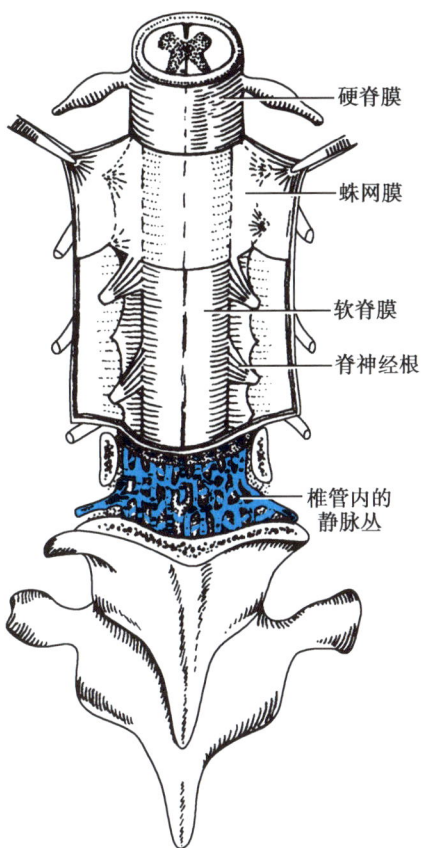

图 11-29 脊髓的被膜

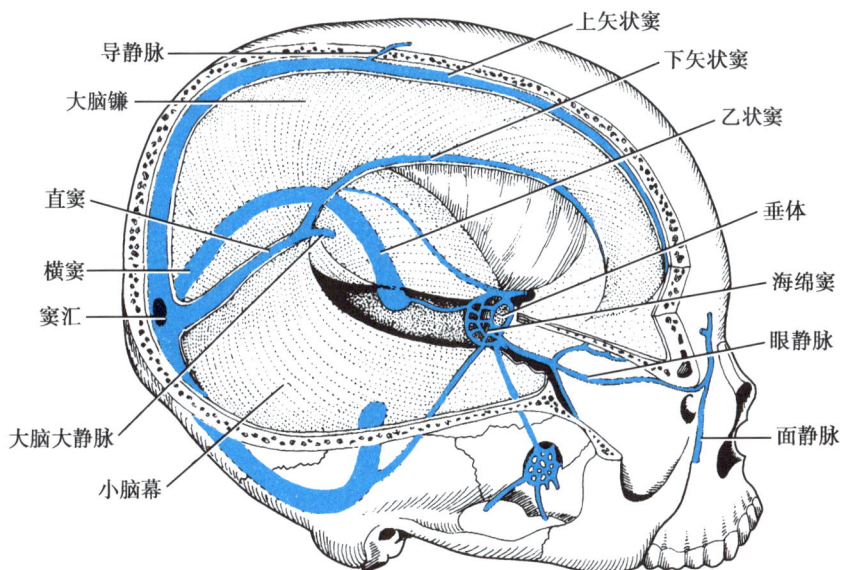

图 11-30 脑硬膜和硬脑膜窦

(3)硬脑膜在某些部位两层分开,形成含静脉血的腔隙,称硬脑膜窦。主要的硬脑膜窦如下:

①上矢状窦:位于大脑镰的上缘内。

②下矢状窦:位于大脑镰的下缘内。

③横窦和乙状窦：横窦位于小脑幕的后缘内（位于横窦沟内），其外侧端向前续乙状窦（位于乙状窦沟内），乙状窦向前下经颈静脉孔续为颈内静脉。

④直窦：位于大脑镰和小脑幕结合处。

⑤窦汇：位于上矢状窦、直窦和横窦汇合处。

⑥海绵窦：位于蝶骨体的两侧，为硬脑膜两层间的不规则腔隙。

海绵窦内有颈内动脉、动眼神经、滑车神经、展神经及三叉神经的眼神经和上颌神经通过。海绵窦向前经眼静脉与面静脉相交通。因此，面部感染可经上述途径蔓延到颅内海绵窦，波及窦内结构，产生相应症状。硬脑膜窦血液的流注关系如下：

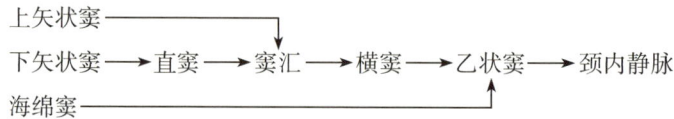

$$上矢状窦 \longrightarrow$$
$$下矢状窦 \longrightarrow 直窦 \longrightarrow 窦汇 \longrightarrow 横窦 \longrightarrow 乙状窦 \longrightarrow 颈内静脉$$
$$海绵窦 \longrightarrow$$

### （二）蛛网膜

蛛网膜位于硬膜的内面，跨越脊髓和脑的沟裂，包括脊髓蛛网膜和脑蛛网膜两部分。蛛网膜由纤细的结缔组织构成，薄而透明，无血管和神经。

蛛网膜与软膜之间的间隙称蛛网膜下隙。蛛网膜下隙内充满脑脊液。脊髓的蛛网膜下隙与脑的蛛网膜下隙相连通。

蛛网膜下隙在某些部位扩大，称蛛网膜下池。较大的蛛网膜下池有小脑延髓池和终池。蛛网膜下隙在小脑与延髓之间扩大，称小脑延髓池；蛛网膜下隙在脊髓末端与第2骶椎水平之间扩大，称终池。临床上可经枕骨大孔进针作小脑延髓池穿刺，抽出脑脊液。终池内无脊髓而只有马尾、终丝和脑脊液，临床上在第3、4或第4、5腰椎之间行腰椎穿刺时，就是将穿刺针刺入蛛网膜下隙的终池，抽出脑脊液或注入药物。

脑蛛网膜在上矢状窦附近，形成许多细小的突起，突入上矢状窦内，称蛛网膜粒（图11-31）。蛛网膜下隙内的脑脊液经蛛网膜粒渗入上矢状窦，进入血液。

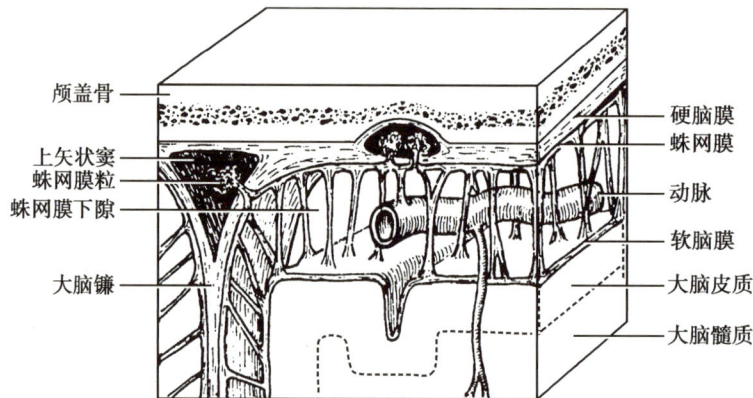

图11-31　蛛网膜和硬脑膜窦模式图

### （三）软膜

软膜紧贴在脊髓和脑的表面，并伸入脊髓和脑的沟裂，包括软脊膜和软脑膜。软膜为薄层结缔组织，含有丰富的血管。

在脑室附近，软脑膜上的毛细血管形成毛细血管丛，与软脑膜和脑室壁上的室管膜上皮一起突入脑室内，形成脉络丛。脉络丛是产生脑脊液的主要结构。

## 四、脑和脊髓的血管

### （一）脑的血管

**1. 脑的动脉**　来源于颈内动脉和椎动脉。颈内动脉的分支供应大脑半球的前 2/3 部分和部分间脑。椎动脉的分支供应大脑半球的后 1/3 部分及部分间脑、脑干和小脑。

颈内动脉和椎动脉的分支可分为皮质支和中央支，皮质支供应皮质和浅层髓质；中央支供应间脑、基底核和内囊等。

（1）颈内动脉：起自颈总动脉，向上经颈动脉管入颅腔，向前穿过海绵窦，至视交叉外侧分为大脑前动脉和大脑中动脉。

颈内动脉的主要分支有眼动脉、大脑前动脉、大脑中动脉、后交通动脉等。

1）眼动脉：颈内动脉出海绵窦后发出眼动脉，经视神经管入眶，分布于眼球和眼副器等结构。

2）大脑前动脉：自颈内动脉发出后进入大脑纵裂内，在胼胝体的背侧向后走行。皮质支分布于大脑半球枕叶以前的内侧面及上外侧面的上部（图 11-32）；中央支进入脑实质，分布于尾状核、豆状核和内囊等。左、右大脑前动脉在发出不远处有前交通动脉相连。

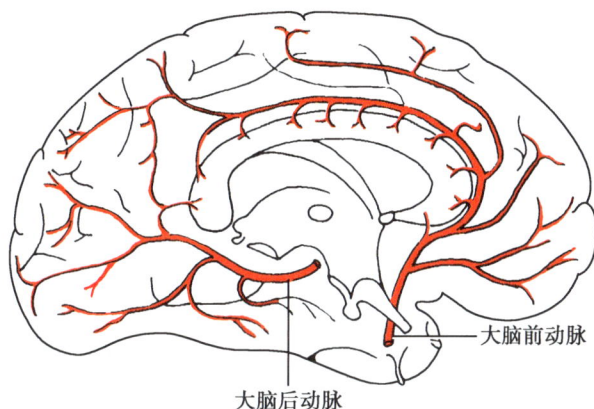

图 11-32　大脑半球内侧面的动脉

3）大脑中动脉：是颈内动脉主干的延续，沿大脑外侧沟向后上走行。皮质支分布于大脑半球上外侧面的大部分（图 11-33）；中央支垂直向上进入脑实质，分布于尾状核、豆状核和内囊等处。在患有高血压动脉硬化的病人，分布于内囊的中央动脉（豆纹动脉）容易破裂出血，导致严重的脑出血，因此有"易出血动脉"之称（图 11-34）。

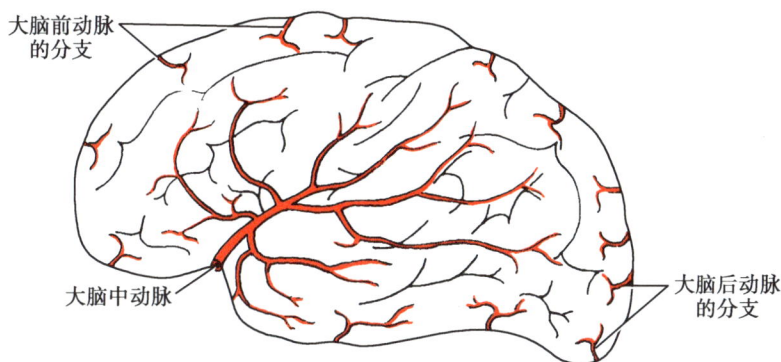

图 11-33　大脑半球上外侧面的动脉

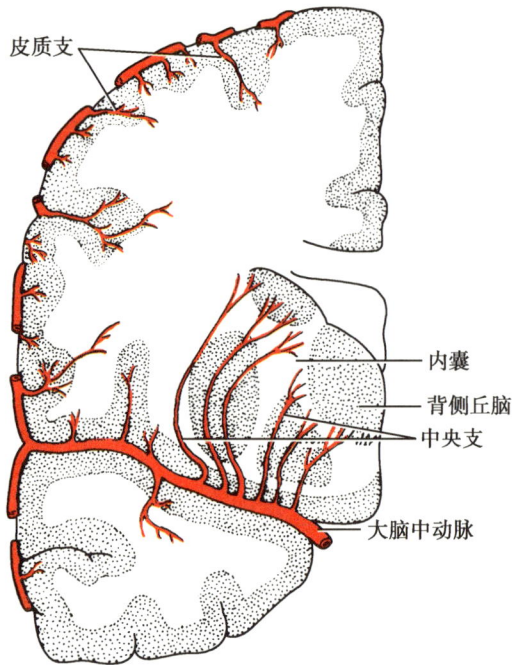

图 11-34   大脑中动脉的皮质支和中央支

4）后交通动脉：成对，自颈内动脉发出后，与大脑后动脉吻合。

（2）椎动脉：起自锁骨下动脉，向上穿过第6至第1颈椎的横突孔，经枕骨大孔入颅腔，行于延髓腹侧，在脑桥下缘左、右椎动脉合成一条基底动脉。基底动脉在脑桥基底沟上行，至脑桥上缘分为左、右大脑后动脉。

椎动脉和基底动脉沿途发出分支分布于脊髓、延髓、脑桥、小脑和内耳等处。

大脑后动脉：是基底动脉的终支，绕大脑脚向后，行向颞叶下面和枕叶的内侧面。皮质支分布于大脑半球颞叶的内侧面、下面和枕叶（图11-35）；中央支分布于后丘脑和下丘脑等处。

（3）大脑动脉环：在大脑底面，视交叉、灰结节和乳头体的周围，前交通动脉、两侧大脑前动脉、两侧颈内动脉、两侧后交通动脉和两侧大脑后动脉互相吻合，形成大脑动脉环，又称 Willis 环（图11-35）。

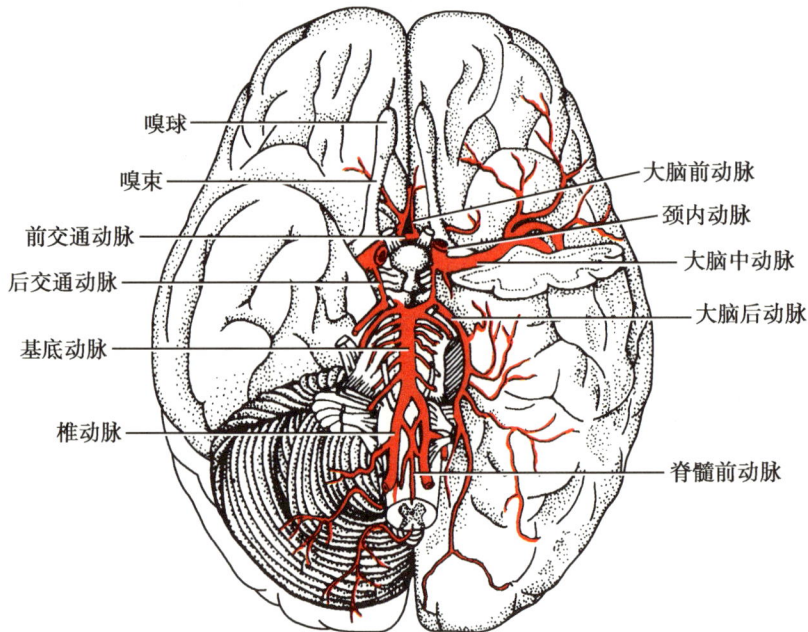

图 11-35   脑底面的动脉

大脑动脉环将颈内动脉系和椎基底动脉系联系起来，也将左、右大脑半球的动脉联系起来，对保证大脑的血液供应起重要作用。当某一动脉血流减少或阻塞时，通过大脑动脉环的调节，血液重新分配，补偿缺血部分，维持脑的正常血液供应。

**2.脑的静脉**   脑的静脉不与动脉伴行，可分浅、深静脉。浅静脉位于脑的表面，收集大脑皮质和大脑髓质浅部的静脉血；深静脉收集大脑髓质深部的静脉血。两组静脉均注入附近的硬脑膜窦（图11-36），最终汇入颈内静脉。

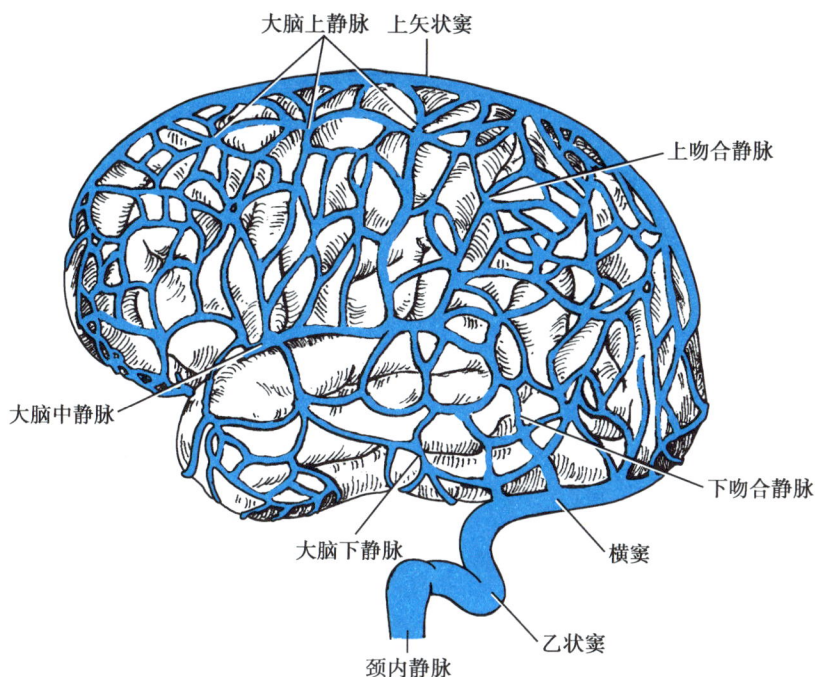

图 11-36 大脑浅静脉

### （二）脊髓的血管

**1.脊髓的动脉** 脊髓的动脉血液供应有两个来源：一个是椎动脉发出的脊髓前动脉和脊髓后动脉，另一个主要是肋间后动脉和腰动脉发出的脊髓支。

椎动脉入颅后发出脊髓前动脉和脊髓后动脉。脊髓前动脉由起始处的两条合成一条，沿脊髓前正中裂下降至脊髓末端；两条脊髓后动脉沿脊髓后外侧沟下降，在颈段脊髓中部合成一条，再下行至脊髓末端。

肋间后动脉和腰动脉发出的脊髓支进入椎管，与脊髓前、后动脉吻合，在脊髓的表面形成血管网，由血管网发出分支营养脊髓（图 11-37）。

**2.脊髓的静脉** 脊髓的静脉与动脉伴行，大部分注入硬膜外隙内的椎静脉丛。

## 五、脑室和脑脊液循环

### （一）脑室

脑室是脑内的腔隙，包括左、右侧脑室，第三脑室和第四脑室（图 11-38）。各脑室内都有脉络丛并充满脑脊液。

**1.侧脑室** 左、右各一，是位于两侧大脑半球内的腔隙。两个侧脑室各自经左、右室间孔通第三脑室。

**2.第三脑室** 是位于两侧背侧丘脑及下丘脑之间的矢状裂隙。第三脑室前方经左、右室间孔与两侧大脑半球内的侧脑室相通，向后下经中脑水管与第四脑室相通。

**3.第四脑室** 是位于延髓、脑桥与小脑之间的腔隙。第四脑室底即菱形窝，顶朝向小脑。第四脑室向上与中脑水管相通，向下续脊髓中央管，向背侧和两侧分别借一个第四脑室正中孔和两个第四脑室外侧孔与蛛网膜下隙相通（图 11-39）。

### （二）脑脊液及其循环

脑脊液是无色透明的液体，内含葡萄糖、无机盐、少量蛋白质、维生素、酶、神经递质和少量淋巴细胞等。

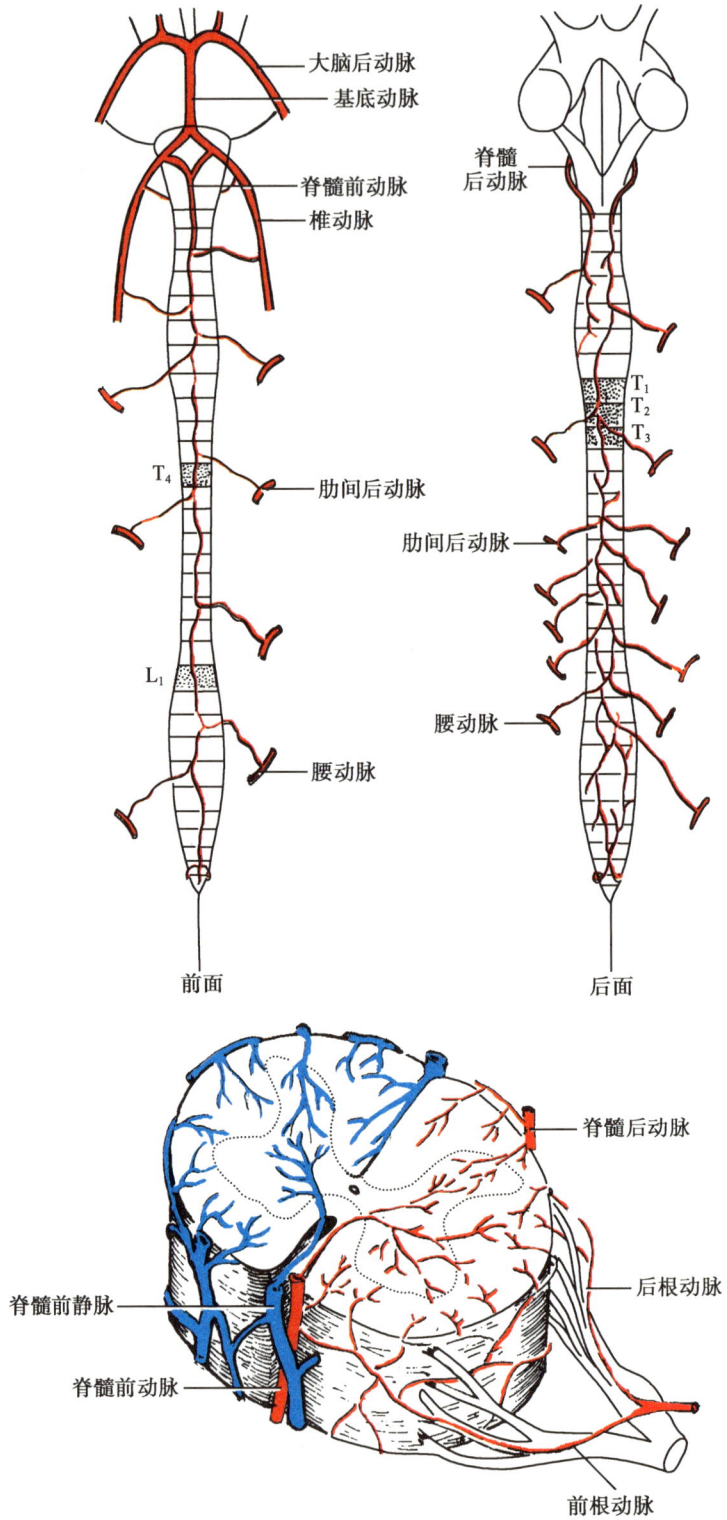

图 11-37　脊髓的动脉

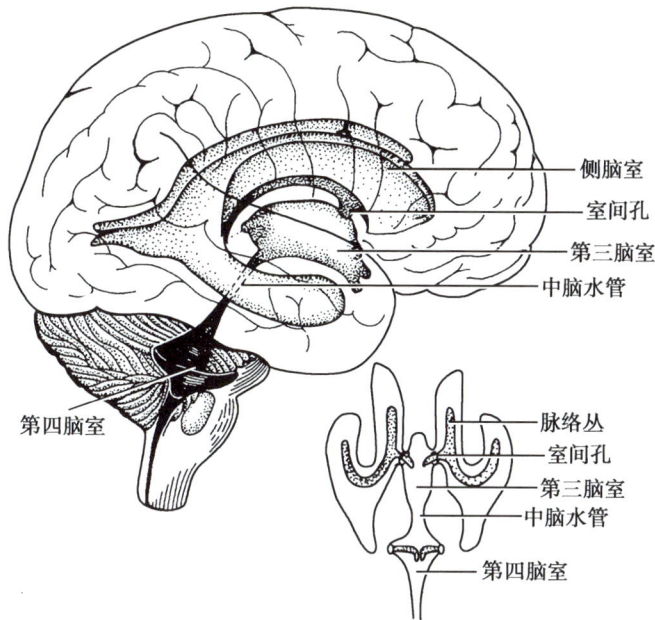

图 11-38 脑室的投影

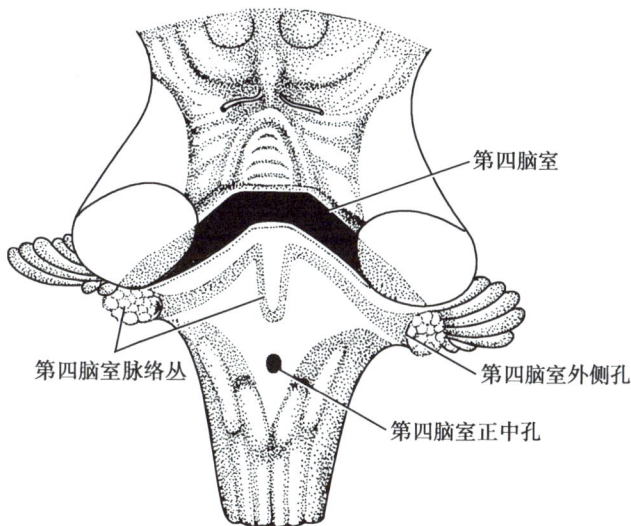

图 11-39 第四脑室

脑脊液主要由各脑室的脉络丛产生,充满于脑室和蛛网膜下隙。成年人脑脊液的总量约150ml。

脑脊液处于不断产生、循环和回流的相对平衡状态,其循环途径是:侧脑室脉络丛产生的脑脊液,经室间孔流入第三脑室,汇同第三脑室脉络丛产生的脑脊液,经中脑水管流入第四脑室,汇同第四脑室脉络丛产生的脑脊液,经第四脑室正中孔和两个第四脑室外侧孔流入蛛网膜下隙,最后经蛛网膜粒渗入上矢状窦,归入静脉(图11-40)。脑脊液循环途径如下:

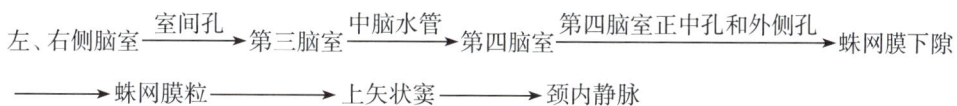

左、右侧脑室 —室间孔→ 第三脑室 —中脑水管→ 第四脑室 —第四脑室正中孔和外侧孔→ 蛛网膜下隙

——→ 蛛网膜粒 ——→ 上矢状窦 —→ 颈内静脉

如果脑脊液循环受阻,可引起脑积水和颅内压升高,使脑组织受压移位,甚至形成脑疝而危及生命。

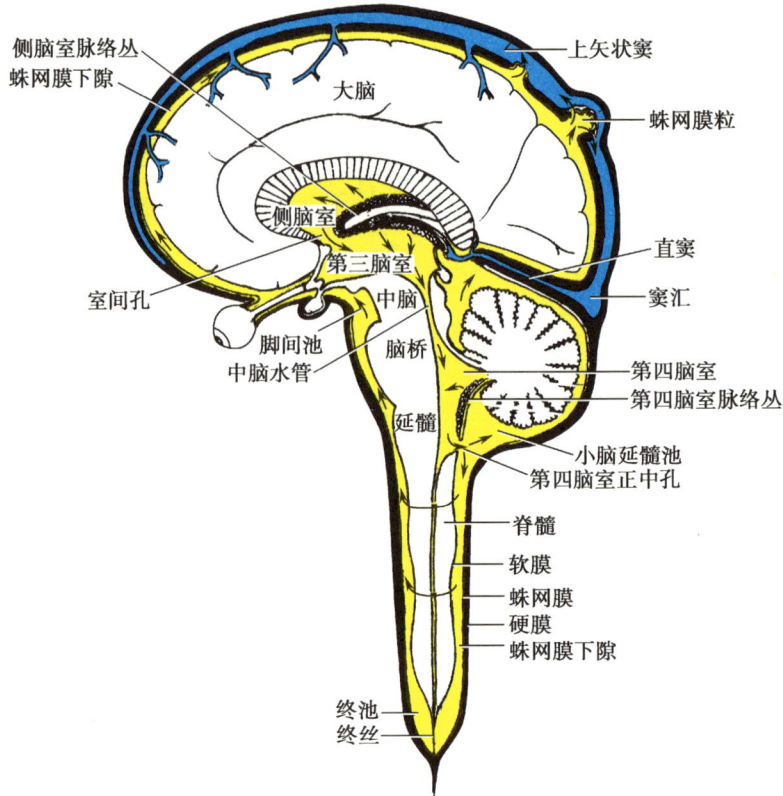

图 11-40　脑脊液循环模式图

脑脊液可缓冲震动，对脑和脊髓有保护作用；脑脊液对中枢神经系统有营养作用；脑脊液不断循环，可带走脑与脊髓的代谢产物；脑脊液有维持正常颅内压的作用。

正常脑脊液有比较恒定的细胞数量和化学成分，中枢神经系统的某些疾病可引起脑脊液成分的改变，因此，临床上检验脑脊液，有助于诊断某些疾病。

### （三）血 - 脑屏障

在中枢神经系统内，毛细血管内的血液与脑组织之间，具有一层有选择性通透作用的结构，称血 - 脑屏障。

血 - 脑屏障的结构基础是：脑和脊髓的毛细血管内皮、毛细血管内皮的基膜以及神经胶质细胞突起形成的胶质膜（图 11-41）。

血 - 脑屏障能选择性地允许某些物质通过，阻止另一些物质通过，具有阻止有害物质进入脑组织，维持脑细胞内环境相对稳定的作用。

在血 - 脑屏障损伤（缺血、缺氧、炎症、外伤、血管疾病）时，血 - 脑屏障的通透性发生改变，可使脑和脊髓的神经细胞受到各种致病因素的影响。临床上治疗脑部疾病选用药物时，必须考虑其通过血 - 脑屏障的能力，以达到预期的效果。

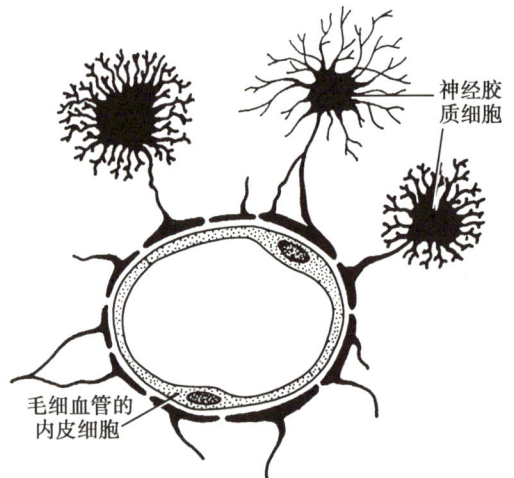

图 11-41　血 - 脑屏障结构模式图

# 第三节 周围神经系统

周围神经通常可分为脊神经、脑神经和内脏神经三部分。脊神经与脊髓相连,主要分布于躯干和四肢;脑神经与脑相连,主要分布于头颈部;内脏神经作为脊神经和脑神经的纤维成分,分别与脊髓和脑相连,主要分布于内脏、心血管和腺体。

## 一、脊 神 经

脊神经共 31 对,包括颈神经 8 对,胸神经 12 对,腰神经 5 对,骶神经 5 对和尾神经 1 对。

每对脊神经均由脊神经前根和脊神经后根在椎间孔处合并而成。脊神经前根含有躯体运动和内脏运动的纤维,后根含有躯体感觉和内脏感觉的纤维。因此,每对脊神经都是混合性神经,均含有躯体运动纤维、内脏运动纤维、躯体感觉纤维和内脏感觉纤维四种纤维成分(图 11-42)。

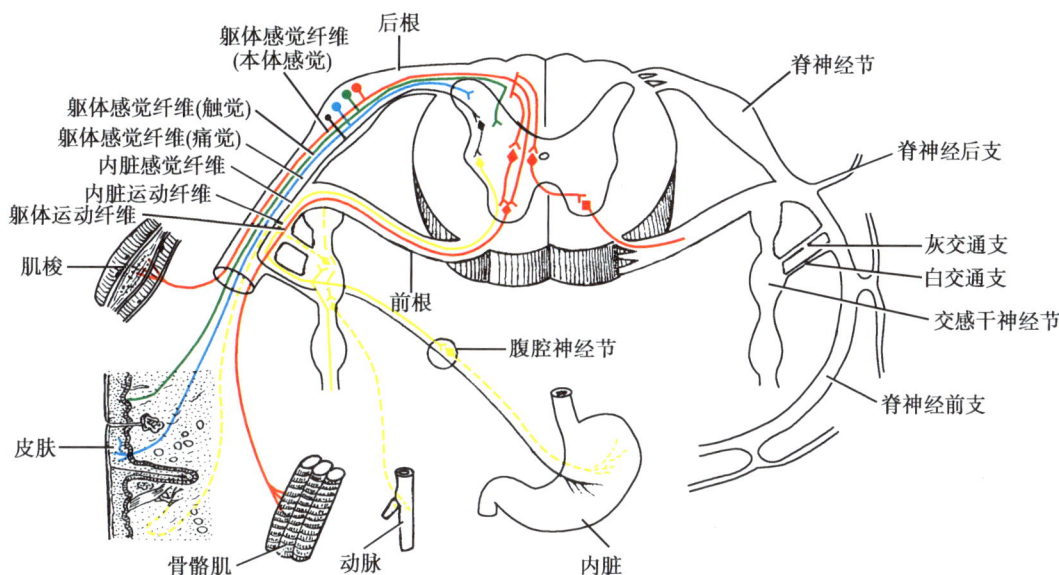

图 11-42 脊神经的纤维成分及其分布示意图

脊神经出椎间孔后,主要分为前支和后支。脊神经后支较短而细,经相邻椎骨的横突之间或骶后孔向后走行,主要分布于项、背、腰、骶部的深层肌和皮肤。脊神经前支较粗大,主要分布于颈、胸、腹、四肢的肌和皮肤。除第 2 至第 11 对胸神经前支外,其他脊神经的前支分别交织成神经丛,由丛发出分支分布于相应的区域。神经丛左、右对称,计有颈丛、臂丛、腰丛和骶丛。

### (一)颈丛

**1.颈丛的组成和位置** 颈丛由第 1~4 颈神经的前支组成,位于颈侧部胸锁乳突肌上部的深面。

**2.颈丛的主要分支** 颈丛发出分布于皮肤的皮支、支配颈部深层肌的肌支和膈神经。

(1)皮支:主要有枕小神经、耳大神经、颈横神经和锁骨上神经。颈丛皮支自胸锁乳突肌后缘中点穿出浅筋膜,呈放射状分布于枕部、耳部、颈前部、胸壁上部和肩部的皮肤(图 11-43)。

颈丛皮支在胸锁乳突肌后缘的中点附近浅出处比较集中,临床上作颈部表浅手术时,常在此作局部阻滞麻醉。

（2）膈神经：是混合性神经。膈神经自颈丛发出后下行，在锁骨下动脉、静脉之间经胸廓上口入胸腔，经肺根前方，沿心包的外侧面下降入膈（图11-44）。

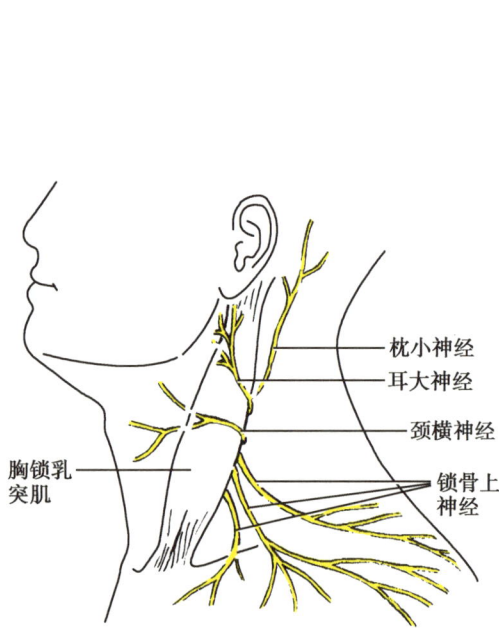

图 11-43　颈丛皮支

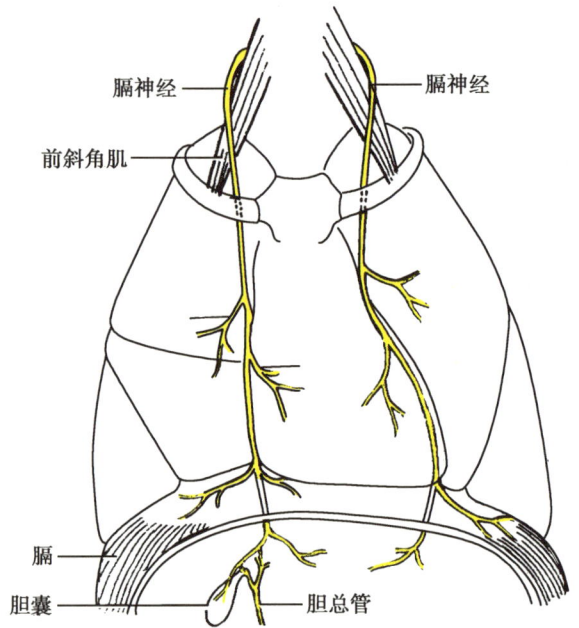

图 11-44　膈神经

膈神经的运动纤维支配膈肌，感觉纤维分布于胸膜、心包及膈下面中央部的腹膜。一般认为右膈神经的感觉纤维还分布到肝和胆囊表面的腹膜。

膈神经受刺激时，可致膈肌痉挛性收缩，产生呃逆。一侧膈神经损伤可致同侧半膈肌瘫痪，引起呼吸困难。

### （二）臂丛

**1. 臂丛的组成和位置**　臂丛由第5～8颈神经前支和第1胸神经前支的大部分组成。臂丛自斜角肌间隙穿出，向外行于锁骨下动脉的后上方，经锁骨后方进入腋窝，围绕腋动脉排列。

臂丛各分支在锁骨中点后方比较集中，位置较浅，临床上常在此处做臂丛神经阻滞麻醉（图11-45）。

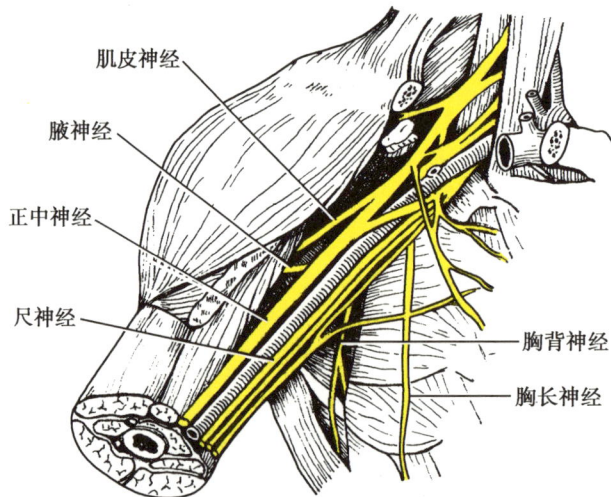

图 11-45　臂丛及其分支

## 2.臂丛的主要分支

（1）肌皮神经：向外下斜穿喙肱肌，在肱二头肌和肱肌之间下行，在肘关节稍上方，经肱二头肌下端外侧穿出深筋膜，改称为前臂外侧皮神经（图11-46）。

肌皮神经沿途发出肌支支配上臂肌前群；前臂外侧皮神经分布于前臂外侧部皮肤。

（2）尺神经：沿肱二头肌内侧缘伴肱动脉下行至上臂中部，离开肱动脉向后下，经肱骨内上髁后方的尺神经沟至前臂，在尺侧腕屈肌深面伴尺动脉下行，经腕前部豌豆骨外侧入手掌（图11-46）。

尺神经在前臂发出肌支，支配尺侧腕屈肌和指深屈肌的尺侧半，在手掌，尺神经的肌支支配手肌内侧群、拇收肌、全部骨间肌和第三、四蚓状肌；尺神经的皮支分布于手掌尺侧1/3、尺侧一个半手指掌面的皮肤和手背尺侧半、尺侧二个半手指背面的皮肤（第3、4两指相邻侧只分布于近节背面的皮肤）（图11-48）。

尺神经在肱骨内上髁后方的尺神经沟紧贴骨面，位置表浅，易受损伤。尺神经损伤后，主要表现为屈腕力减弱，小鱼际肌萎缩，拇指不能内收，其他各指不能内收和外展，各掌指关节过伸，第4、5指的指间关节屈曲，表现为"爪形手"；感觉障碍以手内侧缘和小指为最明显（图11-48）。

（3）正中神经：沿肱二头肌内侧沟伴肱动脉下行至肘窝，从肘窝向下穿旋前圆肌，继沿前臂中线于指浅、深屈肌之间下行，经腕入手掌（图11-46）。

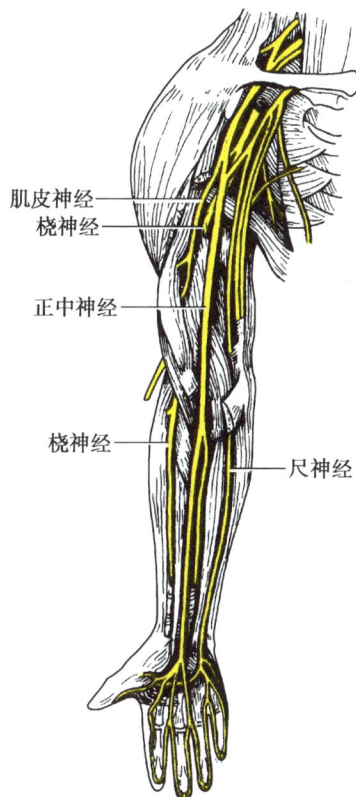

图11-46 上肢前面的神经

正中神经在前臂和手掌发出肌支支配除肱桡肌、尺侧腕屈肌和指深屈肌尺侧半以外的前臂肌前群，在手掌支配除拇收肌以外的鱼际肌和第一、二蚓状肌；正中神经的皮支分布于手掌桡侧2/3、桡侧三个半指掌面的皮肤及桡侧三个半手指中、远节背面的皮肤（图11-47）。

正中神经损伤易发生于前臂和腕部。在腕部，正中神经行于桡侧腕屈肌腱和掌长肌腱之间的深面，位置表浅，易因切割而损伤。正中神经损伤后，主要表现为前臂不能旋前，屈腕力减弱，拇指不能对掌，鱼际肌萎缩；感觉障碍以拇指、示指和中指的远节皮肤最明显。

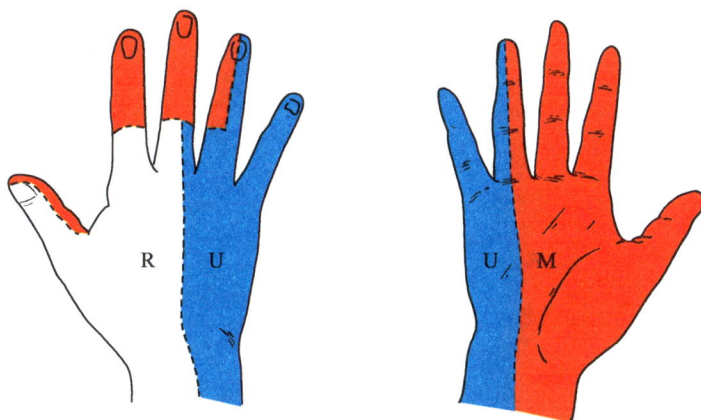

R.桡神经分布区；U.尺神经分布区；M.正中神经分布区。

图11-47 手部皮神经的分布

正中神经与尺神经合并损伤时，由于鱼际肌和小鱼际肌、骨间肌、蚓状肌全部萎缩，手掌变平坦，类似"猿手"（图11-48）。

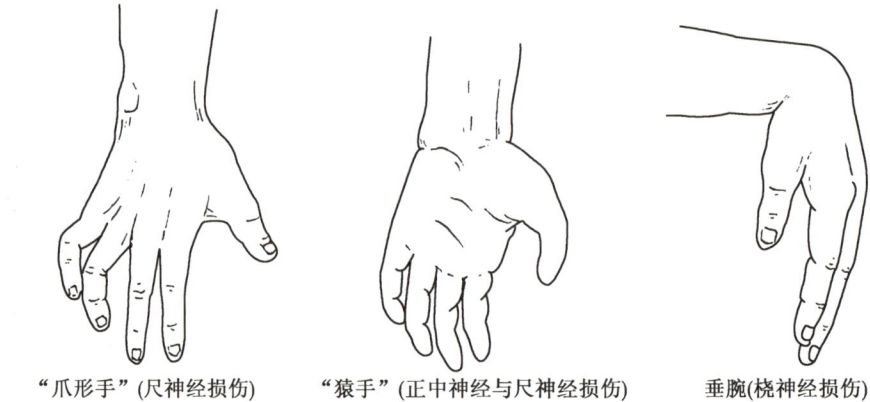

"爪形手"(尺神经损伤)　　"猿手"(正中神经与尺神经损伤)　　垂腕(桡神经损伤)

图11-48　尺神经、正中神经、桡神经损伤时的手形

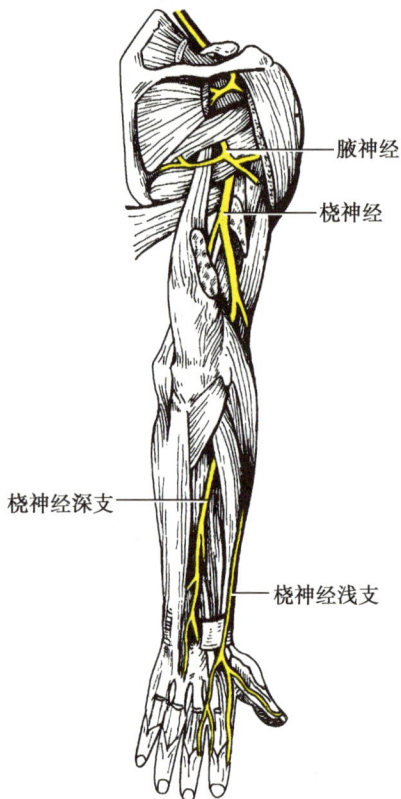

图11-49　上肢后面的神经

（4）桡神经：为臂丛最粗大的分支，初在腋动脉后方斜向下外，继在肱三头肌深面紧贴肱骨桡神经沟向下外行走，至肱骨外上髁前方分为浅支与深支两支（图11-49）。

桡神经浅支为皮支，在肱桡肌深面，伴桡动脉下行，至前臂中、下1/3交界处转向手背。

桡神经深支为肌支，穿旋后肌至前臂后群肌浅、深两层之间下降，分数支，其长支可达腕部。

桡神经的肌支支配上臂肌后群、肱桡肌和前臂肌后群；皮支分布于上臂、前臂的背面和手背桡侧半、桡侧二个半手指近节背面的皮肤（图11-47）。

桡神经在肱骨桡神经沟内紧贴肱骨的骨面，故肱骨中段骨折易损伤桡神经。桡神经损伤后，表现为前臂伸肌瘫痪，不能伸腕，呈"垂腕"状态，不能伸指，拇指不能外展，前臂旋后功能减弱；感觉障碍以手背第1、2掌骨间隙"虎口区"的皮肤最为明显（图11-48）。

（5）腋神经：绕肱骨外科颈行向后外，至三角肌的深面（图11-50）。

腋神经的肌支支配三角肌和小圆肌；皮支分布于肩关节及肩部、上臂上1/3外侧部的皮肤。

肱骨外科颈骨折时易伤及腋神经，主要表现为三角肌瘫痪，上肢不能外展，肩部失去圆隆状而形成"方形肩"；三角肌区皮肤感觉障碍。

### （三）胸神经前支

胸神经前支共12对，除第1对和第12对的部分纤维分别参加臂丛和腰丛外，其余皆不形成神经丛。第1～11对胸神经前支位于相应的肋间隙内，称肋间神经；第12对胸神经前支位于第12肋下方，称肋下神经。

肋间神经居肋间外肌和肋间内肌之间，在肋间血管下方沿肋沟走行。上6对肋间神经到达胸骨外侧缘穿至皮下，下5对肋间神经和肋下神经至肋弓处走向前下，行于腹内斜肌和腹横肌之间，进入腹直肌鞘，在腹白线附近穿至皮下。

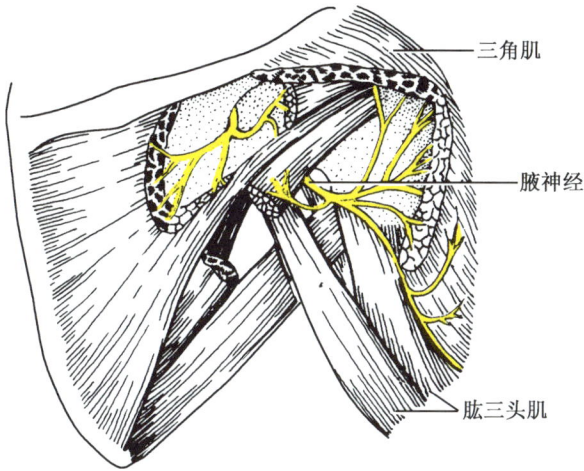
图 11-50 腋神经

肋间神经和肋下神经的肌支支配肋间肌、腹肌的前外侧群;皮支分布于胸、腹部的皮肤以及壁胸膜和壁腹膜(图 11-51)。

胸神经前支在胸、腹壁皮肤的分布有明显的节段性,由上向下按顺序依次呈环带状分布。其节段性分布规律为:第 2 胸神经前支分布于胸骨角平面;第 4 胸神经前支分布于乳头平面;第 6 胸神经前支分布于剑突平面;第 8 胸神经前支分布于肋弓平面;第 10 胸神经前支分布于脐平面;第 12 胸神经前支分布于脐与耻骨联合连线的中点平面。

临床上施行硬膜外麻醉时,常可根据胸神经前支的分布区来确定麻醉平面。当脊髓损伤时,可根据感觉障碍的平面,推断脊髓损伤的节段。

### (四)腰丛

**1. 腰丛的组成和位置**  腰丛由第 12 胸神经前支的一部分、第 1~3 腰神经前支和第 4 腰神经前支的一部分共同组成。腰丛位于腹后壁腰大肌的深面(图 11-52)。

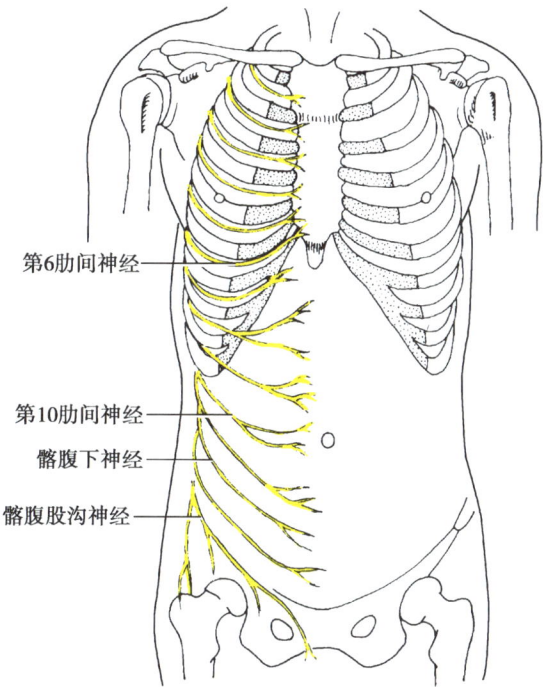
图 11-51 胸神经前支

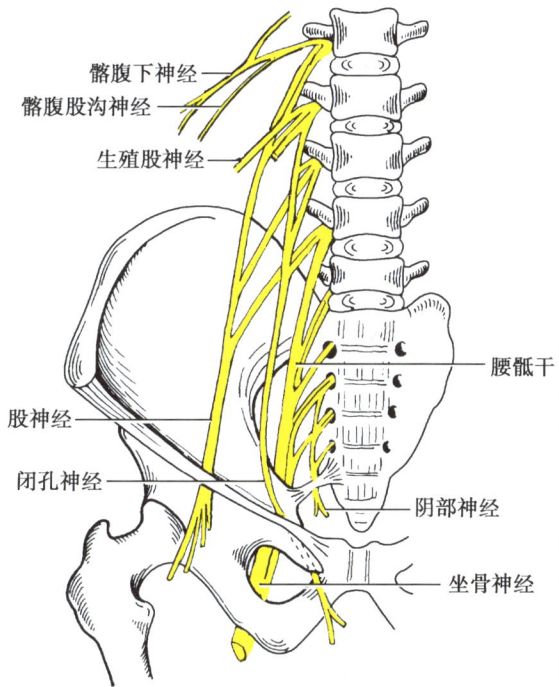
图 11-52 腰、骶丛的组成

### 2. 腰丛的主要分支

(1)髂腹下神经和髂腹股沟神经:髂腹下神经主要分布于腹股沟区的肌和皮肤。髂腹股沟神经除分布于腹股沟区的肌和皮肤外,还分布于阴囊或大阴唇的皮肤。

(2)生殖股神经:穿出腰大肌,沿腰大肌前面下行,分为生殖支和股支两支。生殖支进入腹股沟管,分布于提睾肌和阴囊(或大阴唇);股支分布于股三角上部的皮肤。

(3)股外侧皮神经:自腰大肌外侧缘向外下,经腹股沟韧带深面入股部,分布于大腿外侧面的皮肤。

（4）股神经：为腰丛中最大的分支，初在腰大肌与髂肌之间下行，继经腹股沟韧带深面、股动脉外侧进入股三角内，分为数支。

股神经的肌支主要支配大腿肌前群；皮支除分布于大腿前面的皮肤外，还有一长的皮支称隐神经，伴大隐静脉沿小腿内侧面下行至足的内侧缘，分布于小腿内侧面及足内侧缘的皮肤（图11-53）。

股神经损伤，主要表现为大腿肌前群瘫痪，不能伸小腿，膝跳反射消失；大腿前面和小腿内侧面的皮肤感觉障碍。

（5）闭孔神经：自腰大肌内侧缘穿出，沿小骨盆侧壁前行，穿经闭孔到大腿内侧部。

闭孔神经的肌支支配大腿肌内侧群；皮支分布于大腿内侧面的皮肤。

骨盆骨折时易损伤闭孔神经。闭孔神经损伤时，主要表现为大腿肌内侧群瘫痪，大腿不能内收，站立和行走受限。

### （五）骶丛

**1. 骶丛的组成和位置**　骶丛由第4腰神经前支的一部分和第5腰神经前支以及全部骶、尾神经的前支组成。骶丛位于盆腔内、骶骨和梨状肌的前面（图11-52）。

**2. 骶丛的主要分支**

（1）臀上神经：经梨状肌上孔出盆腔，支配臀中肌和臀小肌。

（2）臀下神经：经梨状肌下孔出盆腔，支配臀大肌。

（3）股后皮神经：经梨状肌下孔穿出，至臀大肌下缘浅出，沿股后正中线下行至腘窝，分布于臀下部、股后部和腘窝的皮肤。

（4）阴部神经：与阴部内动脉一起经梨状肌下孔出盆腔，绕坐骨棘向前，分支分布于肛门、会阴部和外生殖器的肌和皮肤（图11-52、图11-54）。

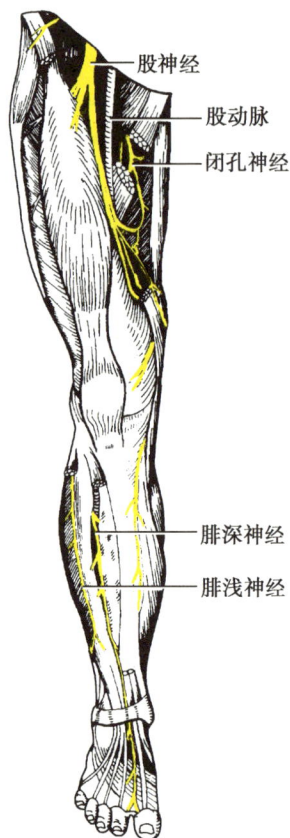

图 11-53　下肢前面的神经

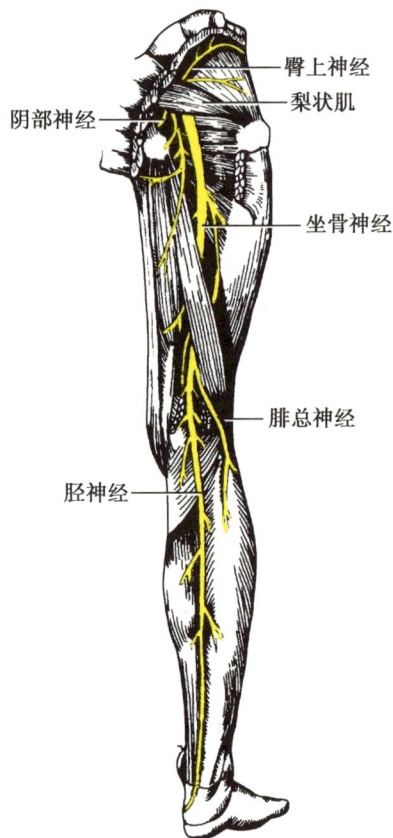

图 11-54　下肢后面的神经

（5）坐骨神经：是全身最粗大的神经，一般在梨状肌下孔出盆腔至臀大肌深面，经坐骨结节与股骨大转子之间至大腿后面，下行于股二头肌深面达腘窝上方分为胫神经和腓总神经（图11-54）。

自坐骨结节和股骨大转子之间的中点到股骨内、外侧髁之间的中点做一连线，该连线的上2/3段即坐骨神经干的体表投影。坐骨神经痛时，在该投影线上有明显压痛。

坐骨神经在股后部发出肌支支配大腿肌后群。

1）胫神经：沿腘窝中线下降，在小腿三头肌深面与胫后动脉伴行，至内踝后方分为足底内侧神经和足底外侧神经，进入足底。

胫神经的肌支支配小腿肌后群和足底肌；皮支分布于小腿后面和足底的皮肤。

胫神经损伤，主要表现为足不能跖屈，趾不能屈，内翻力弱；由于小腿肌前群和外侧群的牵拉，致使足呈背屈及外翻位，出现"钩状足"畸形（图11-55）；感觉障碍以足底皮肤最明显。

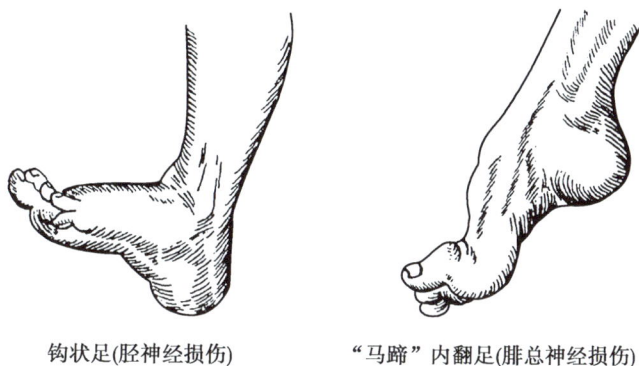

钩状足(胫神经损伤)　　　"马蹄"内翻足(腓总神经损伤)

图11-55　胫神经、腓总神经损伤后足的畸形

2）腓总神经：沿腘窝外侧缘下降，绕腓骨头下外方至小腿前面，分为腓浅神经和腓深神经。

①腓浅神经：在小腿肌外侧群内下行至足背。腓浅神经的肌支支配小腿肌外侧群；皮支分布于小腿前外侧面、足背和趾背的皮肤（第1、2趾相对缘除外）。

②腓深神经：在小腿肌前群之间与胫前动脉伴行。腓深神经的肌支支配小腿肌前群；皮支分布于第1、2趾相对缘背侧面的皮肤。

腓总神经在腓骨头外下方位置表浅，容易受损伤。腓总神经损伤后，主要表现为足不能背屈，趾不能伸，足下垂并内翻，形成"马蹄内翻足"畸形，行走时呈"跨阈步态"（11-55）；小腿前外侧面和足背皮肤感觉障碍。

## 二、脑　神　经

脑神经共12对（图11-56），其顺序和名称为：Ⅰ嗅神经、Ⅱ视神经、Ⅲ动眼神经、Ⅳ滑车神经、Ⅴ三叉神经、Ⅵ展神经、Ⅶ面神经、Ⅷ前庭蜗神经、Ⅸ舌咽神经、Ⅹ迷走神经、Ⅺ副神经、Ⅻ舌下神经。

脑神经中的纤维成分较为复杂，按其性质主要有躯体运动纤维、内脏运动纤维、躯体感觉纤维和内脏感觉纤维四种。

按照各脑神经所含的纤维成分，脑神经可分为三类：①感觉性神经：Ⅰ嗅神经、Ⅱ视神经、Ⅷ前庭蜗神经。②运动性神经：Ⅲ动眼神经、Ⅳ滑车神经、Ⅵ展神经、Ⅺ副神经、Ⅻ舌下神经。③混合性神经：Ⅴ三叉神经、Ⅶ面神经、Ⅸ舌咽神经、Ⅹ迷走神经。含有感觉纤维的脑神经与脊神经后根相似，一般都有神经节，称脑神经节。

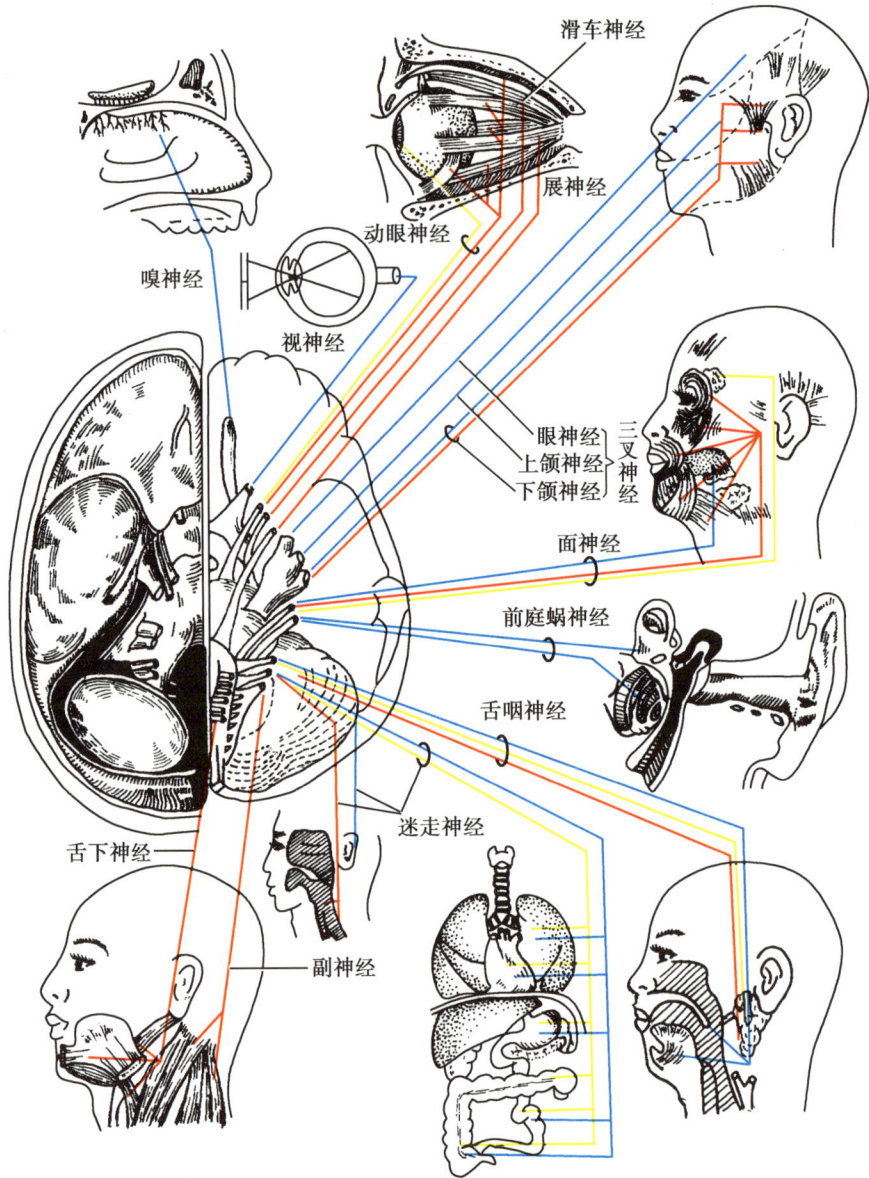

图 11-56　脑神经示意图

### （一）嗅神经

嗅神经为感觉性神经，由嗅细胞的中枢突组成。

嗅细胞位于鼻腔嗅区黏膜，是双极神经元，其周围突分布于嗅区黏膜上皮，中枢突集成 15～20 条嗅丝，组成嗅神经，向上穿经筛孔入颅腔，终于嗅球（图 11-57）。

嗅神经传导嗅觉冲动。

颅前窝骨折累及筛孔时，可伤及嗅神经，导致嗅觉障碍。

### （二）视神经

视神经为感觉性神经，由视网膜节细胞的轴突组成。

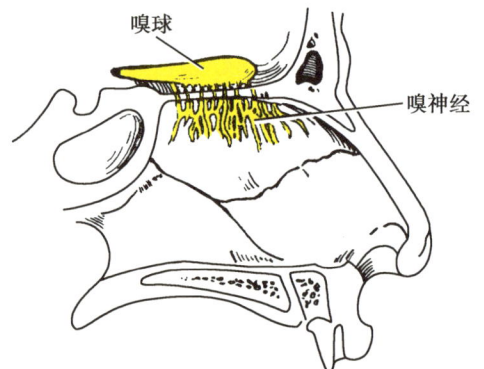

图 11-57　嗅神经

视网膜节细胞的轴突在视网膜后部集中形成视神经盘，然后穿出巩膜构成视神经。视神经自眼球向后内行，经视神经管入颅腔，连于视交叉（图 11-58）。视交叉向后延续为视束，视束主要终于外侧膝状体。

视神经传导视觉冲动。

视神经损伤（如视神经管处骨折）会导致视觉障碍（详见视觉传导通路）。

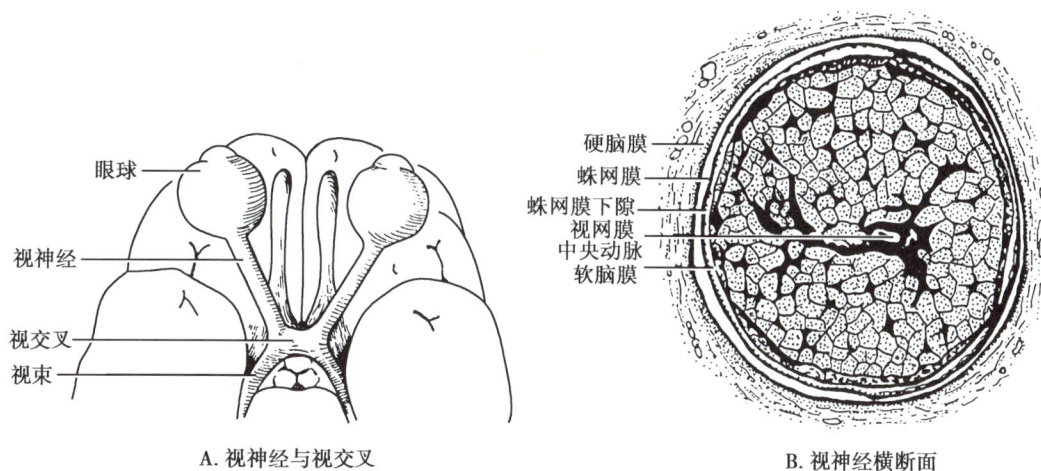

图 11-58 视神经

### （三）动眼神经

动眼神经为运动性神经，由动眼神经核发出的躯体运动纤维和动眼神经副核发出的内脏运动纤维（副交感纤维）组成。

动眼神经自脚间窝出脑，向前穿过海绵窦，经眶上裂入眶。

动眼神经的躯体运动纤维支配提上睑肌、上直肌、下直肌、内直肌及下斜肌；内脏运动纤维（副交感纤维）支配睫状肌和瞳孔括约肌（图11-59），完成调节反射和瞳孔对光反射。

动眼神经损伤，可致提上睑肌、上直肌、下直肌、内直肌、下斜肌、睫状肌和瞳孔括约肌瘫痪，主要表现为患侧眼上睑下垂，眼外斜视，眼球不能向上方、下方和内侧运动；瞳孔开大及瞳孔对光反射消失等症状。

### （四）滑车神经

滑车神经为运动性神经，由滑车神经核发出的躯体运动纤维组成。

滑车神经自中脑背侧的下丘下方、中线的两侧出脑，绕大脑脚外侧向前，穿海绵窦外侧壁，向前经眶上裂入眶。

滑车神经支配上斜肌（图11-59）。

滑车神经损伤，上斜肌瘫痪，患侧眼不能向外下方斜视。

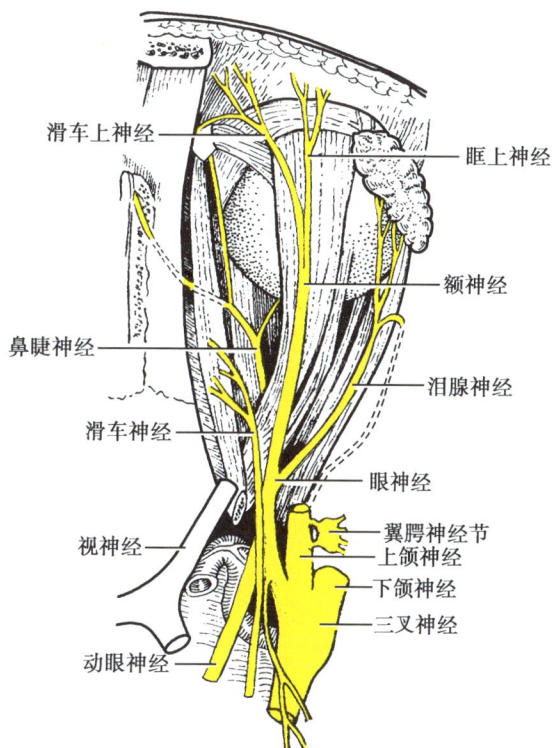

图 11-59 眶内神经上面观

### （五）三叉神经

三叉神经为混合性神经，含有起自三叉神经运动核的躯体运动纤维和终于三叉神经感觉核群的躯体感觉纤维。

三叉神经离脑桥不远处有一三叉神经节，节内假单极神经元的中枢突聚集成粗大的三叉神经感觉根，进入脑桥，终于脑干内的三叉神经感觉核群，周围突组成眼神经、上颌神经和下颌神经的大部分（图11-60）。来自脑桥内三叉神经运动核发出的躯体运动纤维，组成三叉神经运动根，参与组成下颌神经。

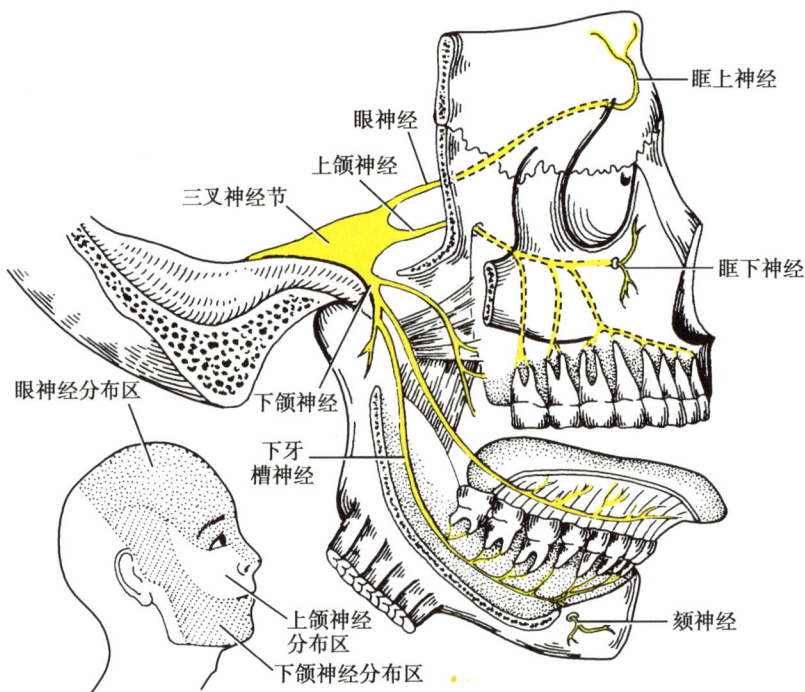

图11-60　三叉神经

**1. 眼神经**　为感觉性神经。眼神经向前沿海绵窦外侧壁行走，经眶上裂入眶。眼神经的其中一个分支经眶上切迹出眶，称眶上神经，布于额顶部的皮肤。

眼神经分支分布于眼球、泪腺、结膜、部分鼻腔黏膜、上睑和鼻背的皮肤以及额顶部的皮肤。

**2. 上颌神经**　为感觉性神经。上颌神经向前沿海绵窦外侧壁行走，经圆孔出颅腔，经眶下裂入眶，延续为眶下神经，出眶下孔至面部。

上颌神经的分支分布于鼻腔和口腔顶的黏膜、上颌牙齿和牙龈以及睑裂与口裂之间的皮肤。

**3. 下颌神经**　为混合性神经。下颌神经经卵圆孔出颅后分成数支。

下颌神经的一个主要分支为下牙槽神经，经下颌孔入下颌管，最后自颏孔浅出称颏神经。下牙槽神经的感觉神经分布于下颌牙齿、牙龈和口裂以下的皮肤。

下颌神经的躯体感觉纤维分布于颞部、耳前以及口裂以下的皮肤，口腔底和舌前2/3的黏膜（接受一般感觉），下颌牙齿及牙龈等；躯体运动纤维支配咀嚼肌。

三叉神经损伤，主要表现为患侧头面部皮肤和鼻腔、口腔、舌黏膜的一般感觉丧失；角膜反射消失；患侧咀嚼肌瘫痪，张口时下颌偏向患侧。

三叉神经痛是常见病，可发生在三叉神经的任何一个分支，疼痛范围与该分支在面部的分布区一致，当压迫眶上孔、眶下孔或颏孔时，可诱发或加剧患支分布区的疼痛。

### （六）展神经

展神经为运动性神经，由展神经核发出的躯体运动纤维组成。

展神经自延髓脑桥沟中线两侧出脑，向前穿经海绵窦，经眶上裂入眶。

展神经支配外直肌。展神经损伤，外直肌瘫痪，患侧眼球不能转向外侧，出现眼内斜视。

### （七）面神经

面神经为混合性神经，含有面神经核发出的躯体运动纤维、上泌涎核发出的内脏运动纤维（副交感纤维）及终止于孤束核的内脏感觉纤维。

面神经在延髓脑桥沟展神经外侧出脑，经内耳门入内耳道，穿内耳道底进入面神经管，从茎乳孔出颅，向前进入腮腺，于腮腺内分为数支达面部。

面神经的内脏运动纤维和内脏感觉纤维都在面神经管内自面神经分出，内脏运动纤维（副交感纤维）主要支配泪腺、下颌下腺和舌下腺等腺体的分泌活动；内脏感觉纤维分布于舌前 2/3 的味蕾，感受味觉。面神经的躯体运动纤维组成面神经主干，面神经主干进入腮腺后形成丛，再由丛在腮腺前缘发出 5 个分支，呈放射状走向颞部、颧部、颊部、下颌骨下缘和颈部，支配面肌和颈阔肌（图 11-61）。

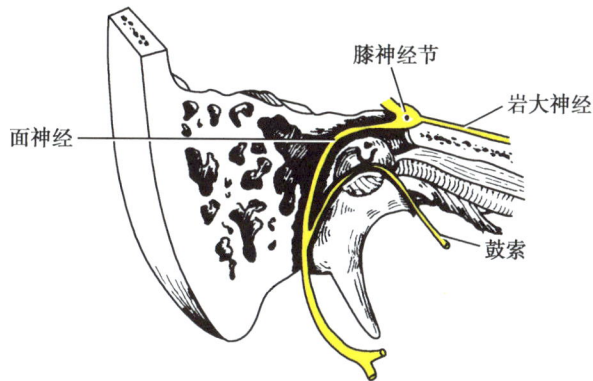

A.面神经的管内段

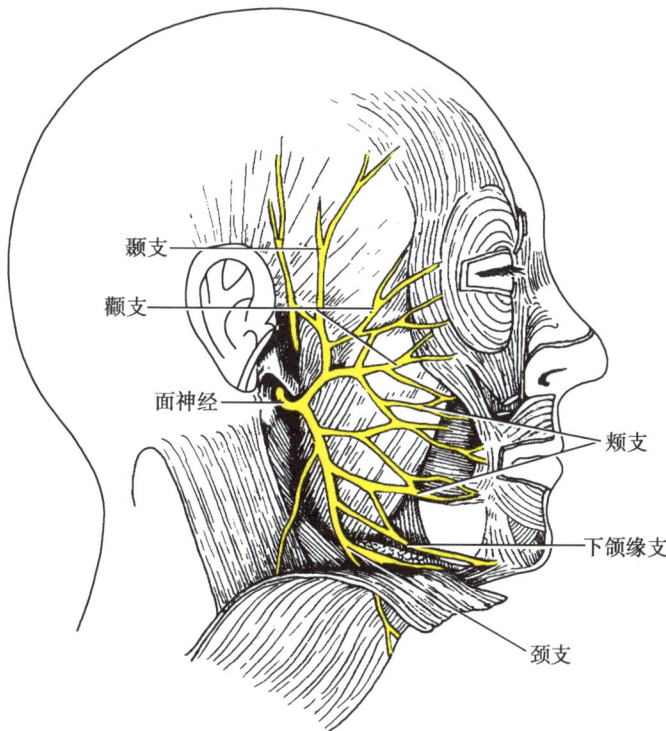

B.面神经在面部的分支

图 11-61　面神经

面神经损伤是常见病。面神经损伤如果在颅外,只伤及躯体运动纤维,致患侧面肌瘫痪,患者的主要表现是患侧额纹消失,不能闭眼,鼻唇沟变浅,不能鼓腮,唾液常从口角流出,角膜反射消失,口角偏向健侧等。如果面神经损伤发生在面神经管内,除上述表现外,还可出现患侧舌前2/3味觉障碍,泪腺、下颌下腺和舌下腺分泌障碍等现象。

### (八)前庭蜗神经

前庭蜗神经为感觉性神经,分为前庭神经和蜗神经(图11-62)。

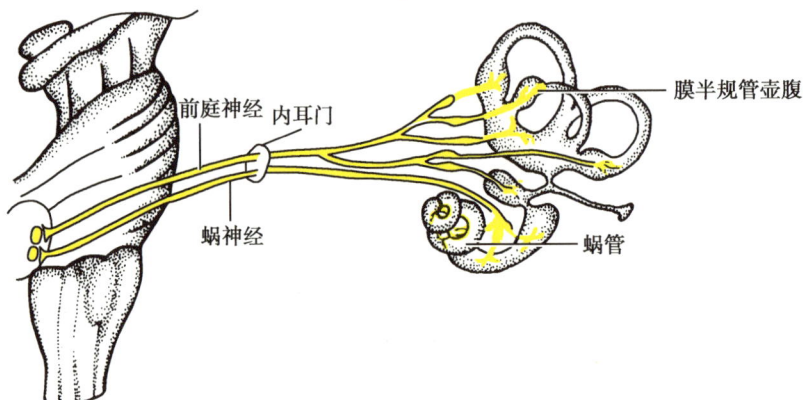

图11-62　前庭蜗神经

**1. 前庭神经**　由前庭神经节神经元的中枢突构成。前庭神经节位于内耳道底,神经元为双极神经元,其周围突分布于内耳的壶腹嵴、椭圆囊斑和球囊斑;中枢突聚集成前庭神经。

前庭神经与蜗神经伴行,经内耳门入颅,在延髓脑桥沟外侧部入脑,终于前庭神经核。

前庭神经传导平衡觉的冲动。

**2. 蜗神经**　由蜗神经节神经元的中枢突构成。蜗神经节位于内耳的蜗轴内,神经元为双极神经元,其周围突分布于内耳的螺旋器;中枢突聚集成蜗神经。

蜗神经经内耳门入颅腔,在延髓脑桥沟外侧部入脑,终于蜗神经核。

蜗神经传导听觉的冲动。

前庭蜗神经损伤后,主要表现为伤侧耳聋和平衡功能障碍。如果是轻微损伤,前庭受到刺激,可出现眩晕、眼球震颤、恶心和呕吐等症状。

### (九)舌咽神经

舌咽神经为混合性神经,含有疑核发出的躯体运动纤维、下泌涎核发出的内脏运动纤维(副交感纤维)及终止于三叉神经感觉核的躯体感觉纤维和终止于孤束核的内脏感觉纤维。

舌咽神经于延髓后外侧沟上部离脑后,经颈静脉孔出颅,下行于颈内动、静脉之间,继而弓形向前入舌(图11-63)。

舌咽神经的躯体运动纤维支配咽肌;内脏运动纤维(副交感纤维)支配腮腺的分泌活动;躯体感觉纤维分布于耳后皮肤;内脏感觉纤维分布于咽和中耳等处的黏膜,舌后1/3的黏膜和味蕾,接受一般感觉和味觉。此外,内脏感觉纤维还形成1~2条颈动脉窦支,分布于颈动脉窦和颈动脉小球,将动脉血压的变化和二氧化碳浓度变化的刺激传入脑,反射性地调节血压和呼吸。

舌咽神经损伤,可出现患侧咽肌肌力减弱,吞咽困难;舌后1/3黏膜味觉和一般感觉丧失,舌根与咽峡区黏膜一般感觉障碍。

### (十)迷走神经

迷走神经为混合性神经,含有疑核发出的躯体运动纤维、迷走神经背核发出的内脏运动纤维(副交感纤维)及终止于三叉神经感觉核的躯体感觉纤维和终止于孤束核的内脏感觉纤维。

迷走神经是脑神经中行程最长、分布最广的神经。迷走神经在延髓后外侧沟、舌咽神经的下方离脑后,经颈静脉孔出颅进入颈部。在颈部,迷走神经沿颈内动脉、颈总动脉与颈内静脉之间的后方下行,经胸廓上口入胸腔。在胸部,迷走神经越过肺根的后方,沿食管下降,且左、右迷走神经在食管表面形成食管丛,至食管下端,左迷走神经形成迷走神经前干,右迷走神经形成迷走神经后干。迷走神经前、后干随食管穿膈的食管裂孔入腹腔(图11-64)。

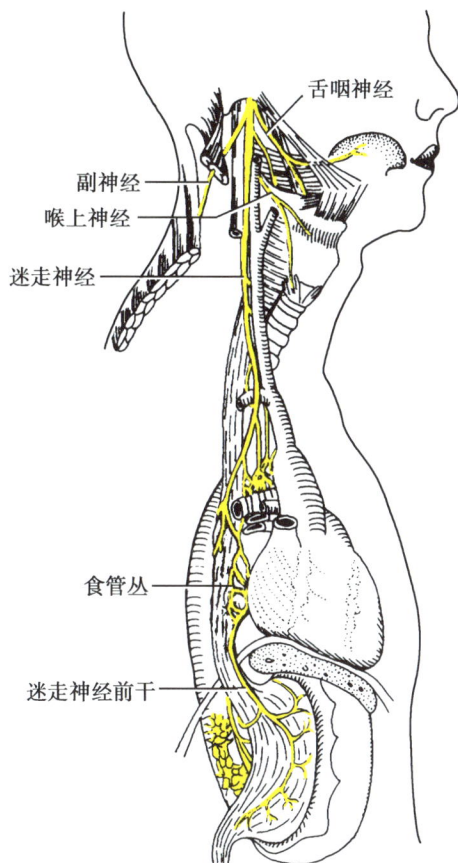

图11-63　舌咽神经、迷走神经和副神经

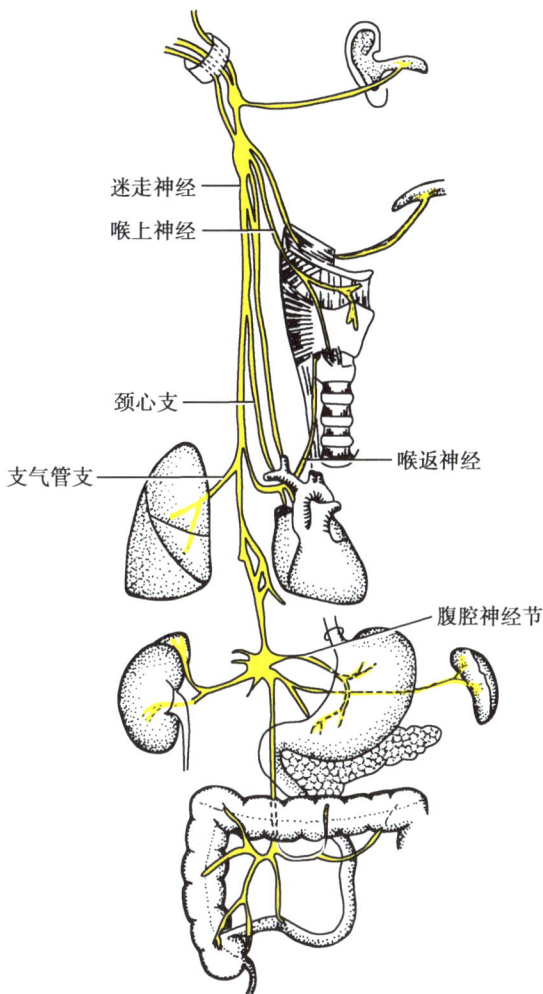

图11-64　迷走神经

迷走神经的躯体运动纤维支配咽喉肌;内脏运动纤维(副交感纤维)主要分布到颈部、胸部和腹部的脏器(至结肠左曲以上的消化管),支配平滑肌、心肌和腺体的活动;躯体感觉纤维分布于硬脑膜、耳郭和外耳道的皮肤;内脏感觉纤维分布到颈部、胸部和腹部的脏器,管理一般内脏感觉。

迷走神经主干损伤后,内脏活动障碍表现为心动过速、恶心、呕吐、呼吸深慢和窒息等症状;由于咽喉感觉障碍和咽喉肌肉瘫痪,可出现吞咽困难、发音困难、声音嘶哑等症状。

### (十一)副神经

副神经为运动性神经,由疑核和副神经核发出的躯体运动纤维组成。

副神经在延髓后外侧沟、迷走神经的下方离脑后,经颈静脉孔出颅,在颈内动脉和颈外动脉之间行向后下方,进入胸锁乳突肌和斜方肌。

副神经支配胸锁乳突肌和斜方肌(图11-63)。

副神经损伤后,由于胸锁乳突肌瘫痪,使头不能向同侧倾斜,面部不能转向对侧;由于斜方肌瘫痪,致患侧肩下垂,耸肩无力。

### （十二）舌下神经

舌下神经为运动性神经，由舌下神经核发出的躯体运动纤维组成。

舌下神经自延髓的前外侧沟离脑，经舌下神经管出颅，在颈内动脉和颈外动脉之间下行，至下颌角处行向前，进入舌内。

舌下神经支配舌肌（图11-65）。

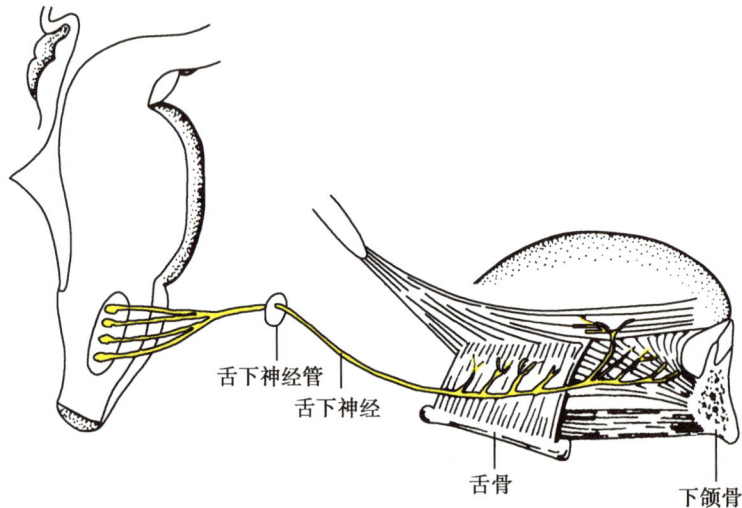

图11-65　舌下神经

舌下神经损伤，患侧舌肌瘫痪，伸舌时，舌尖偏向患侧。

## 三、内脏神经系统

内脏神经系统是主要分布于内脏、心血管和腺体的神经（图11-66）。

内脏神经系统分内脏运动神经和内脏感觉神经。内脏运动神经支配平滑肌、心肌的运动和腺体的分泌活动，其功能在一定程度上不受意志支配，故又称自主神经。内脏感觉神经将内脏、心血管等处内感受器的感觉传入各级中枢，到达大脑皮质，信息经中枢整合后，通过内脏运动神经调节内脏、心血管等器官的活动。

### （一）内脏运动神经

内脏运动神经和躯体运动神经相比，在形态结构、分布范围等方面存在着较大的差异：①支配的器官不同：躯体运动神经支配骨骼肌，受意志控制；内脏运动神经支配平滑肌、心肌和腺体，在一定程度上不受意志控制。②神经元数目不同：躯体运动神经自低级中枢到其支配的骨骼肌只有一个神经元；内脏运动神经自低级中枢到其支配的器官，则须在周围部的内脏神经节更换神经元，即需要两个神经元才能到其支配器官。第一个神经元称节前神经元，胞体位于脑或脊髓内，其轴突称节前纤维；第二个神经元称节后神经元，胞体位于内脏神经节内，其轴突称节后纤维。③纤维成分不同：躯体运动神经只有一种纤维成分；内脏运动神经则有交感神经和副交感神经两种纤维成分，形成多数器官两种神经的双重支配现象。④分布形式不同：躯体运动神经以神经干的形式分布；内脏运动神经的节后纤维多沿血管或攀附脏器形成神经丛，由丛分支再至所支配的器官。

内脏运动神经根据其形态结构和生理功能特点分为交感神经和副交感神经。

**1. 交感神经**　分为中枢部和周围部。

（1）中枢部：交感神经的低级中枢位于脊髓的第1胸节至第3腰节的灰质侧角内。侧角内的神经元即节前神经元，它发出的轴突即交感神经节前纤维。

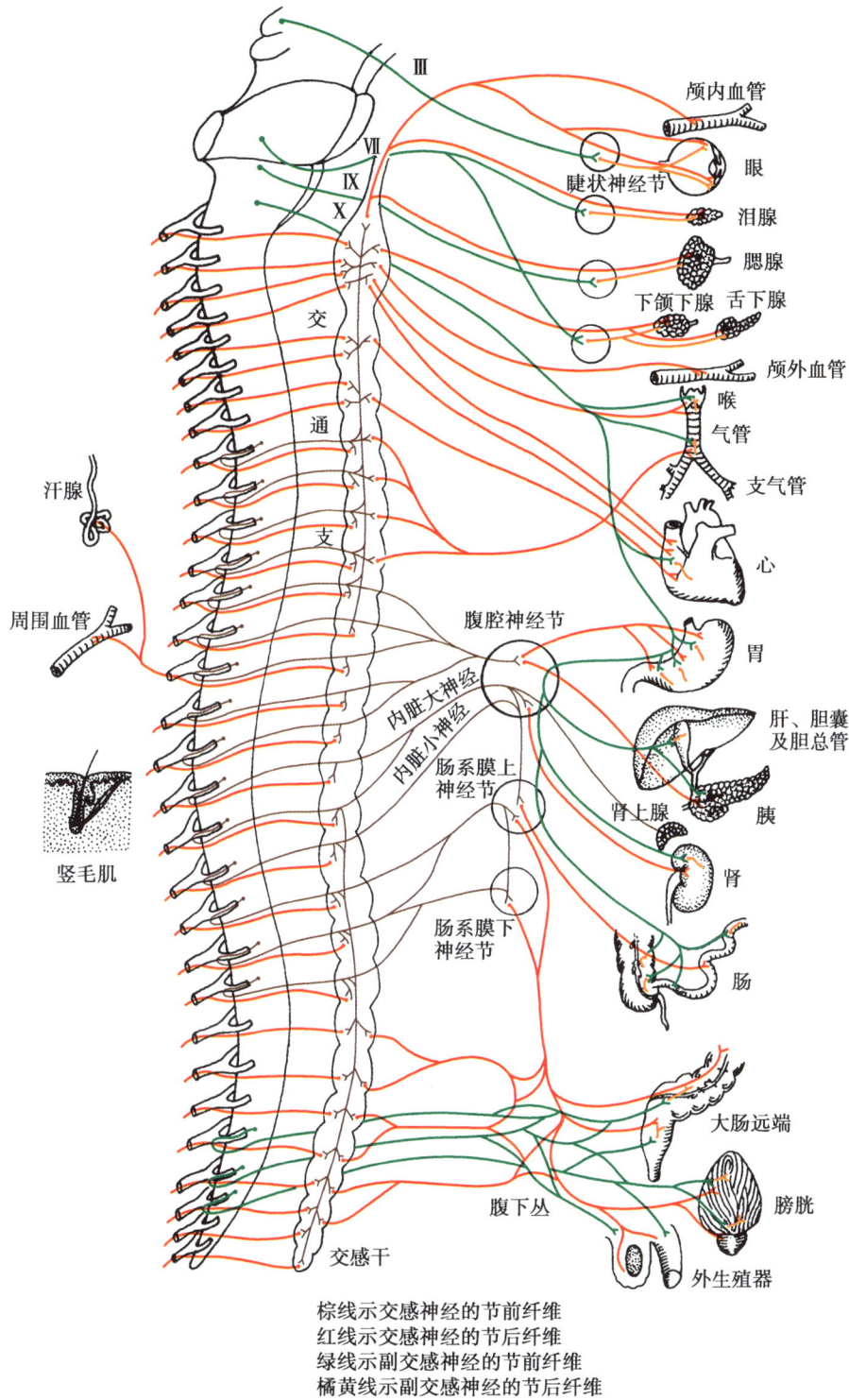

颅内血管
眼
睫状神经节
泪腺
腮腺
下颌下腺　舌下腺
颅外血管
喉
气管
支气管
心
腹腔神经节
胃
肝、胆囊
及胆总管
内脏大神经
内脏小神经
肠系膜上
神经节
肾上腺
胰
肾
肠系膜下
神经节
肠
大肠远端
膀胱
腹下丛
外生殖器
交感干

汗腺
周围血管
竖毛肌

交
通
支

棕线示交感神经的节前纤维
红线示交感神经的节后纤维
绿线示副交感神经的节前纤维
橘黄线示副交感神经的节后纤维

图 11-66　内脏运动神经的分布

（2）周围部：交感神经的周围部主要包括交感神经节、交感干和交感神经纤维。

1）交感神经节：交感神经节内的神经元即节后神经元，其轴突即交感神经节后纤维。交感神经节依其所在位置分为椎旁神经节（交感干神经节）和椎前神经节。

椎旁神经节位于脊柱两旁，每侧大约有 19～24 个。颈部每侧有 3 个神经节；胸部每侧有 10～12 个神经节；腰部每侧有 4～5 个神经节；骶部每侧有 2～3 个神经节；尾部两侧合并为 1 个单节，称奇神经节。

　　椎前神经节于脊柱的前方。主要有 1 对腹腔神经节、1 对主动脉肾神经节、1 个肠系膜上神经节和 1 个肠系膜下神经节,分别位于同名动脉根部附近。

　　2)交感干:由每侧的椎旁神经节借节间支相互连结而成。交感干呈串珠状,左、右各一条,位于脊柱两旁,上自颅底,下至尾骨前方,于尾骨前方两干合并(图 11-67)。

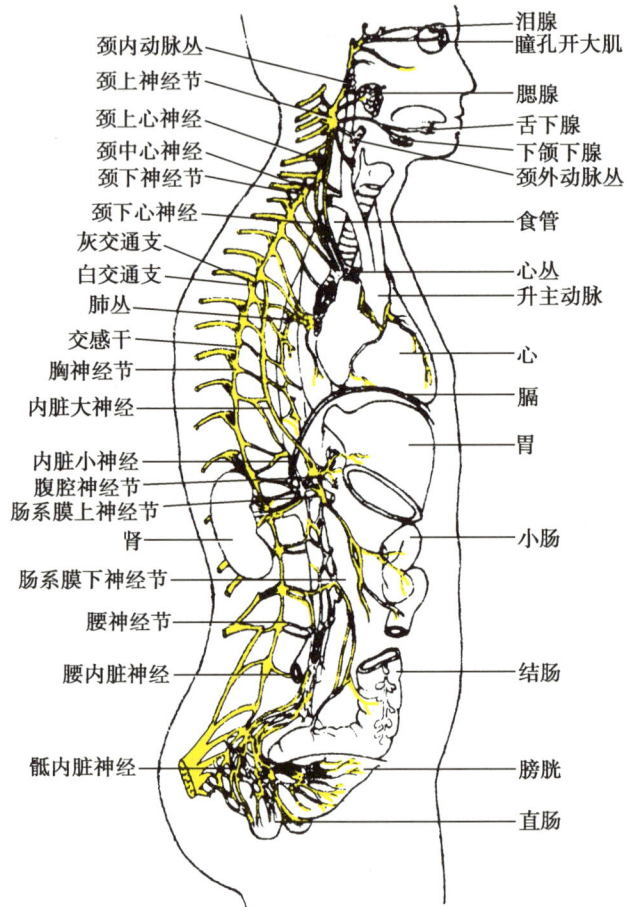

左侧标注(从上到下):
颈内动脉丛
颈上神经节
颈上心神经
颈中心神经
颈下神经节
颈下心神经
灰交通支
白交通支
肺丛
交感干
胸神经节
内脏大神经
内脏小神经
腹腔神经节
肠系膜上神经节
肾
肠系膜下神经节
腰神经节
腰内脏神经
骶内脏神经

右侧标注(从上到下):
泪腺
瞳孔开大肌
腮腺
舌下腺
下颌下腺
颈外动脉丛
食管
心丛
升主动脉
心
膈
胃
小肠
结肠
膀胱
直肠

图 11-67　交感干及其分布模式图

　　3)交感神经纤维:包括节前纤维和节后纤维。

　　脊髓侧角神经元发出的节前纤维,随脊神经前根、脊神经进入交感干后内有三种去向(图11-68):①终止于相应的椎旁神经节;②在交感干内上升或下降,终于上方或下方的椎旁神经节;③穿经椎旁神经节,终于椎前神经节。

　　交感神经节神经元发出的节后纤维也有三种去向:①返回脊神经,随脊神经分布于头颈部、躯干和四肢的血管、汗腺和立毛肌等。②在动脉外膜形成相应的神经丛,并随动脉分支分布于所支配的器官。③由交感神经节直接发支分布到所支配的器官。

　　4)交感神经的分布概况:脊髓胸 1~5 节段侧角神经元发出的节前纤维,在椎旁神经节更换神经元,节后纤维分布于头、颈、胸腔器官和上肢的血管、汗腺和立毛肌等。

　　脊髓胸 5~12 节段侧角神经元发出的节前纤维,在椎旁神经节或椎前神经节更换神经元,节后纤维分布于肝、胆、胰、脾、肾等器官及结肠左曲以上的消化管。

　　脊髓腰 1~3 节段侧角神经元发出的节前纤维,在椎旁神经节或椎前神经节更换神经元,节后纤维分布于结肠左曲以下的消化管、盆腔器官和下肢的血管、汗腺和立毛肌等。

　　**2.副交感神经**　也分为中枢部和周围部。

　　(1)中枢部:副交感神经的低级中枢位于脑干的脑神经内脏运动核(副交感核)和脊髓

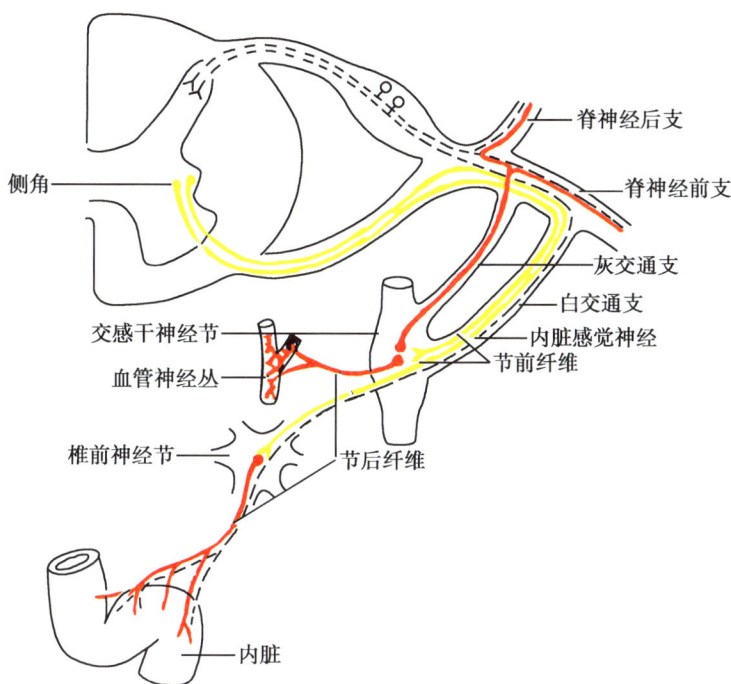

图 11-68 交感神经纤维走行模式图

骶 2～4 节段的骶副交感核。这些核内的神经元即节前神经元，其轴突即副交感神经节前纤维。

（2）周围部：副交感神经的周围部主要包括副交感神经节和副交感神经纤维。

1）副交感神经节：副交感神经节多位于所支配器官附近或器官壁内，称为器官旁节或器官内节。神经节内的神经元即节后神经元，其轴突即副交感神经节后纤维。位于颅部的器官旁节较大，其他部位的副交感神经节和器官内节很小。

2）副交感神经纤维

①颅部副交感神经：脑干内的脑神经副交感核发出的副交感神经节前纤维，分别随动眼神经、面神经、舌咽神经和迷走神经走行，至各神经所支配器官附近或壁内的副交感神经节更换神经元，其节后纤维分别分布于所支配的器官（图 11-66）。

中脑动眼神经副核发出的节前纤维，随动眼神经走行，至睫状神经节换神经元，节后纤维支配瞳孔括约肌和睫状肌。

脑桥的上泌涎核发出的节前纤维，随面神经走行，一部分节前纤维至翼腭神经节换神经元，节后纤维支配泪腺、鼻腔和腭部黏膜的腺体；另一部分节前纤维至下颌下神经节换神经元，节后纤维支配下颌下腺和舌下腺等。

延髓的下泌涎核发出的节前纤维，随舌咽神经走行，至耳神经节换神经元，节后纤维支配腮腺。

延髓的迷走神经背核发出的节前纤维，随迷走神经走行，至所支配器官的器官旁节或器官内节换神经元，节后纤维分布到颈部、胸部和腹部的器官（只到结肠左曲以上的消化管），支配平滑肌、心肌的运动和腺体的分泌活动。

②骶部副交感神经：脊髓骶 2～4 节段的骶副交感核发出的节前纤维，随第 2、3、4 对骶神经前支出骶前孔后，离开骶神经，组成盆内脏神经，至所支配器官的器官旁节或器官内节更换神经元，节后纤维支配结肠左曲以下的消化管、盆腔器官和外生殖器等（图 11-66）。

**3. 交感神经与副交感神经的主要区别**

（1）低级中枢的部位不同：交感神经的低级中枢位于脊髓胸 1～腰 3 节段的灰质侧

角内；副交感神经的低级中枢位于脑干的脑神经副交感核和脊髓骶 2～4 节段的骶副交感核。

（2）周围神经节的部位不同：交感神经节位于脊柱的两旁（椎旁神经节）和脊柱的前方（椎前神经节）；副交感神经节位于所支配器官的附近（器官旁节）或器官壁内（器官内节）。因此副交感神经节前纤维较长，而节后纤维则较短。

（3）节前神经元与节后神经元的比例不同：一个交感节前神经元的轴突可与较多的节后神经元组成突触；而一个副交感节前神经元的轴突则与较少的节后神经元组成突触。所以交感神经的作用较广泛，而副交感神经的作用则较局限。

（4）分布范围不同：交感神经的分布范围广泛，除头颈部、胸腹腔脏器外，还分布到全身的血管、汗腺、立毛肌等；而副交感神经的分布则不如交感神经广泛，一般认为大部分血管、汗腺、立毛肌、肾上腺髓质均无副交感神经支配。

（5）对同一器官所起的作用不同：交感神经与副交感神经对同一器官的作用既是互相拮抗又是互相统一的。当机体处于运动状态时，交感神经的兴奋性增强，而副交感神经的兴奋性则减弱，出现心跳加快、血压升高、支气管扩张、瞳孔开大、毛发竖立，消化活动受抑制等现象，这有利于机体适应环境的剧烈变化。当机体处于安静状态或睡眠状态时，副交感神经的兴奋性增强，而交感神经的兴奋性减弱，出现心跳减慢、血压下降、支气管收缩、瞳孔缩小，消化活动增强等现象，这有利于体力的恢复和能量的储存。交感神经和副交感神经互相拮抗又互相统一的作用，保持了机体内部各器官功能的动态平衡，使机体能更好地适应内、外环境的变化。

### （二）内脏感觉神经

内脏器官除有内脏运动神经支配外，还有丰富的内脏感觉神经分布。内脏感觉神经元的胞体位于脊神经节和脑神经节内。这些神经元的周围突随交感神经或副交感神经分布到内脏器官和血管等，中枢突进入脊髓和脑干。

内脏感觉神经接受内脏器官的各种刺激，转变为神经冲动传至中枢，产生内脏感觉。

内脏感觉神经与躯体感觉神经形态基本相似，但内脏感觉神经有如下特点：

（1）内脏器官的一般活动不引起感觉，较强烈的活动才能引起感觉。

（2）内脏器官对切割、冷热或烧灼等刺激不敏感，对牵拉、膨胀、平滑肌痉挛、化学刺激以及缺血和炎症等刺激敏感。如外科术中切割、烧灼内脏时，病人常不明显感觉疼痛。

（3）内脏痛觉弥散，定位模糊。内脏感觉的传入途径比较分散，即一个脏器的感觉冲动可经几条脊神经后根传入脊髓的几个节段；而一条脊神经可含有来自几个脏器的感觉纤维，因而，内脏痛觉往往是弥散的，定位较模糊。

### （三）牵涉性痛

当某些内脏器官发生病变时，常在体表的一定区域产生感觉过敏或疼痛感觉，这种现象称牵涉性痛。牵涉性痛可发生在患病内脏器官的附近皮肤，也可发生在离患病内脏器官相距较远的皮肤。例如，心绞痛时，常在左胸前区和左臂内侧皮肤感到疼痛；肝、胆病变时，常在肝区和右肩部皮肤感到疼痛（图 11-69、图 11-70，表 11-3）。

关于牵涉性痛发生的原因，一般认为，患病内脏器官和发生牵涉性痛的体表部位往往受同一节段脊神经的支配，传导患病内脏器官的内脏感觉纤维和被牵涉区皮肤的躯体感觉纤维进入同一个脊髓节段，并在后角内密切联系。因此，从患病内脏器官传来的冲动可以扩散到邻近的躯体感觉神经元。所以，内脏器官患病时，除有内脏器官的症状外，同时也可有相应体表的一定区域产生感觉过敏或疼痛感觉的现象，从而产生牵涉性痛。了解器官病变时牵涉性痛的发生部位，对诊断内脏器官的疾病有一定意义。

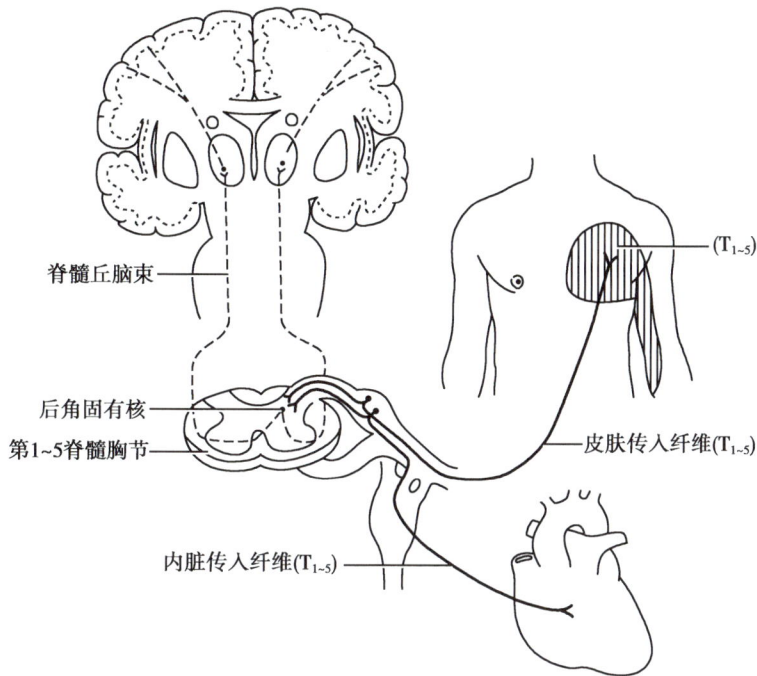

图 11-69　心传入神经与皮肤传入神经的中枢投射关系

脊髓丘脑束

后角固有核

第1~5脊髓胸节

内脏传入纤维(T₁₋₅)

(T₁₋₅)

皮肤传入纤维(T₁₋₅)

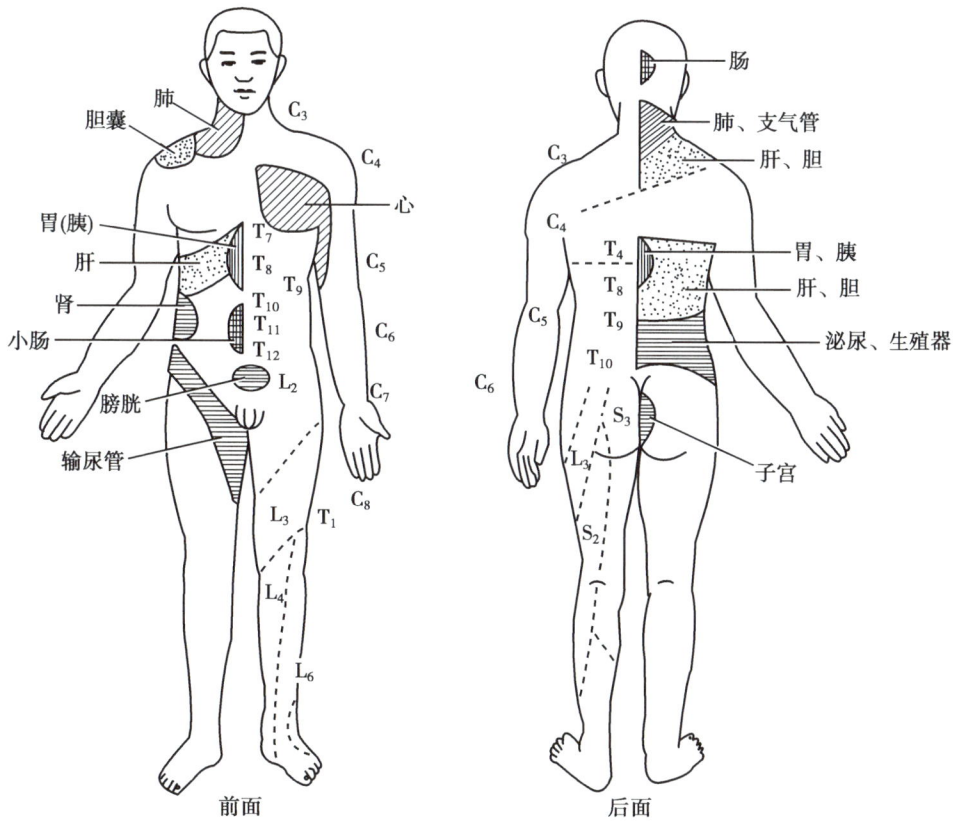

图 11-70　内脏器官疾病时的牵涉性痛区

表 11-3　内脏器官牵涉性痛与体壁或皮肤的关系

| 发病内脏器官 | 牵涉的体壁部位 | 发病内脏器官 | 牵涉的体壁部位 |
|---|---|---|---|
| 心 | 左胸前区和左臂内侧 | 阑尾 | 上腹部或脐周围 |
| 肝、胆囊 | 右肩部 | 肾 | 腰部及腹股沟区 |
| 胃 | 腹上部 | 膀胱 | 下腹部及会阴部 |
| 小肠 | 脐部 | 子宫 | 下腹部或腰部，会阴部 |

# 第四节　神经传导通路

神经传导通路是指高级神经中枢与感受器或效应器之间传导神经冲动的神经通路，它是由若干神经元连接而成的神经元链。

人体在进行各种活动过程中，感受器感受机体内、外环境的刺激，并将刺激转化为神经冲动，通过传入神经传入中枢，最后到达大脑皮质，产生感觉。大脑皮质整合感觉信息，发出指令，经脑干和脊髓的运动神经元，通过传出神经到达效应器，做出相应的反应。因此，神经系统内存在着两类传导通路：由感受器将神经冲动经传入神经、各级中枢直至大脑皮质的神经通路称为感觉传导通路（上行传导通路）；将大脑皮质发出的神经冲动经皮质下各级中枢、传出神经传至效应器的神经通路称为运动传导通路（下行传导通路）。

## 一、感觉传导通路

### （一）躯干和四肢的本体觉和精细触觉传导通路

所谓本体觉又称深感觉，是指来自肌、腱、关节的位置觉、运动觉和振动觉。本体觉传导通路还传导皮肤的精细触觉，精细触觉是指辨别皮肤两点距离的辨别觉和辨别物体的形状、大小、软硬和纹理粗细的实体觉。

躯干和四肢的本体觉和精细触觉传导通路由三级神经元组成。

第一级神经元是脊神经节内的神经元，其周围突随脊神经分布于躯干和四肢的肌、腱、关节及皮肤的感受器，中枢突经脊神经后根进入脊髓，在脊髓同侧的后索内组成薄束和楔束上升，至延髓，两束分别终于薄束核和楔束核。

第二级神经元是薄束核和楔束核内的神经元，由其发出的纤维左、右交叉，称为内侧丘系交叉，交叉后的纤维在中线的两侧上升，构成内侧丘系。内侧丘系向上经脑桥、中脑，终于背侧丘脑。

第三级神经元是背侧丘脑内的神经元，由其发出的纤维参与组成丘脑皮质束，经内囊后肢投射到大脑皮质中央后回的上 2/3 部和中央旁小叶的后部（图 11-71）。

头面部的本体觉一般认为是经三叉神经、三叉神经中脑核向上传导，最后投射到大脑皮质中央后回的下部。但其具体途径尚不清楚。

本体觉传导通路受损时，患者闭目不能确定其相应部位的位置姿势和运动的方向，振动觉消失，同时精细触觉也消失。若损伤部位在内侧丘系交叉的下方时，损伤平面以下同侧肢体的本体觉和精细触觉障碍；若损伤部位在内侧丘系交叉的上方时，损伤平面以下对侧肢体的本体觉和精细触觉障碍。

### （二）躯干和四肢的痛觉、温度觉、粗触觉和压觉传导通路

皮肤、黏膜的痛觉、温度觉、触觉和压觉又称浅感觉。

躯干和四肢的痛觉、温度觉、粗触觉和压觉传导通路由三级神经元组成。

第一级神经元是脊神经节内的神经元，其周围突随脊神经分布于躯干和四肢皮肤的痛觉、温度觉、粗触觉和压觉感受器，中枢突经脊神经后根进入脊髓，终于后角。

第二级神经元是脊髓后角内的神经元，由其发出的纤维上升 1～2 个脊髓节段，交叉至对侧脊髓的外侧索和前索上行，构成脊髓丘脑侧束和脊髓丘脑前束，向上经延髓、脑桥和中脑，终于背侧丘脑。

第三级神经元是背侧丘脑内的神经元，由其发出的纤维参与组成丘脑皮质束，经内囊后肢投射到大脑皮质中央后回的上 2/3 部和中央旁小叶的后部（图 11-72）。

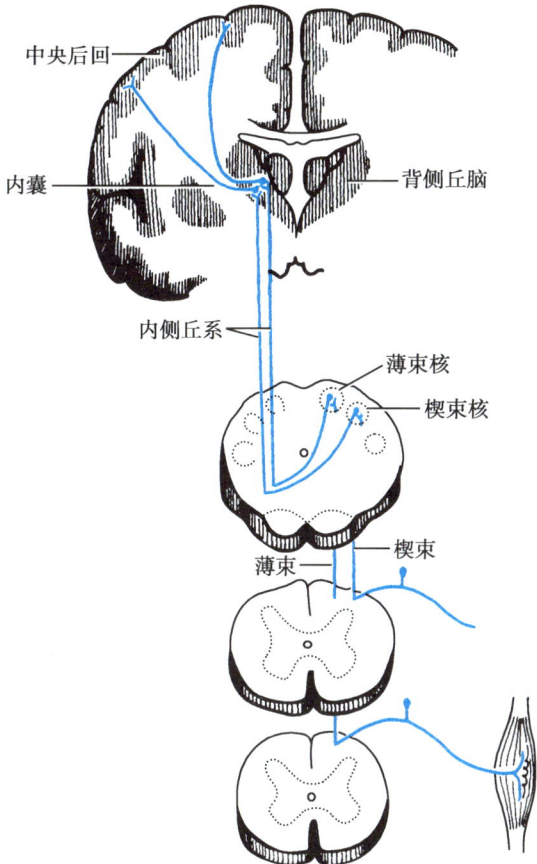

图 11-71 本体觉和精细触觉传导通路

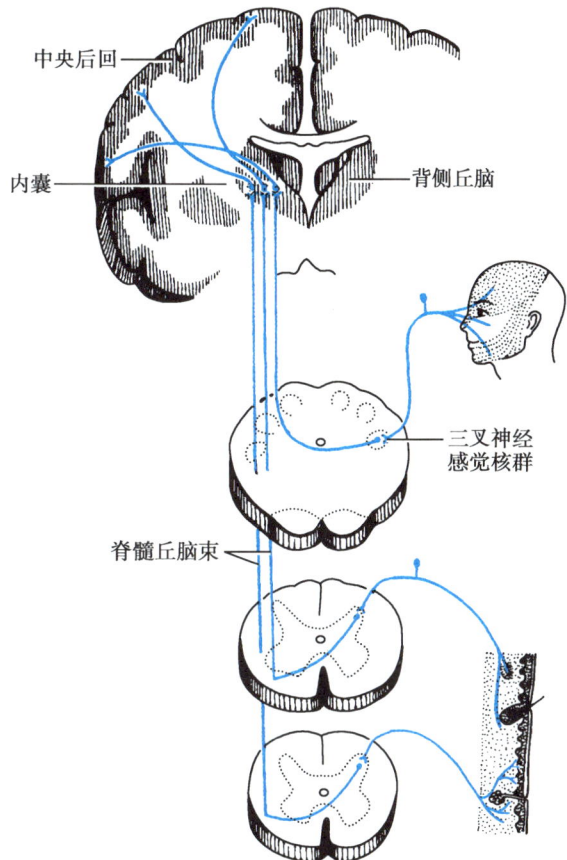

图 11-72 痛觉、温度觉、粗触觉和压觉传导通路

一侧脊髓丘脑束受损，受损平面下 1～2 个节段以下的对侧皮肤的痛觉、温度觉减弱或消失，而触觉影响不大，因后索也传导触觉。

### （三）头面部的痛觉、温度觉、粗触觉和压觉传导通路

头面部的痛觉、温度觉、粗触觉和压觉传导通路也由三级神经元组成。

第一级神经元是三叉神经节内的神经元，其周围突随三叉神经分布于头面部皮肤和鼻腔、口腔黏膜的痛觉、温度觉、粗触觉和压觉感受器，中枢突经三叉神经根入脑干，终于同侧的三叉神经感觉核群。

第二级神经元是三叉神经感觉核群内的神经元，由其发出的纤维交叉到对侧，组成三叉丘系，伴随内侧丘系上升，终于背侧丘脑。

第三级神经元是背侧丘脑内的神经元，由其发出的纤维参与组成丘脑皮质束，经内囊后肢投射到大脑皮质中央后回的下 1/3 部（11-72）。

此传导通路在交叉以上损伤，出现对侧头面部浅感觉障碍；若在交叉以下损伤，则浅感觉障

碍在同侧。

### （四）视觉传导通路

**1. 视野及其投射**　当眼球固定向前平视时，所能看到的空间范围称为视野。

由于眼球屈光装置对光线的折射作用，鼻侧半视野的物象投射到颞侧半视网膜，颞侧半视野的物象投射到鼻侧半视网膜，上半视野的物象投射到下半视网膜，下半视野的物象投射到上半视网膜。

**2. 视觉传导通路**　视觉传导通路由三级神经元组成。

第一级神经元是视网膜的双极细胞，其周围突与视网膜的视锥细胞和视杆细胞形成突触，中枢突与视网膜的节细胞形成突触。

第二级神经元是视网膜的节细胞，其轴突在视神经盘处集中，穿出眼球壁组成视神经。视神经经视神经管入颅腔，形成视交叉，向后延为视束。在视交叉中，来自两眼视网膜鼻侧半的纤维交叉，交叉后加入对侧视束；来自两眼视网膜颞侧半的纤维不交叉，进入同侧视束。因此，每侧视束都是由来自同侧视网膜颞侧半的纤维和来自对侧视网膜鼻侧半的纤维共同组成的。视束绕大脑脚向后，主要终止于外侧膝状体。

第三级神经元是外侧膝状体内的神经元，由其发出的纤维组成视辐射，经内囊后肢投射到大脑皮质枕叶距状沟两侧的皮质（图 11-73）。

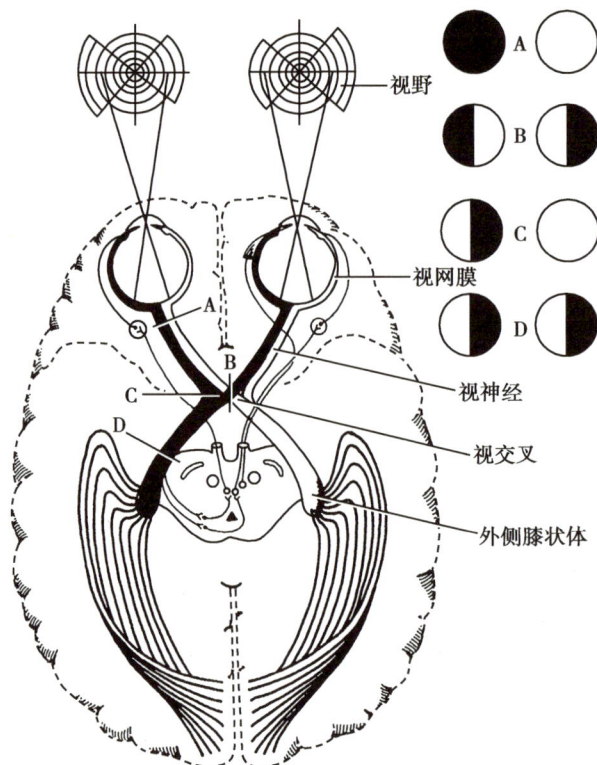

图 11-73　视觉传导通路

**3. 视觉传导通路损伤**　视觉传导通路的不同部位损伤，临床表现不同。

（1）一侧视神经损伤，出现患侧眼视野全盲。

（2）视交叉中间部损伤，出现双眼视野颞侧半偏盲。

（3）一侧视交叉外侧部的未交叉纤维损伤，可出现患侧眼视野鼻侧半偏盲。

（4）一侧视束、外侧膝状体、视辐射或视觉中枢损伤时，出现双眼视野对侧同向性偏盲，即同侧眼视野的鼻侧半偏盲，对侧眼视野的颞侧半偏盲。例如：右侧视辐射损伤，则引起双眼视野左侧半偏盲（右眼视野的鼻侧半和左眼视野的颞侧半偏盲）。

**4．瞳孔对光反射**　视束的一部分纤维终于顶盖前区。顶盖前区是位于中脑和间脑交界水平，紧靠上丘上方的细胞群，这些细胞接受视束发来的纤维，发出纤维终于双侧动眼神经副核，完成瞳孔对光反射。

光照一侧眼的瞳孔，引起双眼瞳孔缩小，光线移开，瞳孔散大，瞳孔随光照强度变化而出现瞳孔缩小和瞳孔散大的现象，称为瞳孔对光反射。

瞳孔对光反射的通路如下：光照──→视网膜──→视神经──→视交叉──→两侧视束──→顶盖前区──→两侧动眼神经副核──→两侧动眼神经──→两侧瞳孔括约肌收缩──→两侧瞳孔缩小。

瞳孔对光反射在临床上有重要意义，反射消失，可能预示病危。

# 二、运动传导通路

运动传导通路包括锥体系和锥体外系。

## （一）锥体系

锥体系是管理骨骼肌随意运动的传导通路。锥体系一般由上、下两级运动神经元组成，分别称为上运动神经元和下运动神经元。

上运动神经元是位于大脑皮质中央前回和中央旁小叶前部的锥体细胞，它们发出的轴突组成下行纤维束，称为锥体束。其中终止于脑干内脑神经躯体运动核的纤维束称皮质核束；终止于脊髓前角运动细胞的纤维束称皮质脊髓束。

下运动神经元是位于脑干脑神经躯体运动核和脊髓前角的躯体运动神经元，它们发出的轴突分别组成脑神经和脊神经的躯体运动纤维（图 11-74）。

**1．躯干、四肢骨骼肌的随意运动**传导通路上运动神经元的胞体位于大脑皮质中央前回上 2/3 部和中央旁小叶前部，它发出的轴突下行组成皮质脊髓束，经内囊后肢、中脑大脑脚、脑桥至延髓锥体，在锥体下部，大部分纤维左、右交叉，形成锥体交叉。交叉后的纤维在脊髓外侧索内下降，称皮质脊髓侧束，其纤维沿途终止于各节段脊髓前角运动神经元。小部分纤维不交叉，下行于脊髓的前索，称皮质脊髓前束。皮质脊髓前束只达中胸节段以上，在下降中逐节交叉至对侧，终于脊髓前角运动神经元。皮质脊髓前束中有一部分纤维始终不交叉而止于同侧脊髓前角运动神经元，支配躯干肌，所以躯干肌是受双侧大脑皮质支配的（图 11-75）。

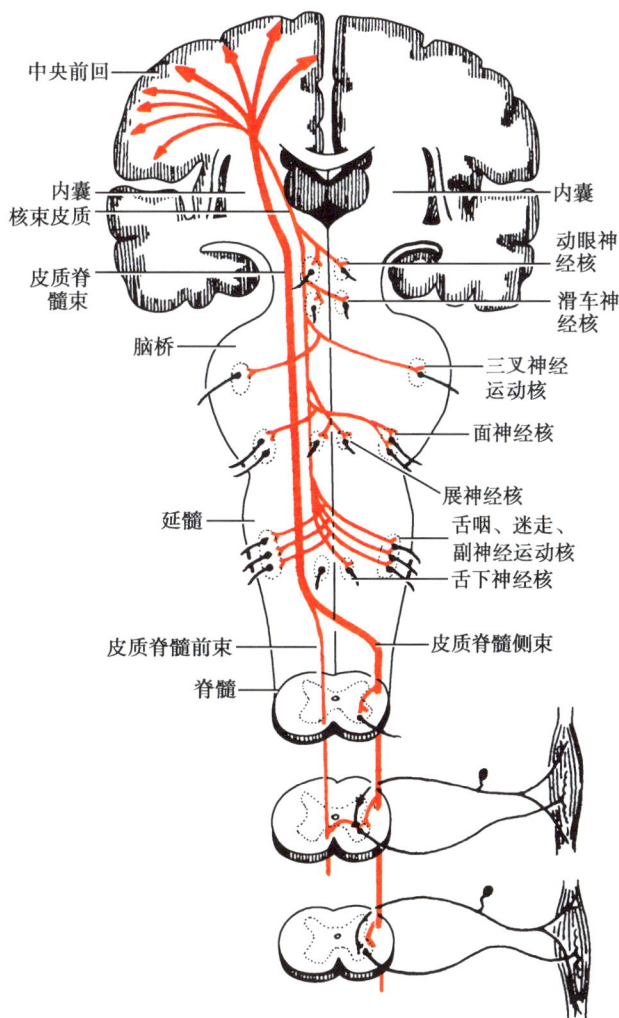

图 11-74　运动传导通路

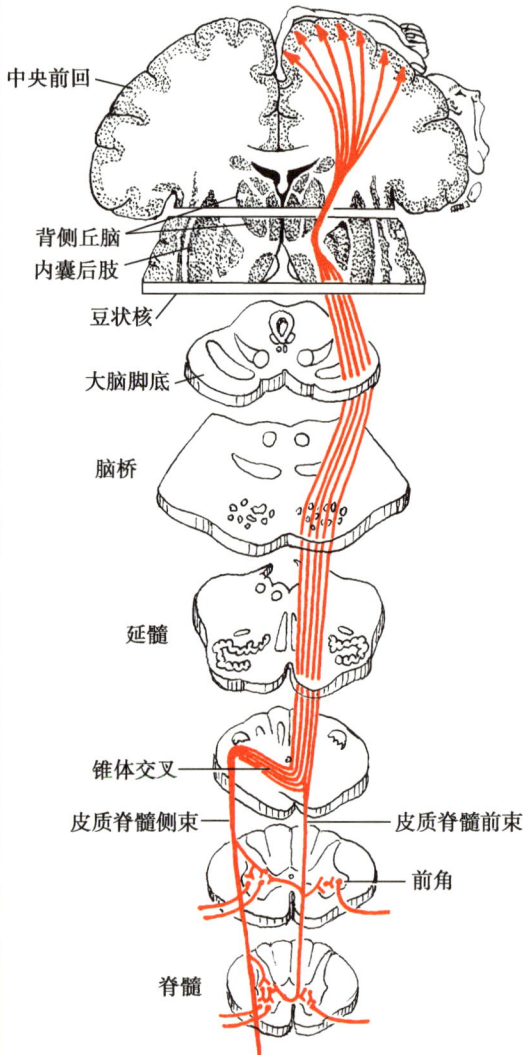

中央前回

背侧丘脑
内囊后肢

豆状核

大脑脚底

脑桥

延髓

锥体交叉

皮质脊髓侧束　　　　　　皮质脊髓前束

　　　　　　　　　　　前角

脊髓

图 11-75　皮质脊髓束

下运动神经元是脊髓前角的躯体运动神经元，发出的轴突构成脊神经的躯体运动纤维，随脊神经支配躯干、四肢的骨骼肌。

一侧皮质脊髓束在锥体交叉前受损，主要引起对侧肢体瘫痪，而躯干肌的运动不受明显影响。一侧皮质脊髓束在锥体交叉后受损，主要引起同侧肢体瘫痪。

**2. 头、颈、咽、喉部骨骼肌的随意运动**　传导通路上运动神经元是大脑皮质中央前回下 1/3 部的锥体细胞，发出的轴突下行组成皮质核束，经内囊膝下降至脑干，在行经脑干的过程中，大部分纤维陆续终止于双侧的脑神经躯体运动核，包括动眼神经核、滑车神经核、三叉神经运动核、展神经核、面神经核上部（支配眼裂以上面肌）、疑核和副神经核。小部分纤维则终止于对侧的面神经核下部（支配眼裂以下面肌）和舌下神经核。因此面神经核下部和舌下神经核只接受对侧皮质核束的支配，而其他脑神经躯体运动核均接受双侧皮质核束的支配（图 11-76）。

下运动神经元的胞体是脑干的脑神经躯体运动核的躯体运动神经元，发出的轴突构成脑神经的躯体运动纤维，随各有关脑神经支配头、颈、咽、喉部的相关骨骼肌。

当一侧上运动神经元损伤时，只出现病灶对侧睑裂以下面肌和对侧舌肌瘫痪，而受面神经核上部支配的睑裂以上面肌以及其余脑神经躯体运动核支配的骨骼肌均不受影响。一侧下运动神经元损伤时，可致病灶同侧各有关脑神经支配的头、颈、咽、喉部的骨骼肌瘫痪。临床上常将上运动神经元损伤引起的瘫痪称为核上瘫；而将下运动神经元损伤引起的瘫痪称为核下瘫。

一侧大脑皮质中央前回下部或皮质核束损伤（上运动神经元损伤）出现的面肌或舌肌的瘫痪，临床上称为面神经核上瘫或舌下神经核上瘫。面神经核上瘫导致病灶对侧睑裂以下面肌瘫痪，表现为病灶对侧鼻唇沟变浅或消失，口角低垂并向病灶侧偏斜，流涎，不能做鼓腮、露齿等动作，但两侧额纹存在，眼睑闭合正常。舌下神经核上瘫表现为病灶对侧舌肌瘫痪，伸舌时舌尖偏向病灶的对侧。

面神经核、舌下神经核或面神经、舌下神经损伤（下运动神经元损伤）出现的面肌瘫痪或舌肌瘫痪，临床上称为面神经核下瘫或舌下神经核下瘫。面神经核下瘫导致患侧所有面肌瘫痪，表现为除面神经核上瘫的症状外，还有额纹消失，不能皱眉，眼睑不能闭合等。舌下神经核下瘫表现为病灶侧舌肌瘫痪，伸舌时舌尖偏向病灶侧（图 11-77、图 11-78）。

**3. 锥体系损伤**　锥体系的任何部位损伤都可引起其支配区骨骼肌的随意运动障碍，出现瘫痪。由于下运动神经元接受上运动神经元的控制和调节，所以上、下运动神经元受损后，瘫痪所表现的体征不同。

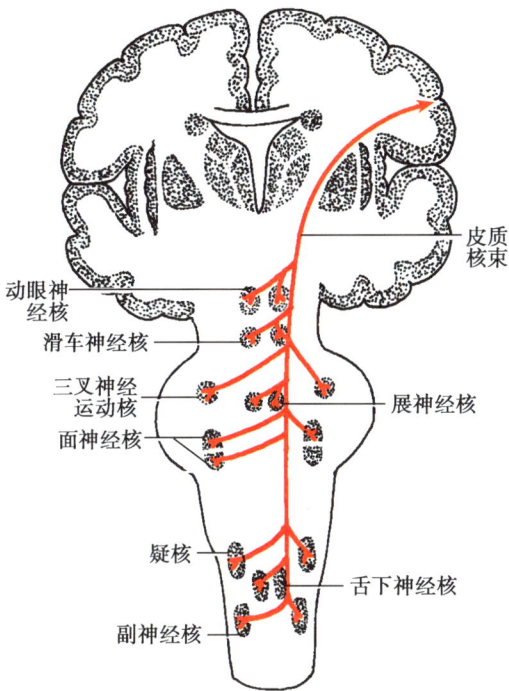

图 11-76　皮质核束

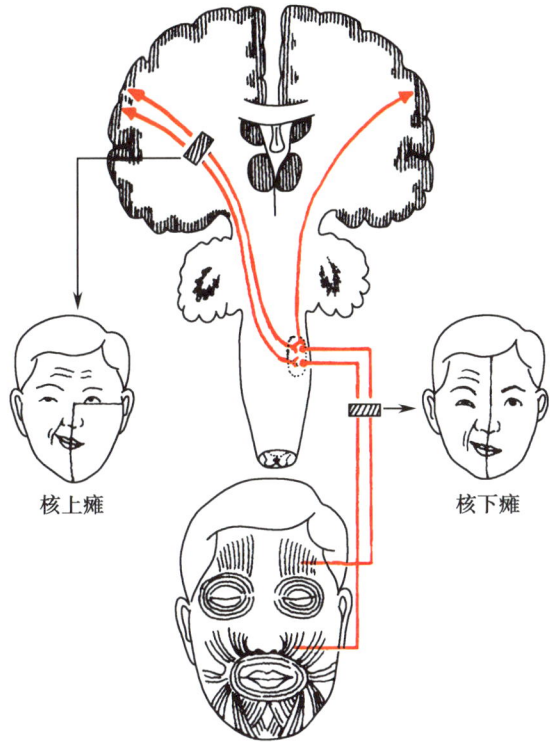

图 11-77　面神经核上瘫和核下瘫

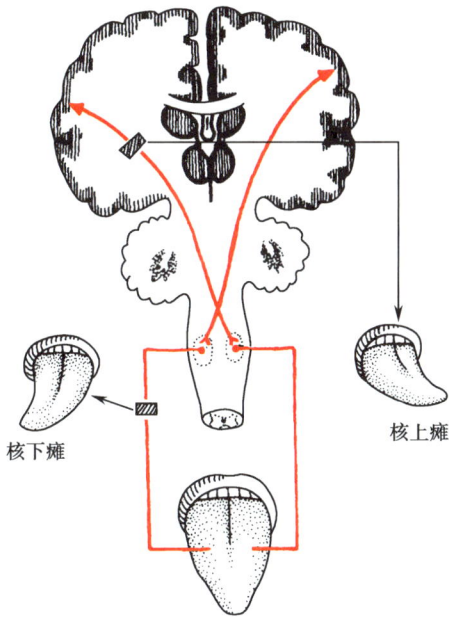

图 11-78　舌下神经核上瘫和核下瘫

上运动神经元（大脑皮质躯体运动中枢、锥体束）受损时，由于下运动神经元失去了上运动神经元对它的抑制作用，使其功能释放，活动增强，表现为肌张力增高，腱反射亢进，瘫痪的肌呈痉挛状态，同时出现病理反射（如 Babinski 征），因肌肉尚有脊髓前角运动神经元发出的神经支配，无营养障碍，故肌不萎缩。把上运动神经元损伤出现的瘫痪称为中枢性瘫痪（痉挛性瘫痪或硬瘫）。

下运动神经元（脊髓前角运动细胞、脑干的脑神经躯体运动核、脊神经、脑神经）受损时，反射弧被破坏，深、浅反射均消失，表现为肌张力降低，腱反射减弱或消失，瘫痪的肌松弛变软。由于神经营养障碍，导致肌肉萎缩。因反射弧被破坏，也不出现病理反射。把下运动神经元出现的瘫痪称为周围性瘫痪（弛缓性瘫痪或软瘫）（表 11-4）。

表 11-4　上、下运动神经元损伤后临床表现的区别

| 症状和体征 | 上运动神经元损伤 | 下运动神经元损伤 |
| --- | --- | --- |
| 肌张力 | 增高 | 降低 |
| 腱反射 | 亢进 | 减弱或消失 |
| 瘫痪 | 痉挛性（硬瘫） | 弛缓性（软瘫） |
| 病理反射 | 出现（阳性） | 不出现（阴性） |
| 肌萎缩 | 不明显 | 明显 |

## （二）锥体外系

锥体外系是指锥体系以外的影响和控制骨骼肌运动的传导通路。锥体外系包括大脑皮质、纹状体、红核、黑质、小脑、脑干网状结构以及它们的联系纤维等（图11-79）。锥体外系的纤维起自大脑皮质中央前回以外的皮质，经上述组成部位多次换元，最后终止于脑神经躯体运动核和脊髓前角运动细胞，然后通过脑神经或脊神经支配骨骼肌。

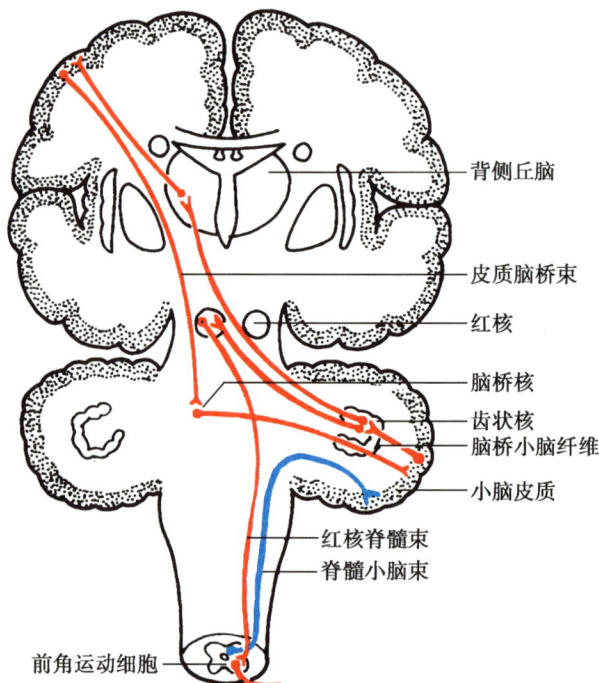

图11-79　锥体外系（皮质-脑桥-小脑系）

锥体外系的主要功能是维持肌张力、协调肌群活动、维持和调整体态姿势和习惯性、节律性动作等。锥体外系主要是协调锥体系的活动，两者协同完成运动功能。

锥体系和锥体外系在运动功能上是互相依赖不可分割的一个整体，只有在锥体外系使肌张力保持稳定和肌群活动协调的前提下，锥体系才能完成精确的随意运动；而锥体外系对锥体系也有一定的依赖性，有些习惯性动作开始是由锥体系发动起来，然后才处于锥体外系的管理之下。

---

### 知识链接

#### 神经系统各部损伤的临床表现

1. 大脑皮质躯体运动中枢损伤　一侧大脑皮质躯体运动中枢损伤，可产生对侧运动障碍。因中央前回和中央旁小叶前部面积较广，一般病变只损害某一部位，多出现对侧局部瘫痪，如对侧单个肢体瘫痪，临床上称为单瘫。

2. 内囊损伤　内囊损伤常见于脑出血。一侧内囊损伤可引起：①对侧半身随意运动障碍，包括对侧面下部面肌、舌肌的核上瘫（皮质核束受损）和对侧上、下肢肌的中枢性瘫痪（皮质脊髓束受损导致偏瘫）；②对侧半身浅、深感觉障碍（丘脑皮质束受损导致偏感）；③双眼视野对侧同向性偏盲（视辐射受损导致偏盲）。上述症状临床上称为"三偏"综合征。

3. 脑干损伤　脑干一侧损伤，因伤及一侧未交叉的锥体束和某一脑神经核或脑神经根，出现交叉性瘫痪，即患侧的脑神经瘫和对侧肢体偏瘫。例如中脑一侧大脑脚损伤（小脑幕切迹疝压迫大脑脚），可使一侧锥体束及动眼神经根受损。其表现为：患侧动眼神经瘫痪；对侧肢体中枢性瘫痪、面神经核上瘫及舌下神经核上瘫。

4.脊髓损伤

(1)脊髓前角病变：可引起患侧节段性周围性瘫痪，无感觉障碍。

(2)脊髓后角病变：产生患侧节段性痛觉和温度觉障碍，但触觉和深感觉仍存在（分离性感觉障碍）。

(3)脊髓横断性损伤：

1）颈膨大以上颈髓损伤：损伤平面及其以下全部运动、感觉丧失。四肢为中枢性瘫痪，并有膈肌的麻痹。

2）颈膨大损伤：损伤平面及其以下全部运动、感觉丧失。上肢为周围性瘫痪，下肢为中枢性瘫痪。

3）胸髓损伤：上肢不受影响，下肢呈中枢性瘫痪，受损平面及其以下感觉障碍。

4）腰骶膨大损伤：上肢不受影响，下肢呈周围性瘫痪，受损平面及其以下感觉障碍。

(4)脊髓半横断损伤：主要表现为以下方面：

1）损伤平面以下同侧肢体中枢性瘫痪（一侧皮质脊髓束受损）。

2）损伤平面以下同侧肢体的深感觉和精细触觉障碍（一侧后索的薄束、楔束受损）。

3）损伤平面下1～2节段以下对侧肢体的痛觉、温度觉障碍（一侧脊髓丘脑束受损）。

4）损伤节段同侧周围性瘫痪和感觉障碍、反射消失（损伤节段灰质受损）。

## 知识链接

### 小脑延髓池穿刺术的相关解剖学知识

1.解剖学基础

(1)小脑延髓池在蛛网膜下隙内，蛛网膜与软脑膜间隔较宽的间隙，称之为蛛网膜下池，包括小脑延髓池、脑桥池、脚间池、视交叉池、外侧窝池、大脑大静脉池、环池等。

小脑延髓池（cerebellomedullary cisterm）又称大池，位于延髓背侧与小脑的下面之间，为蛛网膜下隙在此处扩大而形成，在正中矢状切面上呈三角形，被小脑镰不完全分隔成左、右两半，向下移行于脊髓的蛛网膜下隙，经第四脑室正中孔和外外侧孔与第四脑室相通；尚与脑桥池等蛛网膜下池间接或直接相通。

(2)环枕部结构

1）寰枕关节：由枕骨髁与寰椎上关节凹组成，其周围有下列韧带：寰枕前膜、寰枕后膜两侧移行于关节囊，前面与硬脊膜紧密相连，在外下方有椎动脉及枕下神经通过。

2）项韧带：颈椎棘突与枕骨间有较坚厚的项韧带。

2.操作的应用解剖学要点

(1)体位坐位或侧卧位，头保持正中位，尽量前屈，使下颌接近或紧贴于胸上部。

(2)穿刺术实施

1）进针部位枕下凹陷处，即枕外隆凸与第2颈椎间；或以两侧乳突尖连一直线，两线间的交点处即为进针部位。

2）穿刺技术，按外耳道及眉间二点成一直线的平行方向，缓慢刺入；针尖刺至枕骨大孔后缘时，稍后退再向下刺入。刺入2.5～3.0cm后，每刺入0.5cm左右，取出针芯，看有无脑脊液。到达小脑延髓池的总深度约4.3cm，一般不超过6.0cm（儿童为2.0～5.0cm），取出针芯见脑脊液，示成功；若无脑脊液应适当调整位置、方向与深度。

（陈晓杰 管永福）

**?** 复习思考题

1. 何谓内囊？内囊各部各有何主要纤维束通过？一侧内囊损伤会产生什么临床症状？

2. 简述脑脊液的产生和循环途径。

3. 简述瞳孔对光反射的神经通路。

4. 临床上进行腰穿的穿刺点在何处？如何定位？为什么在此穿刺？依次需经哪些层次？

5. 简述针刺左手中指产生痛觉的传导通路。

扫一扫，测一测

# 第十二章　人体胚胎学概要

## 学习目标

　　掌握受精的定义、部位、过程及条件,胚泡的形成;掌握植入的定义、时间、过程及部位;掌握胎盘的形态、结构和功能。

　　熟悉二胚层胚盘的形成,三胚层胚盘的形成及分化。

　　了解胎膜的形成,胎儿出生后血液循环的变化,孪生的发生机制。

## 第一节　概　　述

　　人体胚胎学是研究人体从受精卵形成至胎儿出生前发生、发育过程中形态结构变化规律及其机制的科学,研究内容包括生殖细胞的发生、受精、胚胎发育、胚胎与母体关系,由胚胎发育紊乱引起的先天性畸形也是人体胚胎学研究的重要内容。

　　人胚胎在母体子宫内经过 38 周(约 266 天)的发育,通常将胚胎的发育过程分为三个时期:①胚前期:是指胚胎发育的第 1~2 周,即从受精卵形成开始到第 2 周末二胚层胚盘及相关结构形成。②胚期:是指胚胎发育的第 3~8 周末,从三胚层胚盘形成与分化开始至各种器官原基的建立,胚体外形及各器官的发育初具人体雏形,这个时期的个体称为胚(通常称胚胎)。③胎期:从胚胎发育的第 9 周至出生,胚胎逐渐长大,各器官、系统继续发育,功能也逐渐出现和完善,这个时期的个体称为胎(通常称胎儿)。

　　本章主要介绍配子的发生和成熟、胚胎的早期发育、胎膜和胎盘、胎儿血液循环的特点及出生后的变化、孪生和多胎、先天性畸形等内容。

## 第二节　生殖细胞和受精

### 一、生 殖 细 胞

　　生殖细胞即配子,男性配子为精子,女性配子为卵子。配子的成熟是指精原细胞和卵原细胞由二倍体细胞生成单倍体细胞的过程。

#### (一)精子的成熟

　　精子是在睾丸的生精小管发生的。从青春期开始,在脑垂体促性腺激素的作用下,生精小管的精原细胞不断分裂增殖,并发育成初级精母细胞,其染色体组型为 46,XY。初级精母细胞经过两次成熟分裂和一次变态形成四个蝌蚪形的单倍体细胞 - 精子,其染色体组型为 23,X 或 23,Y(图 12-1)。

　　精子在附睾中储存进一步发育成熟,具有定向运动能力和使卵子受精的潜能,但此时的精子还不具备受精能力,原因是精子头端外表面覆盖有一层糖蛋白,能够阻止精子头部内顶体酶的释放。当精子通过女性生殖管道时,糖蛋白被分解,从而使精子具有获得受精的能力,此现象称为获能。只有获能的精子才能与卵子结合。

精子在女性生殖管道内能存活1~3天，但其受精能力仅可维持24小时左右。

### （二）卵子的成熟

卵子是在卵巢内发生的。卵细胞的发生类似于精子的发生，也经过两次成熟分裂，染色体数目比正常的体细胞减少一半。

女性进入青春期后，在脑垂体促性腺激素的作用下，初级卵母细胞（染色体组型为46,XX）开始发育，在排卵前完成第一次成熟分裂，形成一个次级卵母细胞和第一极体。次级卵母细胞迅速进入第二次成熟分裂，停留在分裂中期。如果受精，次级卵母细胞则在精子穿入的刺激下完成第二次成熟分裂，形成一个成熟的卵细胞和一个第二极体。如果卵细胞不受精，则第二次成熟分裂不能完成，并于排卵后12~24小时后退化。

初级卵母细胞经过两次成熟分裂形成一个卵细胞和三个极体，卵细胞的染色体组型为23,X，极体不久自行退化（图12-1）。

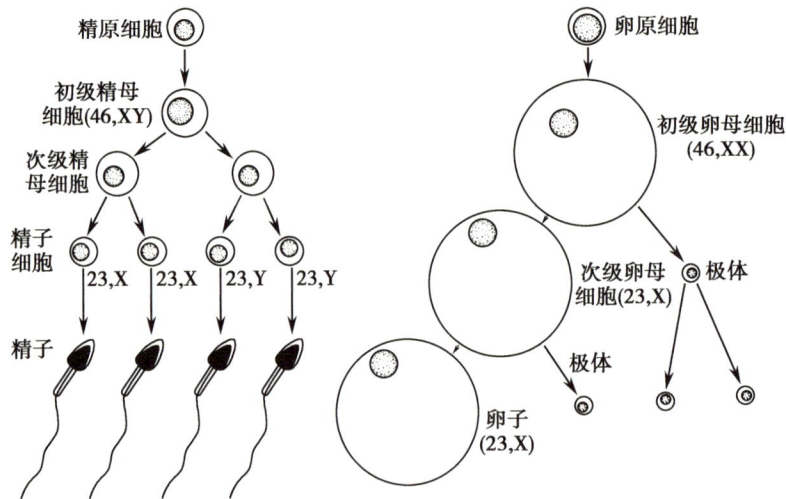

图12-1　精子与卵细胞发生过程示意图

## 二、受　精

受精是指精子与卵子结合成受精卵的过程，通常发生在输卵管的壶腹部。

### （一）受精的过程

获能后的精子和卵子相遇时，包围在卵子周围的精子释放出顶体酶，以溶解卵子周围的放射冠和透明带，这个过程称顶体反应。精子头侧面的细胞膜与卵子的细胞膜相融合，随即精子的细胞核与细胞质进入卵子内。精卵结合后刺激卵子产生一种酶，阻止其他精子穿越透明带（透明带反应），保证正常的单精受精。卵子受到精子的激发，立即完成第二次成熟分裂，形成成熟的卵子。此时精子和卵子的细胞核分别称为雄原核和雌原核。两个原核逐渐靠近，并互相融合，染色体重新配对，形成二倍体的受精卵（图12-2）。

### （二）受精的条件

发育正常并获能的精子与发育正常的卵子在特定时间相遇是受精的基本条件。受精一般发生在排卵后的12~24小时内，精子进入女性生殖管道24小时之内未与卵细胞相遇，即丧失受精能力。精液中精子数量少、畸形，或者精子活动能力太弱都可导致受精概率降低甚至发生胚胎畸形。采用避孕套、子宫帽、输卵管或输精管粘堵，或结扎等避孕措施，可阻止精子与卵子相遇，达到避孕或绝育的目的。

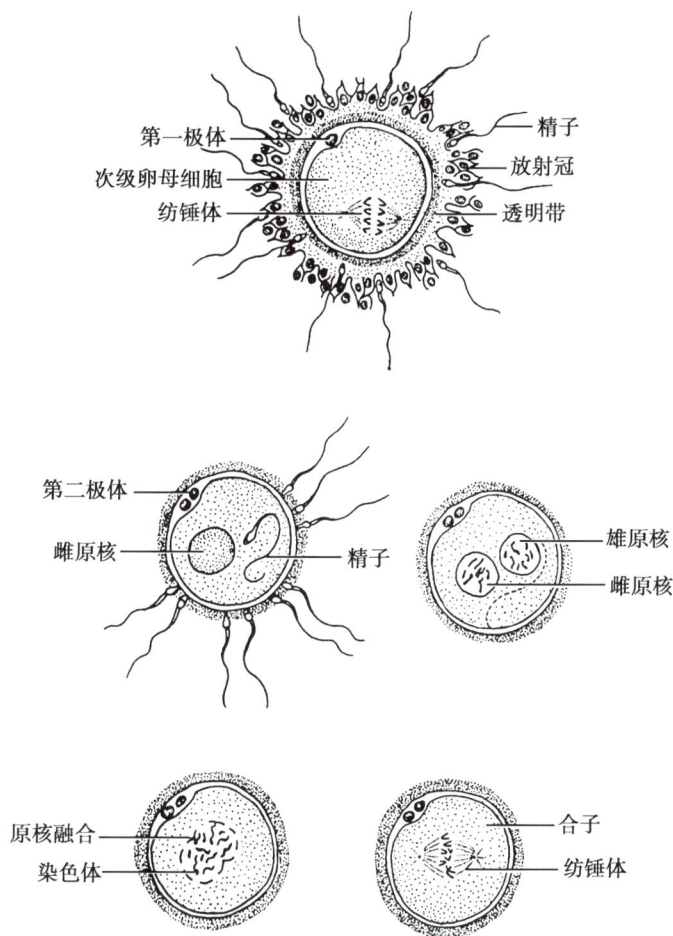

图12-2　受精过程示意图

标注文字：第一极体、次级卵母细胞、纺锤体、精子、放射冠、透明带、第二极体、雌原核、精子、雄原核、雌原核、原核融合、染色体、合子、纺锤体

### （三）受精的意义

**1. 受精标志着新生命的开始**　受精激活了代谢缓慢的卵子，启动受精卵进行细胞分裂和分化，形成新的个体。

**2. 受精恢复染色体数目**　单倍体的精子与卵子结合形成受精卵，恢复了二倍体核型，来自双亲的遗传物质随机组合，使新个体既有亲代的遗传特性，又有不同于亲代的特异性。

**3. 受精决定新个体的性别**　胚胎的性别取决于受精时精子所含的性染色体，带有 Y 染色体的精子与卵子结合，发育为男性；带有 X 染色体的精子与卵子结合，发育为女性。

## 第三节　胚胎的早期发育

胚胎早期发育是指受精卵形成至第 8 周末的发育期，即胚前期和胚期，两者是整个胚胎发育的关键时期。主要内容包括卵裂和胚泡形成、植入、三胚层的形成、分化及胚体形成等过程。

### 一、卵裂和胚泡的形成

#### （一）卵裂

受精卵形成后开始的连续细胞分裂称卵裂（图 12-3）。分裂后的子细胞称卵裂球。在受精后

72 小时,受精卵已分裂产生 12～16 个卵裂球,形成一个实心胚,形似桑葚,称为桑葚胚。输卵管平滑肌的节律性收缩及上皮细胞纤毛的摆动,使受精卵一边进行卵裂,一边逐渐向子宫腔方向移动,形成桑葚胚时,已到达子宫腔。

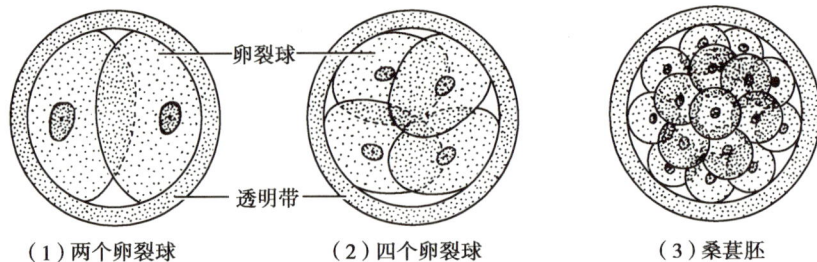

（1）两个卵裂球　　　（2）四个卵裂球　　　（3）桑葚胚

图 12-3　卵裂

### （二）胚泡的形成

桑葚胚进入子宫腔,细胞继续分裂,当卵裂球数目增至 100 个左右时,细胞间出现若干小的腔隙,并逐渐融合成一个大腔,腔内充满液体。此时,透明带溶解,胚演变为中空的囊泡状,称为胚泡或囊胚（图 12-4）。

胚泡由以下三部分构成:

**1. 滋养层**　即一层扁平细胞构成的胚泡壁,与吸收营养有关。

**2. 胚泡腔**　胚泡内由滋养层围成的腔。

**3. 内细胞群**　在胚泡腔一侧紧贴于滋养层内面的一团细胞,未来发育为胚体和部分胎膜。

随着胚泡的形成,胚泡外面的透明带变薄、消失,胚泡与子宫内膜接触,开始植入（图 12-5）。

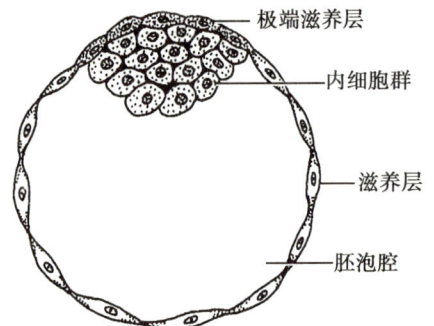

图 12-4　胚泡

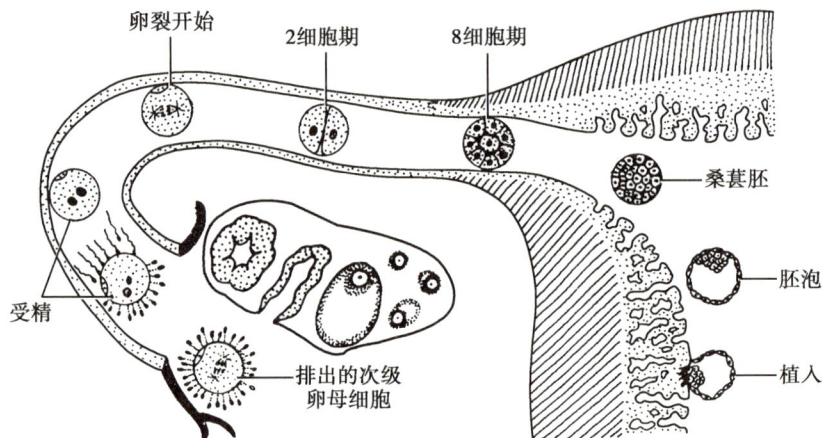

图 12-5　排卵、受精、卵裂和植入过程

## 二、植入与蜕膜

### （一）植入

胚泡逐渐陷入子宫内膜的过程,称植入,或称着床（图 12-6）。

**1. 植入时间**　植入开始于受精后的第 5～6 天,完成于第 11～12 天。

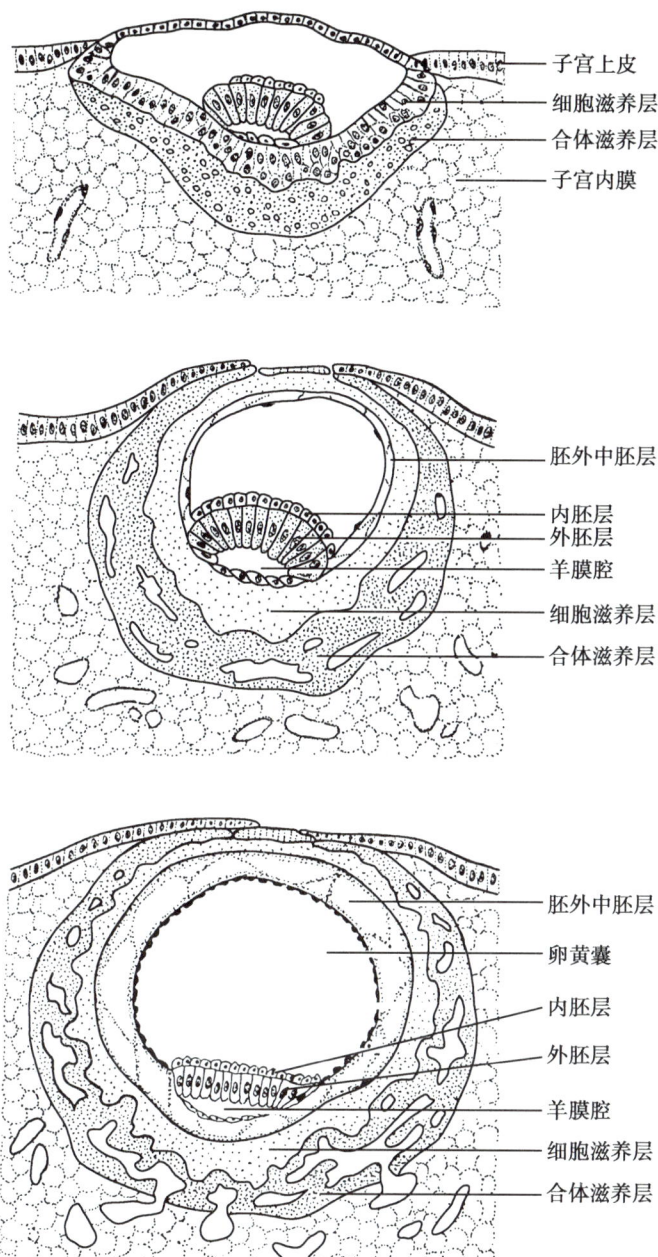

子宫上皮
细胞滋养层
合体滋养层
子宫内膜

胚外中胚层
内胚层
外胚层
羊膜腔
细胞滋养层
合体滋养层

胚外中胚层
卵黄囊
内胚层
外胚层
羊膜腔
细胞滋养层
合体滋养层

图 12-6　胚泡植入过程

**2. 植入条件**　植入是生殖过程中的一个重要环节,需符合下列条件:①雌激素和孕激素的分泌正常,达到一定水平;②胚泡准时进入子宫腔,透明带要及时溶解消失;③子宫内环境必须正常;④子宫内膜发育阶段与胚泡发育同步。如果母体内分泌失调,胚泡不能适时到达子宫腔,或子宫腔内有异物干扰(如宫内避孕器),植入就不能完成。

**3. 植入过程**　胚泡植入时,内细胞群一侧的滋养层首先与子宫内膜接触,分泌蛋白水解酶,溶蚀子宫内膜,形成一个小缺口,胚泡由此缺口逐渐侵入子宫内膜。胚泡完全埋入子宫内膜后,缺口周围的子宫内膜上皮增生,修复缺口,植入完成。

**4. 植入部位**　胚泡的植入部位通常在子宫底和子宫体上部。若植入靠近子宫颈处,在此形成胎盘将覆盖子宫颈口,成为前置胎盘,自然分娩时可堵塞产道而导致难产,或发生胎盘早期剥离而引起大出血。若植入发生在子宫以外的部位,称异位妊娠,常发生在输卵管,偶见于卵巢、腹膜腔、肠系膜等处。由于局部组织不能供给胚胎的生长发育,故多引起胚胎早期死亡,少数植入输卵管的胚胎发育到较大后破裂,可造成输卵管破裂和大出血。

### (二)蜕膜

胚泡植入时,子宫内膜正处于分泌期,植入后血液供应更丰富,子宫内膜进一步增厚,腺体分泌更加旺盛,子宫内膜的这些变化称蜕膜反应。胚泡植入后的子宫内膜改称蜕膜。

根据胚泡与蜕膜的位置关系,可将蜕膜分为三部分(图12-7):①底蜕膜,位于胚泡深部的蜕膜,它将随着胚胎的发育而不断扩大,未来参与胎盘的形成。②包蜕膜,包被在胚泡表面的蜕膜。③壁蜕膜,子宫其余部分的蜕膜。包蜕膜与壁蜕膜之间为子宫腔,随着胚胎发育长大,包蜕膜与壁蜕膜逐渐靠近并退化,子宫腔随之消失。

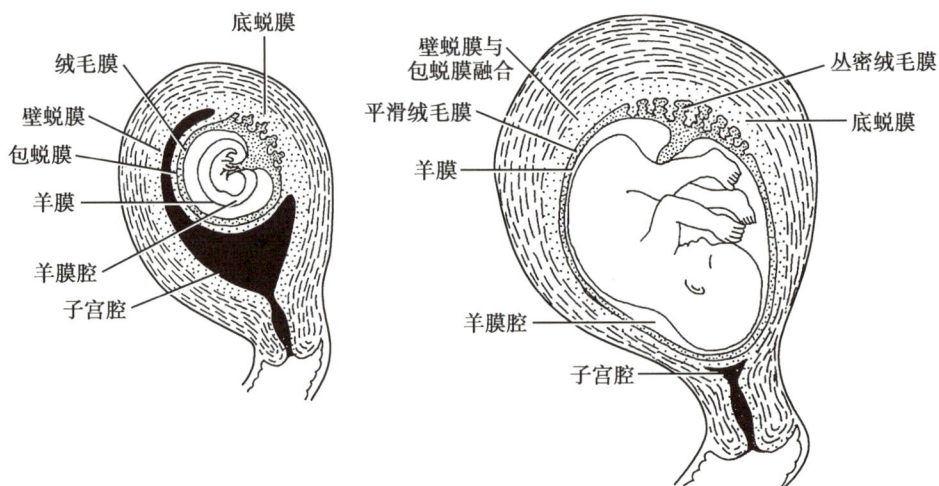

图 12-7　胚胎和蜕膜的关系

## 三、二胚层的形成

### (一)上胚层和下胚层的形成

受精后第2周,胚泡植入后,内细胞群不断分裂增殖分化,形成两层不同细胞,临近滋养层的一层柱状细胞,称上胚层,面向胚泡腔的一层立方细胞,称下胚层(图12-8)。两个胚层紧密相贴,共同形成圆盘状的结构,称胚盘,也称二胚层胚盘(图12-9),胚盘的外胚层面为背面,内胚层面为腹面。

在二胚层胚盘形成的同时,上胚层和滋养层之间出现一个空隙,称羊膜腔。羊膜腔由羊膜上皮细胞围成,羊膜腔内的液体称羊水。在下胚层的腹侧,下胚层周缘的细胞向腹侧生长延伸,逐渐围成一个囊,称卵黄囊(图12-5、图12-8)。

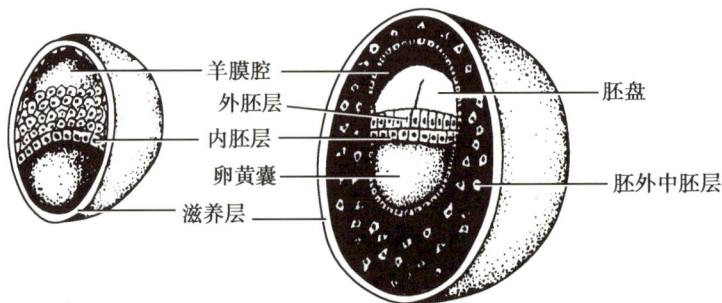

图 12-8　内、外胚层的形成

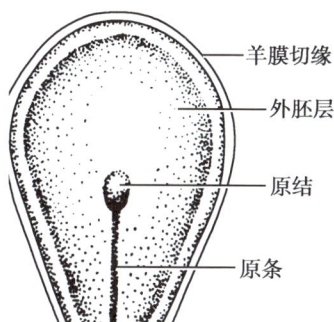

图 12-9　胚盘（背面）

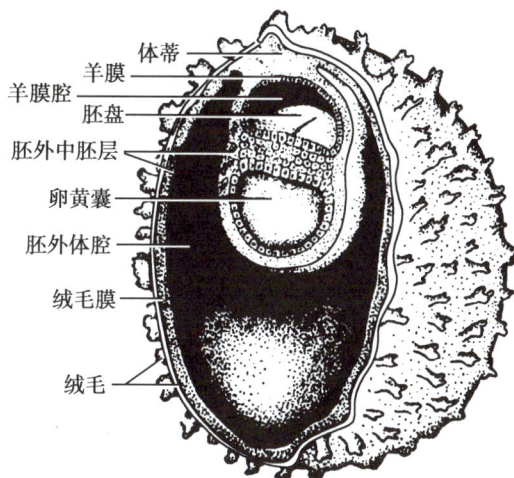

图 12-10　胚外体腔

胚盘是胚胎发育的原基，滋养层、羊膜腔和卵黄囊是提供营养和起保护作用的附属结构。

## （二）胚外中胚层的形成

在上、下胚层形成的同时，滋养层细胞不断分裂增生，由一层变成两层，外层细胞界限不清，称合体滋养层；内层细胞界限清晰，称细胞滋养层。细胞滋养层不断增生，并向胚泡腔内增生出许多星状细胞，填充在细胞滋养层和羊膜囊、卵黄囊之间，称胚外中胚层（图 12-6、图 12-8）。

第 2 周末，胚外中胚层中逐渐出现腔隙，腔隙逐渐扩大形成一个大腔，称胚外体腔。胚外体腔将胚外中胚层分成两层，一层衬贴在滋养层内面；一层附着在羊膜腔和卵黄囊的外面。在羊膜腔顶部，一部分连在胚盘尾端和滋养层之间的胚外中胚层，称体蒂，以后参与脐带的形成（图 12-10）。

# 四、三胚层的形成、分化及胚体形成

## （一）三胚层的形成

第 3 周初，在二胚层胚盘尾端的中轴线上，上胚层细胞增殖，形成一条纵行的细胞索，称原条（图 12-11）。原条细胞不断增殖，并向腹侧内陷，在上、下胚层之间向左右及头尾方向伸展，形成新的细胞层，称胚内中胚层，即中胚层（图 12-12）。胚内中胚层细胞进入下胚层，逐渐全部置换下胚层细胞，形成一层新的细胞，称内胚层；继中胚层和内胚层出现之后，原上胚层改称外胚层，在第 3 周末，胚盘由两层演变成三胚层胚盘。

原条的出现，决定了胚盘的头尾方向，原条出现的一端，即为胚体的尾端。在原条演变的同时，原条头端的细胞也分裂增殖，形成一半圆形隆起，称原结。原结细胞迅速增生，并在内、外胚层之间的中线上向头端伸展，形成一条纵行细胞索，称脊索。脊索是人体胚胎早期暂时性中轴结构，对神经管的形成有诱导作用，以后退化成为人体椎间盘中的髓核。

中胚层在向头尾扩展时，在脊索的头端、原条的尾端各遗下一个圆形区无中胚层，此处内、外胚层直接相贴，分别成为口咽膜和泄殖腔膜。

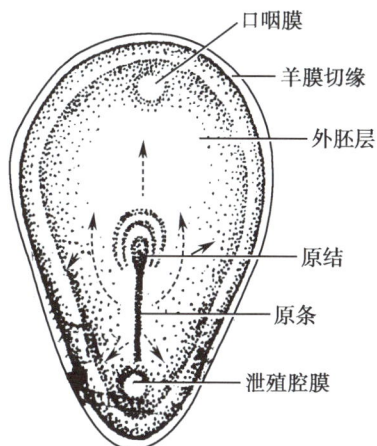

图 12-11　胚盘外胚层细胞的迁移示意图

## （二）三胚层的分化

在胚胎发育过程中，结构和功能相同的细胞分裂增

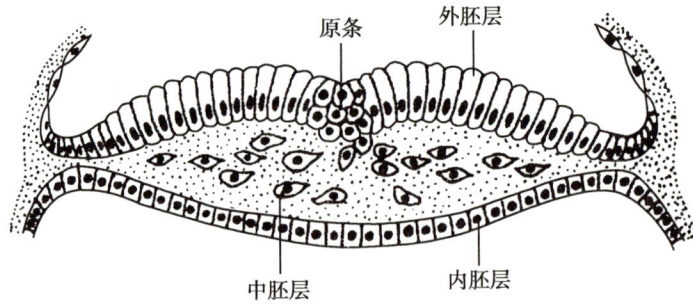

图12-12　胚盘横切（示中胚层的形成）

殖，形成结构和功能不同的细胞，称分化。三胚层形成后，细胞经过增殖和分化，形成了人体的各种细胞和组织，各种组织构成了人体的器官（表12-1）。

表12-1　三胚层分化的各种组织和器官一览表

| 胚层 | 分化的组织和器官 |
| --- | --- |
| 外胚层 | 皮肤表皮、毛发、指甲、皮脂腺和汗腺等表皮附属器官<br>口腔、牙釉质、唾液腺、肛门上皮、鼻腔和鼻旁窦的上皮<br>腺垂体和肾上腺髓质<br>角膜上皮、视网膜、晶状体、外耳道和内耳迷路的上皮<br>神经系统 |
| 中胚层 | 真皮、软骨、骨和血液<br>平滑肌、骨骼肌和心肌<br>泌尿系统、生殖系统、脉管系统<br>眼球纤维膜、血管膜、脑脊髓膜<br>肾上腺皮质<br>胸膜、腹膜、心包膜 |
| 内胚层 | 咽以下消化管各段的上皮，肝、胰、胆囊及其上皮<br>内呼吸道（喉以下）及肺泡上皮<br>膀胱、尿道、前列腺和阴道的上皮<br>中耳鼓室与咽鼓管的上皮、鼓膜鼓室面上皮<br>甲状腺、甲状旁腺、胸腺和扁桃体的上皮 |

**1. 外胚层的分化**　随着脊索的发生，位于其背侧的外胚层细胞形成一条纵行板状结构，称神经板，神经板两侧隆起，形成神经褶，两褶的中央凹陷，称神经沟。随着神经沟的加深，两侧的神经褶逐渐靠拢融合，形成神经管。神经管的头端部分发育较快，形成脑的各个部分；尾端部分形成脊髓（图12-13）。此外，外胚层还形成皮肤的表皮及其附属结构、牙釉质、角膜、视网膜、晶状体、内耳膜迷路、腺垂体以及口腔、鼻腔和肛门等的上皮等结构。

在神经沟闭合形成神经管时，神经板外侧缘的一些细胞迁移到神经管背侧，形成两条位于神经管背侧的细胞索，称神经嵴。神经嵴分化形成周围神经系统、肾上腺髓质的嗜铬细胞、皮肤的黑素细胞等。

**2. 内胚层的分化**　受精后第3周末，胚盘的周缘部向腹侧卷折，使平膜状的胚盘变成圆桶状的胚体。随着胚体的形成，内胚层被包入胚体内，形成原肠，是原始的消化管。原肠的头侧部分称前肠，头端起始于口咽膜；原肠的尾侧部分称后肠，尾端终于泄殖腔膜；原肠与卵黄囊相通连的部分，称中肠。内胚层分化形成消化管、消化腺、气管、肺、膀胱、尿道和阴道等处的上皮，以及中耳、甲状腺、甲状旁腺、胸腺等器官的上皮（图12-14）。

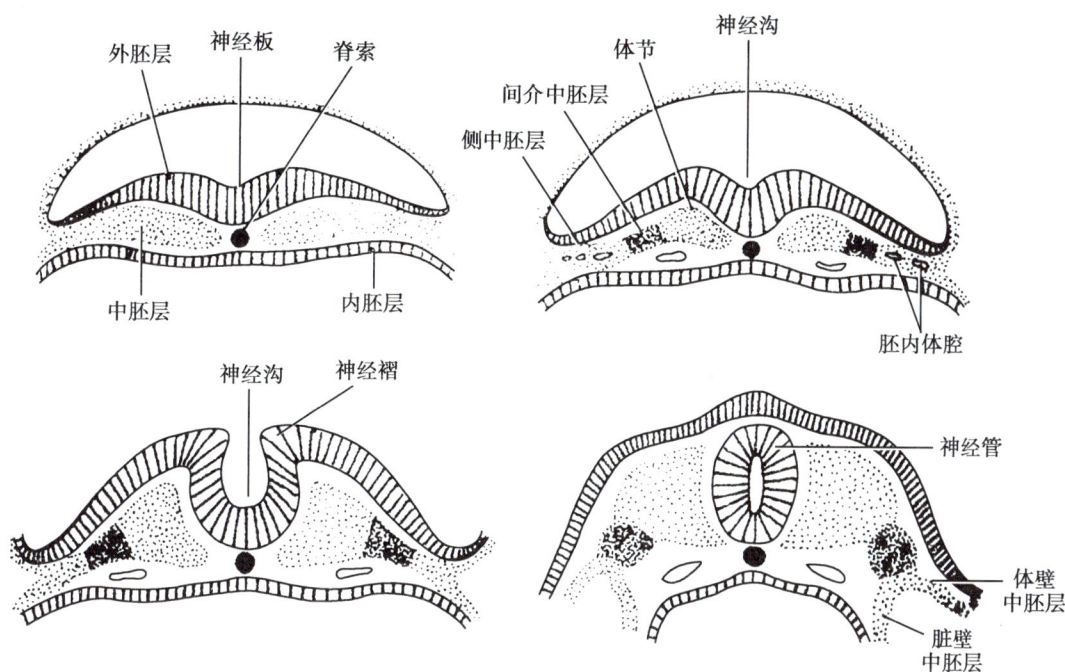

图12-13 胚盘横切（示神经管的形成）

**3. 中胚层的分化** 中胚层形成后，靠近胚体中轴线的中胚层增生，形成两条增厚的细胞带，由内向外依次分为轴旁中胚层、间介中胚层和侧中胚层。

（1）轴旁中胚层：紧靠脊索两侧的纵行细胞索，称轴旁中胚层。轴旁中胚层呈节段性增殖，形成块状细胞团，称体节。体节有42～44对，将分化形成椎骨、骨骼肌、背侧的皮肤真皮和皮下组织等（图12-15）。

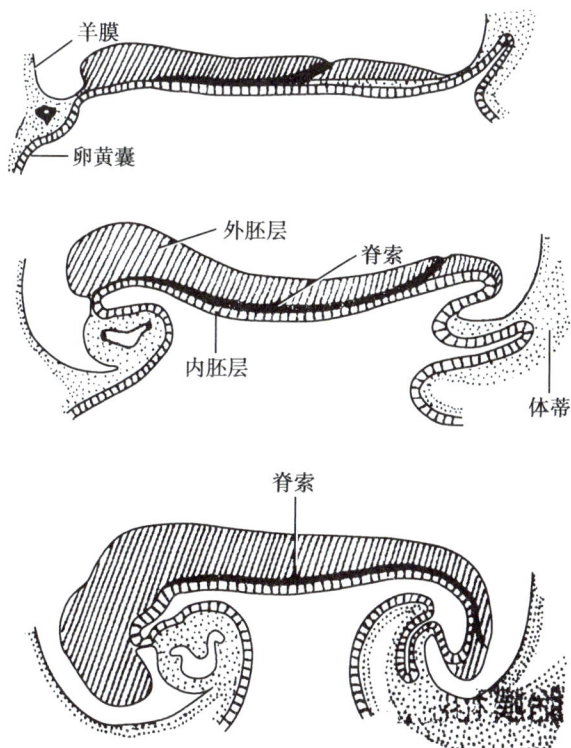

图12-14 人胚矢状切（示胚体头、尾两端的反褶和肠管的发生）

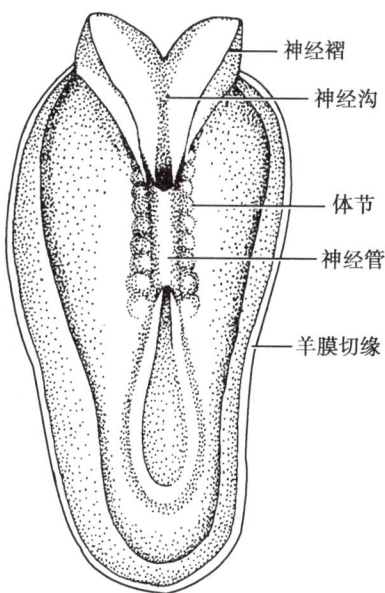

图12-15 人胚背面观（示体节和神经管的形成）

（2）间介中胚层：体节外侧的中胚层称间介中胚层。间介中胚层以后分化成泌尿系统和生殖系统的大部分器官和结构。

（3）侧中胚层：间介中胚层外侧的中胚层称侧中胚层。随着胚体的发育，在侧中胚层内形成的腔隙称胚内体腔。胚内体腔将来形成心包腔、胸膜腔和腹膜腔。胚内体腔将侧中胚层分成两层，与内胚层相贴的部分，称脏壁中胚层；与外胚层相贴的部分，称体壁中胚层。脏壁中胚层将分化形成消化系统和呼吸系统的肌组织、血管和结缔组织等；体壁中胚层将分化形成胸腹部和四肢的骨骼、肌肉、血管和结缔组织等。

此外，在三个胚层之间，还有一些散在的中胚层细胞，称间充质细胞。间充质细胞是一种干细胞，具有向多种组织分化的能力，可分化形成肌组织、结缔组织和血管等。

### （三）胚体的形成

随着胚层的分化，胚体外形也随之发生相应的变化。由于胚盘各部分生长快慢不同，羊膜腔扩展较快等因素，使得胚盘向腹侧卷曲形成向背拱起的圆柱状的胚体。随着圆柱状胚体的形成，胚体凸入羊膜腔的羊水内；外胚层包于胚体外表，内胚层卷折到胚体内；体蒂和卵黄囊连于原始消化管中段腹侧，外包羊膜，形成脐带。到第 8 周末，胚体已初步具备了人体的外形和各器官的原基，以后的发育主要是各器官组织的生长和进一步分化。

## 第四节　胎膜和胎盘

胎膜和胎盘是对胚胎起保护、营养、呼吸和排泄等作用的结构，它们并不发育成胚体本身的结构，但对胚胎发育具有重要意义。

## 一、胎　　膜

胎膜是胚胎发育中形成的附属结构，主要包括绒毛膜、羊膜、卵黄囊、尿囊和脐带（图 12-16）。胎膜对胚胎起保护和与母体进行物质交换的作用。当胎儿娩出时，胎儿即与胎膜脱离，相继由母体排出。

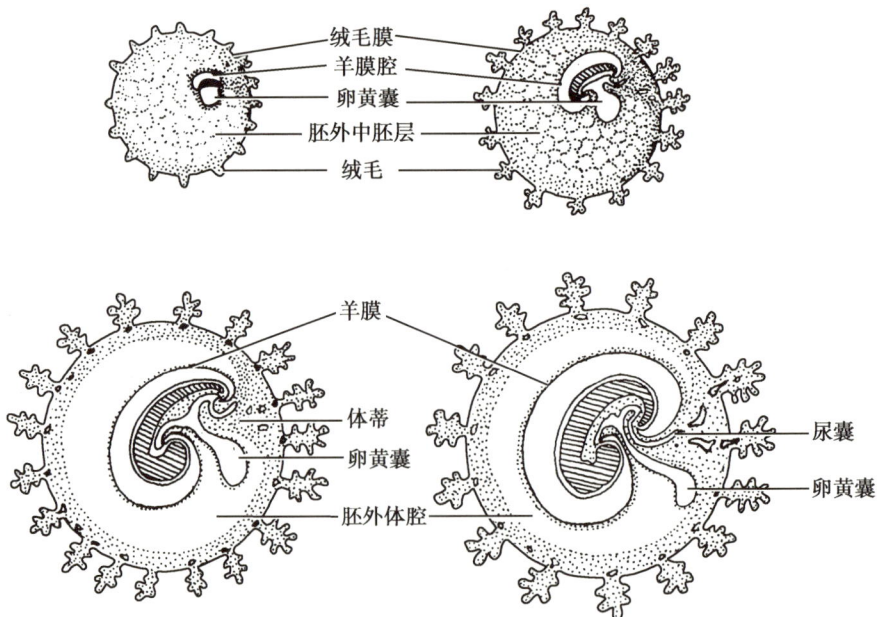

图 12-16　胎膜的形成与演变

## （一）绒毛膜

绒毛膜由滋养层和胚外中胚层发育形成。胚胎第 2 周，滋养层细胞为中轴，外裹合体滋养层，称初级干绒毛。胚外中胚层长入初级干绒毛的中轴部，初级干绒毛变成了次级干绒毛。当绒毛膜的胚外中胚层内发生了小血管，并与胚体内的血管相通时，次级干绒毛改称三级干绒毛（图 12-16）。胚胎发育早期，绒毛膜的表面都有绒毛。第 8 周后，其中面向子宫包蜕膜面的绒毛因受压和营养不良而逐渐消失，称平滑绒毛膜；面向子宫底蜕膜面的绒毛，因营养丰富而枝干繁茂，称丛密绒毛膜，丛密绒毛膜与底蜕膜共同构成了胎盘。

绒毛膜是胎儿和母体进行物质交换的重要结构，绒毛浸浴在绒毛间隙内的母血中，胚胎通过绒毛从母血中吸收氧气和营养物质并排出代谢废物。绒毛膜还有重要的内分泌功能。

在绒毛膜的发育中，如果绒毛内血管未能通连，可引起胚胎死亡。如果绒毛中轴的结缔组织变性水肿，血管消失，胚胎发育受阻，绒毛形成大小不等的水泡样结构，称葡萄胎。如果绒毛滋养层细胞发生癌变，则称绒毛膜上皮癌。

## （二）羊膜

羊膜是半透明的薄膜，由羊膜上皮和薄层胚外中胚层构成。羊膜所围成的腔，称羊膜腔，羊膜腔中充满羊水。随着胚体的形成，羊膜腔迅速扩大，胚盘向腹侧卷曲，羊膜和羊膜腔将整个胚体包围，胚体即位于羊膜腔中。由于羊膜腔的不断扩大，使羊膜和绒毛膜逐渐接近，最后融合，于是胚外体腔消失（图 12-7）。

羊膜腔中充满羊水。羊水为淡黄色的液体，由羊膜上皮细胞分泌，其中含有胎儿的分泌物、排泄物和脱落的上皮等。胎儿在羊水中生长发育。羊水能保护胎儿免受震荡和挤压，防止胎儿与羊膜粘连；分娩时，羊水还有扩张子宫颈，冲洗并润滑产道的作用。足月胎儿的羊水为 1 000～1 500ml。羊水超过 2 000ml，为羊水过多；羊水少于 500ml，为羊水过少。羊水过多或过少多伴有胎儿的发育异常，如消化管闭锁或无脑畸形可致羊水过多；胎儿无肾或尿路阻塞可致羊水过少。

穿刺抽取羊水，进行脱落细胞的染色体检查或测定羊水中某些物质的含量，可以早期诊断某些先天性异常。

## （三）卵黄囊

卵黄囊位于胚盘腹侧，其壁由内胚层和胚外中胚层共同构成（图 12-16）。胚胎第 4 周，卵黄囊顶部的内胚层随着胚盘向腹侧包卷，形成原始消化管，卵黄囊被包入脐带，其余部分留在胚外并逐渐缩小，以卵黄蒂与原始消化道相连；胚胎第 5～6 周，卵黄蒂闭锁，脱离消化管，卵黄囊也随之退化。如果胎儿出生时卵黄蒂未闭锁，肠管便可通过此管与外界相通，肠内容物即可从此处溢出，形成先天性畸形，称脐粪瘘。如果卵黄蒂根部未退化，则在回肠壁上遗留一个小憩室，称梅克尔憩室。

人体的造血干细胞和原始生殖细胞分别起源于卵黄囊壁的胚外中胚层和与其相邻的内胚层。

卵黄囊在鸟类胚胎很发达，内有大量卵黄，为胚胎发育提供营养。人类胚胎卵黄囊内无卵黄，不发达，退化早，基本上是生物进化过程的重演。

## （四）尿囊

胚胎第 3 周，从卵黄囊尾侧的内胚层向体蒂内突出形成一个小囊，称尿囊（图 12-16）。人胚的尿囊不发达。随着圆柱状胚体的形成，使尿囊根部纳入胚体内，它将形成脐尿管和膀胱的一部分；尿囊的其余部分被卷入脐带内并逐渐退化。尿囊壁上的胚外中胚层形成一对尿囊动脉和一对尿囊静脉。随着脐带的形成，尿囊动脉和尿囊静脉分别演变为一对脐动脉和一条脐静脉。出生后脐尿管闭锁形成脐中韧带。如果出生后脐尿管仍未闭锁，膀胱中的尿液就会通过此管溢出脐部体外，这种先天性畸形称脐尿瘘。

### （五）脐带

脐带是连接胎儿和胎盘之间的一条圆索状结构。早期脐带表面包有羊膜，内有体蒂、卵黄囊、尿囊、一对脐动脉和一条脐静脉，随胚胎的发育，卵黄囊和尿囊闭锁消失，脐带内仅有一对脐动脉和一条脐静脉以及结缔组织。

脐带是胎儿与胎盘物质运输的通道。足月胎儿的脐带长约55cm。若脐带过长（120cm以上），容易发生脐带绕颈或缠绕打结，影响胎儿发育，严重时可导致胎儿死亡；若脐带过短（20cm以下），胎儿分娩时易造成胎盘过早剥离，引起产妇大出血。

## 二、胎　　盘

### （一）胎盘的形态

足月胎儿的胎盘呈椭圆形或圆盘状，质软，直径为15～20cm，厚2～3cm，重500～600g。胎盘的中央部厚，边缘薄。胎盘的胎儿面因有羊膜覆盖，表面光滑，中央有脐带相连；胎盘的母体面粗糙，可见由不规则浅沟分隔成的15～30个胎盘小叶（图12-17）。

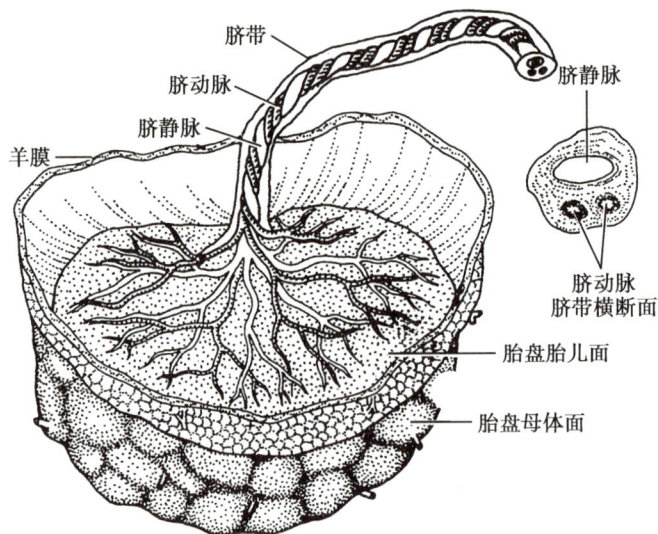

图 12-17　胎盘的形态

### （二）胎盘的结构

胎盘由胎儿的丛密绒毛膜和母体子宫的底蜕膜共同构成（图12-18）。胎盘的丛密绒毛膜上的绒毛很发达，在绒毛周围有许多腔隙，称绒毛间隙。在绒毛间隙内充满了来自母体子宫小动脉的血液，绒毛浸浴在母体血液中，与母体血液进行物质交换。

### （三）胎盘的血液循环

在胎盘内，母体血和胎儿血是互不相混的两套血液循环通路。

母体的血液循环起自子宫动脉的分支，经子宫螺旋动脉开口于绒毛间隙，血液流经绒毛间隙后，经底蜕膜的小静脉回流至母体的子宫静脉。

胎儿的血液循环起自脐动脉，在胎盘内分支成许多小动脉，这些小动脉最后形成绒毛内的毛细血管。胎儿的血液借绒毛与绒毛间隙内的母体血液进行物质交换后，经胎盘的小静脉汇入脐静脉，流回胎儿体内。

胎儿和母体的血液是不相混合的，其间隔着数层结构：①绒毛膜表面的滋养层细胞及其基膜；②绒毛内的毛细血管内皮及其基膜；③两层基膜间的结缔组织。上述结构一起构成胎盘屏障（胎盘膜）。

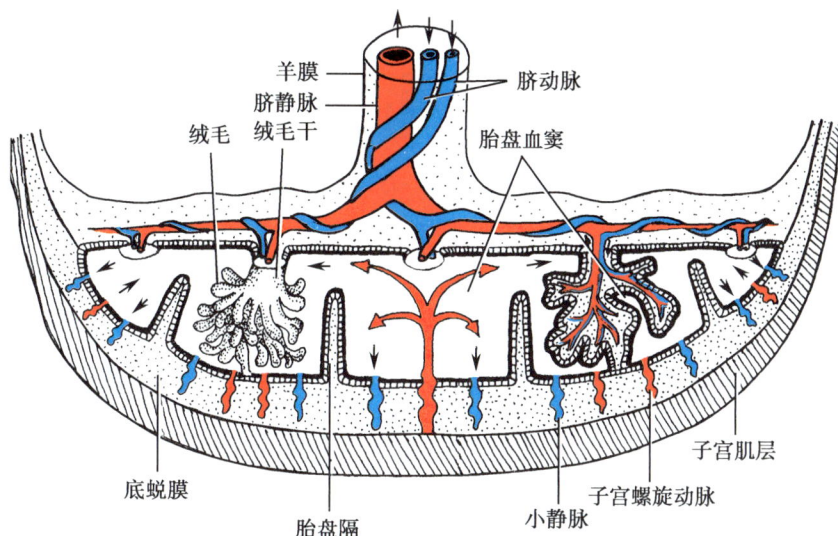

图12-18 胎盘结构模式图

### （四）胎盘的功能

**1. 物质交换功能** 胎盘是母体和胎儿之间进行物质交换的场所。胎儿体内的代谢产物须通过母体排出，而胎儿生长发育所需的营养物质和氧气都来自母体。这一排出和摄取的过程必须通过胎盘的物质交换功能才能实现。

**2. 防卫屏障功能** 胎盘屏障是分隔母体血和胎儿血的结构，有选择性通透作用。母体血液中的大分子物质、多数细菌和其他致病微生物不能通过胎盘屏障，所以胎盘是胎儿的一道重要的防卫屏障，对胎儿具有保护作用。

胎盘屏障对多数细菌具有防卫屏障功能，但不能阻止病毒（如风疹、麻疹、水痘、脊髓灰质炎、艾滋病和脑炎病毒等）通过。有些具有致畸作用的病毒、药物、化学物质通过胎盘屏障进入发育中胚胎后，可引起多种先天性畸形。

大多数药物可通过胎盘屏障进入胎儿体内，因此妊娠期间用药需慎重。

**3. 内分泌功能** 胎盘的合体滋养层细胞分泌多种激素，这对妊娠的正常进行和胎儿的生长发育起着极为重要的作用。

（1）绒毛膜促性腺激素：能维持母体卵巢内的黄体继续生长发育，以维持妊娠。在受精后的第2周，绒毛膜促性腺激素出现于孕妇尿中，第8周达高峰，以后逐渐减少直到分娩。临床上常检测尿中有无此种激素作为早期妊娠的辅助诊断。

（2）人胎盘雌激素和人胎盘孕激素：妊娠第4个月开始分泌，以后逐渐增多。人胎盘雌激素和人胎盘孕激素在母体妊娠黄体退化后，继续维持妊娠。

（3）人胎盘催乳素：又称绒毛膜催乳素，受精后第2个月出现，第8个月达高峰，直至分娩。人胎盘催乳素能促进母体乳腺的生长发育，又能促进胎儿的生长发育。

# 第五节 胎儿血液循环及出生后的变化

胎儿血液循环与成人相比在其结构和功能上具有比较大的区别。胎儿出生后，随着呼吸的建立，新生儿具备了和成人完全相同的血液循环方式。

## 一、胎儿心血管系统的结构特点

胎儿的肺不具备呼吸功能,其呼吸和排泄功能全靠胎盘来执行,故胎儿心血管系统的结构有以下特点:

### (一)卵圆孔

胎儿心脏房间隔的下部有一卵圆形的孔,称卵圆孔。左、右心房经卵圆孔相通。由于胎儿右心房内血液的压力大于左心房,所以血液只能自右心房经卵圆孔流入左心房(图 12-19)。

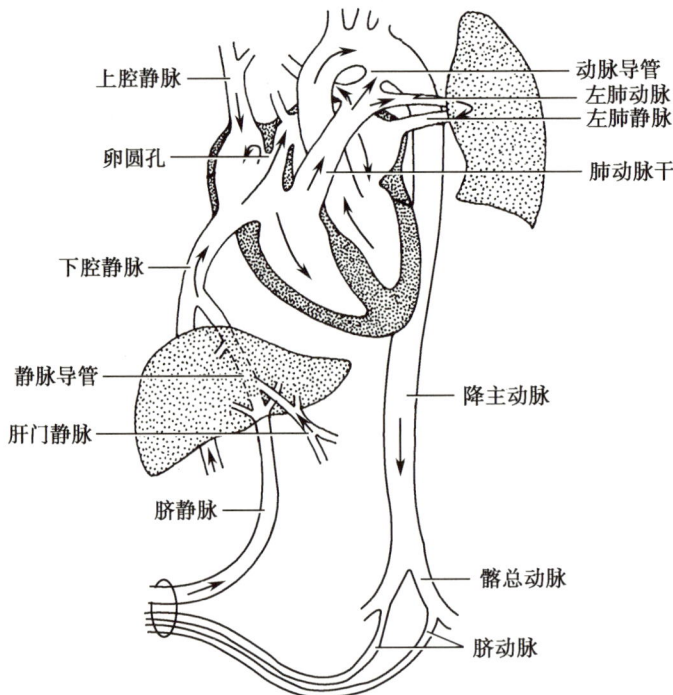

图 12-19 胎儿血液循环途径

### (二)动脉导管

动脉导管是一条连接肺动脉干和主动脉弓的血管(图 12-19)。胎儿出生前,肺处于不张状态,无气体交换功能,因而肺循环不发达,由右心室射出的血液进入肺动脉干后大部分经动脉导管流入主动脉。

### (三)脐动脉

脐动脉一对,自髂总动脉发出,经胎儿脐部进入脐带,其末梢分支在胎盘绒毛中形成毛细血管(图 12-19)。脐动脉将含有代谢产物的静脉血运往胎盘绒毛。

### (四)脐静脉

脐静脉一条,起于胎盘绒毛中的毛细血管,进入脐带由胎儿的脐部进入胎儿体内,沿腹前壁上行,到肝下面分成两支:一支经静脉导管,直接注入下腔静脉;另一支合于肝门静脉入肝,经肝静脉注入下腔静脉。脐静脉的血液大部分经静脉导管直接流入下腔静脉,只有少部分流入肝血窦。脐静脉的血液为含有营养物质和氧气的动脉血。

## 二、胎儿血液循环的途径

胎儿的血液在胎盘与母体的血液进行物质交换后,含氧量高和营养物质丰富的动脉血液经脐静脉进入胎儿体内,其中大部分血液经静脉导管进入下腔静脉,小部分血液流入肝血窦,与肝门静脉的血液混合,经肝静脉注入下腔静脉。下腔静脉还收集下肢、盆腔、腹腔的静脉血,下腔静脉将混合血输入右心房。由于胎儿肺未建立呼吸功能,右心房血流压力高于左心房,因此大部分血液通过卵圆孔进入左心房,再经左心室入升主动脉。升主动脉的血液大部分经主动脉弓的分支供应头、颈和上肢,小部分入降主动脉。从头、颈和上肢回流的静脉血经上腔静脉进入右心房,与下腔静脉来的小部分血液混合,经右心房进入右心室,再进入肺动脉干,其中大部分的血液经动脉导管流入降主动脉,少部分血液进入不具备呼吸功能的肺。降主动脉中的部分血液供应躯干和下肢,另一部分血液经脐动脉流入胎盘与母体的血液进行气体和物质交换(图 12-19)。

## 三、胎儿出生后血液循环的变化

胎儿出生后,由于胎盘血液循环中断,肺呼吸功能建立,肺循环增强,胎儿的血液循环发生一系列变化(图 12-20)。

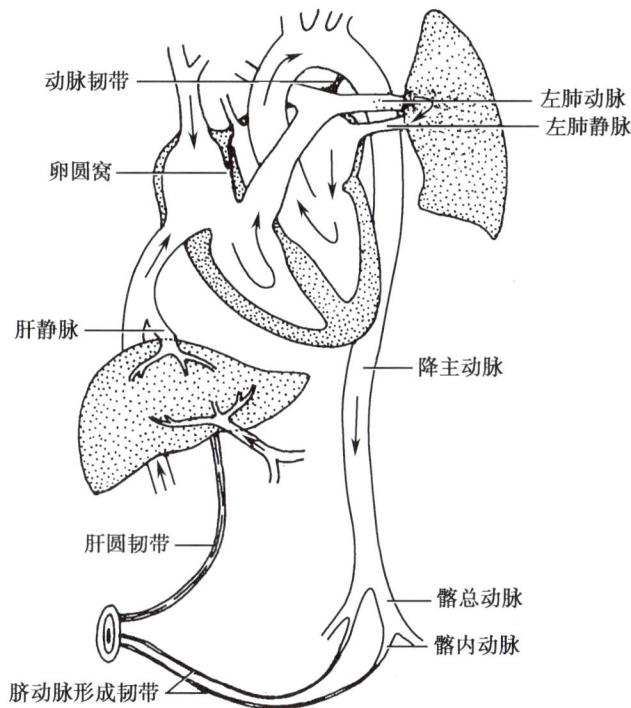

图 12-20　胎儿出生后血液循环途径的变化

### (一)脐静脉(腹腔内部分)和静脉导管闭锁

脐静脉(腹腔内部分)闭锁形成肝圆韧带;静脉导管闭锁形成静脉韧带。

### (二)脐动脉大部分闭锁

脐动脉大部分闭锁退化形成脐外侧韧带,仅近侧段保留形成膀胱上动脉。

### (三)动脉导管闭锁

胎儿出生后,肺开始呼吸,肺动脉内的血液大量流入肺内,动脉导管便逐渐闭锁,形成动脉韧带。如果出生后,动脉导管未闭锁或闭锁不全,则肺动脉干与主动脉仍然相通,称动脉导管未闭。

### (四)卵圆孔封闭

随着胎儿肺呼吸功能的建立,肺静脉的血液大量回流入左心房,所以左心房的压力升高;同时脐静脉闭锁,下腔静脉进入右心房的血液减少,右心房压力下降,使卵圆孔瓣膜贴紧第二房间隔,卵圆孔封闭。胎儿出生后 1 年左右,卵圆孔即完全封闭,并在房间隔的右面形成卵圆窝(图 12-20)。如果 1 岁以后,卵圆孔未封闭或封闭不全,称卵圆孔未闭。

经过上述变化,新生儿具备了和成人完全相同的血液循环方式。

# 第六节　孪生、多胎和联胎

一次妊娠产生一个新生儿的概率最大,但在特殊的情况下一次妊娠也可以产生两个及两个以上的新生儿,称为孪生、多胎和联胎。

## 一、孪　　生

一次分娩出生两个胎儿,称孪生或双胎。孪生可分单卵孪生和双卵孪生(图 12-21)。

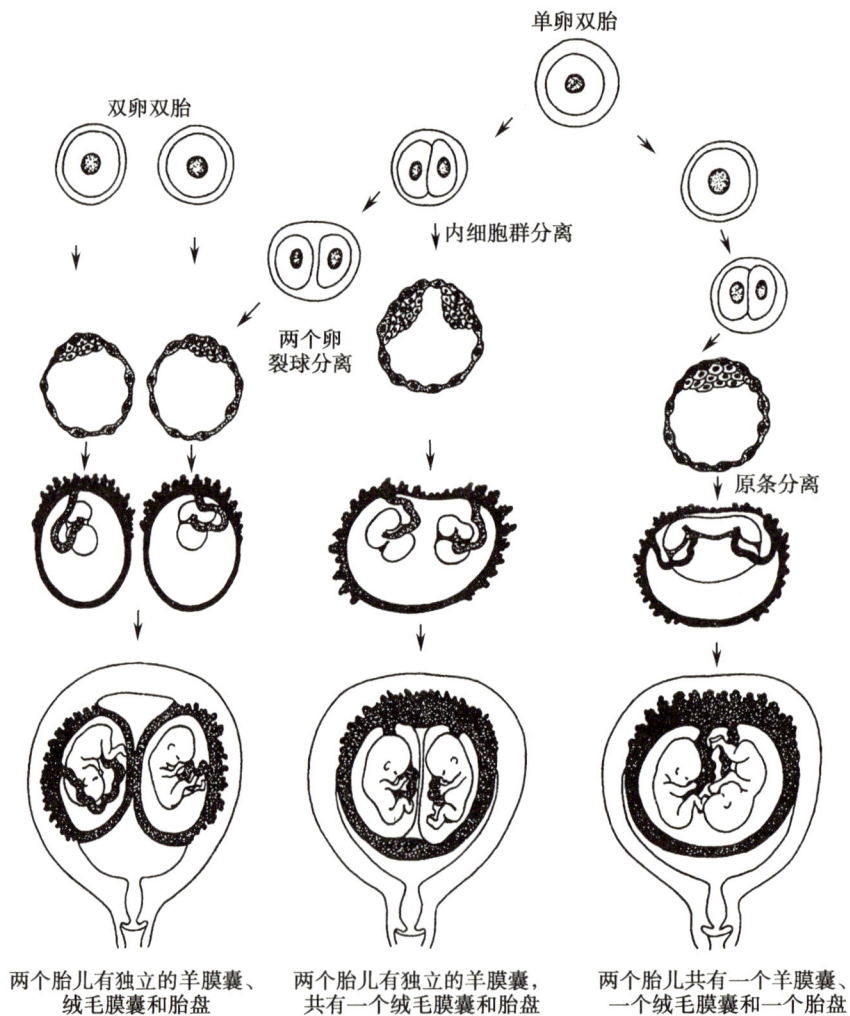

图 12-21　双胎的形成类型及其与胎膜、胎盘的关系

### （一）单卵孪生

由一个受精卵发育成两个胎儿的双胎,称单卵孪生。发生单卵孪生的原因可能有以下方面:

**1. 卵裂球分离**　通过卵裂形成两个卵裂球,两者分开,发育成两个胚泡,每个胚泡发育成一

个胎儿,有各自的胎盘、绒毛膜、羊膜腔和脐带。

**2.形成两个内细胞群**　一个胚泡内形成两个内细胞群,每个内细胞群发育成一个胎儿。他们共享一个绒毛膜和胎盘,但各自有自己的羊膜腔和脐带。

**3.形成两个原条**　在一个胚盘上形成两个原条和脊索,发育形成两个胎儿。他们共用一个绒毛膜、羊膜腔和胎盘,各有一条脐带。

单卵孪生的两个胎儿的遗传基因、性别、血型相同,相貌和生理特点也很相似。两个个体之间可以互相进行组织和器官移植而不发生免疫排斥反应。

### (二)双卵孪生

卵巢一次排出两个卵子,各自受精,分别发育成一个胎儿,称双卵孪生。双卵孪生的两个胎儿的遗传基因不同,性别可以相同,也可以不同,外貌和生理特性犹如兄弟姐妹。他们有各自独立的胎膜和胎盘。

## 二、多　　胎

一次分娩出三个及以上的胎儿,称多胎。多胎来自一个受精卵,称单卵多胎;来自多个受精卵,称多卵多胎;如果多胎中既有单卵性,也有多卵性,则称为混合性多胎。

## 三、联 体 双 胎

联体双胎是指两个未完全分离的单卵双胎。根据形态特点可分为对称型和不对称型。对称型联体双胎根据联接的部位又可分为头联体、胸腹联体、臀联体等。不对称型联体双胎是指两个胚胎一大一小,如寄生胎、胎内胎等。

# 第七节　先天性畸形

先天性畸形是由于胚胎发育紊乱而出现的形态结构异常。先天性畸形是死胎死产的主要原因,形成原因一般是胚胎在器官形成的过程中受到某些因素干扰导致胚胎的形态结构发生异常,其外形的异常出生时即表现出来。广义的先天性畸形还包括出生时不易发现,但在生后发育过程中逐渐表现出来的功能、代谢和精神行为的异常。

## 一、先天性畸形的发生原因

凡是能干扰胚胎正常发育过程、诱发胎儿畸形的因素,称致畸因素。致畸因素有遗传因素和环境因素两大类。在人类的各种先天性畸形中,遗传因素引起的占 25%,环境因素引起的占10%,遗传因素和环境因素相互作用和原因不明者占 65%。

### (一)遗传因素

遗传因素是指生殖细胞(精子和卵子)遗传物质改变的因素,可分为染色体畸变和基因突变两类。

**1.染色体畸变**　指染色体数目和结构发生改变而引起的发育异常,如先天愚型(21 号染色体三体)、先天性睾丸发育不全(性染色体三体,染色体为 47,XXY)、先天性卵巢发育不全(染色体为 45,X0)、室间隔缺损及双侧唇裂等。

**2.基因突变**　由于基因碱基的组成或位置顺序发生变化,以致影响细胞的结构蛋白或酶的结构和功能的异常,如多指(趾),多囊肾、血友病、色盲等。

### （二）环境因素

**1. 生物因素**　母体在妊娠早期感染某些病毒，如风疹病毒、巨细胞病毒、单纯性疱疹病毒、水痘、肝炎病毒等均可引起胚胎发生畸形，这些病毒主要影响胚胎神经系统的发育。

**2. 化学因素**　某些药物和环境污染物有致畸作用。目前已知600余种化学物质可致胚胎畸形，如镇静药、抗肿瘤药、治疗精神病的药物、尼古丁、乙醇、肝素、可的松（激素）等；环境污染，如汞、铅、有机磷等也可引起神经系统畸形和四肢畸形等。

**3. 物理因素**　目前已确认的对人类有致畸作用的物理因子有射线、机械性压迫和损伤、高温等。大剂量 X 线照射和 $\alpha$、$\beta$ 和 $\gamma$ 射线都可引起畸形，如腭裂、脊柱裂等。

**4. 其他致畸因子**　酗酒、大量吸烟、缺氧、严重营养不良等均有致畸作用。孕期过量饮酒可引起多种畸形，称胎儿酒精综合征，其主要表现是发育迟缓，小头、小眼等。吸烟的致畸作用越来越受到人们的重视。吸烟引起畸形主要是由于尼古丁使胎盘血管收缩，胎儿缺血、缺氧，严重时可导致流产。

## 二、胚胎的致畸敏感期

发育中的胚胎是否发生畸形，不仅决定于致畸因子的性质和胚胎的遗传特性，而且决定于胚胎受到致畸因子作用时所处的发育阶段。受到致畸因子作用最易发生畸形的发育阶段称为致畸敏感期。

受精后的前 2 周，胚胎受到致畸因子的作用后较少发生畸形。

受精后的第 3～8 周，胚胎细胞分裂、分化活跃，器官原基正在形成，最易受到致畸因子的干扰而发生器官形态结构畸形，此期是最易发生畸形的致畸敏感期。

第 9～38 周是胎儿期，胎儿多数器官基本定型，对致畸因子的敏感性较低，受到致畸作用后，一般不出现器官畸形。所以，胎儿期不属于致畸敏感期。

## 三、先天性畸形的分类

先天性畸形的表现多样，至今尚无理想的分类方法，依据先天性畸形的胚胎发生过程，大致有如下分类：

**1. 胚胎整体发育障碍**　多因严重遗传缺陷而致胚胎不能发育成形，胚胎大多早期死亡或自然流产。

**2. 胚胎局部畸形**　由胚胎局部发育紊乱引起，涉及范围并非一个器官，而是多个器官。如头面发育不全（无脑、独眼），并肢畸形等。

**3. 器官或器官局部发育不良**　单侧或双侧肾缺失、肺缺失、胆囊缺失、房间隔或室间隔缺损、唇裂等。

**4. 组织分化不良**　如骨发育不全（短肢）、甲状腺发育不良引起的克汀病、腺垂体嗜酸性细胞功能不全引起的侏儒症等。

**5. 吸收不全或退化不全畸形**　如消化管上皮细胞超常增殖后未吸收或吸收不全而致的食管闭锁或狭窄、十二指肠闭锁或狭窄及直肠与肛门闭锁，卵黄蒂未退化或退化不全而致的脐粪瘘和回肠憩室等。

**6. 异位发育或超大超数畸形**　如大血管移位，异位乳腺、多乳腺、多指（趾）等。

**7. 发育滞留性畸形**　如双角子宫、隐睾、异位肾等。

**8. 寄生畸形**　单卵双胎未完全分离，其中一个胎儿发育完整，另一个胎儿发育迟滞且不完整并附着寄生在大胎儿内。

## 胚胎龄和预产期的推算

（一）胚胎龄的推算　胚胎龄的推算有两种：月经龄和受精龄。

1. 月经龄　从孕妇末次月经的第 1 天至胎儿娩出日为止，共计约 280 天。如此计算出的胚胎龄称月经龄。以 28 天为一个妊娠月，则为 10 个月。

2. 受精龄　由于排卵通常是在月经周期的第 14 天左右，故实际胚胎龄应从受精日算起，即从受精日至胎儿娩出日为止，共计约 266 天（280 天 – 14 天 =266 天）。

（二）预产期的推算

根据受精龄的概念和胚胎发育的时限，推导出了预产期的计算公式：年+1，月-3，日+7。即末次月经的年份加 1，月份减 3，日加 7。例如，某孕妇末次月经的第一天为 2006 年 9 月 1 日，其预产期应该是：2006 年 +1=2007 年，9 月 –3=6 月，1 日 +7=8 日，即 2007 年 6 月 8 日分娩。

（陈丹丹）

## ? 复习思考题

1. 何谓受精？简述受精的部位、过程、意义及条件。
2. 简述胎盘的形态、结构及功能。
3. 胎儿血液循环有何特点？出生后有什么变化？
4. 简述单卵孪生的发生机制及特点。
5. 何谓胚胎的致畸敏感期？

ER-12-3

扫一扫，测一测

# 主要参考书目

1. 吴先国.人体解剖学[M].4版.北京:人民卫生出版社,2000.

2. 邢贵庆.解剖学及组织胚胎学[M].3版.北京:人民卫生出版社,1998.

3. 严振国.正常人体解剖学[M].北京:中国中医药出版社,2004.

4. 柏树令.系统解剖学[M].7版.北京:人民卫生出版社,2007.

5. 高英茂.组织学与胚胎学[M].5版.北京:人民卫生出版社,2005.

6. 杨壮来.人体结构学[M].北京:人民卫生出版社,2004.

7. 丁自海.人体解剖学[M].北京:中国科学技术出版社,2005.

8. 杨建一.医学细胞生物学[M].3版.北京:科学出版社,2003.

9. 窦肇华.人体解剖学和组织胚胎学[M].5版.北京:人民卫生出版社,2004.

10. 欧阳钦.临床诊断学[M].北京:人民卫生出版社,2005.

11. 刘英林.正常人体学基础[M].北京:人民卫生出版社,2003.

12. 邹锦慧,刘树元.人体解剖学[M].北京:科学出版社,2005.

13. 韩秋生.组织学胚胎学彩色图谱[M].2版.沈阳:辽宁科学出版社,2003.

14. 顾晓松,胡兴宇.系统解剖学[M].北京:科学出版社,2008.

15. 王怀经.局部解剖学[M].2版.北京:人民卫生出版社,2005.

16. 高秀来.人体解剖学[M].3版.北京:北京大学医学出版社,2004.

17. 盖一峰.人体解剖学[M].2版.北京:人民卫生出版社,2010.

18. 盖一峰,高晓勤.人体解剖学[M].3版.北京:人民卫生出版社,2015.

19. 柏树令,应大君.系统解剖学[M].8版.北京:人民卫生出版社,2013.

20. 高英茂,李和.组织学与胚胎学[M].2版.北京:人民卫生出版社,2010.

复习思考题答案要点

模 拟 试 卷

《人体解剖学》教学大纲